U0412098

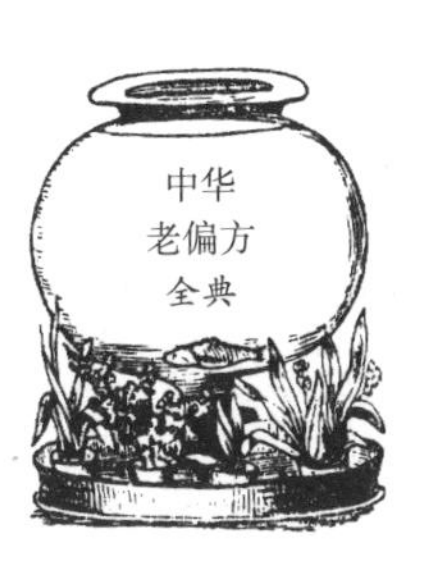
中华
老偏方
全典

老偏方是先人的智慧结晶，花钱不多又有实效，在家就可以自行治疗，非常适合普通老百姓日常应用。家中常备老偏方，可速查速用，关键时刻能发挥大作用。

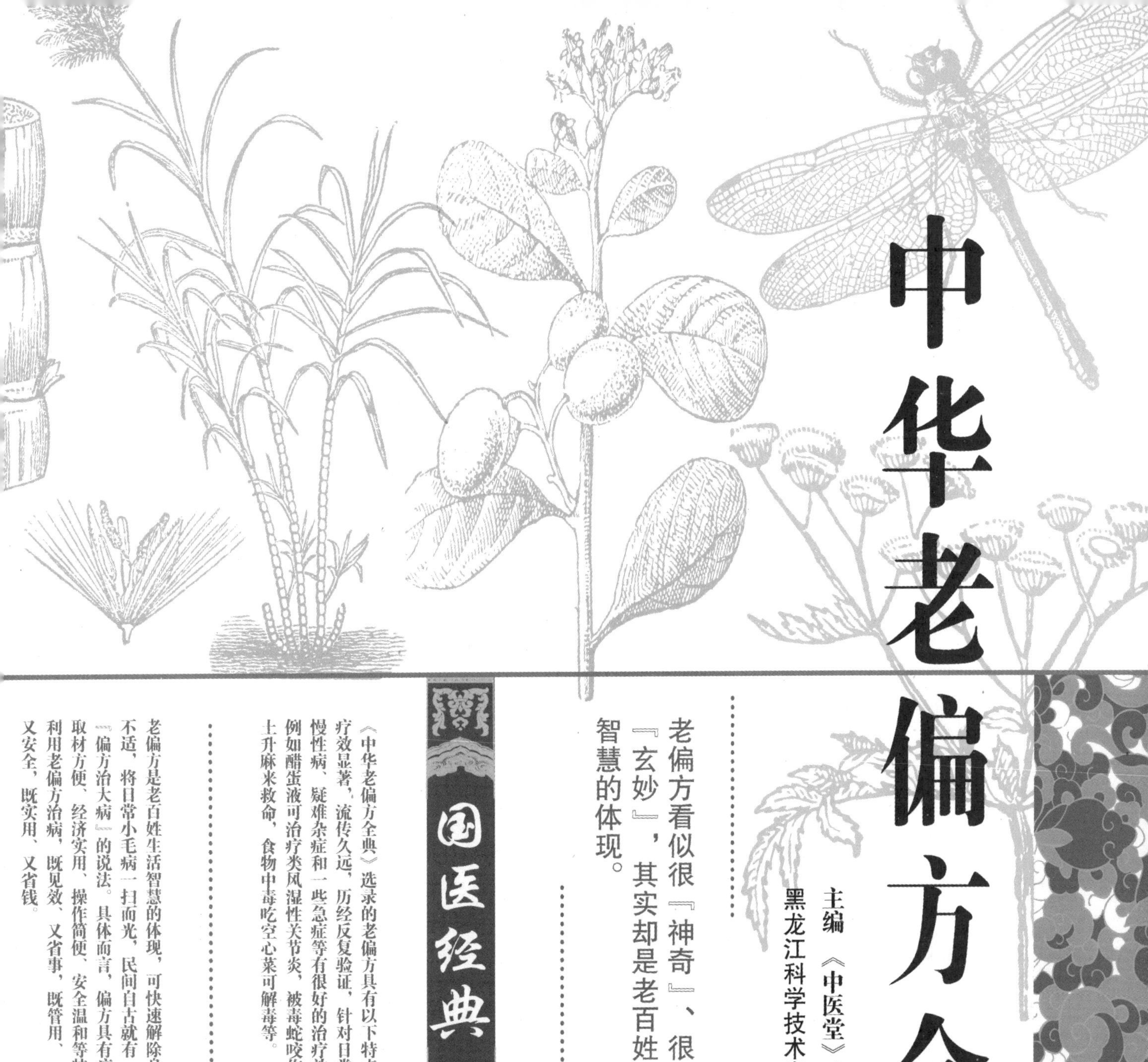

中华老偏方全典

老偏方看似很『神奇』、很『玄妙』，其实却是老百姓生活智慧的体现。

主编 《中医堂》编委会

黑龙江科学技术出版社

国医经典

《中华老偏方全典》选录的老偏方具有以下特点：疗效显著，流传久远，历经反复验证，针对日常小毛病、慢性病、疑难杂症和一些急症等有很好的治疗效果。例如醋蛋液可治疗类风湿性关节炎，被毒蛇咬伤可用土升麻来救命，食物中毒吃空心菜可解毒等。

老偏方是老百姓生活智慧的体现，可快速解除身体不适，将日常小毛病一扫而光，民间自古就有『偏方治大病』的说法。具体而言，偏方具有疗效显著、取材方便、经济实用、操作简便、安全温和等特点。利用老偏方治病，既见效、又省事，既管用、又安全，既实用、又省钱。

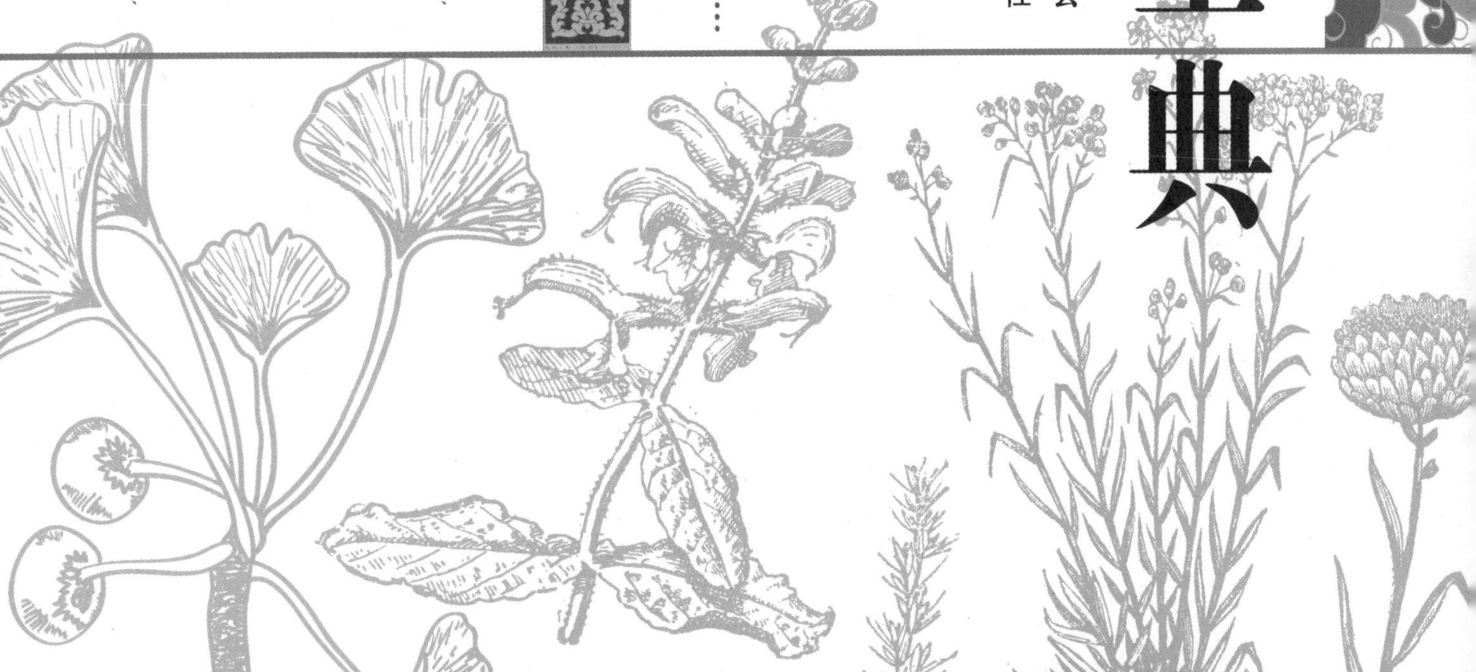

图书在版编目（CIP）数据

中华老偏方全典/《中医堂》编委会主编.—哈尔滨:黑龙江科学技术出版社,2015.1
ISBN 978-7-5388-8157-8

Ⅰ.①中… Ⅱ.①中… Ⅲ.①土方－汇编 Ⅳ.①R289.2

中国版本图书馆CIP数据核字(2015)第016421号

中华老偏方全典

ZHONGHUA LAOPIANFANG QUANDIAN

主　　编　《中医堂》编委会
责任编辑　徐　洋
封面设计　赵雪莹　叶　子
出　　版　黑龙江科学技术出版社
　　　　　地址：哈尔滨市南岗区建设街41号　邮编：150001
　　　　　电话：(0451)53642106　　传真：(0451)53642143
　　　　　网址：www.lkcbs.cn　　www.lkpub.cn
发　　行　全国新华书店
印　　刷　深圳市雅佳图印刷有限公司
开　　本　889mm×1194mm　1/16
印　　张　27.50
字　　数　500千字
版　　次　2015年4月第1版　2015年4月第1次印刷
书　　号　ISBN 978-7-5388-8157-8/R·2440
定　　价　109.80元

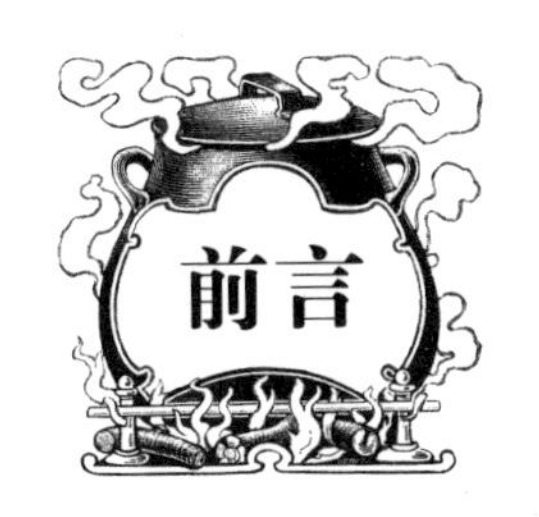

脸上长痘痘看着很不舒服，嗓子发痒咳嗽总不好，打嗝不止真难受，皮肤瘙痒影响睡眠……日常生活中经常出现的小毛病虽说"小"，却使我们深受其害，此时，老偏方往往能帮大忙。偏方就是指民间流传的治病方，多来自老百姓在长期的生活实践中的总结或发现，是老百姓生活智慧的体现。老偏方可巧妙应对诸如青春痘、咳嗽、打嗝、皮肤瘙痒、失眠等常见病症，快速解除身体不适，将日常小毛病一扫而光。例如枇杷饮可以帮你将脸上的痘痘去除干净，嗓子发痒咳嗽嘴里含块生姜即可，煮点八角茴香汤喝可快速止嗝，用花椒煮水擦拭皮肤可大大减轻其瘙痒症状等，这些都是在民间流传很久、代代传承下来的老偏方，它们看似"神奇"、很"玄妙"，其实却是老百姓实实在在的生活实践所得，有着切实的疗效。

老偏方一直以来都深受老百姓的喜爱，民间自古就有"偏方治大病"的说法，直到今天，仍有很多饱受疾病所苦的患者在打听、寻找各种老偏方。那么，老偏方为什么如此受世人喜爱呢？

一是因为疗效显著。除了日常生活中的小毛病，老偏方对很多慢性病、疑难杂症和一些突发情况等，都有很好的治疗效果。例如醋蛋液可治好类风湿性关节炎，被毒蛇咬伤可用土升麻来救命，食物中毒吃空心菜可解毒等。

二是因为取材方便、经济实用。老偏方多采用姜、枣、鸡蛋、洋葱等日常食物，以及橘皮、甘草等常见药材治病，材料很容易找到，且价格低廉，如利用酸枣仁可治疗失眠，用橘红皮可治咳嗽、发热等。

三是因为操作简便。利用老偏方治病，只需对食物或药材进行简单处理，或是熬一碗汤，或是泡点药酒，或是做一餐药膳，或是将材料外敷于患处，即可奏效。有些老偏方则仅仅需要对身体上的某个部位或区域揉一揉、按一按，操作起来非常简便，普通患者一学就会，在家就能自行治疗各种常见病症。

四是因为副作用小。由于老偏方多取材于老百姓日常饮食，所用药材也是来自于大自然的天然植物，且仅仅采用几味药材，甚至是单味药材治病，如利用冬青叶治感冒，治病方式较为温和，副作用极小。

可以说，利用老偏方治病，既见效又省事；既管用又安全；既实用又省钱。为帮助读者很好地利用老偏方治病保健，我们收集了来自报刊文献及民间的各种老偏方，精选出近600个最古老、最实用、最有效、最简便、最经济、流传最广泛的经典老偏方，编写了《中华老偏方全典》一书。书中针对皮肤科、五官科、内科、外科、男科、妇科、儿科的常见病症及日常生活的小毛病，尽可能提供多种治病老偏方，有外敷方、食疗方、按摩方、艾灸方、药膳方等，便于读者因地、因时制宜，所列偏方体例简明，可速查速用，是现代人必备的家

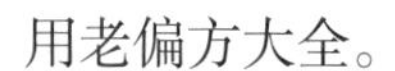

用老偏方大全。

本书还有以下几个特点：针对病症广泛，涉及牙痛、贫血、口臭、腹泻、便秘、醉酒、肥胖等近150种常见病症，生活中的小毛病几乎都能找到适用的老偏方；老偏方所用材料大都能在自家厨房中找到，十分贴近百姓日常生活，便于及时解决身体病症；几乎每个偏方都有典型的病例，并针对偏方的治病原理进行说明，应用更方便；通俗易懂，不涉及高深的专业中医学知识，非常适合普通患者使用。

需要说明的是，中医讲究辨证施治，书中所录老偏方未必适合所有人士，有些偏方在某些人身上可以快速见效，对于另一部分人可能并不适用，读者在采用时须考虑自身情况斟酌选用。对于病情较重的患者，则一定要及时就医。

第一章 皮肤科老偏方，解决肌肤的烦心事

第三章　内科老偏方，小病一扫光

第四章 外科老偏方，巧治日常伤痛

第五章 男科老偏方，还男人自尊

第七章 儿科老偏方，让孩子健康成长

第八章 日常生活老偏方，处处帮你忙

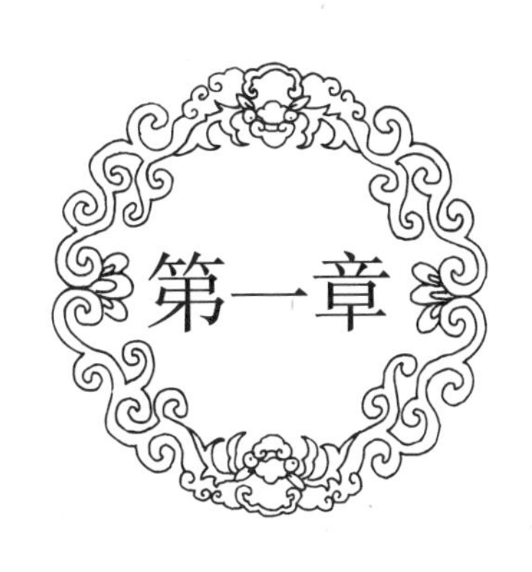

皮肤科老偏方，解决肌肤的烦心事

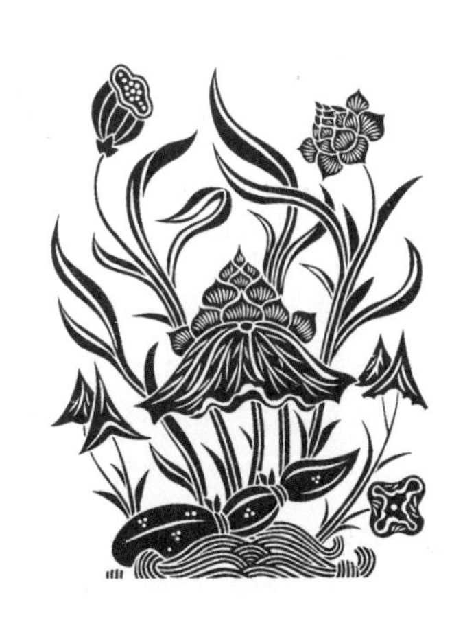

青春痘

枇杷饮，痘痘集体“大逃亡”

青春痘一向被视为年轻的象征，却也是年轻人最不想从镜子中看到的“青春的烦恼”。

青春痘也叫痤疮、粉刺、暗疮，是一种常见的皮肤附属器性皮肤病，古代医书中多有记载。这种病症多发于面部、前胸与后背，形状多样，多带尖，损害人体表皮皮肤，严重时可见丘疹、脓疱、囊肿、结节等现象，不仅影响美观也会对人的心理产生不良影响。不少人都因为痘痘久治不愈而自卑忧郁。

想要彻底解决痘痘带来的烦恼就要先弄明白它从哪里来，又为什么会来。青春痘的产生多由于饮食上过于随意，忽视了饮食健康，伤及脾胃。脾胃失调会导致体内的阴阳平衡被打破，逐渐呈现湿寒性质。时间一长，湿热上蒸于肺，肺部受到毒邪的侵害，毒邪之气发于体表就形成了痘疮。虽然青春痘发起时来势汹汹，成片成批，但只要对症治疗，彻底治愈它并没有想象中那么困难。

在治疗青春痘的诸多方法中，枇杷饮是性质温和的一种偏方疗法。说到偏方，首先要澄清一个误区。不少人都认为偏方就是旁门左道。其实不然，偏方来自民间，之所以能够流传至今，大多有其存在的依据。只不过，有些患者生病了就乱了阵脚，胡乱试用，结果延误病情，得不偿失。偏方的使用也讲求对症而治，那种一方解决好几种病症的“偏方”切不可信。治愈自己的病应该选择何种方子，要在明白自身病理的基础上进行选择和尝试，这样才是对自己的身体健康负责的态度。

就青春痘而言，上文提及的枇杷饮就是一种治痘的良方，制作的方法也比较简单。具体说来，制作枇杷饮需要枇杷叶9克（注意是叶子而不是果实），桑白皮9克，黄连6克，黄芩9克，甘草6克。将上药用水浸泡半小时后大火煮开，再小火煎煮20分钟即为头煎药，再如法煎煮为二煎药，将头煎、二煎混合，将上药分2～3份，饭后半小时温热服用。每日1剂。这个方子具有清肃肺胃，泻火解毒的作用。

方玲玲是某大学的学生，有青春痘病史4年，她脸上和后背上的痘痘有脓性，而且即使在炎热的夏季也经常是手脚冰凉。依据她的病情应该以清肺胃湿热，佐以解毒为主要的治疗原则。故方选枇杷饮再好不过。完全可以按照上文成分制作枇杷饮煎服，每天1剂。服药1周之后，她感觉并无不适，就又连续服用了30余剂，痘痘大量消退，病情得到明显的改善。

此偏方中枇杷叶、桑白皮是主药，有清解肺热、和胃降逆、利水消肿的作用，枇杷叶还有抑制皮脂溢出、控制血管舒缩神经和抗炎的作用；黄连、黄芩有清热解毒的作用；甘草有益气补中、泻火解毒、调和药性的作用。由此可见，枇杷饮是年轻朋友不可多得的治痘良方，值得一试。

青春痘外治秘方：擦、磨、涂

中国人在疾病治疗方面一直坚持标本兼治的治疗原则。因此，在同一种病症的治疗上，往往不会拘泥于一种方法。前面向大家推荐的枇杷饮是治疗青春痘的内服偏方，现在为大家推荐的是青春痘治疗中的三种外治秘方。

外治方与内治方相比，疗程较长，往往需要更多的耐心，但效果也更为直观。前面已经介绍过，青春痘是一种发生于毛囊皮脂腺的慢性皮肤病，而外治法直接与皮肤相作用，所以，是最为直接的一种治疗方式。

针对青春痘的不同病理时期，外治方分为“外擦法”“磨面法”和“外涂法”三种。因为这三种偏方已经流传很久，所以也已经有不少使用过的人。在某知名化妆品品牌专柜工作的田芳就是其中之一。

她发痘痘的时候正赶上大学毕业，顶着痘痘找工作，外貌印象分大打折扣。再加上自己面试的又是化妆品销售方面的工作，接二连三的闭门羹让她的信心越来越少。后来，在长辈的推荐下尝试了磨面法的治痘偏方，同时注意了饮食调理，避免了可能对皮肤造成刺激的情形。在坚持使用该法一个半月后，痘痘消除了。因为她在治疗的过程中没有急功近利地又挤又磨，所以，一个疤都没有落下。

田芳所使用的磨面法适用于发病中期，痘痘已经全部发出来的情况。具体操作步骤为：

取杏仁3粒，于早晨放入小瓷杯里，加温开水浸泡，晚间临睡前即可使用。用时先取一粒，用小刀将一边切成平面，将平面摩擦患部，直到3粒擦完。一般用完90粒即可获愈。杏仁含有20%的蛋白质，不含淀粉，磨碎、加压后榨出的油脂，大约是本身重量的一半，杏仁油为淡黄色，虽然没有香味，但具有软化皮肤的功效，是天然的护肤佳品。

其他两种方法均适用于发病初期，痘痘尚未完全发出的情况。具体的操作方法为：

外擦法：将新鲜芦荟60克捣烂取汁，涂擦患处，每日2～3次，10日为一疗程。对于刚开始发痘痘的患者而言，1～2个疗程就可以收到明显效果。

外涂法：取白果适量。切开，绞汁，取汁频涂患部，干后再涂，直至汁尽，每日2～3粒。白果中所含的白果酸能够有效抑制皮肤真菌，从而达到治疗效果。本方与其他两方的不同之处在于可解毒排脓，对于发痘又急又快的患者尤为适用。

了解了以上几种治愈青春痘的偏方，你也许会觉得长痘痘没什么大不了的。但是，聪明的人不会因此忽视对此类疾病的预防。痘痘虽然不是什么不治之症，但一旦发病也会给年轻人造成心理压力和精神痛苦。所以，与其发而再治不如及早预防。

首先要注意调节饮食，尽量少吃动物肝脏、辛辣食物和甜食，多吃新鲜蔬菜及水果。

其次，针对自身肤质，选择适合自身肤质的保养品和化妆品也很重要。比如，油性皮肤的人就不宜选择含高油分的防晒霜等。另外，在原先早晚洗脸两次的基础上，每天中午也需洗一次脸，以及时清除脸上多余的油脂。这里不推荐频繁使用吸油纸。这是因为吸油面纸的使用次数过于频繁，或是使用的方法和力度不对，最容易给皮肤造成伤害。

此外，由于痘痘的产生虽然发于外表但源于体内。一般说来，多与体内内分泌失调有关，所以要尽量避免情绪紧张，保持愉快的心情。

最后需要注意的是洁面用品的选择。要避免使用皂化成分的洗脸剂。这是因为皂化成分会破坏皮肤的酸性保护膜，使皮肤失去抵抗力，更容易引起细菌感染，给痘痘以可乘之机。

青春战“痘”，少不了当归和苦参

青春痘属于皮肤病，但因为发病机制复杂，治疗周期漫长，所以，也可能引发其他病症。比如女性患者可能会出现月经不调，男性患者可能会出现便秘等症状。此时，在选择青春痘治疗方的时候，条件更为严苛。我们暂且将这种发痘痘的同时引发其他病症的现象称之为“痘痘综合征”。

生活中，曾经遭受或正在忍受“痘痘综合征”困扰的人不在少数。年轻的小李就因为脸上成片的痘痘而心情烦闷，一连3个月月事不准，不是推迟一周就是血量时多时少，这让她的心情变得更加糟糕，甚至开始担心自己的身体出了什么大问题。

事实上，只要选对治疗方，采取有效的措施，“痘痘综合征”并没有想象中那么可怕，是完全可以避免的。这里就不得不说到两个预防“痘痘综合征”的“高手”——当归和苦参。

当归和苦参作为较为常见的中药药材已经广为人知，但是其应对青春痘的治病原理却很少有人了解。根据现代药理研究：当归有改善外周循环的作用，能有效地抑制皮脂溢出，减轻炎症，通畅大便，调节女性患者的月经；苦参有清热燥湿、祛风止痒、抗炎抑菌的功效。两药合用则可起到清热凉血、散风祛湿、减轻患处炎症、控制继发感染的作用。所以，正确使用当归和苦参可以有效预防青春痘及其综合征。

本方具体的做法是：上两味药共研成细粉，炼蜜为丸，每丸重9克，每次服用一丸，每日早晚各服1次。10天为一疗程。

针对青春痘一类的皮肤症状，在个人日常生活中应当做到以下几点：

对尚未受到痘痘骚扰的人而言，多喝水并养成良好的个人卫生习惯，选择正确的洁肤方式很有必要。干净水嫩的肌肤是抵抗皮肤疾病的天然屏障。

对已有青春痘的患者，禁止用手挤压患处，以免炎症扩散，使皮肤变成大坑连小坑的“月球表面”，更不要在这种时候臭美，滥用化妆品。因为成分再天然的化妆品也会为生痘的肌肤带来额外负担，使病情加重，病程延长。

还有不少年轻人，因为对痘痘不了解而盲目治痘，更有甚者会跑到美容院要求祛痘。青春痘不是美容的问题，而是需要治疗的病症，如果处治不当重者会造成毁容。所以，在日常生活中，我们要谨慎对待自己的肌肤。

湿热痘痘，对准穴位拔一罐就好

为什么别人的痘痘几个星期就消退了，而我的却一直去不了根？即使有时候情况有好转，也很容易复发？

这些疑问可能是不少青春痘患者的共同疑问。其实答案很简单，同样的治痘方法，因为每个人的体质不同而呈现出不同的接纳度。一般说来，人体的九种体质中（平和质、气虚质、阳虚质、阴虚质、痰湿质、湿热质、血淤质、气郁质、特禀质），最易生痘的是湿热体质的人。

对于湿热体质的人来说，脸上生痘最为常见，而想要治愈也需要特殊的方法。那么如何判断自己是否属于湿热体质呢？面垢油光、常感口干、心烦懈怠、身重困倦、小便赤短、大便燥结或黏滞、男性阴囊潮湿、女性带下增多……如果你在长痘的同时身体出现了以上症状，那么就基本可以确定你属于湿热体质。

对于湿热痘痘，穴位拔罐就可以帮你把这些讨人厌的家伙统统解决掉。

湿热体质者祛“痘”，一般采取的是刺络拔罐法，方法如下：

取穴：大椎、肺俞、脾俞。

治疗方法：先用三棱针快速点刺各穴，至微出血为止，针刺后拔罐，留罐15～20分钟，起罐后用酒精棉球在针刺处消毒。

疗程：3天1次，7次为一个疗程。

这种祛痘方法有疗程短、见效快的特点。但对于爱美人士而言，拔罐留下的痕迹难免会影响美观。不过，这和长痘痘给自身容颜、健康带来的影响相比，太微不足道了。

不少患者不仅体内湿热，还住在潮湿、通风不足的空间内，身体受到湿寒的侵袭，外感内发，形成了痘痘。所以，除了用此拔罐方法解决问题，还要尽量远离潮湿环境。这样，痘痘才不易复发。

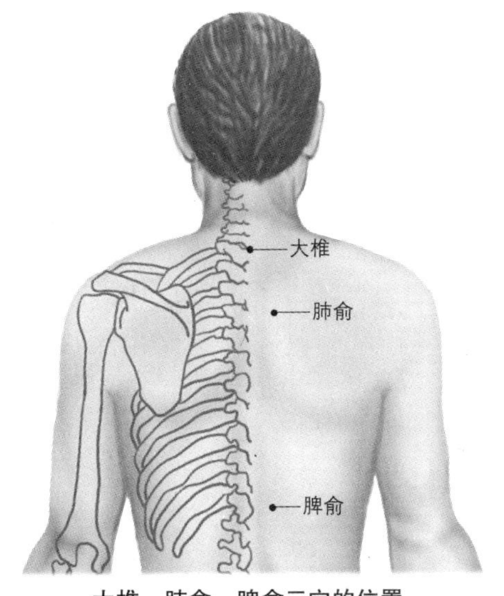

大椎、肺俞、脾俞三穴的位置

此外，值得注意的是，脸上长了痘痘，可以经常用温水清洗面颊，或在清水中滴几滴纯甘油，清洗面颊，以保持皮脂腺通畅，因为甘油具有溶解皮脂的作用，对治愈青春痘有极好的辅助作用。

家中养芦荟，青春痘不露头

青春痘到底有多烦人？冬天，不小心碰到会干疼干疼的痘痘，夏天，因为背部痘痘丛生也不敢穿美丽的吊带裙……生活因此失去不少的自在和乐趣。也正因此，人们越来越重视预防青春痘。

在防治青春痘的多种方案中，有一种方法不仅能有效防痘还能为生活增添情趣。这种方法就是种植芦荟。

不夸张地说，如果能在家里的庭院里种上几株芦荟，就等于在自己家里开了小药房。身上、脸上生疮的时候顺手切一片芦荟贴在患处，第二天，病情就会大有好转了。对于青春痘而言，用手去抓的话就会痛得不得了，这时，只需要将芦荟汁液榨出来，涂抹在患处，一连用上三五天，疼痛即可消失，青春痘也会逐渐消除。

芦荟作为被大家所熟知的草药植物，用途广，功效多，无毒副作用，有清热、通便、杀虫的功效。它对于烧伤、冻伤、红肿和刀伤等外伤都很有效，用法也很简单，只要用芦荟叶子部分的黏液来涂患处就可以了。

芦荟之所以能对皮肤诸症产生好的疗效，是因为芦荟中含有葡萄糖、甘露醇、少量的葡萄糖醛酸和钙等成分，还有少量的水合蛋白酶、生物激素、蛋白质、氨基酸、维生素、矿物质及其他人体所需的微量元素。所以，对皮肤炎症、皮肤美容，新鲜芦荟汁液的效果更好。用芦荟美容能使你的皮肤更白、更细嫩、更光滑。芦荟的汁液呈凝胶状，其中所含的氨基酸、复合多糖物质及微量乳酸镁，使之具有天然保湿的作用。将芦荟凝胶涂于创伤表面，会形成薄层，能阻止外界微生物的侵入，使伤口保持湿润，凝胶内的生长因子还能直接刺激纤维细胞生长，使其获得再生和修复。芦荟凝胶的消炎、止痛、创伤愈合的作用，已经被所有使用过的人们所认同。

如果你还在为自己的痘痘而烦恼，不妨试试天然的芦荟疗法，也许可以收到与众不同的良好效果。

制伏痘痘的个性绝招：生姜

对年轻人来说，原本光洁的皮肤上时不时冒出红痘、白痘，本就是一件让人很郁闷的事。若再来来去去，反反复复，就更让人苦不堪言了。

据不完全统计，在青春期里，大约有95%的男性和85%的女性患过不同程度的青春痘。正是因为其集中在青春期发病，所以被形象地称之为“青春痘”。

一般情况下，青春痘多发生在炎热的季节。这是因为，环境温度升高之后，人体皮脂腺的分泌随之变得活跃起来。到了大暑时节，许多人即使什么也不做，只是站着或者坐着也会出汗。这时，人体的皮脂腺分泌达到峰值，青春痘发生的机会也随之增加了。

相反地，进入凉爽的季节之后，天气变得干燥而寒冷，皮脂腺分泌减少，皮肤对油脂的需求增加，也就不会有过多的皮脂堵在毛孔。这时，即使是已经生了痘痘的人，也会感觉情况有所好转。事实上，病情并不会因为温度的简单变化而产生根本的改善。

对于青春痘这个恼人的问题，其实用几片姜就可以解决。

郭某是大学的研究生，自从大学三年级开始，脸上便时不时冒出痘痘，各种方法都试过，但是没多久还是会复发。现在研究生快毕业了，面临着工作、感情等诸多问题，脸面上的事不能再拖延，良好的个人形象在他生活中扮演了越来越重要的角色。在试过很多花费多效果又不够好的方法之后，他丧失了信心。一个偶然的机会，了解到生姜可以医治青春痘，便抱着试试看的心态尝试了。没想到，连续使用2个月后竟然全好了，而且至今没有复发过。

他所试用的生姜疗法的具体方法为：每日口服生姜10～20克，或水煎服，达到胃部温暖舒服，剂量多少要因人而定。在口服生姜的最初一段时间，青春痘可能会加重，请不要放弃，要继续吃，坚持一两个月后，你会发现，青春痘慢慢消退了，皮肤变细腻、光滑了。

中医认为，姜味辛，性微温，有解表、散寒、排毒的作用，有利于毛囊孔开放和皮脂分泌物的排出。姜中还含有多种芬芳挥发油，具有强心、健脾胃、促进血循环的作用。口服姜后，机体慢慢吸收，皮肤发汗，从体内向外发，自然排毒，这比人为地扩张、挤压毛孔的方法要好，能减少正常皮肤组织损伤。另外，用姜治青春痘既经济又方便。所以，建议长青春痘的朋友们试试。

当然，此偏方不一定适宜所有人，对于皮肤过敏者或者孕吐反应厉害的人都不适宜。这是因为生姜中含有的辛辣姜油和姜烯酮，虽然对伤寒以及沙门氏菌等病菌有强大的杀灭作用，但也会对皮肤造成一定的刺激，更易引发孕吐。所以说，用姜治青春痘，要先看看自己是否符合条件。

按摩天枢和内庭让痘痘一扫而光

美丽无瑕的肌肤是每一个爱美的女性所渴望拥有的，可是层出不穷的痘痘却成为无数女性烦恼的根源。健康专家称，痘痘是一种毒，它是人体内积聚的众多毒素在面部皮肤上的一个表现。脸颊、前额上长痘痘，而且颜色偏红，口气重，肚胀，有时还便秘，是由胃火旺造成的。改善这种状况的办法就是按揉胃经的两个大穴——天枢和内庭。

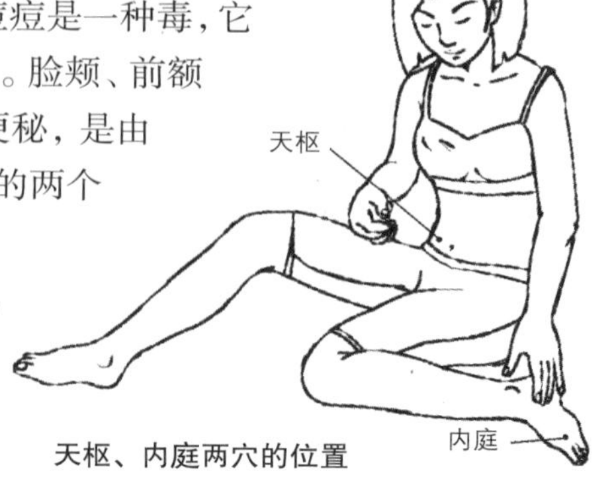

天枢、内庭两穴的位置

天枢穴位于肚脐两边两个大拇指宽度的地方。要用大拇指指肚按揉天枢穴，使的力量要稍大一点，直到感到疼痛为止，同时按在穴位上轻轻旋转。

内庭在两脚背上第二和第三趾结合的地方。要每天用手指肚向骨缝方向点揉200下，力量要大，依据个人的承受能力，以能接受为度，早上7～9点按摩最佳。

具体操作方法：每天早晨起床后，先用大拇指点按两侧内庭2分钟，泻胃火；再按揉两侧天枢2分钟，通便。饭后半小时，再按揉天枢2分钟。

黑头

阴陵泉穴让黑头无处藏身

不少人长相清秀，可是禁不起细看。一细看就会发现他们的鼻头上有黑头或者脸颊上有不少瑕疵，而且还泛着油光，毛孔粗大，皮肤干燥。这一系列的皮肤问题使其给人的整体印象大打折扣。

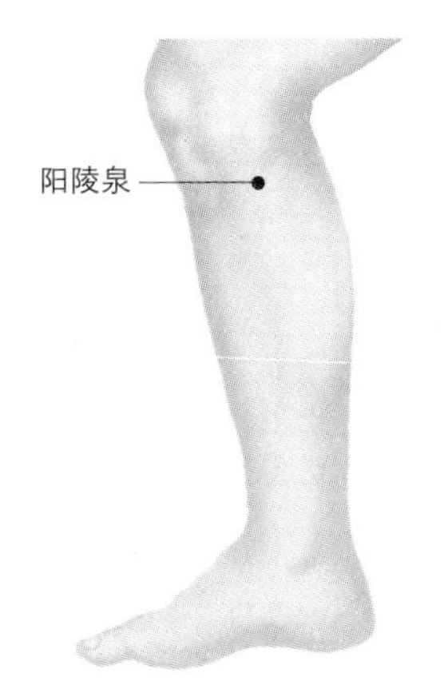

阳陵泉穴的位置

究竟这黑头是什么构成的，又从何而来呢？俗话说得好："知己知彼，百战百胜。"只有先了解了黑头的来龙去脉才能对症施治。

黑头主要是由皮脂、细胞屑和细菌组成的一种"栓"样物，阻塞在毛囊开口处而形成的。加上空气中的尘埃、污垢和氧化作用，使其接触空气的一头逐渐变黑，所以称为黑头。如果将痘痘比喻为活火山，那么黑头就好比死火山，虽然危险性不足以引起我们特别的关注，但它的确是肌肤的大敌，如果对其视而不见，它就会厚着脸皮在你皮肤里"安营扎寨""繁衍后代"，一辈子都跟着你。从此，草莓鼻、麻瓜脸很可能就成为你的外号。想到这里，你还会觉得长黑头是无所谓的事吗？

依据医书记载，黑头是由于脾湿造成的。《黄帝内经》中提及："脾热病者，鼻先赤。"从五行看，脾胃属土，五方中与之相对的是中央，而鼻子为面部的中央，所以鼻为脾胃之外候。脾土怕湿，湿热太盛时就会在鼻子上有所表现。季节中与脾土相对应的正是长夏，所以黑头在夏季表现最突出。由此可知，要除黑头就要除脾湿，而除脾湿的一个好方法就是按摩身体的阴陵泉穴和足三里穴。

找到这两个穴位，你的黑头就有救了。

阴陵泉穴在膝盖下方，沿着小腿内侧骨往上捋，向内转弯时的凹陷就是阴陵泉穴的所在。每天坚持按揉阴陵泉穴10分钟，就可以除脾湿。这里需要注意的是，一定要坚持。否则，很难收到预想的良好效果。而且，虽然这两个穴位都对根除黑头有帮助，但是施行的方法却有所差异。

对于足三里，最好的方法是艾灸。因为利用艾灸除脾湿的速度会更快。可在晚上睡觉前，用艾条灸两侧的足三里5分钟，只要长期坚持，就可以除脾湿，使黑头都消失。而且，除脾湿不仅对黑头有作用，对身体体质的调节也是有作用的，可以预防一些相关的寒湿病症。

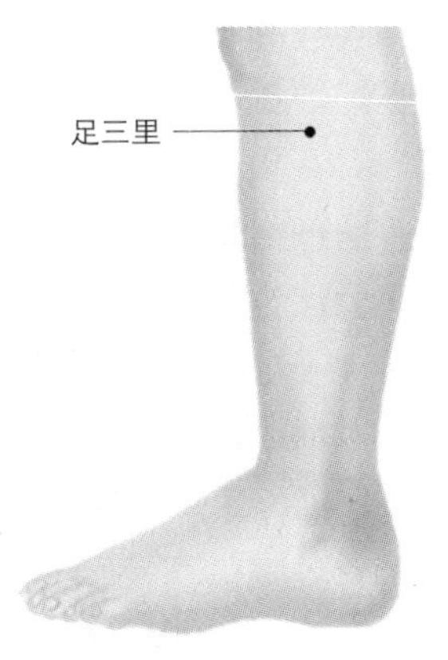

足三里穴的位置

若你在根除黑头的过程中还在忍不住用手挤，用针挑，赶快住手吧，那会严重损伤你的皮肤结缔组织。而且指甲内易藏细菌，容易引起皮肤发炎，使毛孔变得更大。

除此之外，还需要从饮食上加以注意。比如：有黑头的人，不管是男性还是女性，都要避免吃甜食，糖果、冰激凌之类最好一口都别吃，还要少吃油腻、油炸食物，多吃新鲜的蔬菜、水果。

优雅品黑啤，毛孔变小好神奇

由毛孔粗大引发的黑头问题一直是人们最为常见的肌肤问题。

毛孔粗大还可能引发诸多皮肤问题，其中与黑头的形成有直接关联的就是角质问题。随着年龄的增长，老旧角质也随之越积越多，肌肤变厚、变粗糙，皮肤也因为无法顺利吸收水分与保养成分而变得暗沉，如果在此时还不重视自己的肌肤清洁的话，油脂分泌加速，毛孔会再度变大。这样一来，空气中的污垢逐渐阻塞毛孔，和皮脂分泌的油混合在一起形成更多，更为严重的黑头、粉刺。

不少爱美人士在黑头刚出现的时候不以为然，以为用化妆品修饰一下，自己照样可以“光彩照人”。事实上，在本来就有问题的肌肤上使用化妆品或药物，只会加速肌肤的老化，使黑头变成顽固黑头。当自己的肌肤出现问题的时候，逃避和遮掩都是不正确的做法，给自己制定一个切实可行的护肤计划才是从根本上解决肌肤问题的正确选择。

还有不少人迫不及待地选择用毛孔清洁器、鼻贴等物理方法去黑头，事实上，这些办法都不是解决肌肤问题的主要方案，只能起到辅助的作用。

本着“治标先治本”的原则，不管是收缩毛孔还是去黑头都应该以内力作用为主，外力作用为辅。现在就给大家推荐一种饮食美容小偏方：黑啤。

在中国的啤酒之乡青岛，女孩子的皮肤状态普遍好于其他地区。这和青岛的气候环境有关，也与当地的饮食习惯有关。青岛人的餐桌上离不开啤酒。黑啤也是其中较为常见的一种。当地的不少人都对啤酒有一种特殊的情结。

而在世界啤酒王国德国，很多女性都用黑啤来滋养肌肤。当地人把黑啤称之为“黑牛奶”。

从科学护肤的角度说，黑啤之所以能受到人们的青睐，除了它香醇的口感之外，还因为它有着特殊的美容效果：皮肤保湿、提供养分和收缩毛孔。具体说来，黑啤中含有活性酶以及氨基酸、维生素等营养成分，而且与其他啤酒相比，其酒花含量更多，滋补效用更强。所以黑啤不仅能够滋养皮肤，在皮肤表层形成一层黏黏的保护膜，减少水分的流失，还可以分解皮肤的油脂和角质，起到收缩毛孔的作用。毛孔变小了，黑头自然无处藏身。

要想获得更加明显的美容护肤效果，可以自制黑啤美容面膜。具体操作如下：面膜纸浸入啤酒约3分钟，敷在脸上15分钟，然后用清水洗去即可。每周1～2次，你的肌肤想不好都难。

在护理皮肤的时候，除了采用上述有效的偏方，还不能忽视日常的清洁。培养好的生活护理习惯，才是对肌肤最好的保护。主要应该注意以下几个方面：

保证睡眠，严防紫外线和辐射。如果长时间使用电脑和电视一定要使用防辐射的隔离霜。每天早晚洗脸，利用合适的爽肤水和面霜做好基础护理工作。特别是睡前一定要彻底地清洁皮肤。

一个礼拜左右做一次深层清洁的面膜。最好选择天然原料，对肌肤刺激性较小，吸收能力较强的产品。

多吃水果、蔬菜、鸡蛋、猪皮，尽可能多摄入含有卵磷脂和各种维生素的食物，多补充水分。相信这种由内而外，全方位的护肤方案，会使你的肌肤更加美丽、更加健康。

珍珠去黑头，让肌肤重现光彩

“真的很讨厌夏天，本来皮肤就爱出油，现在鼻子的黑头更严重了……”

这简单的一句话，却道出了油性肤质美女们的共同烦恼。

油性皮肤更容易沾染环境中的微尘和污垢，这些污染物质也会钻入皮肤的毛孔，再加上黑头的存在，会使毛孔进一步变粗，因此，很多油性皮肤慢慢地就变得很粗糙，毛孔异常粗大。黑头除了不美观以外，它还是粉刺产生的罪魁祸首。当皮肤的某一个毛孔被完全阻塞后，皮脂腺就会被感染而产生粉刺。因此，控制黑头的产生也可以有效控制粉刺。

黑头虽然令人头疼，但治起来其实并不难。用鸡蛋加上点珍珠粉，就可以有效去除黑头。其实，这已经不是什么美容秘密，而是流传了上千年的传世偏方。

人们使用珍珠粉已经有长达千年以上的历史了，－从古代起，珍珠粉就成为宫廷妃子和达官贵人的养颜圣品，到了现代，珍珠粉仍然是女士们养颜护肤的法宝。

珍珠粉含有多种氨基酸及微量元素，长期使用可以护肤养颜、促进伤口愈合、抗衰老，同时还能祛除暗沉黑头，悦颜增白。多部文献都有记载，慈禧太后特别喜爱使用珍珠粉来敷脸，以保持肌肤的紧致细嫩。

随着时代妆容的潮流与变化，我们在护肤方上也在不断地求新求变。古老的珍珠粉养颜方，现在可以做成面膜，更加简单方便。

下面就为大家介绍一下蛋清珍珠粉面膜的制作方法：取适量珍珠粉放入小碟中，加一个蛋清调成膏状。然后将调好的珍珠粉均匀地涂在脸上与黑头区域。用脸部按摩的手法在脸上按摩，直到脸上的珍珠粉变干，再用清水将脸洗净即可。如果去得还不够干净，那就再重复做一次。如果是极顽固的黑头，可以加个蒸面的程序，方法是：倒一盆沸开水，四周用毛巾围起来，仅留上部可以把脸凑上去，让水汽扑面，即可使皮肤湿润、黑头软化，此时再用珍珠粉面膜去之即可。

可以说，珍珠粉去黑头是现有的方法中操作性最高，最为便捷的一种方法。而且，因为珍珠粉柔和的性质，可以改良的空间很大。它可以与多种其他的护肤品相结合使用。不过许多人用起来的时候仍然追求简单，只用珍珠粉的人也大有人在。比如，最为常见的是珍珠粉按摩法。这种方法虽然取材简单，操作方便，但是也存在很多疑问。比如：放了珍珠粉上去，按摩了一阵子，珍珠粉没有了，但不见黑头出来，很黏腻的感觉，一点都感觉不到珍珠粉把黑头吸出来。这种情况是因为皮肤比较油的缘故，珍珠粉没有把黑头吸出来，皮肤上的油脂倒是把珍珠粉给吸进去了，所以感觉黏黏的、脏脏的。此时加大珍珠粉的用量，直到能在黑头区域搓出白条就可以了。

在此过程中，千万要注意力道，否则会严重损伤皮肤的结缔组织。切忌挤压，否则会给细嫩的皮肤留下粗毛孔和疤痕。温柔地对待自己的肌肤，才能获得美丽的回馈。

柠檬蜂蜜收缩毛孔、清除黑头

很多女性都面临着毛孔粗大、黑头众多的问题，尤其是鼻翼、脸颊两侧的部位更是重灾区。造成毛孔粗大的原因有很多，比如污物阻塞、油脂分泌旺盛、挤压痘痘、皮肤太干燥等。这些问题不是没有解决的办法。只要你选取正确的方法，细心调理，收缩毛孔，再现细嫩肌肤也不是难事。

首先要保证彻底的清洁。洗脸的目的在于基础清洁，要把面部多余的油脂污垢洗干净，如果洗脸的时候不认真，马马虎虎地洗一下就完事，只会让油脂和脏污滞留在毛孔内，时间一长，毛孔被这些脏东西塞满，自然会出现粗大、黑头泛滥的尴尬情形。不过也不能频繁洗脸，一天之内，洗脸次数太多反而会打破肌肤的水油平衡，破坏表皮的自然保护体系。

正确的洗脸方法应该是四指并拢在脸上轻轻向上打圈，尤其是T字区一定要仔细清洁。水温要低一些，用手捧水向脸上泼，一定要将洗面奶洗干净，无残留。洗好后不要用毛巾擦干，要用手拍干。毛孔粗大的女孩子在洗脸之后最好能用冰冻后的毛巾敷一下脸，这个程序能让毛孔收缩，很有必要。形成习惯，坚持下来，你会发现毛孔在缩小。最后，再在脸上拍一点收敛水，洗脸的过程才算完全结束。注意收敛水要选择泡泡颗粒小，丰富细腻，而且经久不消的类型，这样的收敛水性质温和，不会对肌肤造成伤害。

完美的基础护肤是解决皮肤问题的前提。

应对黑头类的肌肤问题，在这里为大家推荐一款柠檬蜂蜜面膜。之所以推荐这款面膜，是因为它的高人气和好口碑。

从事人力资源工作的高小姐年近30却依旧单身，为了保持良好的肌肤状态，可谓是煞费苦心。她曾经紧盯国际知名品牌的新商品，一度认为，好品牌的新商品可以帮助自己解决所有“脸面”问题。但结果是，钱花的不少，收效却不大。不是产品不够好，也不是自己不用心，而是她的保养观念存在误区。要知道，肌肤问题不完全等于美容问题。肌肤问题是需要有治疗效果的护理才能解决的。而具有这种效果的东西往往不是化学美肤产品，而是源自天然的宝物。

蜂蜜作为传统的、天然的保养品，已经被世人所熟知。蜂蜜可以润脏腑，通三焦，调脾胃，有清热、补中、解毒、润燥、止痛功效。而柠檬素被认为是维生素C的“代言人”，除了具有显著的美白效果，还可吸收多余的油脂。两者结合可帮助皮肤补水和紧致毛孔。因此，除了每日的清洁程序，毛孔粗大的女孩子还需要每周做一到两次柠檬蜂蜜面膜。这样，可以有效预防黑头、粉刺类的肌肤问题。下面是这款面膜的具体制作方法：

将10滴新鲜的柠檬汁，三茶匙蜂蜜，三茶匙酵母粉调和在一起制成面膜，均匀涂在脸部，约15分钟后用温水洗净。每周使用两到三次，坚持使用能收紧毛孔，亦能促进血液循环，使肌肤自然有光泽。

斑点

外敷妙方，让蝴蝶斑轻松“飞”走

很多女性在30岁左右的时候，就发现两颊渐渐飞上了“蝴蝶”，黑色或者褐色的斑点密布脸颊，看起来就像蝴蝶的两只翅膀，这就是我们平日里常说的黄褐斑，又被称为蝴蝶斑，多发于女性。

不少患者对祛斑怀有一种急切的心情，恨不得一两天之内就让自己的脸变得光嫩如初。正是这种急功近利的心情，使得不少人选择了“见效快”的剥脱法祛斑或短期漂白肌肤祛斑，乍看起来，效果立竿见影，但其实皮肤表层已经遭到了严重的损害，免疫力大大降低，这样的肌肤要比之前更弱，经不起风吹日晒，只在太阳下晒一会儿就很容易出现晒斑。这样的晒斑比一般斑点更难治，反而得不偿失。

治疗黄褐斑最有效的方法是内调外治。不要单纯地使用美白淡斑产品，更不要轻信美容产品会有淡斑效果。想要彻底解决黄褐斑困扰，就要学会从疾病根源入手，标本兼治，才能收到理想的效果。

36岁的黄女士是一个两岁女孩的母亲。生孩子之前，黄女士的皮肤状态一直还算不错。怀孕五个月左右的时候脸上开始长斑。本以为生完孩子斑点就会消失，谁知非但没有消失，反而越来越严重了。同时，月事也变得不准时，经常出现延迟的现象。但是由于生活忙碌，又要顾家又要上班，压力一直很大，几乎没有时间去管理自己的皮肤。直到有一天，她翻看以前的相片才发现，现在镜中的自己已经是斑点密布。

经过皮肤科医生的诊断，认定黄女士是由于精神压力过大，内分泌失调而导致的气滞血淤，色素沉着，在外部表现为斑。导致内分泌失调的原因有很多种，比如情绪、情怀不畅，肝气不得正常疏泄，加上每月例假，造成气血流失，也容易引起内分泌失调；失眠、饮食不规律、劳累等生活中的很多因素也会引起内分泌失调。

很多人喜欢采用纯中药调理的方法祛斑，但“是药三分毒”，中药对于身体也不是完全没有副作用的。所以，在这里，我们建议大家采用果蔬外敷的方法来淡化、祛除蝴蝶斑。

下面就给大家介绍两个果蔬治斑的小偏方，以供参考。

香芹叶外敷法：先将香芹菜的绿叶切成碎末，和一杯酸奶混合，放2～3小时后，把糊状物抹在脸上。建议每天做2～3次。

胡萝卜柠檬外敷法：将2匙胡萝卜汁加入20滴柠檬汁，调拌均匀后，均匀敷于脸上20～30分钟后洗掉，再涂护肤霜即可。

以上两种外敷方法，取材方便，使用简单，虽然见效比较慢，却是无毒副作用的养生方，只要长期坚持，就能收到好的效果。

和其他的养生秘方一样，离开日常的护理保健，再好的方子也无法发挥作用。所以，好的生活习惯，好的情绪状态也必不可少。

品美味淡斑点，汤水美人的幸福认证

当你发现自己原本白皙的脸上出现了淡黄色、褐色的斑点时，心情是不是很糟糕呢？也许你平日里是一个大大咧咧、崇尚自然美的人，但是也不能否认，长斑点是身体不够健康的标志。

暂且抛除斑点对容貌的影响不说，单就健康而言，无斑的人大多比有斑的人要健康。而且，不管是黄褐斑、雀斑还是其他斑点，都属于皮肤疾病的范畴。它们多发生在颜面、颈部、手背等日晒部位，皮损多为针尖至芝麻大小的圆形或者椭圆形淡黄色或褐色斑点，数目多少不定，散在或者密集，对称分布，互不融合，没有自觉症状且病程缓慢。在夏季或者日晒后颜色加深，数目增多，多见于皮肤白皙的女孩。

这样明显又繁多的斑点，长期长在脸上，足以消磨患者的自信心。恼人的面部斑点带给女性的不仅仅是失去美丽，更多的是让原本灿烂的生活黯然失色。怎样才能走出悲伤、消极的深渊，摆脱斑点的烦恼呢？

这里向大家推荐两款对于淡斑、祛斑有良好收效的汤品——茯苓消斑汤和白鸭消斑汤。这两款汤品是民间流传甚广的汤药方，它们分别以茯苓和白鸭为主要原料，口感香醇，制作简单。

茯苓消斑汤的做法：取白茯苓、白僵蚕、白菊花、丝瓜络各10克，珍珠母20克，玫瑰花3朵，红枣10枚。上药同置锅中，加清水适量水煎取汁，分做两份，饭后饮用，每日一剂，7～10天为一个疗程。连续食用有健脾消斑、祛风通络的功效。

在这个汤品中，白茯苓可健脾胃，据《神农本草经》记载，白僵蚕可“灭黑斑，令人面色好”。白僵蚕含有氨基酸和活性丝光素，有营养皮肤和美容作用。含维生素E9.89%，能清除自由基，去除抗脂质氧化形成的老年斑。其所含的活性丝光素能促使皮肤细胞新生，调节皮脂，改善皮肤微循环，可增白防晒，消除色素沉着，保持皮肤弹性。

白鸭消斑汤的做法：选取白鸭一只，山药200克，生地100克，枸杞30克，调料适量。将白鸭去毛和骨头，洗净，用食盐、胡椒粉、黄酒涂抹鸭体内外，撒上葱、姜腌一小时；山药切片。生地布包，置碗底，而后纳入山药、枸杞、鸭丁，每周2～3剂。连续食用可补益肝肾、养阴消斑。

此款汤品中的白鸭当取福建连成白鸭。此地盛产的白鸭自古以来就是贡品，其形态优美，营养价值高。且民间早有以此为主药治疗麻疹、黑斑、肝炎、低热和痢疾的偏方。

边吃奶糊边按摩，香甜中找回无瑕肌肤

刚刚过完30岁生日的文慧如是一家服装公司的部门经理。她性格开朗，工作认真，因为娇好的面容、良好的业绩和颇具亲和力的性格受到公司领导和客户的信任。就这样，她在自己的岗位上兢兢业业一干就是7年。但是最近一段时间，身边不止一个人向她提起“面子”问题，在应酬客户的时候，关系好的客户总不忘多问一句：“小文啊，你这脸上怎么回事啊？是不是太累了，休息不好啊？”

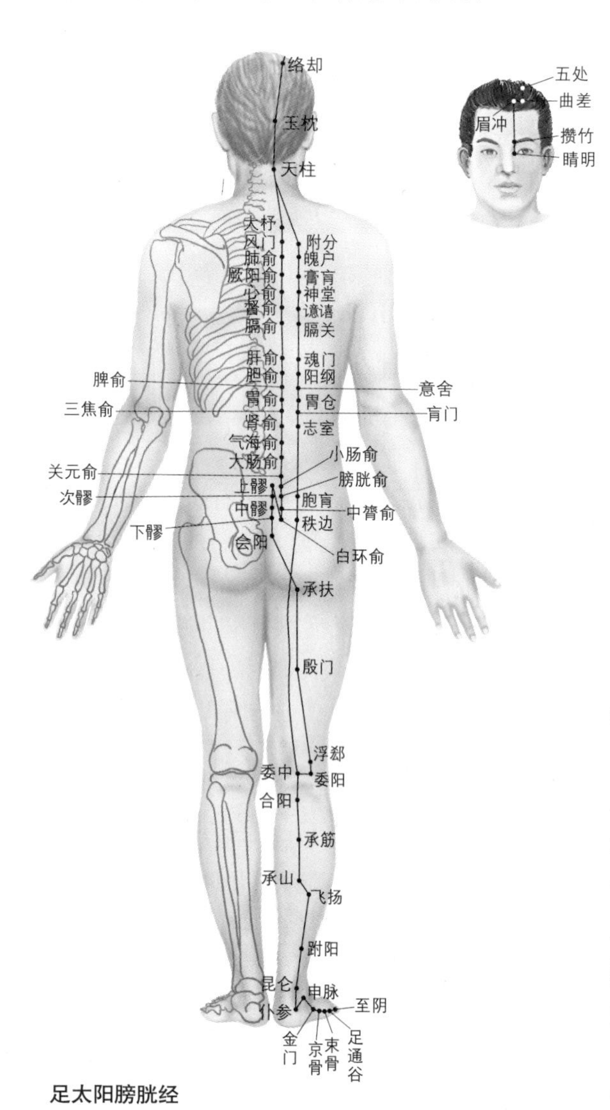

足太阳膀胱经

每每遇到这样的场景，总是让她感到一丝尴尬。这一切都是因为她的脸上不知什么时候长起了黄褐斑，而且都在脸颊上比较明显的位置。不得已，她只好用遮瑕产品遮住，把妆容化得比较重。但这毕竟是治标不治本的下下之策，祛除黄褐斑成了她工作之外的又一大任务。

黄褐斑其实是面部黑变病的一种，是发生在颜面的色素沉着斑。中医称本病为“面上杂病”“黧黑斑”“面尘”“蝴蝶斑”等。其机制为邪犯肌肤，气血不和，肝郁气滞，气滞血淤所致。通过内外结合的方法治疗黄褐斑，往往可以取得较好的效果。

这和黄褐斑的病因机理有关。当你精血不足的时候，导致淤积滞皮下，色素沉着而外发为斑，这是形成黄褐斑的原因之一。此外，心情一直处于低潮期，烦躁郁闷，肝郁气滞，日久灼伤阴血，致使颜面气血失和也会导致发斑。还有的人是湿热体质，脾虚体湿，湿热之气上蒸于面，表现为斑……这三种是黄褐斑的主要发病原因。

万事万物有因有果。了解了病因，我们就可以对症施治，这样才能取得好的

效果。

这里为大家提供的治疗方是食疗方加按摩，内服外治的一款偏方。

首先来了解一下奶糊的做法：准备核桃仁30克，牛乳300克，豆浆200克，黑芝麻20克，白糖适量。然后将核桃仁、黑芝麻放小磨中磨碎，再与牛乳、豆浆调匀，放入锅中煮沸，最后加白糖调味。也可在煮沸时，打入一颗生鸡蛋，边搅边煮。每日早晚各吃1小碗。经常食用，对淡化皮肤黄褐斑及皱纹有良好效果。你不妨想象一下，自己享受奶香四溢的美容美食的情景。这应该算是最舒服的治疗方了。

核桃仁中的磷脂对脑神经有良好的保健作用，核桃油对皮肤湿疹、炎症都有良好的治愈功效；牛奶含有高级的脂肪、各种蛋白质、维生素、矿物质，特别是含有较多B族维生素，它们能滋润肌肤，保护表皮、防裂、防皱，使皮肤光滑、柔软、白嫩，而且，其中所含的铁、铜和维生素A，有美容养颜作用，可使皮肤保持光滑滋润；豆浆含有丰富的植物蛋白、磷脂、维生素B_1、维生素B_2，维生素B_3和铁、钙等矿物质，尤其是钙的含量，比其他任何乳类都丰富，可以有效调节人体内分泌。

此外，可同时学习按摩调理。刺激相关穴位经络，以达到通淤祛斑的作用。

1.按摩足太阳膀胱经，由上而下刺激5遍。在肝俞、肾俞、脾俞、三焦俞等穴位稍停片刻按揉之。

2.食指指压足小趾外束骨穴。每秒按一次，共按5～10次。

3.在背腰中线督脉部位、由上而下推擦5遍，再以背椎为中线，用手掌分别向左右两旁推擦10遍以上。

柠檬祛斑法，专为懒人设计的偏方

没有人会无缘无故生病，也没人会无缘无故长斑。长斑的人多半都是懒人。他们懒得理会自己身上的小病小灾，只要不妨碍到日常生活起居，似乎一切都可以得过且过。也正是因为这种错误到极点的愚蠢想法，让很多人都错过了治愈色素斑点的最好时机，只能跟在斑点的身后，被动地祛斑。

无论是雀斑还是黄褐斑，都会随着年龄的增加而增多。也就是说，祛斑工程其实是在和时间赛跑。

29岁的王小姐皮肤白皙，热爱运动，身体素质一直很好，一年到头很少生病。但自从3年前怀孕后期开始，她的脸颊皮肤就开始长斑，而且越来越多。因为实在无法接受镜子中的自己，生完宝宝之后她就迫不及待地跑去美容院做美容，同时也吃了些除斑的西药。但除斑的效果并不理想。所以，她在朋友的推荐下去找中医治疗。老中医经过望闻问切之后断定：她属于典型妇女产后雀斑和怀孕期间体内分泌大量雌性激素有关，便又给她开了一些调理的中药。但是，此时的她便实在不想再吃药，她担心这样吃完西药吃中药，自己的身体是否还熬得住。

如果自己实在是太懒，根本不想为了祛斑而费事，更不想为此花费太多的精力和金钱，那么，不妨试试下面的外敷祛斑法。这不是一个快速解决问题的偏方，但坚持使用也能收到较好的疗效。

这个外敷方只需要你准备柠檬汁和黄瓜汁。每天将脸洗净后，抹上几层柠檬汁和黄瓜汁，保持约30分钟，然后洗掉。柠檬30克，研碎，加入硼砂末、白砂糖各15克，拌匀后入瓶封存，三日后用，每天早晚用此药少许冲温水适量，洗患处一次约5分钟，数日后雀斑自然隐退，连续用一段时间，可彻底治愈。无雀斑者用此药，也能达到滋润肌肤的功效。

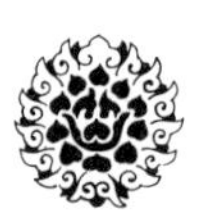

脱皮

羊油外敷，皮肤完整不脱皮

以前，当我们收看经典科教栏目《动物世界》的时候，会对蛇的蜕皮感觉好奇。事实上，这种天生的功能是蛇成长过程中的必经环节。但是，人与蛇不同。人的皮肤是为了保护机体健康而存在的。虽然人的皮肤具有再生功能，但不会有生理性脱皮这样的事发生。

人一旦脱皮了，不管是在什么部位都是疾病的症状或征兆。

易出现脱皮的人，一般都在春末或秋初，且连年多发。一般说来，主要发于手足，除有轻微瘙痒感外，不会对身体造成更大的影响，也不会影响日常生活。脱皮有不同的种类，比如手足癣性脱皮、季节性脱皮等。

有季节性脱皮的人平素出汗较多，当脱皮时出汗反而减少，有些人过两三个月恢复正常。正因如此，许多人忽略了治疗，但每年到某个季节就容易复发，且有逐年加重趋势，脱皮面积不断增大，并向深层扩展，最终露出鲜嫩肉色，出现伤口。

而且，有时候手足癣性脱皮会传染，所以，如果家中有人脱皮，而没过几天其他人也开始脱皮的，应该给予相应的治疗措施。

导致脱皮的原因有很多种，情况不严重的时候一般都可以自愈，不需特殊治疗，但如果脱皮比较严重，应及时就医治疗。在病发的时候，千万不能因为好奇或者好玩而揪掉脱皮，这样只会让脱皮的创面变大，增加细菌感染的概率，还可能由此引发手气和脚气。

下面为大家介绍几个治疗脱皮的外敷小偏方，仅供参考：

针对冬季皲裂脱皮，可以采用羊油外敷法。具体做法是将涮羊肉汤上层的浮油冷却后捞出，放进小瓶内，然后用开水烫瓶子，使之熔化，再冷却，去掉沉在下面的水和杂质，反复两次，冬春备用。用此油擦手、脚、脸部皮破患处可治愈。这个方法做起来比较麻烦，适合比较有耐心的人。

针对季节性手足脱皮，可擦抹一些鱼肝油软膏，有润滑和保护新生长的表皮的作用，也可适当服用维生素C等药物。这些都可以有效帮助患者缓解症状。最简单实际的一个办法是去买维生素C注射液擦手脚。

此外，在生活中应注意以下几个方面，以预防脱皮发生。

首先，减少接触碱性物质的机会。如清洗衣物的时候接触洗衣粉，最好先戴上手套。这样可以有效减少脱皮、干裂和细菌感染的机会。

其次，无论何时，手要保持干净，尽量少沾水，即使洗手也最好用温水或热水。

再次，要尽量多吃富含维生素的蔬菜，生吃最好，因为生吃的水果最新鲜，营养流失最少。当然，也可以吃点维生素B_2的药片作辅助，但不要只吃维生素片不吃菜。

最后，脱皮后被治愈的人，即使手上脱皮的部位逐渐愈合，也要按时涂抹药膏，完全愈合后才能停用。这样做可以有效避免病症反复发作。

大蒜泥让你摆脱脱皮之苦

大多数季节性的脱皮是不需要治疗的，一两周就可以自愈。但是，这其中也有情况严重的例外情形。

王女士是某炼油厂的普通职工，因为平日里在厂里的化验室工作，经常要接触一些化学液剂，所以一直对个人卫生要求很高。但是，每到秋初的时候她都很头痛，因为一到这个季节手掌就会脱皮。而且，她的脱皮程度比一般人要严重许多：手掌的皮肤几乎都脱落了。严重时，露出里面的嫩肉，不小心碰到了，还会往外淌血水。因为这种情况，她在单位被隔离，在家里也干不了什么家务活。她的爱人是个大忙人，也没时间管家里的事。家里变得乱糟糟的，不成个样子，朋友来串门她都感到很不好意思。

后来姨妈家的妹妹给她介绍了一个蒜泥治脱皮的偏方。她试了一个星期之后，竟然痊愈了。

平时，我们只知道大蒜具有调味和杀菌的功效，殊不知，在美国，大蒜排在人参、银杏之前，位列保健药物首位。对手足皲裂和手足脱皮、手掌脂腺分泌减弱均有良好效果。

具体的做法是：依据患处创口的面积大小，将适量的大蒜捣成泥，抹于脱皮处。然后戴上一次性手套。手背面，可用剪子剪几个小孔，以利于透气排汗。一天换一次蒜泥。症状较轻者一周即可治愈。愈后，涂上护手霜或凡士林油，在几天之内减少使用患处。

要注意的是，如果患者的皮肤属于过敏性肤质，对大蒜过敏的话，那么这个方法应当被禁用。而且，在使用此方时，手掌不能有血丝，否则极易发生感染。

玉米高汤，脱皮不再反反复复

南方人爱喝汤，重养生，这是人所共知的。但是对于喝汤能治愈疾病的观点，还是有不少人半信半疑。

王阿姨是某汤馆的厨师，不仅工作时做汤，平日里也喜欢煲汤。因为自己已经上了年纪，就准备辞职回家休息。在这个空当里，新来的小帮厨小桃，手部脱皮严重，已经影响了正常工作，经常拿不稳东西。王阿姨看着小丫头这个样子很是心疼，就教会她一款以玉米和胡萝卜为原料的高汤。小桃试喝了几次之后，病情好转，人也显得比以往更有精神了。而且，次年，病情也没有再发作。王阿姨离职之后，小桃还煲了一锅靓汤送给她，以表谢意。

玉米高汤，彻底治愈了小桃的脱皮。这其中的道理很简单：玉米所含的玉米油，具有降低血脂、调节胆固醇和脂肪的正常代谢，防止衰老，美容减肥、通便等作用，故对治疗皮肤病症有一定功效。胡萝卜又名红萝卜，由于其营养丰富而具滋补之功效，故又被人们誉为“小人参”。胡萝卜含有丰富的胡萝卜素，它被摄入人体后会很快转化为维生素A，可起到明目、美容润肤等作用。

玉米高汤的具体制法：先把玉米粒，胡萝卜切丁洗净，与米共同煮粥，分量为玉米、胡萝卜各一份，米两份，粥滚加盐调味，可加入高汤同煮，味道会更鲜美。这款汤品已经不是什么秘方，在南方地区的很多地方都有流传。因为其用料经济，取材方便，效果良好而深受广大民众的喜爱。

这款汤品的材料选择上没有过于特殊的要求，但也有几点是需要注意的。首先是玉米，最好选择新玉米而不是陈玉米。这样才能最大限度地汲取其中的营养成分。其次，在挑选胡萝卜的时候，因为胡萝卜中胡萝卜素的含量因部位不同而有所差别。和茎叶相连的顶部比根部多，外层的皮质含量比中央髓质部位要多。所以，购买胡萝卜，应该选择肉厚、心小、短短的那一种。这样做出的汤品才更能保留材料本身的应用精华，对病症起到良好的修复作用。

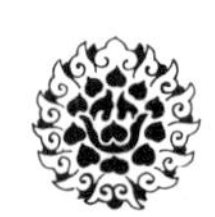

皮肤过敏

山楂荷叶饮，安抚你敏感的肌肤

随着生活条件的改善，人们的肌肤越来越敏感和娇嫩。即使自身不是过敏体质的人也很容易出现皮肤过敏的症状。这种现象的出现与外界环境污染有关，也与自身肌肤的免疫力下降有关。所以说，传统的护肤方法已经无法满足人们的要求。我们对于自身肌肤的健康护养还不到位。生活中常见的过敏性肌肤问题有哪些？怎样才能使自己的肌肤免受外界侵害呢？

我们这里所说的敏感性肌肤是指易受刺激而引起某种程度不适的皮肤。这里所说的刺激大多来自于饮食、情绪或所用的护肤用品。也就是说，敏感性皮肤很容易因饮食不当、情绪不稳或所用的护肤产品瑕疵，导致皮肤表面干燥、发红、起斑点、眼肿、脱皮或生暗疮。这些刺激均源自于日常生活，所以，若想让肌肤免受外界侵害，就要从生活中入手。

这里给大家推荐的是山楂荷叶饮。这个饮食偏方主要由山楂、新鲜荷叶、生甘草三种材料构成，具有清热利湿、解毒止痒的作用，常用于治疗面游风。由于体内虚热而气郁的患者，颜面部皮肤红斑弥漫不清，伴有渗出、结痂，皮肤油脂多，并伴有瘙痒感。这样的患者因为体内湿热，气郁不畅，所以，以调补体内的食疗方最为适宜。

张晓飞是某生态公司的商务翻译，因为工作性质的关系，经常要化妆，而每到春末夏初就是她最头疼的时候。平时一直使用的化妆品，在这个季节都要停用。否则，自己的耳根和脖子部位就会出现明显的过敏症状，严重影响日常的工作和生活。其从事中医诊疗工作的姑妈，得知这个情况之后向其推荐了这款食疗偏方：山楂荷叶饮。晓飞尝试一个月左右，过敏症状明显改善。

这款饮品的具体制作方法是：取山楂80克，新鲜荷叶1张，生甘草5克。上药洗净，加水1000毫升浸泡半小时后大火煮开，再换成小火煮20分钟左右。然后，按照上述方法再重新煮一次，将两次所煮的药相混合。服用时，将上药分2~3次，每次饭后半小时左右服用1次。每日1剂，连服3~4周即可见效。

山楂中含有一种叫槲皮素的物质，具有消炎、抗水肿、抗过敏的功效，很适合治疗皮肤炎症和前列腺炎症。荷叶自古就是“药食两用”的食物，古书中有以荷叶为主要材料治愈传染性皮肤病的记载，比如黄水疮。此外，荷叶对因油漆过敏而致的过敏性皮炎漆疮也有显著的疗效。

在服用此饮品期间要对个人饮食有所顾忌。首先要注意控制膳食中的脂肪量，脂肪不宜过多，否则会加重症状。一般说来，每天供给总膳食脂肪量在50克左右为宜。50克脂肪量大约包含了1256千焦的热量。正常的三餐中可以适当选取高蛋白饮食，因为蛋白质有利于保持正常皮肤角化代谢和毛囊正常的畅通。但是，千万注意少吃甜食，因为含糖较多的饮食可促使产生更多的脂肪。其次，值得注意的是，要多吃富含维生素的食物，尤其是含维生素A的食物要适量多吃，以纠正毛囊皮脂角化异常，防止毛囊堵塞。另外，可以多吃富含维生素C、维生素B_1的食物，如新鲜蔬菜、水果等，适量增加谷物杂粮等食物，天然的五谷杂粮也能有效提高皮肤自身的免疫力。

贴敷磁疗，睡一觉皮炎就好

曾经遭受或正在遭受皮炎困扰的人都有这样的体会：皮炎反复发作，发病时间漫长，且久治不愈。自此受了它的“控制”，吃饭不能随心所欲了，这个不能吃，那个不宜吃，诸多美味佳肴无福享受。心情也越来越糟糕，身上一片片的红斑，影响了交际活动，身边的朋友也好像变得疏远了。

李女士是某高校离休教师。在学校离退休老干部的春游活动中，她随团去了杭州西湖游玩。午餐时间，当地饭馆的特色菜上来，大家都忍不住尝个鲜，只有李老师不动筷子。老同事看到问她怎么不吃，她说自己患了过敏性皮炎，不敢吃。本来有皮炎就很容易感觉皮肤瘙痒，如果吃了“刺激”的东西就会更痒，忍不住去挠会挠得血迹斑斑。为此，她两次住院也没治好。

当时老同事们纷纷出谋划策。李女士很受感动，就把觉得可以一试的方法一一记了下来。回家之后大胆尝试了几个。她发现，其中有一个用磁铁治疗皮炎的方法很有效。同事当时只是说磁铁的磁力能消除风湿热邪，增加肌肤失去的营养，从而达到活血化淤、祛风消炎止痒的作用，建议一试。后来，李女士依法治疗，1个月就彻底治愈了过敏性皮炎。

也许有人会觉得李女士是误打误撞治好了病。其实不然，我国用磁治病有着悠久的历史。在《本草纲目》、《中药大辞典》等著名药书中，用磁治病的药方多有记载，“磁疗法”早已被医务界普遍采用。磁疗方法很多，常用的有以下三种：磁片贴敷法、旋转磁疗法和应用电磁疗机。而李女士所采用的正是第一种方法：磁片贴敷法。

磁疗的活血化淤的作用是很强的，磁场可以使皮肤的温度升高，主要由于血管在磁场作用下扩张，血液循环加快所致；磁场还可以使皮肤电阻下降。

磁片贴敷法不受场所限制，取材简单经济，在家里进行就可以了。操作起来步骤也很容易掌握，只要选择合适磁场强度的磁片，用胶布固定在治疗部位或一定的穴位上即可。若对磁片过敏，可在磁片下衬以薄纸，再用胶布固定。一般磁片贴敷法可连续进行5～6天，取下休息1～2天再贴，3～4周为一疗程。贴敷磁疗时，其副作用大多在两天内出现，有恶心、呕吐、心慌、一时性呼吸困难、头晕、嗜睡、乏力、低热等。轻者可对症治疗，重者则需停止磁疗。毕竟，每个人的体质不同，不排除出现个体不适的情况。

磁片贴敷法应用起来有相应的条件。为了安全操作，避免对患者产生不利的身体影响，应视病情而定，一般可依据下列几点原则：

首先，患者若是上了年纪的老人或者10岁以下的儿童，或者是天生的过敏体质者，应该先用小的磁场。

其次，所对治的患者疾病若为急性病症，也应从小磁场开始循序渐进。

再次，治疗头、颈、胸部开始时用小磁场，腰、腹、四肢等部位开始即可用中或大的磁场。而且磁疗时间严格限制在半小时以内为宜。

当然，如果自己还是有些拿不准，或者第一次尝试磁疗的患者，可以先到医院或磁疗物品专柜咨询相关事宜之后再进行尝试。

冰镇组合套装，过敏体质不是罪

人的体质多为天生，虽然可以通过后天的保养和修复得到一定的改善和提升，但想彻底改变自身体质，需要费很大的力气。时间、精力、金钱、正确的方法缺一不可。这也是诸多过敏性体质者的一大烦恼。

过敏性体质的人在饮食、保健等多方面都属于特殊人群。因为自身对外界污染原、敏感源的抵抗能力很低，所以比常人更易受到健康侵害。

此时应先认清自己的肌肤敏感原因。敏感也是有类型区分的，对症施治才可能收到事半功倍的效果。

有的人无论什么季节，肌肤总是干巴巴的，一抹上化妆水就会感到有点刺痛，甚至发痒红肿，这种类型的人属于干燥性敏感肌肤。肌肤过敏的原因多是因为肌肤严重缺水，导致防卫机能降低，治愈的主要方向是充分保湿。

有的人时常受到痘痘的烦扰，而且长痘痘的区域不仅集中在鼻翼四周，还可能扩展到脸颊等易干燥的部位。有这些症状的人属于油性敏感肌肤。敏感原因为过剩附着的皮脂及水分不足引起肌肤防护机能降低。治愈的主要方向是去除多余的皮脂并充分保湿。

有的人在季节交替的时候或者生理期前，化妆保养品就会变得不适用，只要睡眠不足或压力大，肌肤就会丧失弹性，暗淡无光，有这种症状的人属于压力性敏感肌肤。原因在于各种外来刺激或激素失调所引起的内分泌紊乱。治愈的主要方向是减压和暂停使用一切化妆品。

还有的人只要碰到一点点过敏源就有强烈的过敏反应。敏感的皮肤容易泛红，鼻头、脸周横着一条条触目惊心的红血丝，经常发痒甚至变得粗糙脱皮。这种就属于永久性过敏体质。这种体质引发的过敏症状是复发性的，即使暂时克制住也不能避免今后复发的可能。暂时没有药物或者其他治疗方法可以彻底治愈。

了解了以上几种过敏类型，依据自身的情况对号入座，基本就可以确定今后保养的方向了。其实，不管哪一类的过敏，所选用的产品和治愈方都应该以安全为首要原则。这里为大家推荐的是一款以舒缓为目的的冰镇面膜，可以有效缓解因为过敏而出现的红痒症状。

冰镇舒缓面膜的材料十分简单，只需一张制作面膜专用的纸膜和一瓶喷雾。把喷雾放在冰箱中冷藏一段时间（注意时间最好不要超过2小时），彻底清洁脸部并擦干，用冰凉的喷雾喷在脸上。把脸打湿，把纸膜打开覆盖在脸上，继续用喷雾喷脸，直到有水从纸膜上流淌下来为止，这时候会有十分冰爽宜人的感觉，脸上因为过敏而发痒的感觉也会瞬间消失。有一点千万要注意，绝对不能等纸膜干透了再揭下来，那样会把肌肤中的水分也带走，正确的做法是在纸膜还湿润的时候就揭下来。如果你之前就有比较信任的抗过敏药剂，可以组合使用。

在平时的预防上，应如何做才能有效呵护皮肤，减少过敏发生的概率呢？

1.远离过敏原：烈日骄阳、盛开的花朵、垃圾堆、光缆机电设备、未使用过的护肤品和化妆品等任何可能引发肌肤敏感的东西，都应尽量少接触或不接触。

2.要清楚了解你正在使用的护肤品性质及使用方法。避免使用疗效强、过于活性和可能对皮肤产生刺激的物质。在日常洁面时也最好采用简单的洁肤爽肤润肤程序。

3.注意使用防晒产品。近来有些厂商推出含较少化学成分，具有物理成分的防晒品，对皮肤的刺激相对要少。同时要避免过度暴晒，因为紫外线穿透力特别强，经常暴晒会使皮肤变薄，更容易受到刺激。

4.随身衣物要冲洗干净，手帕、毛巾类每日会直接接触肌肤的个人物品要时刻保持洁净干燥。残余在衣物毛巾中的洗洁精可能刺激皮肤，不干净的擦面物品很可能造成肌肤的二次污染。

5.在饮食上，要多食新鲜的水果、蔬菜，饮食要均衡，最好多食大量含丰富维生素C的水果蔬菜，以及含B族维生素的食物。

最后还要提醒大家的是，不管是效果多好的护肤保养品都应该严格按照使用方法进行，不能因为效果显著就擅自更改使用次数和剂量，以避免产生过犹不及的尴尬结果。

瘙痒

蝉衣，让你皮肤不再痒

中国古代的酷刑中，有一种以搔痒为主要折磨手段令罪犯招认罪行的刑罚。具体做法是将草料磨成浆涂在罪犯的脚底，然后将其绑在木桩上让一只羊舔食脚底的草料。羊的舌头和猫一样有无数细小的倒勾，接触时摩擦很大。罪犯常会因为奇痒无比而俯首认罪。由此可见，痒是人体最无法忍受的感觉之一。所以，以痒为主要发病症状的疾病往往是最让人难受的。皮肤瘙痒症就是其中之一。

皮肤瘙痒是一种神经精神障碍类皮肤病，它的发病机制复杂，可能与神经因素有关，生活中十分常见。

48岁的王女士曾因为全身皮肤瘙痒，到医院就诊。经过三个多月的治疗后痊愈。但不幸的是，此后的每年都会出现反复发作的情形。遇到冷、风、冬季及食海鲜后症状会加重。西替利嗪等多种抗过敏药物对她而言已经是再熟悉不过的事物，一发病就服用，所以，到现在似乎身体内已经产生了抗药性，这种药现在对她已经没有什么作用了。

据了解，王女士平素喜欢食辛辣和油腻食物，性情急躁，有3年多的高血压病史。每次病发的时候都会出现全身性皮肤瘙痒，晚上比白天症状严重，同时伴有头晕眼花、失眠多梦、大便干结等症状。医生认为，她的病情属于血虚风燥引起的皮肤瘙痒。选用的方药应当首先以祛风为主。因为她现在的机体状态已经不适宜再服用西药，所以中医偏方成为她的最爱。

这次她试用的偏方是以蝉衣、徐长卿、生地、红枣四种物品为主要成分的方剂。出乎她意料的是，服用不到一个月，身上就不再痒了。而且没有出现任何副作用。

这个方子的制作及服用方法是：先准备蝉衣15克，徐长卿15克，生地15克，红枣10枚。然后将上药用水浸泡半小时后大火煮开，转为小火之后再煎20分钟即可。再重复上述做法一遍，将两次所得的药混合为一剂服用，最好平均分为3份，每日饭后服用。每日1剂。

此方中蝉衣是主药。蝉衣，顾名思义，是蝉蜕下的壳。医书经典《本草纲目》中对蝉衣的功效有这样的记载："治头风眩晕，皮肤风热，痘疹作痒，破伤风及疔肿毒疮"，可见其有宣散风热、透疹止痒、祛风止痉等作用，适用于风热表证时还可以与薄荷同用；对风疹瘙痒也有祛风止痒的功能。

徐长卿有清热解毒、祛风止痒、利湿消肿的功效；生地对人的淋巴细胞转化有促进作用；红枣有镇静、抗变态反应的作用，诸药共用可以治疗皮肤瘙痒症，还可用于治疗一系列变态反应引起的湿疹、皮炎、荨麻疹等瘙痒性皮肤病。

皮肤瘙痒症患者，在生活中还须注意以下几点：

生活规律，早睡早起，适当锻炼；及时增减衣服，避免冷热刺激。服装风格以宽松舒适为宜，避免皮肤摩擦；精神放松，乐观积极寻找病因。心情好了，病痛感觉也会随之减轻；拒绝烟酒浓茶、咖啡及一切辛辣刺激食物，防止病从口入。

最后，对于全身性瘙痒的患者还应注意减少洗澡次数，洗澡时不要用力搓洗皮肤，更不要随意使用浴液和碱性的香皂肥皂。在生活中保持和维护皮肤自身的免疫能力对预防皮肤瘙痒十分重要。

皮肤瘙痒，花椒水帮你忙

刚刚入冬，张女士的皮肤瘙痒症又犯了。因为要加班，所以晚上九点多才到家，由寒冷的室外进入温暖的室内，用热水烫烫脚。收拾完毕刚要进入梦乡身上就开始痒了。下意识地挠挠，不解痒，继续挠，“怎么越挠越痒了呢？”凌晨两点多起床照镜，她被自己吓了一跳，背上已经是红血道一条连着一条了。

这可怎么办？以前，虽然也有过皮肤瘙痒的经历，但大多几天就好了，也没有这样来势汹汹。现在这种痒的感觉就像是心里爬进了小虫子，无论采取什么睡姿都很难受。好不容易熬到了天亮，她找到一位懂中医的朋友。希望能尽快解痒。

中医朋友告诉她一个小诀窍：取一些花椒加适量水煮10分钟左右，待温热后，用干净软布蘸花椒水轻轻擦瘙痒处，止痒效果很好。需要注意的是，在涂擦后应涂上护肤乳液，以免皮肤被花椒水刺激。张女士照着做了，瘙痒感果然大大减轻了。

事实上，花椒本身就是一种止痒的中药，在我国古代各种本草典籍中多有收录。花椒有温中散寒，燥湿止痛止痒的作用。现代研究也表明，花椒有杀菌、消毒、止痛、止痒、消肿等作用，对多种细菌，特别是皮肤表面的细菌有很好的抑制功效。因此，临床上常用于治疗湿疹、皮肤瘙痒症、神经性皮炎、脚气及外阴瘙痒等皮肤科疾病。

皮肤瘙痒症最大的危害不在痒，而在于患者会忍不住去搔抓，因而出现抓痕、血痂、色素沉着及苔藓样变化等继发损害。皮肤瘙痒症通常分为泛发性和局限性，前者发病之初瘙痒仅局限于一处，然后逐渐扩展至大部分身体或全身，后者则只发生于身体的某一部位，如肛门、阴囊、头部等。

一般说来，瘙痒通常是由于皮肤病变引起的。但有些瘙痒按皮肤病治疗，却久治不愈。即使暂时缓解，过不久又复发。所以，对久治不愈、顽固广泛的瘙痒，应考虑到内脏和全身性疾病的可能。

那么怎样才能判断自己的皮肤瘙痒是单纯性瘙痒还是内脏、周身疾病的瘙痒呢？如果患者的瘙痒症状多发于冬季，且夜晚比白天严重，患者为孕期妇女或者曾有过口服避孕药的经历，很可能是由于肝胆系统疾病引发的瘙痒，最好到正规医院进行一次此方面疾病的排查。

如果患者出现全身性瘙痒，且此种情况会在沐浴时加剧，患者面部潮红，呼吸较为急促，那么可能是造血系统疾病引发的瘙痒，应当注意此方面疾病的排查。这里需要注意的是缺铁性贫血患者有时也伴有瘙痒，一旦贫血症状有所改善便不会再感觉痒。

如果患者的瘙痒发生在夏季，或者温度越高病情越严重的话，可能是由于慢性肾功能不全引发的皮肤瘙痒。这种情形多在病情晚期出现，属于皮肤瘙痒中较为危险的一种情形。

如果患者的瘙痒症状发起的很突然，而且剧烈持久，最痒的部位不在四肢躯体而在鼻孔面部的话，就要千万当心。这种瘙痒很可能与恶性肿瘤有密切关系。一定要尽早到医院做肿瘤排查。

苦参猪胆，治愈瘙痒的黄金搭档

皮肤瘙痒常使人不得安宁，不少人都深为所苦。

夏季是皮肤瘙痒的高发季节，而罪魁祸首就是汗液。不仅是皮肤瘙痒，皮肤炎症、红疹都可能受到炎热气温的影响而发病。并且好发于成年人的躯干以及四肢内侧，当气温下降时病情明显好转。

究其原因，人体的汗液里代谢废物的浓度与夏季皮炎症状的轻重有很大关系。人体的汗液内含有大量人体组织的代谢废物，如尿素、尿酸、乳酸、氯化钠等，这些代谢废物均属酸性物质，对皮肤有较强的刺激性，可使皮肤产生化学性反应，引发瘙痒、红疹等症状。

所以说，夏季里出汗多，而出了汗就要及时清洁，以免废物堵塞毛孔引发皮肤疾病。

有一年夏天，王某回老家探亲。走亲访友过程中发现，邻居家有个女孩患了过敏性皮肤病，中西医治疗了一个多月，没有什么效果。经过询问之后，得知此女孩不是第一次得这种皮肤病了。三年前就得过，治好以后三年内没有复发过，不过，这一次病情较上次严重许多，全身都发痒，而且痒得厉害。因为王某和单位的医生是老乡，私交甚好，便代女孩求医问药。

医生好友告诉王某，像这类皮肤病，传统的民间疗法往往比医院的药物疗法更能收到效果，而且经济实用。于是，将苦参猪胆液推荐给王某。

因为不是自己用而是要给别人用，王某也不敢打包票说一定能治愈。但是抱着不能放弃治愈的希望这样的想法，女孩还是试用了此方，结果效果真的不错，王某这才放下心。

其实，苦参猪胆这个偏方早在《金匮要略》第三篇中就有所记载，是民间流传的经典皮肤偏方之一。具体的制作及使用方法是：用鲜苦参煎浓汁，再加猪胆汁，均匀涂抹于患处，每日早晚各一次，用以治疥癣、皮肤痒疹或中湿热毒气皮肤瘙痒，效果非常好。

苦参中所含的苦参碱可降低过敏介质的释放，为免疫抑制剂，所以苦参有抑制皮肤瘙痒的功效。猪胆汁不容易找到，而且自古就是治病的良药。如明代著名医学家李时珍就曾指出：猪胆汁寒能泻热，滑能润肠，苦参，去肝胆之火。在他所著的《本草纲目》中，就有不少常见病的验方含有猪胆的成分。而且，苦参和猪胆都是比较好买到的物品，价廉，天然，无毒副作用，不刺激皮肤，且可使皮肤润泽。

从个人卫生和穿衣风格上讲，非棉类的紧身衣物透气性差，最易给皮肤疾病以可乘之机。所以，选择棉质的，透气性良好的服装才是正确的选择。而且，平时还要多喝水，以利于稀释汗液里的有害成分。一定注意不要用热水烫洗患处以止痒。热水烫后，会使皮下血管更加扩张，红肿加重，不仅不能缓解症状，还会延长病症的修复期。

冷冬配热茶，护肤的不二之选

冬季的瘙痒症主要与冬天寒冷和干燥的气候有关系，因此它是一种季节性的气象病，是通过身体功能性调节来适应气候变化而出现的不适反应。冬天气候寒冷，空气干燥，人的机体为防止身体热量散失，皮肤及皮下小血管就会收缩，皮脂腺和汗腺的分泌与排泄也随之减少，因而刺激皮肤中的末梢神经，使人发痒。

其中，老年人是此类病症的主要受害者。一些老年人皮脂腺和汗腺分泌机能较差，在干冷的冬季更容易出现皮肤瘙痒。通常人们认为这种时候要补水，增加每天的饮水量就可以了，事实上，仅仅多喝水是不够的。

在某商业大厦做保洁工作的张阿姨，每天都会用喝剩的茶水洗脸，晚上再用剩的茶水来泡脚。她年近五十却皮肤红润有光泽，无斑点，无炎症。她把这些都归功于剩茶。甚至在某些时候，当她感觉自己头皮痒，头屑增多时，她就用剩茶洗头，居然也能及时缓解头皮干燥瘙痒。

难道说剩茶真的有这么神奇的疗效吗？

饮茶可防冬痒症，这不是无据可循的。这是因为茶叶中含有保护人体皮肤的微量元素锰。茶叶又被称为聚锰植物。在补充微量元素锰的食物中，茶叶颇具优势。所以，在清洁皮肤的环节中，茶叶确实能起到良好的护肤效果。茶中含有的维生素、茶多酚对皮肤有保健作用，皮肤瘙痒时用剩茶水洗洗，的确能够光洁皮肤，避免斑痕和暗沉。张阿姨虽然不懂得这些医学原理，但是方法得当，取材准确，所以皮肤受到了茶叶极好的保护。

至于是新茶还是剩茶这都没关系。只要是茶叶就可以。凡是茶叶，其中必含锰元素。锰对皮肤的保护作用体现在三方面：锰能参与人体内很多酶促反应，促进蛋白质代谢，并能促使一些对皮肤有害物质的排泄，从而减少皮肤所受到的不良刺激；锰可促进维生素B_6在肝脏中的积蓄，加强皮肤抗炎的功能；锰可以增强多糖聚合酶和半乳糖转移酶的活性，催化某些维生素在人体内的代谢，这有利于皮脂代谢的正常进行，防止皮肤干燥。

茶叶中锰含量相当高。每克干茶中的含锰量因品种而异，如绿茶中的西湖龙井茶为1.4毫克、庐山云雾茶为1毫克；青茶中的安溪铁观音茶为1毫克；黄茶中的蒙山黄芽茶为0.65毫克；红茶中的祁门红茶为0.6毫克。茶汤中的含锰量多少也因茶而异。1克茶叶用100毫升开水浸泡10分钟，西湖龙井茶汤中的含锰量为0.506毫克，庐山云雾茶汤为0.4毫克，安溪铁观音茶汤为0.238毫克，蒙山黄芽茶汤为0.198毫克，祁门红茶茶汤为0.017毫克。如果人们每天饮用4～6克绿茶泡的茶汤，便可以从茶中摄取到人体所需锰量的1/3，甚至更多。这对保护皮肤、防冬痒无疑是有益的。

因为所有的茶都含有这种对皮肤有益的锰元素，所以，想要以饮茶的方式来预防皮肤瘙痒的人，不妨依据自己的口味选择茶的品种。如果可能，最好连同基本的茶道礼仪、流程也一起了解一下。这样做不仅能使自己的皮肤更健康，也能达到修身养性的效果。身心的共同健康才是我们最高的健康追求！

湿疹

成片湿疹竟然被樟脑球除了根

湿疹是一种常见的过敏性炎症性皮肤病，以皮疹多样性，对称分布，剧烈瘙痒，反复发作，易演变成慢性为特征，可发生于任何年龄、任何部位、任何季节，但常在冬季以后复发或加剧，近年来湿疹的发病呈上升趋势，这可能与气候环境变化，大量化学制品在生活中的应用，精神紧张，生活节奏加快，饮食结构改变有关。

张某是大四学生，2009年的暑假，她本打算到秦皇岛度假。可是，出发前发现自己的小腿四周长满了红色的疱疹，摸上去有些硬，奇痒无比。出于本能的保护，她克制自己，并没有去抓挠，可是，到了晚上，症状加重，坐卧不安。为这病，她取消了游玩的计划，本想用药物抑制病情，无奈病情发展迅速，疱疹硬硬的、红彤彤的，让她不敢轻易采取举措。一连四天，都没有好转，让她对治愈病症信心大减。

正在这时，她的病情被母亲发现了。母亲找出白酒和樟脑球，告诉张某这是一个治疗湿疹的小偏方。以前自己得的时候，姥姥就是这么做的，非常管用。妈妈的话让张某看到了希望。

这个偏方操作起来其实很简单：只要准备白酒500毫升，樟脑球24粒，放入耐高温的容器内用火加温，至樟脑球全部溶化后，用干净的棉花蘸着搽患处。一般擦拭3～4次就会痊愈。情况稍微严重些的，一周即愈。几个月过去了，张某的病都没有复发。

当然，湿疹也是有不同的类型的。最为常见的有急性湿疹和慢性湿疹两种。上文张某所患的就是急性湿疹，剧烈瘙痒，红斑、丘疹、丘疱疹或水疱密集成片，易渗出，边缘不清，周围散布小丘疹。如继发感染，可出现脓包或浓痂。这类湿疹如果处理妥当不会有后患，如果处理不当也不排除复发后转为慢性的可能。

因为湿疹和皮肤瘙痒、过敏一样，都属于过敏性炎症，所以，同样也是有过敏源的。只不过湿疹的过敏源相对较为隐性，而且多与湿热之气有关。体内湿热过重，又遇到外界诱因，两者叠加发挥作用，发于体表，造成湿疹发作。

所以，在饮食上，要注意少吃刺激性食物，多吃富含维生素和矿物质的食物，以调节减轻皮肤过敏反应，保持正常的消化和吸收能力。食物应以清淡为主，少加盐和糖，以免造成体内水和钠过多的积存，加重皮疹的渗出及痛和痒感，导致皮肤发生糜烂。

三白两黄，帮你抑制恼人的湿疹

如果说人体所得的疾病80%以上都与饮食有关，相信没有人会反驳。因为现实生活中，病从口入的例子实在太多了。不同体质的人吃了同一样食物却可能呈现截然不同的两种状态：健康或者疾病。也正因如此，天下美食却并非所有人都有口福。

小赵自大学毕业之后便留在大连工作。虽然长在大陆，却很爱吃海鲜。只要有机会，就常约三两好友一起去吃海鲜。但最近，他突然忌口了，任别人怎么说都不愿再吃海鲜。这是怎么回事呢？原来，前不久，他得了急性湿疹，四肢部位都长出成片的红包。经过医生的诊断，他的湿疹是由于饮食不当，吃了发物引发的。

所谓发物，是指特别容易诱发某些疾病（尤其是旧病宿疾）或加重已发疾病的食物。发物禁忌在饮食养生和饮食治疗中都具有重要意义。在通常情况下，发物也是食物，适量食用对大多数人不会产生副作用或引起不适，只是对某些特殊体质以及与其相关的某些疾病才会诱使发病。一般而言，患病后，应忌辣椒、毛笋、虾、蟹、糯米、茄子、肉、葱、蒜、胡椒、蘑菇、蚕豆、咖喱、咖啡、烟、酒、可可、海鲜等。

上文中小赵的湿疹，很可能是由于过多食用了海鲜所致。所以，他选择忌口是十分正确的决定。他的病例也告诫我们：即使再美味的食物也要适量摄取。这样，食物中的精华与营养才会真正对人体有益而非有害。

小赵的湿疹是采用中医偏方治好的，其偏方的主要药物成分为白芷、白及、白枯矾、黄柏和硫黄。具体操作方法为：上五味药各25克。一同捣碎研成细末后，混匀备用。如湿疹未流水或未溃烂者，将药末用麻油（或菜油）调成稀糊状，涂擦患处，如已流水或溃烂时，可单用药末直接均匀地撒于患处，一般每日换药1次。若严重或痒甚者可1天换药2次。换时先用硼酸水或温开水清洗患处，后用消毒棉擦干。对流黄水或糜烂部位不大者，换药后可用纱布盖好包扎；范围大者涂药后可不必包扎，保持局部清洁。禁用肥皂水洗患处。若患者体温在37.8℃以上或糜烂较重者需再配合内服中药（当归、生地、牛蒡子、银花、连翘、土茯苓、薏苡仁各15克，蝉衣7.5克，川连2克，黄柏7.5克，煎服，每日1剂）。本方有清热燥湿、止痒作用，疗效甚佳。

平日里对于湿疹防护，简单地说，绝对不能做四件事：烫、抓、洗、馋。

湿疹很怕刺激，即使再痒，也不能用热水烫洗，更不能搔抓，否则只会加重病情。你可以用冷水敷一下缓解瘙痒，千万不要过度搔抓，身边还可以备些止痒药膏，痒了适度抹搽。此外，湿疹有渗液的部位尽量少洗，宜保持干燥，并避免或少接触化学洗涤用品。湿疹患者还要管住嘴，虽然没必要什么都忌，但要自己注意观察，对于会引发或加重湿疹的食物一定不要贪嘴。此外，就是要调节生活，放松心态。有些患者饮食起居调养好了，休息好了，心情放松了，不太在意它了，湿疹也可能会自愈。

脾虚出湿疹，多喝粳米粥

前面我们介绍了应对急性湿疹的两种外治偏方。其实，依据湿疹发病的不同原理，内治方也有其用武之地。

如果每到夏天，早上醒来时，你都会发觉自己口发甜，毫无胃口，继而皮肤瘙痒，严重时还出红疹子，那么你已经得了脾虚型湿疹。这种湿疹与其他类型的湿疹相比最大的不同在于治疗方式。因为湿热之气发于体内，而非外物诱导，所以内部调养极为重要。脾虚型湿疹的发作过程通常也就一两天，要及时对症治疗，才不至于导致严重湿疹。如果是因为食用鸡蛋、牛奶、鱼虾等引起一种变态反应性皮肤湿症，导致皮肤出现红色丘疹、皮疹或疮疹，继而伴有渗出液，日常饮食中更应多加注意。

这里为大家推荐的是粳米粥。需要准备薏苡仁、粳米各30克，冰糖少量。将薏苡仁、粳米共煮成粥，再放入少量冰糖，作为晚间餐点食用，疹痒就会自愈。

治愈这种脾虚湿热型的湿疹要从发病的本源上治起。因为脾虚才会让病症有机可乘，所以，调理脾胃是第一步。那么，为什么会出现脾虚之症呢？临床经验告诉我们，脾虚多因饮食失调，劳逸失度，或久病体虚所引起。所以，合理规划自己的生活节奏，适当进行减压运动，都是避免脾虚的好方法。

脾胃是人体纳运食物及化生气血最重要的脏腑，对脾胃病患者来说，食疗亦不可缺少，但必须根据病人平素的体质和病情不同来选择饮食。这也就是我们常说的“对症而食”。

若平素脾胃虚寒的人，或因为受寒而经常胃痛、腹痛、泄泻的人，应多食性味辛热的食品。比如葱、姜、韭、蒜、胡椒等；脾胃虚弱、消化不良的人，宜食用红枣、山药、扁豆、芡实、莲子肉等食物；胃热过旺的人，宜食梨、藕、甘蔗、蜂蜜等利于生津的食物；若气血阻滞、面色不佳的人，宜多食萝卜、佛手、金橘等食物。

地瓜水果盅，改善湿疹效果好

徐大妈自退休之后就开始筹划在社区建立新的老年人活动中心，为相邻老人的健康出谋划策，同时也给自己的生活重新划出一个重心。一开始没有多少人响应她，来交流养生方法的老年人很少。后来，徐大妈生了一场病，却因病得福获得了大家的拥护。

徐大妈得的是湿疹。腿上和胳膊上都长出了红斑和丘疹，还有些轻微的腹胀。她怕自己这个样子去社区中心会吓到别人，就在公告栏上留下本期探讨的养生主题，并真诚地说出了自己的苦恼，让大家自由留言。几天后，不大的黑板上竟然密密麻麻留下不少治愈方。徐大妈很受感动，并在其中得到了健康的福音。没过多久，她的病就好了。再次走进社区活动站的时候，里面已经很热闹。

把徐大妈的湿疹治好的方子不是什么传世秘方，也用不着花多少钱，这个方子就是地瓜水果盅。

这款方子的具体制作方法如下：先准备地瓜100克，苹果、橘子各60克，葡萄干6克，柠檬汁少许，砂糖1大匙。然后把地瓜削皮切成1厘米厚的扇形；苹果去皮去芯，切成1厘米厚；橘子去薄皮备用。锅中放入地瓜、苹果、橘子和葡萄干、柠檬汁、砂糖、水2杯，煮到地瓜变软即成。

之所以选择地瓜作为主要的食材，是因为地瓜自古就是一种药食兼用的健康食品。它含有一种类似于雌性激素的物质，对保护人体皮肤、延缓衰老有良好的作用。不过，食用地瓜最好在中午而不是晚上，以免其所含的酸性物质淤积体内，对人体健康造成不必要的损害。

痱子

桃叶浴，痱子只能躲猫猫

中暑了，生痱子了……夏天总是让人这样又爱又恨。在炎炎夏日，除了美味的冰淇淋和漂亮的裙子，还有让人讨厌的痱子。

张某是本科毕业生，在踏入社会的这个夏天，她的心情却无比糟糕，找工作的激情被生活上的烦恼磨得所剩无几。“算了，我还是等天气凉快一点再找工作吧……”

看着别人忙碌的身影和自己又红又痒的皮肤，她更加郁闷了。本来工作找得就不是很顺利，一连面试的三家公司都没有被录用，现在身上又长了痱子，真是身心的双重折磨。

周末家人从老家过来看望，妈妈看到女儿无精打采的样子很是心疼。“不就是痱子嘛，这点事就难住你了？”张某无言以对。

“女儿啊，这痱子一治就好，不要拿这个当逃避工作的借口。”

“妈，真的很难受。”

晚上，妈妈用了姥姥以前传授的治痱偏方，一个晚上，张某的痱子就好了大半。

这个偏方就是桃叶浴。其实，用桃叶来防治痱子是一种古老的偏方，至今在日本和我国台湾都很流行。具体的方法是，将桃叶阴干后盛于袋中，使用时取50克泡在热水里给孩子洗澡，可以预防痱子的发生。如果长痱子的情况严重，可用桃叶熬成汁掺到洗澡水中，或者直接用来擦抹患处，效果更佳。熬桃叶汁时，其比例是：桃叶100克，水1000毫升。将其煎熬到只剩一半水量即可。

桃叶是蔷薇科植物桃的叶子，味苦，性平。因为其中含有熊果酸、橙皮素、丹宁等成分，所以外用时具有清热解毒、杀虫止痒的功效，对治愈皮肤瘙痒、痱子、痔疮均有良好疗效。

洗桃叶浴虽然不像花瓣浴那么诗情画意，却是养生沐浴法中效果最好的一个。在古代借用自然物品增加沐浴效果的记载中，桃叶浴也在其中。相信这个小偏方，在现代追求保健养生的炎热的夏季里会重新流行起来。

其实不仅是沐浴，生活中的很多小细节都可以有效缓解痱子带来的烦恼。比如：在室内尽量穿着轻薄透气的睡衣，在透气的凉席上休息，但尽量不要裸睡，以免皮肤直接受到外界的刺激。

外出游玩时，为自己准备一顶遮阳帽、一把遮阳伞、一副质量上乘的太阳镜。多饮水、尤其是凉开水，常喝绿豆汤及其他清凉饮料，吃清淡易消化的食物。相信有了这样全方位立体式的保护，夏季再热也很难热出病来了。

茄子对痱子，小菜一碟

王女士几天前外出与客户洽谈，因天气炎热出了很多汗。回到单位后她赶紧用凉水洗脸、洗脖子和胳膊上的汗水。过了不久，她感觉颈部和肘窝瘙痒，观察发现这些部位出现一片片发红的疹子。王女士怀疑这是痱子，但同事们都觉得不会这么容易就长痱子。

一时之间，王女士也没了主意。她找到有过行医经验的姨妈，姨妈告诉她，王女士身上长的的确是痱子，而长痱子的原因就是她用凉水冲洗汗水。一向讨厌吃药的王女士一下子变得很沮丧。姨妈看出了她的心思，就给她推荐了一款食疗偏方。不用吃药也一样可以治愈痱子。

这款食疗方说起来是个再普通不过的家常菜肴。一般人不会想到它还有治愈痱子的功效。这款菜肴就是清蒸茄子。

清蒸茄子有清热、消肿、止痛的功效，可用于内痔发炎肿痛、内痔便血、高血压、痔疮、便秘等症。具体做法是：先准备茄子两个，把茄子洗净切开放在碗里，加油、盐少许，隔水蒸熟食用即可。其实，茄子的吃法有多种，既可炒、烧、蒸、煮，也可油炸、凉拌、做汤，不论荤素都能烹调出美味的菜肴。茄子善于吸收肉类的鲜味，因此配上各种肉类，其味道更加鲜美。

说起清蒸茄子的治病功效，古书中早有记载。清朝王士雄所著的《随息居饮食谱》中就对茄子“活血、止血、消痈”的功效进行了介绍。书中提及夏天常食茄子，尤为适宜。它有助于清热解毒，尤其适合容易生痱子、生疮疖的人食用。茄子属于寒性蔬菜，所以，最适宜在炎热的季节吃，进入秋冬季节后还是少吃为宜，否则可能会出现拉肚子的现象。

痱子是夏天常见的皮肤急性炎症，是由汗孔阻塞引起的。最容易引发痱子的行为就是在流汗时用凉水冲洗皮肤。这样做会导致汗孔闭塞、排汗不畅，进而产生痱子。

用凉水冲洗出汗部位虽然能感觉到一时的清凉，但却为皮肤炎症埋下了隐患。正确的做法应该是：出汗后一定要先用毛巾擦干，然后再用温水冲洗。还要注意大汗淋漓时不要直接进入吹着空调的房间，这样也易导致汗孔闭塞。如果已经长了痱子，要特别注意及时更换汗湿衣服，用温水洗澡，保持皮肤干燥和洁净。如果担心自己肌肤的抵抗力太弱，还可以配合使用一些痱子粉止痒消炎。当然，这些都只是针对一般的痱子来说的，如果痱子顶端出现针尖大小浅表性小脓疱，很可能预示将要发展为脓痱，这就不是自己能解决的事了，最好尽快到医院就医。在饮食方面最好忌烟酒、辛辣、油腻食物。

西瓜皮治痱，止痒解暑二合一

对于痱子这种说大不大，说小又麻烦的皮肤病，不少人都认为，不至于为了治痱子而跑药店，去医院。那么，民间的治疗偏方就成了很多人的选择。

49岁的张某是建筑设计院的老会计。因为工作繁重，体质又差，经常请假。这次她因为中暑请假在家休息。她家住在一楼阴面，环境较为潮湿，赶上天气不太好的时候，白天屋里也昏暗暗的。因为她老公回老家探亲去了，中暑之后张某只好自己卧床休息。谁知，这一睡就睡了好几个小时，起床后中暑症状是有所缓解了，可是却发现自己的脖子上，胳膊上起了不少细小透明，像小型水痘一样的东西。经验告诉她，这是痱子，但是少见的白痱。

对于夏季生痱这样的皮肤病，首先要了解自己的痱子属于哪种类型。

痱子是因夏季出汗不畅，汗孔阻塞导致的一种皮肤病，经常发生在颈、胸背、腘窝等部位，小孩可发生在头部、前额等处。发病初期，皮肤发红，然后出现针头大小的红色丘疹或者丘疱疹，密集成片，其中有些丘疹呈现脓性。人体生了痱子以后，会出现剧痒、疼痛，有时还会有一阵阵热辣的灼痛等表现。通常临床上，将痱子分为红痱和白痱。

红痱是因为汗液在表皮内稍深处溢出而成。临床上最常见，任何年龄均可发生。一般发生在手背、肘窝、颈、胸、背、腹部以及小儿头面部、臀部，为圆而尖形的针头大小密集的丘疹或者丘疱疹，有轻度红晕。皮疹常成批出现，自觉轻微烧灼及刺痒感。皮疹消退后有轻度脱屑。

白痱是汗液在角质层内或者角质层下溢出而成。常见于高温环境中大量出汗、长期卧床、过度衰弱的患者身上。在颈、躯干部发生针尖至针头大浅表性小水疱，壁极薄、微亮、无红晕、无自觉症状，轻擦之后易破，干后有极薄的细小鳞屑。

因为白痱较为少见，一般只在婴幼儿和老年人身上出现，所以治疗的方法较红痱而言较少为人所知。张桂华的白痱是用从卖西瓜的老农那里无意间得到的偏方治好的。这也是一款民间流传下来的治愈方，叫作瓜皮治痱法。

在我国药学名著《本草纲目》中对西瓜的镇静、解渴、去暑气功效有简明的介绍。西瓜皮白色部分具有治痱子的效果。生痱子时，可用西瓜的白色部分轻擦患处，非常有效。

具体的做法是把红瓤处理干净，将祛除红瓤的瓜皮放在患处，反复擦两三次，即可止痒，患者会感觉被瓜皮擦过之后的肌肤水嫩嫩、光溜溜的。每次擦至微红，一天擦两三次，第二天就见效，两天后可结痂。瓜皮治痱子之所以会如此有效，是因为西瓜的果皮含蜡质及糖，是清热解暑、生津止渴的良药。

薄荷爽身除痱子，效果就是好

一到炎热的夏季，爽身粉、花露水、痱子粉轮番上阵，只为自己的皮肤能感觉舒适一些。但痱子总是防不胜防，稍不注意就会冒出头儿来。其中以小孩最为多见。

专家指出，盛夏时节，儿童新陈代谢率较高，容易出汗，加上衣着、护理方式不当、宝宝哭闹等原因，汗液分泌增多，很容易生痱子，最有效的预防和治疗原则就是保持孩子皮肤干燥。

痱子虽然不是什么险恶病症，但由于刺痒难忍，也会给人们带来不少烦恼，尤其是小孩生痱子，更是吵闹不停，白天晚上都不得安宁，如果抓破了，还会感染细菌。痱子继发细菌感染后，红色丘疹顶端出现黄色脓头，即为脓痱子。如处理不及时，感染范围扩大，可形成皮肤疖肿，伴有发热、局部疼痛等症状。此时，除了注意保持孩子皮肤清洁外，应给予抗感染治疗。此外，脓痱子还可继发或诱发脓疱疹、肾炎及化脓性脑膜炎。所以痱子虽小，却不可轻视。

而且，在除痱子的时候，除了要注意区别痱子的类型，还要注意生痱子的对象。成人的除痱方法常常与孩子有所不同。在购买痱子粉之类的物品时一定要有所区分。以免耽误病情。

那么，去除恼人的痱子是否有老少皆宜的温和方子呢？其实良方就在您身边：取薄荷30克放入砂锅或不锈钢锅中，加入500毫升的水，用火煮开。然后用纱布蘸药汁涂抹于患处，一日3～4次，涂抹3～4天。

薄荷的局部应用可治头痛、神经痛和皮肤瘙痒。应用于皮肤，首先有凉感，以后有轻微刺灼感。这种感觉不会给娇嫩的皮肤带来伤害，因为此种凉感并非皮肤温度降低，而是刺激神经末梢之冷觉感受器所引起的。

对于此方，孕期妇女不宜使用。因为薄荷可经皮肤吸收，并可通过胎盘进入胎儿体内影响其生长发育。所以说，在夏秋季节，孕妇不宜使用和接触含有薄荷成分的物品，以免会影响优生。

虽然薄荷可以有效治愈痱子，但是如果能不生痱子，清爽过夏天，肯定是最好不过的事了。那么，怎样的预防措施可以达成这一点呢？

首先，要保持室内通风散热，适当降温，以减少出汗和利于汗液蒸发；

其次，要经常洗澡，保持皮肤清洁干燥；

再次，勤换枕巾、衣服，保持环境清洁干燥；

最后，被蚊虫叮咬之后避免抓挠，防止继发感染。

最后要提醒大家的是，预防生痱子应尽量避免在烈日下活动，饮食不要过饱，少吃高糖和高脂肪食物。多方面的生活护养便可使皮肤困扰不再来烦你。

狐臭

老生姜治腋臭，效果显著

得了狐臭，不仅会影响自己的心情，也会给社会交际带来影响。在社会交往中，人们会自然地抵制身上有异味的人，因为狐臭的刺鼻气味使人感到特别的厌烦，这样就给狐臭的人造成了很大的心理负担并会产生自卑感，从而影响工作和学习，以及交际。

刚满18岁的邓某生下来就有狐臭。每当流汗时，腋下便会发出一股令人恶心的臭味。因为是遗传，所以更难根治。家人为了她几乎用尽了各种药方，内服外敷方样样都做了尝试，却一点也没有效果。为了治好狐臭花费了不少时间和金钱，在这个过程中她承受了精神和肉体上的双重痛苦。后来，在朋友的介绍下，她到某整形医院开了一次刀，难闻的味道确实消失了好一阵子，可惜好景不长，没过几个月又复发了，而且较之前的味道一点也没有减轻。

就在邓某的家人为此发愁的时候，邻居张老太太得知此事后，上门来聊天，还带上了几块姜。她语重心长地解释说老姜可以治狐臭。只见张老太太将姜洗净切成小片，用火烤软以后，贴在她洗净的腋下摩擦。就这样，她抱着试试看的想法，每天起床后和临睡前，将腋下洗净，然后把烤热了的生姜片贴上，轻轻地摩擦约五六分钟。最初，也不见什么效果，但在她坚持三个月后，奇迹出现了：困扰她十多年的狐臭，竟然用生姜治愈了。

凡是皮肤病症，只要了解了其原理，依据自身病况详情都能找到对症的解决办法。狐臭是分布在体表皮肤如腋下、会阴、背上部位的大汗腺分泌物中产生散发出的一种特殊难闻的气味。这是由腋窝皮肤的大汗腺分泌物经细菌作用而产生的臭味，是一种不良体味，主要见于青春期女性。

腋臭在中医学中属于“体气”“狐臊”“狐气”。中医认为，本病多与先天有关，禀于先天，承袭父母腋下秽浊之气，熏蒸于外，从腋下而出；或因过食辛辣厚味之品，致使湿热内蕴；或由天热衣厚，久不洗浴，使津液不能畅达，以致湿热秽浊，熏蒸于体肤之外而引起。

狐臭有先天遗传也有后天引发，对于先天的情况，根治起来较为困难，而后天引发的病症，可能和当地的饮食以及气候都有很大的关系。从饮食保健的角度讲，少吃肉，少吃油炸的食物，确实对抑制狐臭的产生有相当的功能。从日常起居的角度讲，注意个人卫生，勤洗澡，勤换内衣，经常保持腋窝部的干燥和清洁，这样可以减少臭味的散发。少做过量的运动，保持生活规律，情绪稳定也很有必要。

具体说来，对有狐臭的患者而言，找到对症的治疗方法只在其一。严格注意饮食禁忌也很重要。

腋臭患者要戒烟酒，不吃或少吃有强烈刺激的食物如大蒜、大葱、洋葱、浓茶等。这样可以减轻臭味程度。而且，常吃蔬菜对人体有益，蔬菜中的纤维质虽不能被人体的肠胃所吸收，但本身会吸收大量的水分，增加粪便形成的软度，有益排便，从而排除体内的细菌和毒素，有效减少细菌经汗腺从皮肤排出体外，可以减轻狐臭。

痛快地辣一次，异味从此远离

患者要想治愈狐臭，第一步就是摆正心态。得了狐臭不是什么罪过，也不是什么丢人的事，只是皮肤生了病。而作为一个病人要想自己的病尽快好起来，应懂得自我调节，一个心灵力量强大的人，病也会好得快。

得了狐臭千万不要讳疾忌医，也不要胡乱医治。虽然现在随着医疗技术的发展，已经可以选择手术方式治疗狐臭，但这种方式未必适合所有的狐臭患者。

姚某汽车的销售人员，虽然自己的体质容易出汗，但身上狐臭异味并不严重，所以一直也没有去医治。但是，每到夏天的时候，他就变得忧心忡忡，最后竟发展到不愿和客户面对面交流，觉得大家都用异样的眼光看他，于是他想通过手术彻底消除狐臭。其实，像他这样的情况根本不需要手术治疗狐臭，只需要注意饮食和个人清洁卫生就可以了。他的情况不是因为病情加重，而是自己的心理产生了怯懦感，而令身体的不适感变得强烈起来。这也就是我们常说的精神作用。

正巧，他的上司也是以前学校的学长，两人私交甚好，学长在了解了他的烦恼之后，和他倾心聊天，告诉他一个治疗狐臭的偏方。而且言辞诚恳地说：这个偏方自己的亲戚用过后效果不错，但是也不能打包票保证对每个人的狐臭都有用，你可以试一下。

这个偏方就是辣椒碘酒治狐臭法。具体的做法是：将50克新鲜辣椒粉放入300毫升碘酒中浸泡15日。每日早晚先擦净汗渍，然后用此液涂抹患处，即可见效。

姚某在了解了相关情况之后，决定按照此方一试。没想到两周之后，病情果然好转。

另外，他病情的好转也与自己治愈期间注重日常保健密切有关。在患病治疗期间，他严格遵守了以下几个方面：

首先，注意饮食。多吃富含水分的蔬果瓜类，多饮乳酸饮品，忌吃刺激性味道的食品，忌多油的零食，荤素搭配合理。

其次，勤洗澡、多运动。生命在于运动。生活中适当的运动可提高身体免疫力，加强身体新陈代谢的能力。特别是夏天很多上班族都待在空调房里，使得汗腺功能退化，结果使不经过充分过滤的汗液大量冒出而有汗臭味。这也是狐臭患者不愿也不宜待在空调房的原因。

再次是调节情绪和心态。狐臭患者不能太过焦虑，情绪焦虑易引起体内毒素积累，加重狐臭味。而且，从实际效果的角度看，焦虑和担心并不能解决任何问题。

最后一点还要注意体内排毒。体内的毒素淤积也会给皮肤带来负担。有便秘的患者尤其要注意这一点，保持排便通畅，排除体内毒素，减少汗液中的毒素排出也是减轻狐臭味的一个方法。

了解了以上几点，以此法保健，试用适合自身的治疗方案进行调节，相信，被狐臭烦恼的日子马上就会结束。

明矾水擦洗治狐臭

夏天是个考验人自信的季节。有这么一个群体，在夏季到来的时候，不愿接近人群，不愿出门，恨不得整日“宅”在家里。他们的烦恼不是似火的骄阳，也不是不完美的身材，而是因为特殊的体味。

狐臭虽然不是一种容易根治的疾病，但是经过前人经验的总结和传授，不少药用方剂可以明显化解狐臭症状，这点是毋庸置疑的。

18岁的小溪是某高中的学生，是一个善良又热心的男孩子。平时成绩优异，无论从老师还是家长眼里都是好学生、好孩子。可是，他并不那么自信，在班上好朋友也不多，他刻意和别的同学保持着礼貌的距离，更很少参加体育活动。同学们都以为他是在走神秘路线。事实上，是因为他腋下的异味让他不好意思接近别人。虽然在两年前曾接受激光治疗，花了不少钱，但效果不佳。这给他的身心带来很大痛苦。好几次他都梦到一向被赞许目光注视的自己被同学们厌恶了。

正当他为此苦恼之时，四处为他寻医问药的妈妈得知了一种明矾水擦洗疗法。明矾性寒味酸涩，具有较强的收敛作用。中医认为，明矾具有抗菌、杀虫、止痒的功效。狐臭的发生就是由于汗液浸渍皮肤角质层蛋白，形成寄生菌的温床，它们分解大汗腺分泌物中的有机物，产生短链脂肪酸及氨而发出特殊的臭味。所以，明矾具有的抗菌功效在此发挥了应有的作用。

小溪试用此法一个疗程之后就获得了很好的疗效，现在小溪腋下几乎已经没什么异味。这个偏方的具体操作步骤为：取5%明矾水20毫升，直接蘸取擦洗患部，1日2~3次，10日为1个疗程。擦洗后，最好用爽身粉擦扑，以利于患部祛湿护肤，润滑爽身。此疗法对腋臭有明显疗效。然而不足的是，此法虽然能有效缓解异味，却不能除根，一旦发现腋下重新出现异味就要继续擦洗。

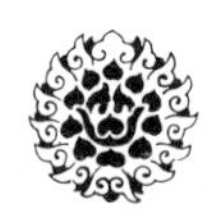

牛皮癣

斑蝥治牛皮癣，恢复健康身心

牛皮癣是一种慢性瘙痒性皮肤病，在红斑上反复出现多层银白色干燥鳞屑，又称为银屑病。发病的部位以头皮最常见，其次为小腿、肘部、背部、上臂、前臂、膝盖、胸部以及腹部和臀部等。这虽然只是皮肤病，一般不会引起其他恶疾，但是却会给患者带来巨大的心理压力，严重影响其正常生活。

李某今年64岁，患牛皮癣已经有10余年，曾多方医治，始终未治好，花费金钱时间难以计算。初起的病症皮损是红包和斑丘疹，有干燥的鳞屑，以后逐渐扩展而成棕红色斑块，边界清楚，相邻的可以互相融合。鳞屑是银白色，逐渐加厚。因为总是忍不住想搔抓，所以鳞屑呈碎末纷纷飞落，露出红色光滑基面，有的部位还有小点状出血。到了后来，他患处的鳞屑又厚又硬，已经妨碍到了皮肤伸缩，尤其关节等处厚硬鳞屑很容易破裂并使皮肤发生裂口而疼痛。他也因为此病，而疏远了不少朋友。可以说，身心上都承受了不少痛苦。

后来，偶然的机会得知了用斑蝥医治牛皮癣的方子。他像以往一样抱着试试看的心情试用了10多天，没想到症状大大缓解了，又接着使用了一周之后，牛皮癣痊愈，再未复发。李某很庆幸自己了解到了这个传世偏方，所以热心地将其与病友分享。

下面就和大家分享一下斑蝥治愈牛皮癣的具体方法：

准备斑蝥10克，将其加入75%酒精内，浸泡1周即成。用棉签或药刷蘸药液涂皮损处，一般涂药后24小时内起水疱，起疱后不要将其刺破，待3天内液体自行吸收，皮损结痂脱落。若仍有苔藓样变者，可再次涂药，一般每隔1周可涂药1次，直致病变组织脱尽为止。若有复发者，可再用此方。

斑蝥的发疱机理，主要与斑蝥所含的斑蝥素和皮肤中某种酶的参与有关，它们可以加速皮损局部的血液循环，促进新陈代谢，从而改变局部营养，使苔藓样化的病理组织吸收消退。斑蝥的刺激性比较强烈，但对组织的穿透力却较小，因此，其作用比较缓慢，发泡时仅有轻微疼痛，通常不涉及皮肤深层，所形成的水疱很快吸收痊愈而不遗留疤痕。可以说，本方是比较安全、方便、经济、可靠的，值得一试。

其实，牛皮癣的发病原因还与生活方式密切相关。生活中压力过大，以致病者内分泌失调，从而影响身体的免疫系统，进而诱发皮肤疾病。所以，一般患者如果去医院就医医生往往会为其开具处方B族维生素片，以帮助舒缓压力。而且，还会建议患者多做有氧运动，使身体的自然调节机制透过运动而自我调整。

多味参组合，妙法治愈牛皮癣

很多人都以为牛皮癣会传染，而主动躲避患者。事实上，牛皮癣并不是一种传染病，只不过牛皮癣呈现的病症表现较为恐怖，让人看到之后心里很不舒服，所以往往给患者带来极大的身心痛苦。那么，这样让人烦恼的皮肤疾病究竟是由什么原因引发的呢?

经过临床医学验证，引发牛皮癣的因素可能有以下几个方面：

首先是受风寒。这是牛皮癣在秋冬季节多发的原因之一。受风寒侵袭而诱发牛皮癣的为数较多，由于居住环境潮湿、天气寒冷可使本病发生或加重，因此患者应尽量避免大冷大热刺激皮肤，住室保持通风干燥。

其次是局部感染引发。局部感染是诱发牛皮癣的一个重要原因，尤其是感冒后若并发扁桃体炎、气管炎，需要积极治疗，尽量缩短病程。扁桃体反复发炎，与牛皮癣发作有密切关系者，可考虑扁桃体切除术，这一点对青少年患者尤为重要。

再次是精神压力。由于工作压力大、睡眠不足，精神过度紧张造成情绪不稳定，暴躁情绪，也会导致牛皮癣发病。

此外，牛皮癣病发还可能是由于皮肤过敏。由于饮食或服用药物，或接触某种物质而过敏常可诱发牛皮癣的发生。患者每次复发后，需仔细回想近来曾服用了什么东西或接触了哪种物质，今后应尽量避免接触，比如某些海产品、牛羊肉、辛辣食物等。

孟某是个新妈妈，但刚生下一个健康的宝宝。产后1个月左右，在她后腰部位发起小丘疹。一开始还只有一两个，后来越来越多，形成了较大的片状皮肤损害，并蔓延全身。放眼看过去，腰背部的皮肤被密密麻麻的丘疹占据。经过专业检查发现，这些丘疹实际上是大小不等的银白色鳞屑损害，有的融合成片，小的有1厘米×2厘米，大的有20厘米×20厘米，部分已经皲裂出血，表面结痂，奇痒。

后来，家里长辈从老家带来几味参，据说经过调制后服用效果特别好。孟某按照指示的方法服用，半月后鳞屑竟然全部脱落，3个月左右病灶基底沉着斑全部消失，皮肤恢复正常。下面就是详细的配方：

党参、苦参、沙参、玄参、丹参、当归、川芎、荆芥、防风、白芷、桂枝、白藓皮、犀角各3克，乌蛇9克。痒甚者加蝉蜕、川椒各9克；不痒者加三七3克，生地9克。犀角单独为末，余药共为细末，混匀分为3包。每天晚饭后用黄酒冲服1包，服药前先吃3个红皮鸡蛋。首次服药后要盖被发汗。服药期间应避风。每周1剂，治疗期及治疗后1年内要少吃腥辣等刺激性食物。

第一次服药后的发汗，对于疗效好坏具有决定性的作用。把汗出透了出彻底了，疗效一般较好；相反疗效较差。但需注意严密观察，以防过汗发生虚脱。

牛皮癣严重影响着众多人的生活和工作，对他们的身心健康更是有着严重的伤害，所以，除了积极配合医生的治疗，生活中患者也要注意饮食，多吃有益病情的食物。下面为大家介绍一些牛皮癣患者宜吃的食物。

简单说来，牛皮癣患者的饮食应当以谷类食物为主，多样搭配。谷类食物是中国传统膳食的主体，不过，牛皮癣患者越来越倾向于食用更多的动物性食物。动物性食物所提供的能量和脂肪过高，对牛皮癣的预防不利。此外，牛皮癣患者要注意粗细搭配，经常吃一些粗粮、杂粮等。稻米、小麦不要碾磨太精，否则谷粒表层所含的维生素、矿物质等营养素和膳食纤维就会大部分流失到糠麸之中。多吃蔬菜、水果和薯类食物，在保持牛皮癣患者心血管健康、增强抗病能力、减少癌症发生等方面，起着十分重要的作用。

水果中含有丰富的葡萄糖、果酸、果胶、维生素C和胡萝卜素，对皮肤修复极有好处，适当多吃一些对病症的治疗也会起到自然的辅助作用。

了解身上穴位，缓解癣疾痛苦

下面为大家介绍的是从我国传统穴位疗法中总结出的一种应对牛皮癣的方法，希望这种方法尽早帮助患者解除疾病带来的痛苦。

主穴选风池、曲池、外关、合谷、八邪（经外奇穴，位于手指背侧，微握拳，第1～5指间，指蹼缘后方赤白肉际处，左右共8个穴位）、血海、三阴交、郄门、劳宫、阴陵泉。配穴为阿是穴（即患处）。

主穴用按摩锤敲打法配合点按法，配穴用梅花针重叩。如果对于具体的操作手法不是很了解，可以到专业按摩所咨询。让其按照此方上所示的穴位进行治疗。

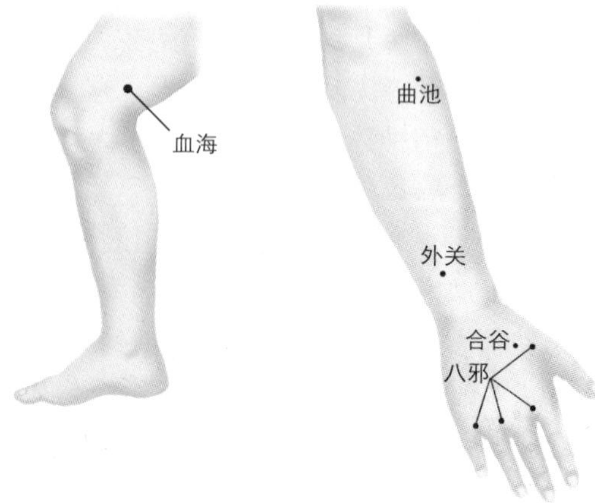

血海、曲池、外关、合谷、八邪等穴的位置

方中所取风池、八邪可以祛风；曲池、合谷分别为手阳明大肠经的合穴、原穴，既能清利肌肤湿热，又可清利胃肠湿热；外关清热通络；血海补血润燥，祛风止痒；三阴交、阴陵泉用以利水渗湿；郄门、劳宫取以宁心安神、止痒；梅花针重叩患处，可以疏通肌腠风毒之邪。

针灸按摩疗法对牛皮癣有很好的止痒作用，但复发率较高，应坚持治疗。皮肤损伤处不要搔抓及烫洗，也不能外涂过于刺激的药物。

冻疮

樟脑糊治冻疮，简单又有效

在北方，一到冬季，人们一不小心就会患上冻疮。对于这种看起来不是那么严重的病症，大多数人都觉得去医院看很麻烦，他们之中不少人会依据自己的判断买些冻疮膏擦擦抹抹。然而，这样做其实是很危险的事。因为有些人得的并不是冻疮，而是其他容易与冻疮混淆的病症。因为自身判断的失误导致误诊，轻者久治不愈，重者可能加重病情。

那么，究竟冻疮是个怎样的病症，又有哪些特点呢?

冻疮是冬季的多发病，其主要的致病原因是由于人体遭受低温侵袭所引起的局部或全身性的损伤。多发部位为足趾、足跟、手背、面部、耳垂等处。患者中尤以学生居多，特别是顽固复发性冻疮，一般的“冻疮膏”都难以奏效。所以说，那种不管三七二十一就随便买药涂涂抹抹的行为是对自己的身体不负责任的表现。而且，还有不少人对于冻疮存在认识上的误区，认为放任自由也能痊愈。临床验证表明，这种可能性是比较小的。而且，冻疮最让人担心的危害是具有可传染性。可在身边人中传来传去，严重影响人的正常交往和生活质量。

季某是服装厂的职工，平日里身强体壮，还是单位运动会的主要选手，但是，一向健康的他也有着自己的烦恼。他的双脚患有冻疮，每年的冬天都会反复发作，瘙痒难忍。外用药膏都一一试用过，均没有明显疗效。他的脚趾及脚跟处有明显红肿斑，边界模糊，有胀痛的感觉，两脚小指部位有可触及的黄豆大小的结节数个，属于比较严重的冻疮情形。后来，在尝试各种治疗方的过程中，他接触到了樟脑疗法。在尝试试用樟脑糊之后，肿胀感大大减轻，一周之后几乎治愈。

樟脑糊的构成主要是白及、樟脑、乙醇和冰片。具体的制作过程是准备白及5克，樟脑0.3克，浓度为95%的乙醇30毫升，冰片0.1克。将樟脑放入乙醇中融化，再将白及和冰片分别研磨成细末，然后把上药混合均匀加温开水100毫升，搅拌成糊状备用。使用时先用热水浸湿患病部位，擦干后，再将上药涂于病患部位，然后在火炉旁充分烤干，按摩，揉捏，如此反复2遍，每日1～2次。

其实，我国古代的医书《本草纲目》中就已经提及了樟脑的皮肤药用作用：通关窍，利滞气，治邪气、霍乱、心腹痛、寒湿脚气、疥癣、风瘙、龋齿、杀虫，放鞋中去脚气。而且，依据现代医学验证，樟脑涂于皮肤有温和的刺激及防腐作用。用力涂擦有发赤作用；轻涂则类似薄荷，有清凉感，此乃由于刺激冷觉感受器的作用。它还有轻度的局部麻醉作用。

此外，和其他病症一样，想要尽快治愈冻疮，不仅要找到适合的治疗方，还应该及早入手，在未受到其损害的时候就做好相关的预防措施，防患于未然。

在日常生活中进行耐寒锻炼，如冷水洗脸，冷水洗足，或冬泳；尽量避免在温度过低的环境下工作。在寒冷环境下工作时宜注意肢体保暖、干燥；对手、足、耳、鼻等暴露部位应予保护，鞋袜不宜过紧；受冻后不宜立即着热或烘烤，以防溃烂成疮。

果蔬皮茎的冻疮奇效治疗方

张某是一名交警。因为工作原因，不论春夏秋冬，他的工作环境都完全任由天气决定。到了冬季，一天在室外的时间超过8小时，虽然有配备的保暖措施，但是依旧容易受冻。尤其是每当大雪降临，路面交通状况堪忧的时候，就更加辛苦了。刚参加工作的前几年，他一度受不了严冬的考验被冻伤。幸好，他有一个对他体贴入微的妻子小薇。在妻子小薇发现张某的手脚变得又红又肿的时候，她意识到了危险性，及时请教长辈，采用了下列方法给他治疗：约20根茄子枯茎，和少许橘子皮切碎，用一脸盆的水煎煮。将受冻的手脚在水温适宜的药水中约浸泡20分钟。每天做2次。张某就这样坚持了一周之后，红肿消除，也不感觉痒了，冻疮基本痊愈了。小薇很高兴。

对受冻初期的轻微发痒、肿胀，用橘子皮、茄子枯茎治疗，是有效而又没有任何副作用的方法。

橘子皮含有的芳香性挥发油可给肌肤适当的刺激，促进血液循环。茄子具有消肿解毒的作用。茄子枯茎废物利用，主要是利用它的咸性成分。《滇南本草》记载，茄子能散血、消肿、宽肠。

由于每个人的体质和抵抗力的差异，对于那些已经被冻疮困扰的患者来说，除了治疗方之外，还需要进行适当而必要的紧急护理才能使病症好得更快一些。需要注意的紧急护理事项有以下几个方面的内容：

对处于冻疮初期的人，要尽快帮助其脱离寒冷环境，把他转移到室内后，迅速脱去冷湿或紧缩的衣服和鞋袜，盖上棉被进行基础保温。迅速复温是急救的关键。其方法是采用40～42℃的恒温热水进行浸泡，在15～30分钟内可使体温迅速恢复接近正常。判断标准为皮肤潮红，肢体有温热感，即可停止。注意浸泡时间不宜太久，水温不宜太高。复温期间可对肢体进行轻柔的按摩，但千万不能进行太急剧的按摩，以免引起皮肤溃烂，同时急剧的加热会影响治疗效果。

对于破溃而且已感染的冻伤可口服抗生素，并在患处涂含有抗生素的冻疮膏，以助恢复。

对于已经全身冻伤的患者，如果有呼吸心跳异常，应立即进行人工呼吸和体外心脏按压。在确保心跳基本正常的情况下，可以给患者服用适量的热饮料及吃有高热量的半流质饮食，热牛奶和热粥都是不错的选择。

当然，上述方法都只是必要的紧急处理方，只能暂时解决患者的问题，以保证其身体机能处于正常状态，只有这样才更适宜进行相关的治疗，并获得较好的治疗效果。

辣椒治冻疮，绝对不是空想

每个季节到来之前，聪明的人们都会做适当的身体调解，使其能自然地适应季节气候的考验。在四季的考验中，严冬无疑是其中最为“严酷”的。在这样寒冷的冬季里，要十分注意保暖和肌肤的呵护。因为我们的身体，尤其是外露及其凸出部位，如鼻子、耳朵、面部、手、脚等，都极容易发生冻疮。

那么，究竟哪些人更易受到冻疮的侵害，他们又有哪些需要特别注意的地方呢？

首先，冻疮易发生在不爱运动的人或者肥胖者身上。这是因为冻疮多由于运动不足、局部潮湿、局部皮肤受压、气温寒暖突变、肥胖及营养不良等因素而发。

其次，冻疮还容易发生在哪些爱风度不爱温度的人身上。在秋冬季节更替的时候，对秋天的单衣恋恋不舍最易发生冻伤。所以说，不想得冻疮就要特别注意保暖，尤其是往年发生过冻疮的部位。

还有那些对自己照顾得过于周到细致的人。这些人从不会用冷水洗脸，一出门就会把自己包裹得像一个“粽子”，毛帽子，围巾，护耳，口罩，全身上下捂得严严实实，以为这样就不会生病了。事实上，这种过度保护自己的行为就对应了那句成语“过犹不及”。而坚持用冷水洗手、洗脸，对于身体素质较好的人还可以尝试进行冬泳，这些行为都可以有效地促进血液循环，提高人体的抗寒能力。

还有就是由于职业或者其他原因必须要在寒冷的环境中待很久的人。这样的人在回家后马上要用温水浸泡受冻较重及局部受压的部位，或用揉擦按摩的方法加强局部的摩擦及运动，以迅速改善局部的血液循环。

最后，不论是以上哪类人都不能忽略加强营养。适当食用一些属性较热的食物也能很好地预防冻疮的发生，比如羊肉、牛肉等。

下面，为大家介绍的是一个比较奇特的治疗冻疮的方子。之所以说它奇特是因为平时很少有人将这种东西和冻疮联系在一起。这就是冻疮的辣椒疗法。

具体的做法是备上一杯酒，另外加上4～5个辣椒，泡约两个星期。将辣椒酒汁涂抹在冻疮的患处，连续擦拭一个星期左右，手脚的痛痒感就会消除。需要注意的是，过敏性肤质者慎用。

浸泡时，要将瓶子摇几次，让辣椒中辛辣成分充分地溶出来。这样的辣椒酒汁对轻度红肿、发痒的冻伤很有效。如果冻疮已溃烂的话，搽抹后反而会扩大炎症程度，所以用时要注意。

脱发

桑叶，自然力量破除脱发“魔咒”

脱发问题自古以来就一直是困扰人们的烦恼问题。

了解我们的头发，是护发的第一步。其实人的头发有10万根之多，正常人平均每天脱发约50根，这属于正常的新陈代谢现象。每天脱落的旧发与新生的数量大致相同，因此不会变稀。如果每日的脱发数量长期超过50根，且头发比以前明显变稀即为病理性脱发；如果平时脱发不多，但头发生长非常缓慢，头发渐稀，也属于病理性脱发。

张伟是某投资公司的投资顾问，今年40岁，正是事业小有成就的时候。因为每天要面对的都是VIP级别的大客户，所以他比以往更加注重自身的形象维护。但最近两个月，他发现自己脱发严重。每天脱发不下百根，头发也越来越稀疏了。人一下子显得老了好几岁。妻子是从事美容产品推广的，看到老公这样的情况也很是着急。在咨询了同行业护发专家的意见之后，妻子买回一些桑叶，准备为老公尝试一种治脱发的方子。推荐方子的行业前辈告诉她，这一方法虽然不是什么药物，但是从古代医书《千金方》中演化而来，流传至今的，应当会有不错的收效。

这个偏方的具体使用方法是：先准备桑叶、麻叶各500克。然后再以米泔水煮沸。用此沸水洗头即可。这个方子需要坚持使用一段时间，长则三四个月，短则一两个月即可见效。

桑叶之所以能够起到制止脱发的神奇效用是因为桑叶本身具有一定的药用价值。就像著名医学经典《本草纲目》中所提及的那样：桑叶乃手、足阳明之药，治劳热咳嗽，明目长发，止消渴。又因为桑叶性寒，所以，对于处于经期或者孕期的妇女而言，要慎用此方，以免体内受凉，落下新的病根。

预防脱发首先要维护毛发的健康。头皮上的污垢是传染病的载体，从而加速脱发，外界有害物质堆积在毛孔中也可能导致脱发。因此，日常的卫生及头发护理十分重要。还要注意不进行危险性大的措施，比如植发。

不少人因为试过了很多治脱发的方子都没有效果，从而自暴自弃，放弃了治疗的念头开始计划种植新的头发。但凡是手术都是有一定条件的，植发手术也没有一般人想象的那样只有优点没有缺点。植发的最基本的条件是毛囊健康。如果脱发部位有炎症或者处于不健康的状态下，同样会导致植发失败。

所以说，对于自身的病症，要标本兼治，这样才能获得真正的健康。

黑豆人人食，秀发变浓密

郑秀秀是某大学大二学生，因为拥有一头乌黑亮丽的头发而被同学们称为“洗发水代言人”。虽然她的长相一般，但这一头乌黑的秀发却彰显了她的魅力与自信。直到二年级的下半学期，一天早上醒来，发现枕边有不少脱落的长发。后来又听说，头发多又长，因为营养跟不上，掉头发就比较多，因此，她也没有太往心里去。谁知，没过多久，她发现自己的脱发问题越来越严重，头顶部位的头发变得很稀疏，恐惧感随之而来。

追究脱发的原因，有很多种，最为基本的划分是病理性的脱发和非病理性的脱发。病理性的脱发多不能依靠偏方治愈，因为其发病原因多由于身体其他功能的异常。如果只针对脱发进行治疗，只是治标不治本，不可能达到彻底治愈的效果。而对于非病理性的脱发却有着多种治疗方。选择适合自身状况的治疗方尤为重要。

郑秀秀的脱发经过医生诊断属于精神性脱发。简单地说就是因为精神压力过大而出现的脱发。在精神压力的作用下，人体立毛肌收缩、头发直立，自主神经或中枢神经机能发生紊乱，毛囊毛乳头发生大改变和营养不良，从而导致毛发生长功能抑制，毛发进入休止期而出现脱发。这种情形的脱发主要应以精神调节法为主，放松身心，再用合适的治疗方加以辅助便能收到不错的治疗效果。

其实，应对非病理性脱发，民间古方往往会比中西药物收到更好的效果，这也是它能广为流传的原因之一。这里为大家推荐的脱发治疗方是黑豆疗法。

现代社会，养生观念越来越深入人心。黑豆的营养价值也逐渐被人们所熟知。黑豆又名乌豆、黑大豆、冬豆等，是豆科植物大豆的黑色种子。黑豆所含营养成分与黄豆基本相同，但其蛋白质含量比黄豆更高，每100克黑豆的蛋白质含量高达49.8克，居所有豆类之冠。它还含有脂肪酸、β－胡萝卜素、叶酸、维生素B_3、大豆黄酮苷、异黄酮苷类物质，营养价值很高。

关于黑豆润肤、乌发的药用价值，最早记载于《神农本草经》中。

下面我们就来介绍一下如何运用黑豆的神奇作用治疗脱发。首先用水把黑豆煮熟，每次服50克，每日2次。一般说来，非病理性脱发的患者，在连用此方一个月左右就可有明显的好转。如果连用一个月仍无明显好转，可改用盐水煮黑豆。可以依照每500克黑豆加盐5克的比例进行调和，服用方法相同。需要注意的是，每次服用的计量不宜过多，最好不要超过50克，否则容易胀气，引起肠胃不适。

另外，因为黑豆源自天然，所以几乎是人人可食，尤其适宜脾虚水肿、脚水肿、体虚多汗、肾虚耳聋、夜尿频多、白发早生等患者食用。

还须注意的是，黑豆不宜与中西药混服。这是因为黑豆有解药毒的作用，同时亦可降低药物的功效，所以，正在服用中西药物的患者，不要同时服用黑豆，以免效力相抵，无法发挥应有的治疗作用，延误治疗。

侧柏叶治脱发，获益良多的秘方

脱发虽然是比较常见的现象，但千万不可忽略这种小麻烦。因为忽略它很可能加重它的病情，使小麻烦变成大麻烦。当浓密的头发变稀疏的时候再治疗和修复，就不是一两天可以治好的小毛病了。

中医认为，脱发与血气盛衰有关，这一点从古书《巢氏病源》中可以得到印证。其中说道："足少阴肾之经也，其华在发，冲任之脉，为十二经之海，谓之血海，其别络上唇口，若血盛则荣于头发，故须发美，若血气衰弱，经脉虚竭不能荣润，故须发脱落……若血气盛则肾气强，肾气强则骨髓充满，故发润而黑，若血气虚则肾气弱，肾气弱则骨髓枯竭，故发变白而脱落。"所以说，从血气调整中找到治愈方是治愈脱发的有效途径。

下面为大家推荐的民间治愈方就是应对一般性脱发的。这个方子是利用侧柏叶和当归为主药的方剂。具体服用方法为：准备侧柏叶120克，当归60克。将上述两种药焙干，研为细末，水和为丸，如梧桐子大，每天早晨以淡盐汤送下9克，连续服用20天为一个疗程。一般服药一个疗程之后即见脱发减轻，且有新发生长；有的10天即可见效，对于疗效较差者，至多可连服三四个疗程。

患者按照此方服用一段时间之后，若发现有新发生长，可以在原方的基础上加首乌12克，继续服用巩固，直至完全恢复乌黑浓发为止。

在日常生活中，脱发患者需要注重生活细节，以防止加重脱发症状。一般说来，需要注意以下几点：

首先，晨梳时不用塑料梳子和头刷，尽量选用自然质地的木梳或者牛角梳。这是因为塑料物品容易产生静电，给头发和头皮带来不良刺激。最理想的是选用黄杨木梳，既能去除头屑，增加头发光泽，又能按摩头皮，促进血液循环。

其次，精心挑选洗发用品。不用脱脂性强或碱性洗发剂。这类洗发剂的脱脂性和脱水性均很强，易使头发干燥头皮细胞坏死。应选用对头皮和头发无刺激性的无酸性天然洗发剂，或根据自己的发质选用。

再次，尽量少用吹风机吹发、少去美发店做烫发和染发。这是因为，吹风机吹出的热风温度有时能高达100度，会瞬间破坏毛发组织，损伤头皮，因此要避免频繁吹风。烫发次数也不宜过多，烫发液的化学成分对头发的影响也很大，使用次数多了会使头发元气大伤，变得干枯脆弱。

还有，要注意环境温度的差异变化。从空调房出来之后不宜直接站在骄阳下，一冷一热的差异温度，无疑是对头发柔韧度的一大考验。

最后一点，也是很多找不到病因的患者常见的现象，即精神状态不稳定，每天在焦虑中过日子，压抑自身的本来意愿，不仅会对精神健康带来伤害，也会从头发上体现出来。所以才会有一夜愁白满头发的典故。这说明，头发的健康和精神健康密切相关。脱发患者务必消除精神压抑感。经常进行深呼吸，散步，做松弛体操等，可消除当天的精神疲劳。

双花齐下，远离脱发的烦恼

每个人每一天都会出现脱发的现象。头发有它自己的寿命，长到一定长度，寿命到头了，它自己就老死，自然会脱落下来，这是一种正常现象。但是，有的人掉头发的数量高出常人，甚至会一片一片地掉，最后成了秃子。这是怎么回事呢?

张敏是某电台的记者,因为工作的关系经常在台里台外忙来忙去。一个星期出去采访两三次都是很正常的。有时候赶上天气不好，太冷或太热都要忍受。就这样熬了三年，赶上台里记者考级评选，为了能成为优秀工作者，张敏更加努力了。一个专题常常会思考到很晚，然后第二天一早就出去采访搜索材料。终于，在一天出去采访的时候她晕倒了。经过检查确认是贫血加疲劳。而且，医生还发现她脱发严重，早就超出了正常范围，头顶部分的头发已经相当稀疏了。只不过因为忙于工作，自己察觉了也没当回事。医生严肃地告诫她，该休息下了，脱发也要抓紧时间治疗了，不然以后真的可能成为秃子。因为张敏体质不好，又有贫血现象，所以，如果采用药物治疗身体可能会吃不消。医生便给她开具了一些补充气血的方子，并推荐双花止脱法。这里的“双花”指的是芝麻花和鸡冠花。

具体的制作方法是：准备芝麻花、鸡冠花各60克，樟脑1.5克，白酒500毫升。将芝麻花，鸡冠花撕碎。然后浸泡入酒内密封，15日后过滤、再将樟脑入药酒中，使之溶化，备用。以药棉蘸药酒，涂搽脱发区，每日搽3～4次。事实证明，这个方子对于神经性脱发有良好的治愈效果。

一个人的精神状态,大脑运行状态都会给体表毛发很大的刺激,影响到头发营养的供应和生长。因为人体的一切活动都是属大脑管的，大脑受了刺激，活动乱了脚步，不能正常地发挥作用，势必要使身体的营养受到刺激，出现掉头发的情况。有的人遇到什么过于激动的事,大脑受了强烈的刺激,精神很不正常,有时一夜之间头上的头发就脱掉一大片，人们说是“鬼剃头”，实际上就是这样脱掉的。

所以说,不管工作多忙都一定要保证充足的睡眠时间。充足的睡眠可以促进皮肤及毛发正常的新陈代谢，而代谢期主要在晚上特别是晚上10时到凌晨2时，这一段时间睡眠充足，就可以使得毛发正常新陈代谢。反之，毛发的代谢及营养失去平衡就会脱发。睡眠也是有健康底线的,要想保证白天有充足的精气神,就要尽量做到每天睡眠不少于6个小时，并养成定时睡眠的习惯。

最后，提醒大家的是，脱发患者还要注意营养成分的均衡摄取，头发95%的成分是由动物蛋白质组成的，这些物质大量存在于鸡蛋、猪肉、沙丁鱼、海带、黄瓜、黑芝麻、海藻等食物中,特别是海带和鱼类。注意饮食营养,常吃富含蛋白质及微量元素丰富的食品，可改善发质，使头发更加牢固有韧性。

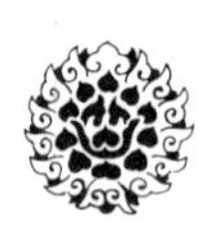

斑秃

鸡内金，治愈斑秃的新希望

从中医角度来讲，脱发有三种类型：一是实脱，二是虚脱，三是燥脱。

斑秃属于燥脱，是脱发现象中病情较为严重的一种情形。

燥脱是人体的内外分泌同时失调，阴虚阳亢，使人的体表失去了防御功能，感染了外界的风邪，毛囊吐纳分泌失调，风胜而燥血，局部成片脱落，由小而大，头皮光亮发红或发白，皮肤质软，就像沸水烫过一样，俗称鬼剃头，又叫斑秃。有些严重的连眉毛、胡须，腋毛、阴毛、全身汗毛都脱光。如果不及时调理，时间长了毛发失去营养，毛囊及头皮慢慢萎缩，严重者则脱成全秃。

其实，头发出现问题并不可怕，万物生长都需要有良好的土壤，头发也是如此，中医认为治疗斑秃应从内部调理，内分泌正常了，头发所需养分供给充足了，脱发、发质干枯的问题会自然得以解决。如果有条件，尽量选择纯净、天然无副作用的疗法。至于这个疗法是民间偏方还是中西制剂并不是最重要的，最重要的是能治好疾病。

赵尚和，男，30岁，一表人才，从事安全软件的设计工作。和不少同行一样，他刚到30就不免为自己的毛发烦恼。虽说“聪明的脑袋瓜子不长毛”，但毕竟影响美观。明明刚到30岁，看起来却像是近40的人，这让他在社交上也遭遇不少尴尬事。为了早日治好斑秃，他可谓是尽心竭力，他私下里到处寻医问药，终于，在一次和一位做医生的朋友闲聊时得知了鸡内金的新妙用。

那位朋友说：想长点头发其实很简单。鸡内金（炒研）100克。将药研成极细末，每服1.5克，每日3次，饭前温开水送服。治疗后20～30日，脱发处即可长出新发。

赵尚和原先只知道鸡内金可以用来医治消化不良，还没听过对斑秃也有效果。这让他既兴奋又好奇。因为朋友之间关系很好，他相信自己不会被骗就尝试了一下。没想到一个半月后就有新发长出来，他还为此特意到朋友那里致谢。

中药新用，个性病个性治

头部毛发突然发生斑块状脱落，头发一掉不是一根根而是一缕缕、一把一把地掉。可想而知，这有多恐怖。

现代医学普遍认为，精神因素是斑秃病发的主要因素。据统计，在发生斑秃前有确切的情绪紧张者约占半数以上，而伴有失眠、多梦者则更多。

从病理原因上来分析，当人们受到各种精神因素刺激，在情绪性应激状态下，机体的内分泌功能发生紊乱，免疫系统功能降低，导致体表毛发生长出现暂时性抑制，使毛发的生长基地——毛乳头出现一时性的血液循环量减少，局部缺血、缺氧，毛发生长所需的养料不足，毛乳头萎缩，于是便发生了脱发。

此外，医学专家还发现内向个性者发生斑秃的概率比外向个性者高一倍；近1年内曾受心理社会因素刺激者患斑秃的机会比未受刺激者高3倍以上。据分析，性格内向的人，其基础脑血流长期保持在较恒定的水平，即使在外界经常刺激下，脑血流也无明显增加，这就可能造成大脑皮质相对缺血，头皮毛囊的营养相对缺乏，进而引发脱发。心理、家庭、社会因素可使人体处于紧张状态，从而产生一系列的心理和生理反应，这些反应反复或长期存在，就会损害机体的防御系统，再加上个性特征、遗传倾向和免疫系统异常的影响，就可能发生斑秃。

对于精神因素作用下而形成的斑秃现象，精神调节法必不可少。但既然是疾病就需要必要的药物治疗方。这里为大家推荐的是两味很常见的中药组合：熟地与黄精。

患者只需准备熟地10克，黄精10克。将两者嚼碎后温开水送服，每日1剂，连续服用1个月，有养阴润肺、补脾益气、治愈斑秃的功效。当然，在此治疗过程中，患者的精神状态尤为重要，这从一定程度上影响着药效的发挥。相对应地，精神因素常是诱发及加重本病的原因。此外，该方还可治疗脂溢性脱发、黄褐斑等皮肤病。

根据现代药理研究，熟地有促进红细胞恢复、抑制血栓形成、降低血压等作用；黄精有增加冠脉流量、降低血压、降低血脂、抗细菌、抗真菌、抗衰老、提高机体免疫力、提高耐缺氧能力的作用，两药共用则可提高患者的机体免疫力，改善血液循环。除治疗斑秃外，还可以治疗一系列与血液循环、免疫力相关的皮肤病。

总之，希望有脱发倾向的朋友们不要紧张，不要悲观，有病及早治疗，不讳疾忌医才是正确的选择。脱发不可怕，可怕的是没有及时采用针对性的治疗，只要找到病因，治疗起来也不是多么难的事。千万不要擅自做主，胡乱选用偏方，对于想要尝试使用的方剂要有足够的药理了解，以免延误病情，给自己带来不必要的麻烦。

糯米一来，新发不远

斑秃尤其是全秃，会给患者带来较大的痛苦。这种痛苦不仅是身体上的，更是心灵上的。

在一列快速行驶的地铁上，一个中年男子充满疼爱地抚摸着儿子的头。这个小男孩大约9岁，在后脑和头顶部各有一小块斑秃。父亲温柔的举动和略带忧虑的神情，让周围的人感动。经过了解得知，孩子的斑秃已经有一段时间了，一直都在接受治疗，但是效果却不怎么好。

得了斑秃的患者常四处求医问药，其急切心情可以理解。不过，斑秃患者应该知道这样一个事实：斑秃这种脱发是有自限性的，其病程虽然可持续数月，甚至数年之久，但大多数患者可以完全或部分自然痊愈。

尤其是，对于年纪尚轻的患者而言，不要让他意识到自己的健康缺陷，使其保持乐观态度和良好的精神状态是很重要的。这样，患者对治病才会充满信心，斑秃带来的消极情绪及精神负担才会化为乌有。

要知道，疾病的恢复都有一个过程，斑秃的病程多半要持续数月以上，头发是逐步长长的，如果整天沉浸在严重的精神负担之中，就可能影响、妨碍新发的生长，导致斑秃的自愈时间延缓，甚至会造成恶性循环，加重病情。

对于小男孩这样年纪的斑秃患者而言，选择性质温和的治愈方案很重要。未成年人对药物副作用的吸收往往比成人更迅速更严重。所以即使是在治愈急症时，也要尽量选取温和的治疗方法。

下面为未成年的斑秃患者推荐一种糯米培发法。具体说来，就是用适量的糯米作烂饭，捣成膏。然后将斑秃部位做基本的清洗，将米膏厚涂患处，每日更换粥膏一次。待膏自脱，发自生。

糯米中含有糖类、蛋白质、脂肪，又含有钙、磷、铁等矿物质，还含有维生素 B_1、维生素 B_2 及维生素 B_3 等，其营养较丰富。对于毛发的再生提供了良好的营养基础。

糯米性温，味甘。从养生药用的角度上讲，糯米最好是煮粥食用，易于消化吸收，其补益作用更佳。现代药理研究发现，糯米还有抗肿瘤的作用。虽然具体有多大功效还不好说，但越来越多的事例和研究结果表明，糯米是对人体健康有百利而无一害的食物。

当然，并不是所有人都适宜以此方来治愈自身疾病。比如脾胃虚弱积滞者、湿热痰火盛者、糖尿病患者、上了年纪的老人均应慎食。而且，因为糯米性黏滞，难以消化，所以，当未成年人以此为药剂配方食用时要注意剂量。所以，这里介绍的糯米方是外敷方而不是食用方。

此外，人们对于斑秃的治疗方还有一个误区，即盲目补肾。

从中医的角度看，头发生长的好坏与肝肾气血有直接关系。肝藏血，发为血之余，血亏则发枯；肾为先天之本，精血之源，其华在发。头部脉络空虚，腠理不固，邪风乘虚而入，以致风盛血燥，不能营养头发而脱落。脱发斑秃与肾脏有关，这一原理是正确的，但不代表一味地吃药、补肾就能长头发。只有做到病理与药理，症型与药方一一对应治疗，才是消除斑秃脱发的根本保障。

脚气

小番茄的大作用：脚气克星

脚气最令人讨厌的地方有两点：其一，奇痒无比又不能搔抓；其二，反反复复难以根治。这是因为脚气是由真菌引起的，而真菌很难被杀灭。研究表明，在零下6℃左右的环境里，真菌仍旧能长期存活；在120℃的高温中，10分钟内真菌也不会死亡；在脱离活体的毛发、指（趾）甲、皮屑上面，毒性还可以保持1年以上。

为了抑制真菌，有些脚气患者使用抑制真菌的药物治疗，但当症状稍有好转后便停止用药。殊不知，其实此时，真菌并没有被彻底杀灭，过一段时间又会“卷土重来”，使得之前的治疗成为泡影。所以说，在脚气用药上，首先不能乱用药，其次，不能用几次见好就收。

生活中，经常有人用皮质类固醇药膏来治疗脚气，结果越治问题就越多。有人将阿司匹林片压碎撒在糜烂的足趾间，结果形成一个溃疡，长期疼痛不愈。更有人在皮肤形成红痒斑块时外用皮炎平软膏。皮炎平软膏中有大量的激素成分，而这正好是真菌的营养剂，所以这样做只会使病情越来越严重。

徐端平今年31岁，是一家海鲜饲养基地的饲养员。他说：“我的工作要经常接触水，右脚水靴是漏的，一直穿了很久，后来就得了脚癣，很痒，起水疱，再后来发展到小脚趾缝裂开，而且非常疼，足趾缝起疱、流水、溃烂。偶然一次，将一个番茄弄破了，连汁带瓤贴敷到患处，本来只想借助冰凉的汁液暂时缓解下痛痒感，没想到当天即觉症状减轻；洗净脚，擦干，又用了一次，竟然一点而也不痒了。连用三天之后，脚气消失了。”

他以为这样就已经算是彻底治愈了，所以没有再坚持使用。以致后来病情复发，发展到其他脚趾和趾缝都痒并起皮，还有像冬天受冻后的小红包，又痒又痛。这次他吸取了上次的教训，不仅用番茄涂擦按摩，干后再进行，还用纱布包上，到第二天洗澡时再打开。就这样，又是三天过去，病症消失。之后又坚持敷用了两天，至今没有再复发。

为什么番茄治疗脚气能有这么显著的效果呢？这是因为番茄所含有的番茄碱有抗真菌作用，能抑制某些对于植物或人有致病力的真菌；但对细菌的效力很差。其抑菌原理可能是在真菌的细胞膜内形成某种固醇复合物。

此外，养成良好的卫生习惯，对治愈脚气有积极作用。

平常应时刻保持脚的清洁干燥，勤换鞋袜。趾缝紧密的人可用草纸夹在中间，以吸水通气。鞋子要选透气性好的。

此外，不要轻易混用个人用品。尤其是不要用别人的拖鞋、浴巾等直接接触皮肤的物品，更不要在澡堂内的污水中行走。

平日里用来放置鞋子的鞋柜也要经常通风、晾晒；如果鞋柜不能移动，应定期用消毒液擦洗或是放入干燥剂，祛除潮气。如果条件允许的话，最好能在鞋内塞入一些用香料、茶叶、竹炭做成的除臭包，以消除病菌、异味。

土霉素研末治脚气，有理有利

中医认为，脚气和脚臭都是湿邪下注所致。人体的湿邪总要有一个出处，否则就全都憋在体内了。而人体中湿邪的疏泄渠道就是通过脚上的井穴来散的。

一般的脚气可以不治，因为这是人体的一种正常疏泄现象。当然，像传染性真菌这一类的脚气还是要去治疗的。

小媪因为休年假而与三两好姐妹相约去日本游玩。到了日本之后，吃穿住行样样都有别样的体会，异域风情加上好心情，让她们不亦乐乎。转眼到了快回国的时候，姐妹们提议去泡温泉。小媪也很喜欢温泉，可是却因为难言之隐而不好意思开口说不去。原来，前不久她得了脚气，现在还没有治愈。因为怕让别人知道疏远自己，所以一直都瞒着。无精打采地跟着大家来到温泉，小媪才逼不得已说出了实情。大家在短暂的责备之后都纷纷为她出谋划策。有的说，听说日本也有药温泉，想让小媪去试试。还有的建议用土方治疗。面对花样百出的建议，小媪一时之间也没了主意。

其实，年轻人有脚气也没什么不好意思的。成年人中70%～80%的人有脚气，只是轻重不同而已。脚气常在夏季加重，冬季减轻，也有人终年不愈。想告别脚气，就应该吃一些清热祛湿的药。这里向大家推荐的是一种外用方——土霉素法。

具体做法是把土霉素药片压碎成末，抹在脚趾缝里，就能在一定程度上防止出汗和脚臭，在多汗条件下，脚上的细菌大量繁殖并分解角质蛋白，再加上汗液中的尿素、乳酸，产生脚臭。脚臭可能是脚气，但不是所有的脚臭都是脚气，脚气也未必都脚臭。但是此方可以有效地消除脚臭，抑制真菌，缓解脚气症状。这是因为土霉素有收敛、祛湿的作用。

许多旅游回来的朋友脚气发病率较高，主要原因是公共物品的交叉传染，加上外出劳累，抵抗力下降容易诱发脚气的发作。外出时要携带专用毛巾和拖鞋，平时注意在阳光下晾晒和清洁消毒。为减少家庭交叉感染，有脚气的患者要对袜子、毛巾、床单和被罩等日常生活物品进行彻底消毒。洗涤时要与其他人分开，且使用消毒水，洗完要用开水煮沸10分钟后再进行晾晒。

盐水泡脚，脚气怎能不好

足部多汗潮湿或鞋袜不通气等都可诱发脚气。目前患有脚气的人很多，虽然不算什么大病，但仍旧会给人体健康造成危害。

一般说来，从事体力劳动的职业者更容易患脚气。因为经常出汗，如果鞋子质地不良，不易透气的话，一天工作下来脚周围的空气湿度达到一定程度，真菌就会乘虚而入，进而脚部会有不同程度的痒痛，形成脚气。当然，脑力劳动者如果不注意个人足部卫生，经常穿着透气性不佳的鞋子的话也同样有患脚气的可能。轻则偶尔痒痛，严重者痒痛难忍甚至会引起其他疾病。

张森是某洗发用品的市场调查员。因为工作的需要经常要穿梭于各大卖场之间。但由于公司对员工形象的重视，使其经常衣冠严整地东奔西跑。一天下来最辛苦的就是自己的这双脚。所以每天晚上他都有睡前泡脚的习惯。只不过，因为至今单身，所以不愿洗衣物，常常一双袜子穿两三天，一双鞋一个月也不换。赶上天气不好趟了雨水，也是等鞋子干了接着穿。正是由于他不良的生活习惯让他患上了脚气。脚趾之间的部分水泡已经破裂，甚至露出了红色嫩肉，走起路来有些疼。主管见他走路不自然，便关心地问了问。不得已他只好走进公司保健室。

医生见到他脚气的严重情况忍不住谴责他，还向他说明脚气有四种类型：水疱型、浸渍糜烂型、鳞屑角化型和混合型。其中水疱型脚气多见于脚底两侧，也可能分布在整个脚部，如果将水疱挤破，疱中的黄水一旦流到脚的其他部位，就会引起交叉感染，使脚气变得更加严重，这也就是张森所患的脚气类型。

对于他的病情，医生为他推荐了盐水泡脚的治疗偏方。建议他先用此方治疗，待病症大好的时候再换用一般西药软膏进行巩固，这样疗效才能持久。

盐水治疗法的具体步骤是：以每47毫升的温水加2匙盐的比例泡制盐水溶液，将脚浸入此混合液中，一次浸泡5～10分钟，反复地做到情况好转为止。盐水溶液有助于提供一种不适合真菌生长的环境，并减少汗液的分泌，所以对脚气的前期治疗颇有助益。

在擦洗工具上也要注意。泡洗过后要擦干脚趾，尽量保持足部干燥。洗澡洗脚后，小心地沿每一个趾间擦干，而且要确定毛巾仅用一次，并没有其他人使用过。

要提醒大家的是，得了脚气，要尽量避免用手直接接触患处。用手抓，很容易传染给手指，形成手气。交叉感染只会使烦恼加倍。

作料泡脚，脚丫也能香喷喷

同样是脚气，有的人几天就好，有的人反反复复发作，有的人甚至终生不愈。为什么会有如此大的差距呢？

简单地说，这与个人的肤质有关，也与选择的治疗方式有关。让我们看一个真实的例子来体会这一点。

王军家里有几亩水稻田，从小，他就跟着妈妈和舅舅一起下田干活。现在走出农村有了自己的事业之后回家探亲，看望多年不见的舅舅，他心情十分激动。言谈之间得知，最近几年舅舅一直受到高血压和脚气的困扰，常常休息不好。

王军看着舅舅那双长年累月泡在田里的脚，两个脚板的角质层特别厚，用热水泡过后可以刮下一层粗皮来。脚趾与脚趾之间已经红肿蜕皮。回想以前，相当长的一段时间里，家里的农活基本上都压在舅舅一个人身上，他终日起早贪黑地干活。现在，夏天到了，舅舅的脚趾间还在接二连三地长出米粒大小的水疱，磨破之后就烂了，又痒又痛。

王军为舅舅买来西药达克宁。达克宁对付脚气真菌效果真的是立竿见影，一擦就好了，但停用一个星期之后，舅妈打电话来问："军儿啊，你舅的脚气又复发了，擦擦就好点，不擦就发。这可咋整啊？"后来，王军又给舅舅试用了几个别的牌子的药，都未能彻底治愈脚气。最后，舅舅被西药弄烦了，同时也觉得脚气不算什么大事，便一直拖着。直到半年以后，王军偶然问到一个偏方，给舅舅试用了几次，这次才算是去了根。

说来也简单，因为这个偏方用的都是普通的材料，可以说完全源自我们的日常生活。具体做法是：生姜100克，食盐50克，放入锅中，加入清水约两大碗，煮沸10分钟，倒入洗脚盆，待其自然冷却至脚能接受的温度，加入陈醋100毫升，浸泡患脚30分钟。一般3～7次可见好转，但要让脚部皮肤恢复正常光滑，就需要2周左右。为了保证根除，最好坚持至4周。

对于情况较轻的患者而言，此方一般泡上十天半月即可治好。之所以能有这么好的效果是因为偏方里的三种材料均有杀菌作用，这三种材料单独分开杀菌效果并不强，但联合起来功能叠加，效果更好。情况较重的患者最好连泡一个月以上，因为短时间内无法完全清除脚上的真菌，有些甚至是藏在脚趾缝里，这也就是脚气为什么容易反复发作的原因之一。

这里再为大家介绍几种有效治疗脚气的小偏方：

1.防己、石膏等可治脚气

取防己6克，石膏9克，黄芩3克，黄柏3克，枯矾1克，轻粉1克，甘芋3克。将防己、石膏、黄芩、黄柏、甘草共研碎，过罗后将此粉与枯矾、轻粉混合拌匀，患者可先用温开水2000～3000毫升将双脚浸泡15～20分钟，稍晾片刻(不必擦干)即可，然后根据病情将适量的脚气粉撒于患处。每天1次，一般5～7次即可治愈。

2.用柳树叶可治脚气

将柳树叶子（越嫩越好）摘下来，用手指拧成小丸塞进趾缝里，头天晚上敷药，第二天就见效。或者用柳树叶（老、嫩树叶都行）煎水（一把柳叶加适当的水煎半小时，水浓为宜），温水洗脚，也很有效。

3.用茄根水浸泡可治脚气

取茄子根50克(凡种菜的地方均能找到)，食盐50克，加水煮半小时，然后将水倒在脚盆内，趁热将脚放入浸泡半小时。

4.五氯酚钠可治脚气

五氯酚钠是一种渗透性很强的防腐防霉剂。其碱性环境及有效氯含量对皮肤具有杀虫灭菌消炎作用，其高浓度对皮肤有刺激性。一般病历较长者，可按1克原药2毫升水的浓度涂擦；病历短且对刺激敏感者，用1克原药兑10毫升水的浓度涂擦即可。使用时，禁入眼鼻口内。

鸡眼

活蝼蛄治鸡眼，你想到了吗

鸡眼是医学病症名词，指的是一种局限性圆锥状角质增生物。因为外形颇似鸡眼所以得名。

鸡眼的尖端深入皮内，基底露于表面，有的古医书上又称其为“肉刺”。这种病的形成多是由于足部长期受压和摩擦，使得气血运行不畅，肌肤失养，生长异常所致。

张炳强是一名自由职业者，爱好美术，经常外出写生。为了能捕捉到最美的瞬间，他经常进行徒步旅行。所以，他平日里买鞋都以结实耐磨为首要要求。但是，因为经常一连几天在外旅行他的脚部健康产生了隐忧。不久，他的脚上就长了个鸡眼。刚开始的时候没当回事，不疼也不痒。可是没过多久，鸡眼长厚了不少，且增加了一个，进而影响到了走路。他的浪漫之旅因此而不得不中止。这让他感觉很郁闷。为了根除该死的鸡眼，他曾用市售“鸡眼膏”贴敷无效，后又进行割治，不久又复发，比原来更大，行路时疼如钉刺。检查见右足跟中心有一圆形角质增生性的硬结，如小口大，突出皮面，触之坚硬，压痛明显。后一驴友告诉他一个治疗偏方，主要使用的物品是活蝼蛄。使用本法治疗5天后痊愈，未再复发。

下面就让我们一起来了解一下这个偏方。准备好活蝼蛄（俗称“土狗”）、青艾条或香烟。患处做常规消毒，用手术刀割除鸡眼表面粗糙角质层，以不出血或稍见血为宜，接着取活蝼蛄剪去其嘴，以其吐的涎汁浸润鸡眼。然后用点燃的艾条或香烟熏其部位，待烘干后包扎，1日1次，3次见效。

这里需要注意的是，手术刀要事先消毒。去除角质的过程最好找专业的修脚师父进行。艾条之类的物品在中药保健商店就有出售。

此外，还要注意时刻保持足部卫生。最好每晚用软皂及温水洗脚（温度应低于40℃）。一般足部浸泡时间不要超过10分钟。用柔软的毛巾彻底地擦干脚面和脚趾缝隙处，防止胼胝和鸡眼部位的感染造成不良后果。一旦出现感染迹象，应及时到医院就诊。对感染的部位，一般不用刺激性消毒药水和偏方治疗。这是因为，感染迹象的出现很可能引发其他病症，这不是简单的自我处理和偏方能够解决得了的问题。对症下治，量力而为这才是对待疾病的正确态度。

艾炷灸一周，鸡眼自行脱落

明代医学丛书《证治准绳》中对于鸡眼的记载是这样的：“肉刺者，生于足指间，形为硬胝与肉相附，隐痛成刺，由靴履急窄相摩而成。”可见，鸡眼是自古已经被发现的疾病。既然古而有之，那么传统的治疗方式也许比现代的治疗方式更有效果。越是麻烦多的病症，有时候越需要返璞归真的治疗方。这里向大家介绍的是鸡眼的艾灸疗法。

艾灸疗法的适应范围十分广泛，在中国古代是治疗疾病的主要手段。用中医的话说，它有温阳补气、温经通络、消淤散结、补中益气的作用。用传统的艾灸方法治疗鸡眼比较简便，又无痛苦，疗效确切。

黄小娟，右趾内侧长鸡眼已快4年，期间试用过很多种方法医治，均未见好转。就在她快要彻底死心的时候，家里人学会了艾灸养生。后来，尝试用艾灸的方法为其治疗鸡眼。没想到，试做了几次之后，效果很不错。

这种方法的具体操作流程是这样的：

先取一块1.5厘米×1.5厘米的胶布，中间剪一与鸡眼大小相同的孔，将胶布套贴于鸡眼上，用与鸡眼大小相等的艾炷在局部直接点燃施灸，连续施灸2~3壮，直至局部焦黑。连灸2天。一般第二次灸后疼痛即可明显缓解，鸡眼变小，附近皮肤有脱皮的现象，1周后鸡眼即可脱落，疼痛消失痊愈。

施灸时略有灼痛感，可用手在周围轻轻拍打，减轻疼痛。如第一次灸后仍不易剥离者，可再施灸1次。有的患者在艾灸之后还是感觉脚凉凉的，那是因为还没有灸透，需要继续艾灸。坚持几次，相信脚部顽疾就会被彻底治愈。

虽然艾灸治鸡眼效果显著。但是也需要有充足的准备工作做保障。艾灸前先用温水（约40℃）浸泡患足30~45分钟，使鸡眼和脚垫得到软化。然后以75%的酒精棉球消毒皮肤，用消毒刀片削去老皮，注意不要削痛、出血。

用野葡萄叶灸烫，消除鸡眼

吴某是某沿海城市税务机关的中层领导。因为职位需要，需要经常外出参与活动。可是，因为自己的脚底长了鸡眼，走起路来疼痛难忍，所以很多探访活动、参观活动都无法参加，严重影响了工作进度。他为此花了不少钱买药治疗。可是病况却一直时好时坏。为了不耽误工作，只好忍痛进行走访，出席外地会议。后来，无意中得知一款治疗鸡眼的偏方。一向不相信偏方的他拒绝试用。这可把老伴急坏了，好说歹说让他试用了两次，一试用他就发现，这种传统的治疗方式不但有效，副作用也较小，比那些昂贵的成药强多了。这个方法就是野葡萄灸治法。

此方的具体操作步骤是：将野葡萄叶子放在阴凉处凉约20天，使它干燥，然后揉搓这些叶子，除去坚硬部分，只用揉好的叶子在鸡眼处施灸5次。2天后再重复做3～4次。只要重复施灸3～4次就可止疼，等疮痂掉落后，就可痊愈。

野葡萄叶中所含的原花青素可以保护肌肤免于紫外线的侵害，预防胶原纤维和弹性纤维的退化，使肌肤保持应有的弹性及张力，避免皮肤下垂及皱纹产生。对于皮肤病的修复效果尤其突出。

大蒜葱白涂上去，清爽不留痕

统计表明，女性发生鸡眼的概率比男性高出许多。不用纳闷，这多半是由于鸡眼发生的一个重要原因在于鞋。

女性鞋子的设计常求款式新颖、造型美观，而忽略了人体工程学原理，故设计出的鞋鞋面窄得多、鞋头尖得多、鞋跟高得多，而这些不合适的鞋穿在脚上很容易造成脚趾的扭曲、外翻以及脚底和脚趾不当的挤压。经常穿着不合脚或不符合足的工程学原理的鞋，脚部疾患自然容易找上门来。

具体说来，如鞋太紧或鞋跟过高，就会挤压足部的某一局部，造成这个部位的反复受压；如鞋太松，脚就会很容易在鞋里滑动摩擦，刺激角质增生形成厚茧。因此，由于鸡眼主要是因鞋与脚摩擦和挤压有关，因此最有效的预防就是穿鞋要选择合脚又舒适的，不能有压迫感，且脚趾要有一定的活动空间。同时应备有两三双合适的鞋轮换着穿，因为不同的鞋对脚的压迫程度或部位可能有所不同，从而避免同一部位长期受压的情况。

孟薇是某四星级酒店客房部经理。因为工作的关系，每天穿着高跟鞋在酒店里四处走已经是家常便饭。为了提升自己的外在形象，孟薇每个季度都会给自己购置一双新鞋和一套新衣服。但是，由于她的脚掌很宽，脚幅面又高，所以很难买到不磨脚的鞋。虽然说新鞋都难免有点磨脚，但她的这种磨脚可以用受罪来形容。这样的情况持续了近一年以后，她发现自己的脚底长了鸡眼，走路时疼痛难忍。不得已做了手术切除，但刀口形成疤痕。没过两年，脚上其他部位又长出鸡眼。有了上次的教训，她就没敢再去做手术。正当她为此犯愁之际，她遇到了以前刚到酒店时认识的前辈。言谈之间谈起患鸡眼的病痛，前辈向她介绍了两种治鸡眼的方法：大蒜或葱白外敷法。

葱白外敷法方法如下：先用热水洗脚，擦干。然后剥下一块葱白外层的薄皮，贴在鸡眼上面，用胶布固定好，每天换一次。一般10天后鸡眼周围的皮肤便发白变软，再过3天鸡眼自行脱落。

大蒜外敷法方法如下：先把大蒜砸成泥，摊在布上备用，把脚洗净，沿鸡眼四周用针挑破，以见血丝为宜，然后把摊在布上的蒜泥贴到患处包好。

因为孟薇实在忍受不了大蒜的味道，所以选择了第一种方法。结果，半个月后，她又神气活现了，走路也变得稳健而舒服。这个方法花钱极少，简便易行，疗效显著，有此类鸡眼的患者不妨一试。

与此同时，她抛弃了不合脚的高跟鞋，选择了传统又舒服的样式，不再给鸡眼任何回头的机会。不得不说，选择一款穿着宽松、大小合适且柔软的鞋是预防鸡眼的一个关键因素。此外，在一天的工作之余或者运动完后多用热水泡脚，增加其血液循环也能对鸡眼的防治起到积极的作用。

下面再为大家介绍几种祛除鸡眼的小偏方：

1.用葱蜜糊敷患处治鸡眼

取连须葱白1根，蜂蜜少许。将患处以温水洗净，消毒后用手术刀削去鸡眼老皮，削至稍出血为度，然后把葱白洗净捣泥，加少许蜂蜜调匀敷患处，外用纱布包扎固定，3天换药1次。此方治疗鸡眼，轻者1次即愈，重者2次可愈。

2.蜂蜡骨碎补膏可治鸡眼

取蜂蜡60克，骨碎补(研细末)30克。将蜂蜡放盛器内熬化，加入骨碎补细末拌匀成膏状即成。用药前先将患部以温水浸洗干净，用刀片将病变部位削去，然后取一块比病变部位稍大软膏捏成饼，紧贴患部后以胶布固定。用药后避免水洗或浸湿，1周后洗净患部。

3.五倍子、生石灰等可治鸡眼

五倍子、生石灰、石龙芮、樟脑、轻粉、血竭各等量，共研极细粉，用凡士林油膏调匀(可加温)成软膏即可。先用热水泡洗患部，待患部外皮变软后，用刀片仔细刮去鸡眼角质层，贴上剪有中心孔的胶布(露出鸡眼)，敷上此药，再用另一块胶布贴在上面。每天换药1次，一般7~10次即愈。

4.用蓖麻子火烧法治鸡眼

先用热水将鸡眼周围角质层浸软，用小刀刮去，然后用铁丝将蓖麻子串起置火上烧，待去外壳出油时，即趁热按在鸡眼上。一般2~3次即愈，且无毒副作用。

5.用鸦胆子糊治鸡眼

先将鸡眼患处用温水浸泡十几分钟，擦干后，用利刀（刮脸刀片）轻轻削去鸡眼硬皮部位，然后用药。取一粒鸦胆子剥去外壳，取出仁，研成糊状，将其涂在鸡眼患处并用胶布固定好。3日后取掉胶布，再以上述方法施治2~3次，直至鸡眼脱落。

削鸡眼时不要出血，一旦出血，必待痊愈后方可施治；用药时，不要涂到正常皮肤上。

6.用大蒜花椒葱白泥治鸡眼

取葱白10厘米长，大蒜1头(去皮)，花椒5粒，用石臼一块捣成糊备用。把患部洗净揩干，将葱蒜泥敷于患处，并用纱布固定，每晚1次，7日即愈。

丹毒

别吃惊，救你的是只蜣螂

丹毒是皮肤出现的一种急性炎症，因为发病之后十分影响美观，所以患者心理上的痛苦比身体上的更大。在诸多应对丹毒的治疗方中，有一款很特殊也很有效。说到这个方子还要从蜣螂说起。

说蜣螂是药材可能会让不少人惊讶。但是，其现实中的药用作用不止一种，可用于治疗丹毒、小儿惊风、疔肿恶疮、大肠脱肛等。其实，民间以此为材料治愈疾病的例子并不少见。

李某是一名普通的中年妇女。在一次外出时，左小腿皮肤擦伤后三天，出现了局部大面积红肿疼痛。虽然没有明显的全身症状，但是确实是丹毒无疑。医生建议其住院接受抗生素的治疗。其因个人经济原因未同意。回家后，偶然得知用蜣螂治疗丹毒的偏方，她抱着试试看的心理尝试了一次，没想到竟然在一周之内就痊愈了。

下面是具体的制作步骤：准备蜣螂2只。将其烘干研粉，用麻油拌之成膏状，使用时取适量药膏涂于疮面，为防玷污衣物，可用纱布包扎起来。每日换药一次，一般3~5天就可痊愈。如果所得丹毒伴有全身症状，需要配合内服的清热解毒药一同治疗。如果已经化脓，需要配合切开引流术。这时，仍旧需要专业医生的指导。

当然，好的治疗方离不开正确的使用方法和生活护理。有时候，生活护理不到位，可能会使前期治疗功亏一篑。

对于丹毒患者来说，日常生活中需要注意以下几个方面的内容：

在饮食上，以清淡为主，如牛、羊肉及海鲜等偏热的食物及辛辣的食物在发病时都不能吃。禁忌一切发物、助湿食品及酒类、辛辣物。

在起居上要多休息，劳逸结合。以防过度劳累耗伤气血，机体抵抗能力下降。此外，在发病期间要保持良好的卫生习惯，每天要用温水洗脚。注意是温水，太冷或者太热都不好。

在外出时，应避免紫外线长时间照射。平素应养成勤洗脚的良好习惯，保持下肢清洁卫生，对贴身衣物鞋袜勤洗勤晒。

最后，需要强调的一点是，本病痊愈后，往往在原发部位有反复再发的倾向，应保护原发部位，防止意外撞伤、虫叮、蚊咬或用力搔抓。

紫花地丁，恢复肌肤健康色彩

丹毒就是一种皮肤炎症，是由溶血性链球菌通过皮肤或黏膜的破损，引起皮肤网状淋巴管的急性感染。这种感染一般较容易发生在人的面部和下肢。一旦发病就会迅速蔓延，不化脓、无组织坏死，但反复发作的机会很高，是很麻烦的一种皮肤病。

孙全有今年60岁，是某人事局退休老干部。2006年6月时患丹毒，经抗生素治疗症状消退，但随后每年都会发作1~2次。每次发病都会出现怕冷、发热的现象，体温最高时达38.7℃。继而右小腿皮肤突然发作成片，颜色鲜红，并且范围逐渐扩大，疼痛剧烈。至社区卫生服务站静滴抗生素治疗，但未见明显好转。后听说了一个偏方，试用了几周病就痊愈了。

这个方子的药物组成为：紫花地丁30克，金银花15克，黄柏10克，赤茯苓10克，丹皮10克，川牛膝10克，车前子30克。

本方具有清热活血、利湿解毒的作用，常用于治疗下肢丹毒。将上药一同用水浸泡，半小时后用大火煮沸，然后改小火再煮20分钟，这只是第一阶段。同一剂药用同样的方法再重复一次，然后合二为一。每日饭后（三餐任选一餐即可）30分钟内温水送服。

方中紫花地丁、金银花是主药。据现代药理研究：紫花地丁能抗菌消炎，消肿止痛；金银花可抗菌抑菌，对抗体内毒素；黄柏性味甘寒，最善清热解毒；赤茯苓活血散淤、通络消肿；丹皮能够显著促进巨噬细胞和混合淋巴细胞的增殖反应；牛膝可扩张血管，改善微循环，促进炎症吸收；车前子利尿，可促进毒素排泄；川牛膝引药下行，并有清热活血之功。该方主要用于现代医学的丹毒等病症。诸药共同作用可达到改善微循环，促进炎症吸收的作用，所以可以治下肢丹毒等病症。

一般说来，丹毒复发有两个基本条件。一是皮肤有破口，细菌可经破口侵入引发感染。因而要预防下肢皮肤外伤、烧伤、冻伤、足皲裂等；还要积极治疗下肢皮肤损害性疾病，如皮肤病、足癣、慢性溃疡、血管炎、糖尿病坏死等。二是局部皮肤抵抗力下降。具备此条件中的其中之一都有可能会出现复发症状，患者不得不防。

芙蓉叶翩翩，丹毒脓肿全不见

什么样的人最容易受到丹毒的“攻击”？

简单地说，五官疾病患者比较容易受到丹毒的“青睐”。比如：鼻炎患者以及经常用手挖鼻的人，都比普通人更容易患丹毒。下肢丹毒则多由足癣或下肢外伤引起。

此外，有酗酒习惯或肾功能不全的人也比较容易得丹毒。这是因为这两类人的机体免疫力无法和常人相比，因此也会促发本病。

所以说，当你发现自己或者身边的朋友出现以上几种危险情形时，应当及时进行积极治疗，注意保持皮肤的清洁度。

如果对潜在的威胁视而不见，就可能引发丹毒或者其他病症，徒增烦恼。

张杰是诸多城市小商贩中的一员，一年四季倒腾些水果蔬菜来糊口。夏天一到，他就守在自己的水果摊位边。没有人的时候玩玩手机打发时间。由于蚊虫叮咬，他时常感觉痒，一会儿抠鼻子，一会挠痒，殊不知，因此给自己的健康埋下祸根。这不，没几天丹毒找上了他，脸上红了一大片。猛然看到怪吓人的，买他东西的人自然变少了，生意不好，又生了病，真是倒霉到家了。他嫌去医院看病太贵，就找到邻居王大妈家问有什么好方法治他的病。张杰很幸运，王大妈以前年轻时在部队做过卫生员，对小病小灾的还算有经验。大妈介绍了一个芙蓉叶外敷法，他试过之后，症状果然减轻了许多。大妈最后嘱咐他：注意个人卫生，别总瞎抠。一句话让他红了脸。

丹毒是病菌通过破损的皮肤或黏膜侵入人体所引发的，鼻炎或足癣患者经常抠挠鼻孔或脚丫，容易造成鼻黏膜的损害和皮肤的破损，手上及空气中的细菌就会乘虚而入。如果是面部丹毒造成脸部红肿、皮肤灼热，很容易被误认为是蚊子叮咬所致，而延误病情。一旦延误病情，任其发展，有导致败血病的可能，进而危及生命，不容小觑。

此方的操作方法如下：选取芙蓉叶适量，阴干后研成细末，用时以清茶调成糊状涂患处，每天数次。也可制成玉容膏，即取芙蓉叶100克研成细粉，凡士林400克加热溶化后将细粉兑入并调匀，有条件者可加入苯酚（碳酸）液8滴，以作防腐之用。将软膏敷于患处。每日2～3次。

了解一些植物知识的人都知道，芙蓉树是好东西，全身上下都是宝，其花、叶都有较高的药用价值，可以治疗多种疑难皮肤病。芙蓉叶味微辛，性凉，有清热凉血、消肿排脓、止痛的作用。本品主要做外用，常以鲜品捣敷或研末调敷，用于治疗各种疮疡肿毒，如疖、痈、蜂窝织炎、深部脓肿、急性淋巴结炎等。芙蓉叶外敷后局部有清凉舒适之感，早期使用能消肿、止痛，促进炎症和脓肿吸收；中期及晚期使用能加速炎症的局限及溃破排脓，随后硬结而愈。另外还能用于水火烫伤、跌打损伤等症。

平时，丹毒患者在饮食上要多进食凉血清热、解毒化淤的食物，如鲜芦根、马齿苋、丝瓜、赤小豆等食物。忌吃一切辛辣刺激、油腻荤腥的食物；忌吃鹅肉、猪头肉等民间所说的大发之物；忌烟酒。

单选三味中药外敷治丹毒

丹毒虽以“毒”命名，却并不是病毒感染引起的，而是由细菌感染引起的急性化脓性真皮炎症。中医学认为，丹毒的病因以火毒为主，可由风湿热诸邪化火而致。其中发于颜面者，又称抱头火丹或大头瘟；发于下肢者，称为流火；发生于新生儿或小儿的丹毒，称赤游丹或游火。

丹毒的发病类型，依据症状差异和原理的不同可以分为以下几种：

1.湿热型。此类丹毒常多发于下肢、足背等处，红肿灼热，向上蔓延，腹股沟淋巴结肿大，行走困难。常伴有口渴舌红，苔黄腻等现象。据临床不完全统计，在我国，此类型的丹毒是最为普遍的一种，患病人数也最多，颇具代表性。

2.肝火型。此类丹毒多发于胸腹、腰背、胁肋、脐周等处，舌红，苔薄黄，脉弦数。治以清肝利湿解热为法，方以柴胡清肝汤加减。

3.毒热型。一般情况下，一旦出现此类型的丹毒，就属于是丹毒的重证患者了。可见神昏谵语，躁动不安，恶心呕吐等诸逆证。应当马上到医院就诊，一分钟都延误不得，以免出现更可怕的后果。

这里为大家推荐的偏方是用来应对最具代表性的湿热型丹毒的，这类丹毒较为常见。

这个方子是个多项选择方。所谓多项选择方就是不只一味主药。可以在几味备选药中依据自身病情特点择优而用。

因为此类丹毒主要病发于局部，所以主要采用清热解毒之中药外敷，效果较好。病症初期时可选用仙人掌、马齿苋、绿豆三种中的一种，捣烂外敷，汁液发干之后换敷。如果病症减轻，在治疗的中后期红肿消退了，可改用蜜水调敷。对反复发作的丹毒，可服药预防，可取生薏仁米30克。每日煎服1次。

此外，有两点注意事项需要额外留心。

其一，治疗期间应注意休息，多饮温开水。与健康人隔离，避免接触。忌食辛辣、荤腥、油腻之品，多吃蔬菜、水果。

其二，如果患丹毒的对象不是成人而是婴幼儿，由于婴幼儿皮肤柔嫩，容易造成损伤，故要精心照护，在剂量上可以依照医嘱做出适当的调整，以防止病灶的扩散。

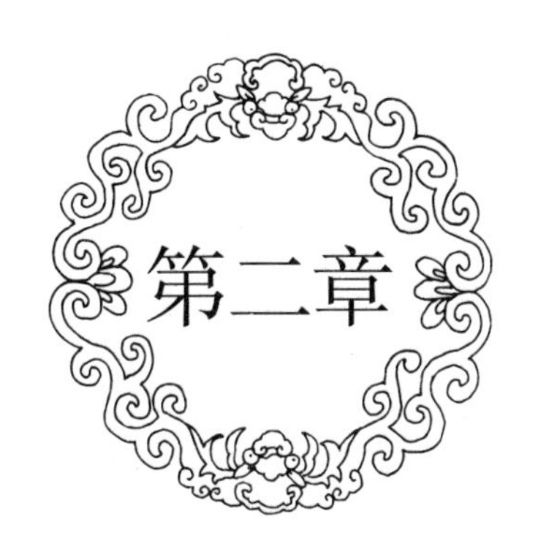

五官科老偏方，让你笑面人生

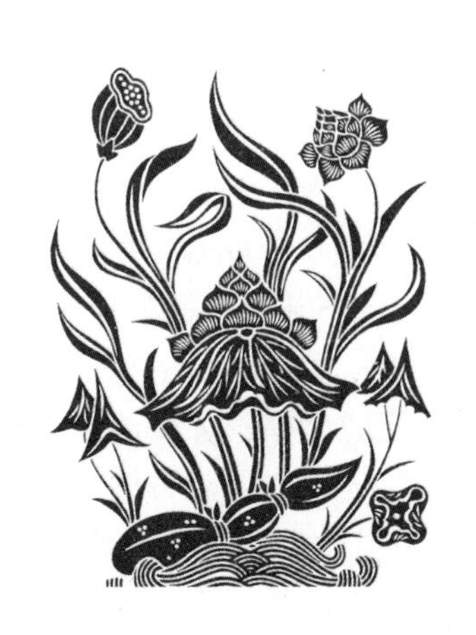

牙痛

贴压关键穴，牙痛和你说再见

俗话说得好："牙痛不是病，疼起来真要命。"牙痛确实不是病，但却往往是生病的一种症状体现。因为牙痛的类型多种多样，所以，要想止住疼痛，就要先弄明白自己的牙为什么会痛？

孙岩是某出版社的一名责任编辑。因为工作的需要，平心静气，集中精力审阅稿件是她每天必须具备的状态。最近，她却常常坐不住，每隔几十分钟就要出去一次，在洗手间待好几分钟才出来。关系好的同事见她这样子有些纳闷。

"唉，我是因为牙痛的厉害，脸有些肿，去冰敷了。"她无奈地解释。

"原来如此，不过，这样能行吗，赶紧去看看吧。"

"没事的，我就是最近压力太大，有些上火。但是，又不想吃药。"

"我听说可以利用穴位治疗牙痛，你不妨试试。"

经过进一步的了解，孙岩真的尝试了同事推荐的穴位疗法，效果挺不错的。

说到穴位疗法，我国医学临床实践，摸索出治疗各种牙痛的耳穴贴压疗法，不仅药费低廉，而且易学易行，效果也好。可以说，是治愈牙痛的妙方。

具体的实施方法是：到中药店买一些王不留行药籽（买不到可用萝卜籽或六神丸代用）。把医用胶布剪成小指甲大的方块，然后把王不留行籽或萝卜籽或六神丸粘在胶布中心成为贴块。这种贴块，按各种不同牙痛位置贴在不同的穴位，并在牙痛时在贴块上施压：上牙痛，贴上颌穴、心穴、上牙痛穴；下牙痛，贴下牙痛穴及下颌穴；前牙痛，贴前牙痛穴；风火牙痛（齿龈肿胀，形寒身热），贴耳尖穴；实火牙痛（口渴、口臭、便秘），贴太阳穴、胃穴、三焦穴；虚火牙痛（隐隐疼痛，牙齿浮动），贴肾穴、肾上腺穴。

另外，不论哪种牙痛，都必须贴牙痛点穴和神门穴。

像上面例子中，孙岩因为上火而引发的牙痛情形就属于实火型牙痛，可以选择贴相对应的三个穴位来止痛。

须注意的是，耳郭上的穴位，贴药分男左女右。一个星期后揭去贴块，若刚见好，可换耳再贴一个星期，以巩固疗效。贴药要尽量贴准穴位，以保证其发挥最大最有益的效用。这种穴位疗法相比其他疗法而言更安全，既无刺痛，也不会因为患者是过敏体质而不敢采用。

唯一应避免的禁忌情形是，如果在需要贴的穴位附近有冻伤，那么就不便采用此法治疗了。

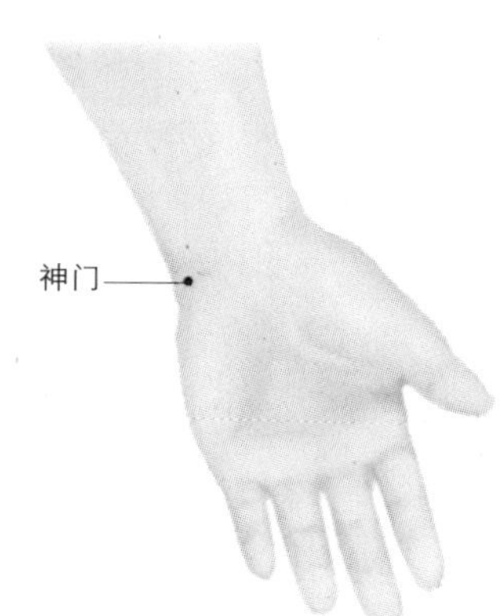

神门穴的位置

除了上述所说的穴位疗法的具体操作法和好处，要想减少经历牙痛这种烦人的经历，就要在生活中注意以下几点事项：

首先，注意口腔卫生，养成“早晚刷牙，饭后漱口”的良好习惯。

其次，注意节制饮食。睡前不宜吃糖、饼干等淀粉之类的食物。宜多吃清胃火及清肝火的食物，如南瓜、西瓜、荸荠、芹菜、萝卜等。

再次，及时调节自己的心态与情绪，减少因为脾气急躁动怒诱发的牙痛。

最后，在牙痛始发的时候，不要过于草率地自我判断其性质，以免耽误治疗，使病情加重。

莲心止牙痛，让心静下来

俗话说：“心静自然凉。”其实，对于患者而言，心静神清，病痛感也会随之减轻。这虽然是一种精神作用，但对于减轻病痛而言确实有作用。

对于牙痛而言，轻微的疼痛单纯地使用精神疗法尚且能发挥些作用。但一旦疼痛加剧就很难抵挡了。这时，就需要一种有效的治疗方加以辅助。

有人说，不就是牙痛吗？忍忍就好了。以前生活条件不好的时候，人得了牙痛没办法看医生还不都挺过来了？这种观点是对自己的健康很不负责任的谬论。社会在发展，医疗在进步。既然有治疗的环境和条件而不治疗，这就是愚蠢的做法了。况且，很多牙病能引起牙痛，而放任牙痛又能引发多种其他疾病。

冯莉是一名老师，带的是高中毕业班，每逢学生考试，她都跟着着急上火。常常是白天教学，晚上判卷子，第二天半边脸肿得老高，牙痛得话都不想说。消炎药用了不少，到后来，似乎自己的身体对药物已经产生了抗体，都没什么作用了。

学生们见到她每天肿着脸来上课，心里也难受。有一个叫秦雪的女学生，告诉她一个治牙痛的偏方，说是她姥姥帮家人治牙痛就用这个方法。这个偏方的名字是莲心饮。

冯莉按照方子上说的做，每天带一大杯到学校里当水喝。没几天，牙痛症状明显减轻了，脸部的肿也消了大半。由此可见，莲心在治疗牙痛方面有独到之处。其制作方法简便，具体方法为：取莲心 6 克，加冰糖 10 克，加适量水，用文火煮 15 分钟，稍凉，频频饮用即可。

我国医学著作《本草求真》中记载，“莲子心味苦性寒，能治心热。”莲心可降热、消暑气，具有清心、安抚烦躁、祛火气的功能。从临床应用上看，服用莲心对于轻度失眠、牙痛均有良好效用。

海椒面治牙痛，简单得很

辣椒又叫作海椒，一提起辣椒，人们可能会想到下面几个词：下饭、解馋、减肥。这是辣椒在生活中的普遍作用。以往，我们认为，因为辣椒具有刺激性，所以对患有牙痛、痔疮或眼部疾病的人不宜食用。但应注意，这里说的是“不宜食用”而不是“不宜使用”。

医药专家认为，海椒能缓解胸腹冷痛，制止痢疾，杀抑胃腹内寄生虫，控制心脏病及冠状动脉硬化；还能刺激口腔黏膜，引起胃的蠕动，促进唾液分泌，增强食欲，促进消化。所以说海椒的功用也许远不止是我们所了解的那几样。

当出现牙痛的时候，除了上医院找医生之外，一些民间的小验方有时也能起到镇痛的作用。这里为大家介绍的就是利用海椒面治疗牙痛的方法。

孙天娇，今年 23 岁，于 2009 年患牙痛。当时由于经济条件所限，没有到医院求医。后经人介绍了这个海椒面的偏方，试后效果非常好。至今快两年了，她的牙齿完好，没有再痛过。下面我们就来一起了解一下这个有些奇特的偏方：

准备海椒面 250 克，红糖 250 克，猪油 250 毫升。先把海椒面放在锅里炒焦，起锅，再把猪油放到锅里熬化，加红糖，待红糖溶化后，将炒焦的海椒面倒入锅内混合搅匀，起锅待凉。牙痛时，将混合的海椒面取一撮按在痛处，过一会儿再按，重复多次，直到把海椒面用完为止。

在使用此偏方期间，对患者饮食有一定的要求。比如：应食清淡而又富含营养的新鲜蔬菜，饮食要清洁卫生，要尽量避免食用易粘在牙齿上的黏性食物，而且食后必须要刷牙。尽量不吃会在口中停留时间较长的坚硬糖果和口香糖。多食用干乳酪、肉、坚果、橄榄和酸奶等食品。

养成良好的饮食习惯，纠正错误的饮食方法，都能对牙痛起到辅助治疗的作用，所以不能忽略这一点。

虽然此方已经被不少患者验证，但是也未必适用于每一个病人。就现阶段所了解到的情况，以下三类人群都不宜选用此方治疗牙痛。

第一类是甲状腺功能亢进（甲亢）患者。甲亢患者常常处在高度兴奋状态，故不宜使用辣椒等强烈刺激性食物。又因甲亢患者本来就容易心动过速，使用辣椒后会使心跳加快，加重症状。

第二类是肾炎患者。像辣椒这一类含刺激性成分的食品和各种辛辣调味品（如葱、姜、蒜、咖喱、芥末、胡椒）以及各种香料和含挥发油多的蔬菜（如韭菜、茴香、芹菜、小萝卜等），在人体代谢过程中，其辛辣成分常常要通过肾脏排泄，而这些辛辣成分对肾脏实质细胞均有不同程度的刺激作用，严重时会影响到肾脏功能。

第三类是哮喘患者。因为辣椒碱有时会令其发病。

两面针止痛疗效好

对于牙痛的烦恼，只有亲身体验过的人才能明白那种疼痛酸麻，大半张脸都不自在的感觉。我们希望通过下文的介绍，让你对牙痛知识增进一些了解，从而对你的牙齿更增加一份关爱。

王平是某化妆品公司的市场部负责人，今年36岁。为了给自己8岁的女儿看牙，对牙科诊所很熟悉。不过，他没想到，一向牙口良好的自己也有为了治好牙痛而辗转难眠的时候。在此期间，面部水肿让他在见客户的时候很是尴尬。因为他平时是个卫生标准较高的人，甚至有一点点洁癖。所以，他对于自己牙痛的情况有些难以理解。自己平时用的是含有草药抑菌成分的牙膏，吃饭之后勤漱口，牙缝隙的污渍也经常用牙线清除，为什么还会牙痛呢？后经过医生诊断，他得了风火性牙痛。这是一种属于身体其他病变引起的并发症性质的牙痛，这也是最痛的一种牙痛。这也就是为什么自己的牙没问题还会牙痛的原因。

医生推荐他使用抗生素治疗。他反感西药和一切消炎药，所以拒绝接受治疗。面对脾气很倔的丈夫，王平的妻子感到很无奈。在和朋友聊天时，听说两面针对治疗此类型的牙痛效果不错。回家后，在劝说之下，王平试用了这个方法。牙痛果然减轻了许多。

两面针疗法的具体用法是：取两面针根10～15克，鸡蛋1个。两面针洗净切片，鸡蛋洗净外壳，加水40毫升。煮至蛋熟，去壳再煮至水剩200毫升，去药渣，吃蛋喝汤。有祛风活血、解毒消肿的功能。如换用青壳鸭蛋效果更佳。此法不仅适用于风火性牙痛也适用于其他各种原因所致的牙痛。

两面针味苦、辛，性平，有小毒，有祛风化湿、活血化淤、消肿止痛、解毒的功效。

虽然，两面针有着诸多对人体有益的疗效，但是也要注意用法和用量，切忌过量使用，更忌与酸味食物同服。酸碱中和之后，就无法发挥其应有的功效了。此外，如果属于风火性牙痛的话，不仅要止痛，更要到专业的治疗机构做其他部位的检查，以找到病变的根源，及早治疗。

胃里起火牙里痛，鲫鱼来当“消防员”

马鸣是某知名发型设计室的资深发型师，平时只接待VIP客户。很有个性的他不少生活习惯都与常人不同。比如：从不让自己的睡眠超过4个小时，能喝果汁的时候决不喝水，菜和主食一向都分开吃。虽然平日里收入无忧，职业技术一流，但是他的身体一直不是很好。最近又因为牙痛而请假休息。这次，他发觉自己面红耳赤，还便秘。最后实在挺不住才去看了医生。医生告诉他，他的牙痛是因为胃里有火。那些不科学的习惯统统要改掉，尤其是要多喝水。医生还开了去火的药给他。

他不得已改掉了自己不良的生活习惯，但是医生开的药方他吃了两次之后出现明显的口干、犯困症状，这也同样会影响他的工作。不得已他自己擅自减少了剂量。剂量少了治疗效果自然不会好。这时，从老家来看望他的姐姐发现了这一情况，便做了豆腐鲫鱼汤给他喝。每晚喝一次，连续喝了一星期，牙痛竟然全好了。

豆腐鲫鱼汤的具体做法是这样的：准备鲫鱼1尾（约500克），水豆腐250克，姜丝、精盐、味精、麻油各适量。然后将水豆腐切成小方块，放于砂锅中，加入清水250毫升，小火煮至成蜂窝状时，再将鲫鱼宰杀并清洗干净和精盐、姜丝一起放入，煮至熟透，下味精，淋上麻油。分1～2次趁热食鱼喝汤。此食疗方主治胃火牙痛、牙龈肿痛、小便黄短、大便秘结等症，是流传于民间大厨之间的养生汤品。

要预防胃火牙痛还要注意以下几点：

首先要清除蛀牙。如果病人有蛀牙，那么对于牙痛的来源就容易被混淆。如果正好蛀牙也在痛，那么治疗起来就更加麻烦了。

其次，要尽量减少或消除病原刺激物，改变口腔环境。这里的重要环节是刷牙和漱口。

最后就是调节饮食。针对胃火牙痛，患者应该吃点能够清胃泻火、凉血止痛的食物，如牛奶、贝类、芋头和新鲜的红、黄、绿色蔬菜等。同时这类牙痛也要忌食辛辣、油炸、坚硬、粗纤维食物。此外，熏烤类食物会直接刺激牙周黏膜，破坏黏膜的上皮细胞，使它充血、水肿，引起疼痛；含糖、脂肪高的甜食对牙龈有刺激作用，又不易消化，也应忌食。

牙周炎

喝碗枣粥治牙周，健康吃出来

牙周病症主要发生在牙周韧带、牙龈和牙床部位。因为进程缓慢而容易被人忽略。很多人都是在发现自己牙龈出血严重的时候才开始关心牙周问题的。

一般说来，牙龈萎缩或者牙龈出血的主要原因就是牙周炎症。牙周炎症也是口腔内科的常见病、多发病。发病的原因多是因为菌斑、牙结石、食物嵌塞、不良修复体、咬创伤等原因。之所以会出现菌斑和牙结石都是由于清洁不彻底，食物的残渣日积月累形成的。严重时会出现牙龈发炎肿胀，微痛，并由龈上向龈下扩延。

这里，我们为大家推荐一款应对牙周炎症的食疗偏方：枸杞枣肉粥。这个粥取材简单，效果良好，十分适合由于牙齿疏松摇动、牙龈溃烂萎缩、溃烂边缘微红肿等症状的患者。

具体说来，需要准备的材料有枸杞20克，枣肉30克，粳米60克，白糖适量。先将枸杞、枣肉和米煮熟，最后加入白糖食之。

选择枸杞为主要材料是有医学依据的。中医认为："肾主骨，生髓，齿为骨之余"、"肾衰则齿脱，肾固则齿坚"。而枸杞是补肾佳品，对于牙齿疾病的修复也具有重要意义。

此外，牙周炎患者还要注意补充高蛋白饮食，以增强机体抵抗力及抗炎能力，提供损伤组织修复必需的原料。补充矿物质，注意平衡体内钙、磷、锌的比例。多食豆制品、鸡蛋、牛奶、绿豆、麦片和新鲜蔬菜、瓜果等，时常吃些肉类和全谷物。忌食油炸煎熬油腻食品以及海货、大蒜、韭菜等刺激性食品。少吃糖，因为糖类易导致菌斑形成并阻止白细胞消灭细菌。

预防牙周炎要养成健康的饮食习惯。注意饮食结构营养均衡，多吃富含纤维的耐嚼食物，有效增加唾液分泌，这样做利于牙面及口腔清洁，能将牙周炎症扼杀在摇篮中。

正视牙周炎，双药齐下解烦忧

生活中，人们之所以常常忽略牙齿健康问题，很大程度上是因为牙齿长在嘴里，所以有点问题只要不开口露不出来就无伤大雅。有这样侥幸想法的人可以说是十足的懒人。

有了病，不管是看得出来的还是看不出来的，都要及时医治，拖延无异于自虐。"看不见"的牙周炎是口腔健康的"头号杀手"。

古语说得好：齿为骨之余，骨为肾所主。牙齿一旦生了病说明人胃部虚弱，肾气不足。齿稀疏松动，牙龈萎缩，多为虚火上炎所致。

患有牙周炎时，会出现牙龈红肿、发脓出血、无力咀嚼等症状。对此，我们介绍两种巧治牙周炎的简便方法：

这两种方法的主要材料分别是荔枝和金银花。

第一种制作方法是先取适量干荔枝，去壳后，放入口中，咬于病齿上，让其生津，再吐出唾液，每次含20～25分钟，一日含3～4次，连含3天即可。

荔枝肉含丰富的维生素C和蛋白质，有助于增强机体免疫功能，提高抗病能力，能消肿解毒、止血止痛。所以，应对牙周炎症有良好的缓解病痛的作用。

第二种是取金银花20克，加水煎服，每日一剂，一剂分早、晚两次煎服，连服3～5日即可治愈。

对于金银花的药用作用古书中早有记载。其茎、叶和花都可入药，具有解毒、消炎、杀毒、杀菌、利尿和止痒的作用。金银花茶味甘，性寒，具有清热解毒、疏散风热的作用。金银花有清热解毒、疏利咽喉、消暑除烦的作用。可治疗暑热症、泻痢、流感、疮疖肿毒、急慢性扁桃体炎、牙周炎等病。

这两款牙周炎偏方取材源自天然植被，所以，副作用极小，适合的病症患者范围也较广。无论是小孩还是老人得了牙周炎，都可以选用。

牙周炎的形成不是一朝一夕的事，所以牙周炎的预防工作也应该从日常生活中开始。因为牙齿的主要功用就是咀嚼食物。所以，食物的选择和正确的吃法都对牙齿健康起到至关重要的作用。多吃对牙齿环境有益的食物，可以有效延长牙齿寿命，减少口腔疾病的发生。

要想消除牙内细菌，可以多吃橘子、猕猴桃、哈密瓜、木瓜、草莓等水果。以上水果中都含有丰富的维生素C，不仅可以消灭细菌，还会促进牙龈所需胶原蛋白的生成，使牙龈更健康。此外，西红柿、红薯以及红色、黄色和橙色的柿子椒中也含有比较丰富的维生素C，可以适当多吃。但是在刷牙前半小时内，尽量不要吃橘子等较酸的食物。因为这些酸性物质会使牙齿外层的保护膜变得脆弱，暂时削弱牙齿的抵抗力，如果马上刷牙，容易损害牙齿。

要想清洁牙齿残留物，可以选择吃生胡萝卜、芹菜、花椰菜、豌豆等食物。它们可以清洁牙齿和牙龈，在咀嚼的同时，将牙缝里藏着的残余食物轻松去除掉。咀嚼的速度要放慢，而且要让每个牙齿都能参与。

如果你想要改变口腔pH，就要喝牛奶、酸奶了。牛奶、酸奶或奶酪含有丰富的钙质、维生素D等，它们能使口腔中的pH升高，酸性降低，这样就会大大降低患蛀牙的概率。相反，面包、土豆和面条等淀粉类食物，糖分含量高，留在孩子的口腔中，容易形成某些细菌的温床，加速蛀牙的产生。

如果你想让自己的牙齿更加强健，可以把芝麻、瓜子等作为平时的零食。它们所含的天然脂肪，可以起到保护牙齿和抵抗细菌的作用，让你的牙齿更加健康，有效预防蛀牙。

一杯鸡蛋酒的神奇疗效

牙周炎是口腔科的常见病，也是一种破坏性疾病。牙周炎的可怕之处就是它可以在不知不觉中使牙周组织遭到严重的、不可逆的破坏，导致多个牙齿不得不被拔除，造成人的牙齿缺失。

梁爽是某俱乐部的调酒师。因为是此行业中难得的技术过人的女性从业员，所以备受老板重视。在来俱乐部玩的客人中，不少人都是因为想看她的花式调酒而来的。这还不是最特别的，最特别的一点是，她不仅能够调制出常见的几款经典酒品，还对养生酒品略知一二，每周五的晚上她都会为客人特别推荐一款养生酒。这和她从小受到中医世家的熏陶有关，她希望自己所传达给客人的饮酒品酒观念是健康、时尚的。在她推荐的养生酒品中人气最高的就是鸡蛋酒。

注意，这里的鸡蛋酒和彝族在节庆期间和嘉宾临门时配制的鸡蛋酒不是同一种东西，也不同于德国人治疗感冒时所制作的鸡蛋酒。虽然此三种酒都具有保健、治疗的功效，却是截然不同的三种饮品。

这种鸡蛋酒的具体做法是：先准备白酒100毫升、鸡蛋1个。然后将白酒倒入容器内，用火点燃，把鸡蛋打入白酒，不搅动，不加调料，待火熄蛋熟，冷后一次服下。

这款养生酒饮主要用来缓解牙周炎症。每日饮用2次，坚持3天即可有明显效果。虽然此款养生酒不能算是什么专家秘方，但因为取材天然所以无副作用，牙周患者不妨一试。

野山菊泡脚，炎症节节败退

日常生活中人们对牙周炎总是视而不见，根本没拿它当回事，殊不知，无视它的后果往往是比较严重的。牙周疾病，侵犯的不仅仅只是口腔。

“医生，你看我这牙怎么比别人的稀呢？”在某大学的附属医院内，44岁的金女士正在接受牙齿诊断。主治医师在仔细检查过金女士的口腔后告诉她。由于她的牙周炎没有得到及时的治疗，致使牙龈萎缩严重，现在只能将牙齿拔除。这个结果让金女士很吃惊，自己从没在意的“小毛病”却酿成了这样严重的后果。

据不完全统计，我国的牙病患者中牙龈炎、牙周病的发病比例高达90%。看到这样的结果，你是否想起关心自己的牙齿了呢？

想要对付像牙周炎症这样的疾病，光靠吃药显然不是上上之策。药物虽然可以收到立竿见影的效果，但之后对身体的副作用也会逐渐显现出来。尤其是对于上了年纪的中老年人，身体对于副作用的承受力和容纳力都已经很低，所以，吃药治牙周炎对他们而言并不见得是一件好事。

自然疗法是老年人调养疾病的一个正确选择。这里为大家推荐的偏方适用于40岁以上的中老年人，即野山菊足浴法。

简单地说，野山菊足浴法是以水为媒介，利用人与水的接触，使水中含有的一些对人体健康有益的成分通过亲和渗透作用进入人体，达到治疗目的。野山菊足浴能有效地祛虚火、寒火，可以治疗口腔溃疡、咽喉肿痛、牙周炎、牙龈炎、中耳炎等头面部反复发作的与虚火、寒火有关的疾病，对提高免疫力，防治和治疗感冒有很好的疗效。长期坚持菊花泡脚可增强机体免疫力，不易生病，亦可延年益寿。

需要注意的是，野菊花性微寒，常人长期使用或者用量过大，可伤脾胃阳气，如出现胃部不适、胃纳欠佳、肠鸣、大便稀烂等胃肠道反应，故脾胃虚寒者及孕妇不宜用。

此外，在野菊花的购买和选择上，也要有基本的鉴别能力。因为菊花容易发霉，长虫，市场上菊花质量参差不齐，有些菊花加工有问题，用的是硫黄熏制。为了方便大家选取质量上乘的野菊，早日治愈牙周疾病，下面为大家介绍一些详细的挑选方法：

（1）颜色太鲜艳、太漂亮的菊花不能选，可能是硫黄熏的。硫黄熏的菊花用滚水冲泡后，有硫黄味。要选有花萼，花萼偏绿色的新鲜菊花。

（2）颜色发暗的菊花也不要选，这种菊花是陈年老菊花，且受潮了，可能还长了霉，这样的菊花吃了对身体有害。

（3）用手摸一摸，松软的、顺滑的菊花比较好，花瓣不零乱，不脱落，即表明是刚开的菊花就采摘了。

（4）菜市场上的菊花质量没有保证，大医院或大药店的菊花有独立包装，周转快，有药师把关，相对来说，质量有保障。

牙龈出血

酸藤果饮驱赶红色困扰

当你早晨起床刷牙的时候可否在牙刷上以及牙膏的白色泡沫中发现混有殷红的血液？当你在吃水果、咬馒头时是否会在水果及馒头上留下带血的牙印？如果答案都是肯定的，那么很抱歉地告诉你，你牙龈出血的状况已经比较严重了。很多人在发现牙龈出血后，大多数人习惯自己买点药吃，但是有时总是久治不愈怎么办呢？

如果你有足够的时间也可以试试民间流传的治疗牙龈出血的小偏方，或许会对你牙龈出血的症状有所改善。

孙丽娜是某科技公司的前台，毕业之后至今已经在公司效力两年，表现一直不错。可是最近有一件事让她很烦恼。她现在牙龈出血严重，已经到了不碰也可能会出血的程度。一次，有外籍客户来访，她进行前期的接待工作。礼貌接待时，为了给对方留下好的职业印象，笑容一直挂在脸上。可是，没想到几天之后竟然受到了主管的批评。“小娜，你赶紧把牙齿出血的问题解决一下，一笑都能看到齿缝里的血丝，笑得怪恐怖的。客户看了也不舒服。”几句话，像迎头泼过来的凉水，让她很是难受。

同期进公司的小金，知道了这件事之后建议她试试食疗偏方——酸藤果饮。一开始孙丽娜并不想尝试，她觉得这样做有些幼稚。后来，为了工作上的努力不会因为这样不完美的细节化为泡影，她最终尝试了。没想到，效果真的很不错。

具体的制作方法很简单，就是用新鲜的酸藤果6~9克，以水煎服。每日饮用两次。要问为什么酸藤果能有如此疗效，其实这不是什么秘密，《常用中草药手册》一书中就有记载：酸藤果可治胃酸缺乏，齿龈出血。

此外我们在平时还应保护牙龈，做好预防工作。预防牙龈出血的好办法是早晚有效地刷牙，饭后漱口。习惯早晚刷牙及使用牙线清洁牙缝。正常的牙龈组织为粉红色，紧包牙齿，不出血。而发炎的牙根呈深红色、水肿、一碰就出血。

如果你对自己的牙齿健康状况表示担心，也可以选择定期到专业的口腔科做检查。必要的时候可以采用洗牙的方式保持口腔卫生，防止牙龈出血。

郁李酒，牙龈不再出血

每个人都有牙齿，但不是每个人都会得牙病。也许，你和别人吃了一样的东西，生活上也同样不太注意保持口腔卫生，但当你牙痛发作、发炎、牙龈出血的时候，别人却没有任何不良症状。这究竟是为什么呢?

牙病和其他疾病一样也有易感人群这个概念。那么，哪类人易患牙龈出血类的牙病呢?

首先是处于换牙时期的儿童。他们常因乳恒牙替换，牙列出现暂时性排列不齐，易导致牙床发炎，如不注意口腔卫生，易引起萌出性龈炎导致牙龈出血。

其次是处于青春期的少男少女。因易患青春期龈炎，牙龈出血也常见。主要原因是卫生习惯不良，再加之青春期内分泌（性激素）的变化较明显，使牙龈组织对微量局部刺激物，易产生明显的炎症反应，出现牙龈出血。

再次是处于妊娠期的女性。如果妊娠前就已患有慢性龈炎，在妊娠期间孕激素水平升高后，常造成牙龈的自发性出血，妊娠时牙龈乳头可出现瘤样增生称“妊娠性龈瘤”，极易出血，一般在经期和分娩后，龈瘤和出血症状可消失或部分消失。

最后是患某些系统性疾病的中老年人，糖尿病患者由于牙床毛细血管缺氧，抵抗细菌能力下降，易造成牙床感染出血。

了解了易感人群，对于牙病的预防能起到很好的作用，有效地减低牙周疾病、牙龈出血的发生概率。

陈伟因为早年丧父，他对母亲可以说是言听计从。结婚之后，也和母亲住在一起。母亲只要有一点小病小灾，他都会挂在心上。最近，为了给母亲寻找治疗牙龈出血的奇效偏方，打听了不少偏方。因为母亲年轻时因为胆结石做过手术，很多东西都吃不了。所以，他不想让母亲吃很多药来加重身体上的负担。终于，功夫不负有心人，让他找到了郁李酒这个偏方。

具体的操作方法为：取郁李根、细辛、椒各25克，槐白皮、柳白皮各50克。先上细锉，每用药50克，酒250克，然后煎三五成沸，去除渣滓之后用来漱口，热漱冷吐效果较好。主要的功效就是用来治齿风肿痛，牙龈肿赤、出血。

郁李种植广泛取材容易，经济实用，而且虽不是正方，但其基本原理古书中可找，有治疗的依据和可信度。这一偏方有一定的使用忌讳，《本草经疏》中说：“津液不足者，慎勿轻用。”《得配本草》说：“大便不实者禁用。”

日常保健方面，要想杜绝不必要的牙龈出血现象就要掌握正确的刷牙方法——竖刷法，即刷上牙时刷毛顺着牙缝从上向下刷；刷下牙时顺着牙缝从下向上刷。动作要慢一些，在同一部位上反复数次，让刷毛通过龈与牙的交界区时彻底去除污物，对牙龈也有按摩作用。

牙龈出血，多吃维C炒饭

到现在为止，我们了解的牙龈出血的原因有很多，因此必须找出病因，才能进行有效的防治。牙龈是软组织，当缺乏蛋白质、钙、维生素C时易产生牙龈萎缩、出血。

如果是因为缺乏维生素C而导致牙龈出血的话，除了在医生的指导下服用维生素C片剂外，饮食上也要多注意补充富含维生素C的食物，多吃水果蔬菜。在同样的条件下，长期缺乏维生素C的人由于牙龈组织的毛细血管脆性增加，渗透性强，比常人遇到上述刺激后更易出现牙龈出血。

汪敏霞家在农村，大学毕业之后留在大城市工作。因为从小养成了节俭的习惯，所以，虽然自己每个月的收入也不算不少，但生活费用开销在她的掌控下却很是有限。为了攒下钱寄回家里，她每个星期都会主动加班，并且午饭也很少在外面吃，总是自己带饭。水果之类更是很少吃一次。加班加点地工作，让她眼底的眼圈严重，牙龈出血，皮肤暗沉。

在她寻找治疗方期间，她的身体出现了精神消退，烦躁不安，做任何工作很容易疲惫，肌肉疼痛的现象。后来与同事闲聊的时候，其他的女同事都对她平时“虐待”自己的行为“不满”，关心地为她出谋划策。最后，她选择采用一种成本较低的食疗偏方治牙龈出血——青辣椒饭，没想到效果很好。这款食疗方可以快速补充维生素C，下面就和大家分享一下：

准备绿番茄、干香菇、洋葱、红甜椒、青椒、火腿肉、白饭若干，调味用品有咖喱粉和色拉油。

具体的制作方法是将干香菇泡软切细丁、绿番茄、洋葱、火腿切小细丁。青椒、红甜切半去子，一半切细丁另一半内部刮净备用。色拉油起油锅，将全部丁状材料入锅爆香，放入白饭及咖喱粉共拌。拌香之饭置于另一半青、红椒内，入烤箱以170度，烤25分钟。

青椒、红椒含高量的维生素C，对牙龈出血舒缓颇有助益。

那么，哪些人群最容易缺乏维生素C呢?

（1）工作环境恶劣的人。

（2）喜欢抽烟或者烟龄很长的人。

（3）从事剧烈运动和高强度劳动的人。这些人因流汗过多会损失大量维生素C，应及时予以补充。

（4）脸上有色素斑的人。维生素C有抗氧化作用，补充维生素C可抑制色素斑的生成，促进其消退。

（5）对某种药物有依赖的人。服用阿司匹林、安眠药、抗癌变药、钙制品、避孕药、降压药等，都会使人体维生素C减少，并可引起其他不良反应，应及时补充维生素C。

在预防牙龈出血的过程中，还要注意一点：如果遇到原因不明的大范围自发性牙龈出血时，应及早到医院检查，以便确定其是否存在血液系统疾病，尤其是隐蔽的血液病。

唇干裂、唇寒

爱上保鲜膜，唇色更诱人

由于空气污染和唇膏选择失误，现代女性的嘴唇普遍出现越来越干燥的现象。尤其是进入秋冬季节之后，嘴唇脱皮、干裂问题开始变得很严重。很多女性身边不离润唇膏，但实际上润唇膏只能缓解嘴唇一时的不适，而且，还会导致嘴唇对润唇膏的依赖性。

不停地涂润唇膏既费时费事又可能因误食过多的唇膏，对身体产生不利影响。这里为大家介绍一种保鲜膜润唇法，是个十分好用的小偏方。

具体做法是：用成分单纯的润唇膏（最好是没有果味或者其他特殊添加成分的），涂抹在嘴唇后，用厨房的保鲜膜覆盖在上面，其要领类似于做面膜。一次大约15分钟。如此重复两个星期左右，嘴唇自然保持湿润的能力就能恢复。其实道理很简单，即密封促进水分吸收。但是，在操作的时候除了要掌握好使用的时间，更要选择正确的保鲜膜材质。乱用一气，会有中毒的危险。

那么，应当选择哪种类型的保鲜膜呢？

现在市面上最为常见的PE、PVC、PC这三种保鲜膜中，PE和PC这两种材料的保鲜膜对人体是安全的，可以放心使用，而PVC保鲜膜含有致癌物质，对人体危害较大。

不过，专家提醒，由于用此种方法不能用嘴呼吸，所以在感冒时不能用这个办法。此外，切忌在感到嘴唇干燥时用舌头舔湿它，因为这样只会加快嘴唇表面水分蒸发的速度，令嘴唇越舔越干，直至裂口。

此外，我们还要学会在日常生活中护理唇部。

首先，要学会不用舌头湿润双唇。这是因为唾液中含有一些刺激性的分泌物，这些分泌物虽然可以帮我们消除蚊虫叮咬后的瘙痒，却会让娇嫩的双唇承受不起。因为嘴唇的表面不是皮肤，而是一层薄薄的黏膜，所以应当区别对待。

其次，每天涂抹润唇膏的最佳时间不是出门之前而是晚上睡觉以前。这样可以利用夜间的时间来滋养嘴唇，使它得到充足的水分和营养。注意，这个时候不要用保鲜膜。

再次，注意避免刺激性饮食对唇的伤害。吃过辣的食物会刺激唇部黏膜的溃烂、气疱。不要喝太烫的水或者吃太烫的食物，这样很容易造成外表黏膜烫伤，使唇部容易老化，让嘴唇更容易起死皮，严重的引发溃疡，留下不好的痕迹。

最后，特别提醒爱美的女性朋友们。在买唇部彩妆产品的时候要经过测试。最好不要轻易试用柜台那些口红试用装，很多口红被女性随意试用，滋生细菌，难免会造成交叉感染，所以一定要将使用过的口红用干净的纸巾擦净，用卫生的棉棒，或者准备一些可以隔离口红的唇蜡之类的隔离产品，涂抹隔离产品后再尝试使用口红试用装，试过后一定要及时擦去。

天然食物做唇膜，防止唇干裂

庞文是某大学大四学生，是个很有时尚感觉的女孩子，在学校里人缘也很好。因为擅长美容保养，所以在大三下半学期的时候就在学校周边的临街租了一个小店面，卖一些护肤保养品和生活日用品。她还经常给去店里的同学朋友传达护养秘诀，其中不少偏方经济又好用，很受欢迎。班上有一个南方来的同学晶晶，因为唇干裂变得沉默寡言。她唇干裂的主要表现为嘴角裂口、出血、疼痛，庞文特意到她宿舍聊天，告诉她两款护唇小偏方。晶晶用过之后，干裂症状减轻许多，也不再出血了，安然地度过了干燥难熬的秋季。

这两个奇妙的偏方是以天然食物（橄榄油、奶粉）为主要材料的。

第一款是在睡前将橄榄油涂在嘴唇上吸收20分钟以上，然后擦净。每日坚持。5~7天即可见效。

第二款是将少量奶粉用水调成糊状，厚厚地涂在嘴唇上，充当唇膜。待完全干了之后去除即可。每天一敷，7~10天即可见效。

此外要注意，已经干裂起皮的嘴唇千万别用手撕扯，如果脱皮严重，可以将润唇膏敷在嘴唇上再盖上保鲜膜，然后用热毛巾轻敷，让唇部充分吸收水分和油分，敷完唇后，用指腹轻轻按摩，这样死皮即可脱去，唇部也会因按摩而促进血液循环，变得润泽。

最后，对于唇干裂患者而言，虽然张口就痛，但也要多饮水，多吃新鲜蔬菜、梨、荸荠等有生津滋阴作用的食物，也可同时服用维生素A，这些举措都能对缓解唇裂起到积极作用。

唇寒病生，保健穴位送温暖

古语有云："唇亡齿寒。"唇在五官健康中占据着十分重要的位置。

试问哪个爱美的人不想拥有红润而富有光泽的双唇呢？可是总有些人的双唇不尽如人意，要么就是干裂，要么就是发暗，甚至偏紫色，毫无光泽可言，他们的手脚总是冰凉的，如果赶上寒冷天气，唇色会变成暗紫色，猛然看到有些吓人，不知道的还以为他得了什么大病。

现在有很多女性的体质天生就偏寒，所以手脚容易发凉，再加上现在流行的露脐装、低腰裤和超短裙，使女性的身体更加寒凉。中医学讲，寒主凝滞，体内太寒，血液流动太慢，就会形成血淤，血行变慢，新鲜的血液，也就是动脉血不能及时补充，会表现出静脉血的颜色呈暗红色，而动脉血呈鲜红色，所以受寒的女性的唇色会发紫和发暗。要祛寒就要温阳，其中最简便的方法就是灸神阙穴和关元穴。

神阙穴就在肚脐眼的地方，我们可以取少量的盐放在肚脐内，上面放一块硬币大小的生姜片，再放满艾绒，点燃，但要注意的是，当你感觉很烫的时候，把姜片拿下来，绕着肚脐上下左右移动。每天睡觉之前灸，因为此时阳气最少。

关元穴在肚脐正下方四横指的地方，每天要灸10分钟，可以隔着姜灸，也可以只用艾条灸。除了灸神阙穴和关元穴之外，还可以刺激血海，因为刺激血海可以活血化淤，用大拇指点揉或者按揉，直到感到疼痛为止。

建议你每天坚持灸神阙穴和关元穴10分钟，然后按揉血海2~3分钟，直到感觉浑身暖和为止。只要你长期坚持，相信你的双唇会如樱桃般鲜嫩红润，富有光泽。

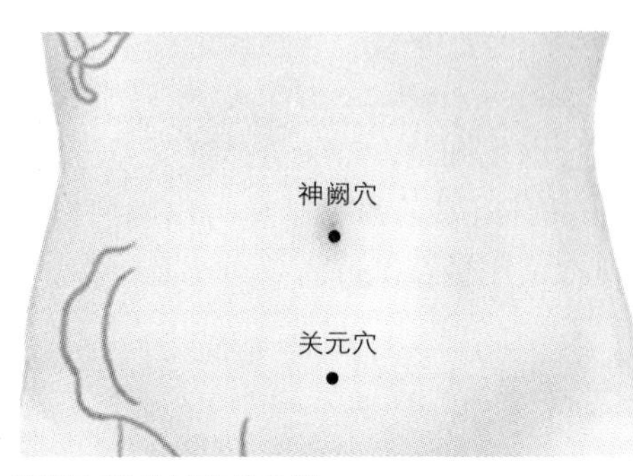

神阙穴和关元穴的位置

对于体质寒凉的人而言，最好还要多晒太阳，多运动，时刻注意保暖，还要多吃一些温热性的食物，如牛羊肉、虾仁、生姜、韭菜等。体质的调节和转变可对嘴唇的养护起到重要的基础性作用。

口臭

菜叶治口臭，人际距离短三米

从病理学的角度讲，口臭的产生是由于机体失调导致口内出气臭秽。从社会关系的角度讲，没有人会愿意和口中有异味的人靠得太近，即使对方是你的朋友。不论是出于礼貌还是出于自身健康考虑，有口臭就应当及时治疗。

口臭还常是某些慢性病变的一种症状，如口腔、鼻咽、呼吸和消化系统及一些全身疾病，在这种情况下，刷牙漱口、含口香糖、使用口气清洁剂等大都治标不治本。下面的事例足以说明这一点：

宁海涛是某政府部门的负责人，因为平日里经常接待相关领导，所以免不了酒席应酬。但最近有饭局的时候，他都不好意思和对方坐太近，说话也时常注意不说近距离的悄悄话。原来是因为他发现自己最近口气不够清新。饭局中间还不忘到洗手间喷点口气清新剂做遮掩。他自己心想，这样下去也不是办法，就去看了医生，医生的诊断结果是，胃部积食，消化不良，体内排毒不畅变成毒素，影响了口气。

医生建议用食疗的方法。具体方法是取新鲜的青菜叶，或萝卜叶、莴笋叶都可以。将菜叶用水冲洗干净，凉开水冲一遍，晾干表面水分，然后切碎，用榨汁机取汁。或是将菜叶放在容器内捣烂，绞汁，再用干净纱布过滤。服用时可加入少许凉开水，每天早晚各饮1杯，坚持2周。让他感觉惊喜的是两周之后，口里的异味完全消除了。空气清新剂、口香糖之类的东西终于可以扔到一边去了。

所以，当发现自己有口臭症状，同时伴随咽干，频发口腔溃疡，胃痛腹胀，消化不良，食欲缺乏时，应及早采取措施。

在平常生活中，要预防口臭应注意以下几点：

（1）保持口腔的清洁和湿润。饭后漱口，睡前刷牙，用含氟的牙膏刷牙，同时仔细地清理牙缝；注意清洗义齿，睡觉前要除去义齿；多喝水，以保持口腔湿润。

（2）定期接受口腔检查。注意预防并及时治疗龋齿。少吃甜食。

（3）饮食要有规律，具体来说，要做到以下几点：

①饮食要相对清淡，避免吃生冷、刺激性、有臭味及不易消化的、油腻的高蛋白、高脂肪食物。

②多吃蔬菜水果，粗细搭配，不挑食，不偏食，不暴饮暴食。进餐不宜过饱。

③睡前不吃零食，特别是甜食。

④进餐时要细嚼慢咽。

（4）少饮酒，戒烟。

（5）防治消化不良。当出现消化不良时，可适当服用一些助消化的药物，保持大便通畅。

老丝瓜汤治口臭，简单又好用

正常人口腔中都有一定的气味，但在进食大蒜、葱、韭菜、羊肉、豆腐乳等食物后，口腔中的异常气味就会更加严重，这些异常气味可经过刷牙漱口消除或减轻，因而不能视作病态口臭。

口臭是指口内出气臭秽的一种症状。贪食辛辣食物或暴饮暴食，疲劳过度，感邪热，虚火郁结，或某些口腔疾病，如口腔溃疡、龋齿以及消化系统疾病都可以引起口气不清爽。口臭常给患者造成精神负担，影响社交活动。

由于引发口臭的具体原因有所差别，食疗的选材也应有所不同。常见的病因中，除了上文提及的积食排毒型口臭之外，还有虚火上炎型口臭，这种类型的口臭是由于体内火气的淤积而发生的。

秦桂花是一位普通农民，因为自己没有什么文化，所以特别想让自己的孩子成为一个文化人。多年来，辛苦供儿子读书成了她生活的全部动力。一向成绩优异的儿子在高中第二次模拟考试时发挥失常，只考了全年级第22名，以这样的成绩能不能上好大学很难说。秦桂花知道后竟然连发了两天烧，口气难闻，面色微红。她自己也知道这是上火了，但是实在控制不住。儿子看到母亲这个样子十分过意不去。待其他症状都消失之后，只有口气依旧难闻。虽然她自己不在乎，儿子却觉得母亲的病没有好利索，自己要想个法子让母亲彻底好起来。

后来老乡告诉他应该给母亲做点有助于清热降火的食物，并推荐了老丝瓜汤。秦桂花连着喝了几天之后，口气大有好转。

老丝瓜汤的具体做法是准备老丝瓜1条，盐少许。将丝瓜洗净，连皮切断，加水煎煮半小时，放盐再煮半小时即成，每天喝两次。

艾草酒汁，清新口气不是梦

张未然是某企业培训机构的讲师，因为每天做得最多的事情就是与人沟通，讲授课程，所以个人形象对他而言是很重要的。虽然自己的专业知识和沟通能力都不差，但是因为有口臭的毛病，与人沟通或者朋友相聚的时候还是难免会感到难堪。有一次回到家乡，邻居的老人与他说话时，突然问他是否有口臭，得到肯定的答复后，老人家说这是小毛病，很好治的。老人家告诉张未然一个治疗口臭的小偏方，这个方子只需要用家乡盛产的艾草（艾蒿）浸酒绞汁，配蜂蜜食用即可。

具体的做法是：在春天当艾草长出新叶时，摘取其新叶洗净，曝晒后备用。将艾草装入事先准备好的一个广口容器，以清酒装满密封泡浸四五天，再开盖将泡浸数天的艾草从容器中取出，绞汁一杯，与少许蜂蜜或等量的白开水兑匀食用。若在睡前服用，隔天即可全除口臭；用法得当的话，还能使口齿之间留有鲜艾草的清香，清新口气。

张未然依照此法，连用了一星期，口臭异味全部消失。

在引发口臭的因素中，幽门螺杆菌感染引起口臭的发生率很高。肠胃火热，在过高酸浓度下，口腔内辅助消化的各种菌和酶，就会表现出“亢进”状态，从而菌类丛生。艾叶不仅取材天然，而且具有抗菌及抗病毒作用，所以是治疗口臭的不二之选。

此外，老人还告诉他艾草的用途很广，还可做“艾叶茶”“艾叶汤”“艾叶粥”等食谱，以增强人体对疾病的抵抗力。而且，由于艾草具有一种特殊的香味，这些特殊的香味具有驱蚊虫的功效，所以古人常在门前挂艾草，一来避邪，二来驱赶蚊虫。现在，不少乡间屋舍门前，依旧可以看到这样的景象。

当然，中草药偏方疗法也未必适用于每一种口臭。人们患口臭的毛病，有时是因为食用特定食物之故。比如常吃大蒜的人，就带有大蒜异味；喜欢抽烟的人，就会有烟草臭味。有时饮酒过量的人，呼出来的气则带有怪异味或酸腐的酒味。像这些情形，用艾草浸酒绞汁食尚可除去；如果因胃寒引起口臭，可嚼食生姜去除；若因湿热胃积食，甚至因食道反流、胃溃疡、肺有化脓等之故而产生的口臭，则不适用此等家庭中草药疗法，患者须尽早到医院接受治疗。

胃热型口臭，需要三穴同治

引发口臭的原因是多样的。但是，最为常见的是上火。上火有着更深层次的意思，有胃火可以伴有胃疼、大便干等症状，肺部有火可有咯血、咳嗽、黄痰等症状，肝中有火会有一些烦躁、失眠等症状，女性会有乳房胀痛等。

一般说来，能引发口臭的上火多是胃火。胃腑积热、胃肠功能紊乱、消化不良、胃肠出血、便秘等引起口气上攻及风火或湿热，口臭也就发生了。而且，胃热引起的口臭，舌质一般是红的、舌苔发黄，这时只要喝用萝卜煮的水，消食化淤，口臭很快就会消除。胃热引起的口臭多是偶尔发生。

胃里的火气运行状况对人体健康，尤其是口腔健康影响明显。比如：胃火上升，胃热化火时，人多出现口腔炎症，如口臭，牙龈肿痛，甚或牙龈出血等。胃失和降时，可见口苦、口渴引饮、大便秘结等症。

金明伟在某生态科技公司做市场销售工作，常常出差到全国各地拜访客户。当他来到重庆的时候，一连三天拜访了三家客户，吃的都是火锅。虽然味道很地道，自己也很喜欢，但是麻烦的是，临回程的前一晚就上火了。吃了去火的药但是效果不大。回到公司之后，同事们都说他口臭严重，而且脸红扑扑的像喝多了一样。他自己也发现，一连几天他都不太想吃东西。

有多年中医经验的母亲看到儿子这个状况确定他是胃火上延，便用穴位疗法给他降“火”。

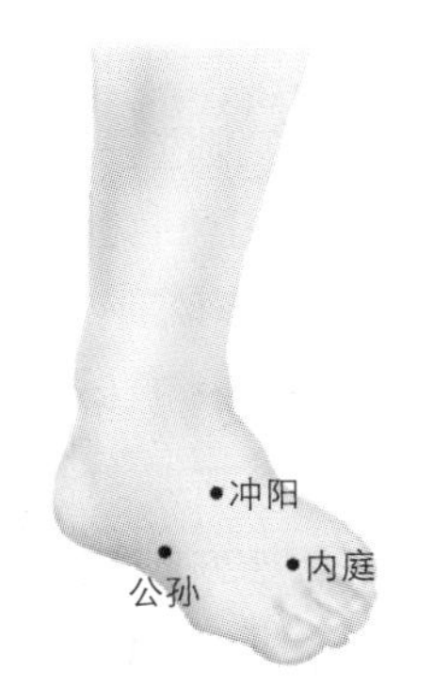

内庭、冲阳、公孙三穴的位置

因为金明伟不仅有口臭还伴有口干、牙床肿痛、消化不良等现象，所以母亲为他充分按揉足二趾趾面，并按揉足部内庭、冲阳、公孙穴各1分钟；又从小腿向足趾方向推足背及其两侧各30次。这样坚持做了三天，其口臭症状逐渐消失，吃饭也有些胃口了。

母亲在治疗的过程中还嘱咐儿子平时也要注意养成良好的生活习惯。如果再遇到口臭现象不能照搬此方法，而应首先确定是何种原因引发的，此穴位疗法只对由胃热引起的口臭有效。

除此之外，还比较常见的口臭原因是胃寒。这类人多见舌苔普遍发白，口臭时有时无，反复发作。对于这类由胃寒引起的口臭，平时要多喝生姜水，如果怕麻烦，也可以将姜切成薄片，取一片含在嘴里，也会对口气有一定的帮助。

每个人都希望自己口气清新，在社交谈话时给对方良好的印象。那么有口臭的人一定要分清自己的疾患是何种原因引起的，然后对证施治。此外，平时还要注意口腔卫生，定期洗牙，以预防口臭。

此外，若想避免因上火引发口臭，平时还要多吃点“苦”，苦味食物是“火”的天敌！最佳的清热解毒的苦味食物是苦瓜。除了苦瓜，还有杏仁、苦菜、苦丁茶、芹菜、苦荞麦、芥蓝、旱金莲等。用鲜芹菜叶加水煎剂，或用鲜芹菜以开水烫后榨取其汁，食后同样能清热解毒。

吃水果也要注意，有的水果属于热性水果，比如荔枝、橘子、菠萝、桂圆、石榴等，应少吃。另外葱、姜、蒜、辣椒、酒、胡椒、花椒、熏蒸食品、麻辣烫等都是容易引发上火的。

口腔溃疡

溃疡又来了，苹果来帮忙

反复发作的口腔溃疡，是内外因相互作用的结果。外因以热毒为主，内因多为情志内伤，饮食不节，房事劳倦所致。因为此前已经有过类似的溃疡病史，所以复发性溃疡多数是发生在原来病痛的区域内，常常疼痛难忍令患者寝食难安。

王萍是某航空公司的乘务员，以前就有过口腔溃疡的病史。最近因为工作需要调整航线，倒时差成为她的家常便饭。工作状态适应了，但是身体状态的适应却需要一段时间。一早起来刷牙时，发现口腔溃疡又回来了。于是，无奈的她想用以前的老办法来对付。谁知，三天过去了，病情没有丝毫好转。这小病一拖，使得她一连几天都没有食欲。说来也巧，赶上妇女节，公司发的节日礼物中有一箱苹果。本来不太爱吃苹果的她，因为听说苹果对溃疡好就坚持每天吃一个。没想到，一周下来，还是没什么效果。后来，她才了解到是自己的方法不对。要想正确发挥苹果的药用功能，就要按照下面的方法去做：

取一个苹果或梨，削成片放到容器内，加入冷水，水必须要没过苹果或梨，加热至沸，待其稍凉后同啤酒一起含在口中片刻再食用。果然，改良了食用方法后收到不错的效果。

在口腔溃疡的急性发作期，由于口腔黏膜变得更薄，而生苹果质地较硬，又加上含有1.2%的粗纤维和0.5%的有机酸有刺激性，很不利于溃疡面的愈合，且可因机械性地作用易刮伤黏膜加重病情，所以应当试用上述软化方法。而且，要注意，这里只能使用啤酒，白酒或者其他酒类都不宜替代。这是因为，啤酒的原料中含有啤酒花多酚。这种物质是口腔溃疡菌、幽门螺旋杆菌的克星，可以降低其对口腔细胞的伤害。

复发性口腔溃疡与免疫有着十分密切的关系。有的患者表现为免疫缺陷，有的患者则表现为自身免疫反应，由于各种因素，使人体正常的免疫系统对自身组织抗原产生免疫反应，引起组织的破坏而发病。

复发性口腔溃疡还与遗传基因有关系。其发病有明显的家族遗传倾向，一般父母一方或双方患有复发性口腔溃疡，那么，他们的子女就比一般人更容易患病。

复发性口腔溃疡的发作还会受到一些疾病或症状的影响，例如十二指肠溃疡、胃溃疡、慢性或迁延性肝炎、结肠炎等。

另外，消化不良、偏食、贫血、发热、腹泻、精神紧张、工作压力大、睡眠不足、过度疲劳、月经周期的改变等因素，一种或多种活跃、交替、重叠出现时，机体免疫力下降，免疫功能紊乱，进而造成复发性口腔溃疡的频繁发作。

含大蒜治溃疡，百用百灵

口腔溃疡又称为“口疮”，是发生在口腔黏膜上的表浅性溃疡，大小可从米粒至黄豆不等，成圆形或卵圆形，溃疡面为白色的凹，周围充血，患处有烧灼痛感。溃疡具有周期性、复发性及自限性等特点,好发于唇、颊、舌缘等，病因及致病机制仍不明确，诱因可能是局部创伤、精神紧张、食物、药物、激素水平改变及维生素或微量元素缺乏。

很多人把口腔溃疡当作小病，但是如果溃疡反反复复，那种“吃一口饭疼一下”的痛苦，又让人烦躁不已。怎样才能减轻呢?

郑某是某高中的历史老师，每天为学生们讲课是他最愿意做的事。但是，五年来，口腔溃疡的病痛一直折磨着他。不仅吃饭时感觉疼痛，就连平时说话都觉得很难受。授课之余他也曾到各医院看过多次，但因为没有特效药，病情总是时好时坏。口腔溃疡让他的工作成了“痛并快乐”的过程。夏天到了，他的病情加重，上课时性格活泼的他很少再说活跃课堂气氛的话。这让学生们感到纳闷。无意间，学习委员得知了郑老师的病情，就找大家集思广益，找了一些药方送给了他。郑某很感动，最让他感觉欣慰的是，自己的病竟然被学生们的爱心药方治好了。

其实，这个方子是一款民间小偏方，主要的材料是大蒜。具体的操作方法是：把大蒜去皮，切成小片含在嘴里，同时含化1~2片B族维生素片。含大蒜时，开始不要嚼碎，等到蒜没有辣味时再嚼，以能感觉稍有点辣但不难受为宜。可以每天上午、下午各含1次，每次半小时到1小时即可。

有人可能会问，为什么郑某的病在夏季会加重?

在炎炎夏日来临之际，很多人会因胃口变差而选择酸、辣等偏刺激性的食物。另外，夏季昼长夜短，人们通常晚睡或者熬夜，许多年轻人喜欢在路边吃烧烤、喝啤酒，而不良的饮食习惯最容易造成口疮的发作。对此，口腔科专家建议：多用盐开水、生理盐水、漱口液等漱口，以减少口腔细菌。

其实，口腔溃疡在很大程度上与个人身体素质也有关。因此，要想完全避免其发生，可能性不大，但如果尽量避免诱发因素，仍可降低发生率。

首先，要尽量避免和去除一切局部刺激因素。戒烟、戒酒及忌用辛辣刺激饮食。之所以强调这一点是因为，如果口腔内不小心被咬破，而此时你仍吸烟不止，就很容易长口腔溃疡。因为烟碱中含有的多种有害物质会附着在破损的口腔黏膜处，干扰、破坏黏膜的自我修复，引起溃疡。

其次，要调整生活起居，保证心情舒畅，提高机体抗病力。

再次，合理调配饮食，饮食宜清淡易消化，并富含高热量、高蛋白，多吃新鲜蔬菜及水果；不要吃太咸太油腻的麻辣火锅、烧烤等食物。

最后，还不要忘记做好心理护理工作。因长期反复损害，患者往往会失去治愈的信心，甚至对生活、工作、前途忧虑重重，应鼓励病人树立战胜疾病的决心和信心。同时应定期复查，一旦发现有癌变倾向，应及时积极治疗。

口腔溃疡几时好，蜂蜜说了算

面对好吃的东西不能痛快地吃，有想说的话不能痛快地说，怎能不郁闷?

口腔溃疡不是什么罕见的疾病，谁都可能经历过。但一般的偶发性口腔溃疡最多两个星期就好了，基本上不用服用什么药剂来治疗。

这里所关注的口腔溃疡，多与虚火上炎或脾胃湿热有关，而此类型引发的溃疡多发生在夏季。夏季天气炎热，景色秀美，人们的生活更加丰富。晚睡、熬夜，加上现代人习惯吃热辣、油腻食品，加之酗酒吸烟等不良生活习惯，给身体“火上加油”，尤其是对于长期感到压力大，精神紧张、波动，经常有疲劳感、睡眠不足的人而言，更容易“捂出”口腔溃疡。

李晓明是诸多北漂中的一员，因为刚到北京不满三个月，没有良好的人际关系，没有积蓄，所以境况很是艰苦。他好不容易租住到一处位于一层的房屋，也刚找到一份在酒吧驻唱的工作来维持生计。可是，不巧的是赶上北京连续两周连降大雨，他晚上加班加点唱歌，白天补觉，却发现屋子里潮湿得很，衣服洗了好几天也干不透。虽然如此，由于工作环境的关系，他的“夜生活”却挺丰富：熬夜、酗酒、唱歌、吸烟。没想到的是，口腔溃疡的困扰随之而来。

因为已经到了影响唱歌的程度所以不得已去就诊。检查结果是舌尖部有两个米粒大小的黄白色溃疡面，舌质红，苔中略黄腻，医生说是由于体内湿热引发的心火上炎而口舌生疮，给他开了几种药。但是一看价格他就傻了眼，治个口腔溃疡要花上百块，一晚上的活儿白干。幸亏，同住的小伙子家里人过来看望，告诉他一个治疗偏方。说家里人以前试过挺好用的。没想到连用了三天，溃疡好了大半，可以正常工作了。

这个方子其实很简单，主要材料是蜂蜜，具体的使用方法是：先将口腔洗漱干净，再用消毒棉签将蜂蜜涂于溃疡面上，涂擦后暂不要饮食。15分钟左右，可用蜂蜜连口水一起咽下，再继续涂擦，一天可重复涂擦数遍，可以起到消炎、止痛，促进细胞再生的效用。应对湿热引发的口腔溃疡效果显著。

在日常生活中，要预防口腔溃疡首先要学会正确的刷牙方法，并多刷牙、多漱口，保持口腔卫生。刷牙的原则为“三个三”，即每天刷三次、每次刷三分钟、刷全牙齿的三个面。另外，当创口痊愈后，一定要将牙刷扔掉，一来为了防止牙刷上留有的细菌继续“害人”，二来软毛牙刷的材质和设计不易将牙齿刷干净。

中国有句老话，叫作“食药不分家”。预防口腔溃疡，还要在饮食上注意适当增加蛋白质饮食，多饮水，多吃新鲜水果和蔬菜，合理作息。特别是换季时，要多吃西红柿，因为它含有大量B族维生素、胡萝卜素，以及钙、铁、锌、碘等微量元素，每天吃2～3个，能够有效预防口腔溃疡的发生。

一勺绿豆、一颗鸡蛋治溃疡

口腔溃疡是人体阴阳失衡的典型表现，它虽不是什么重病，却会给人的生活带来不便与痛苦。用饮食来治口腔溃疡，效果不错。

付新伟是一名顽固性多发性口腔溃疡患者。他的病情最严重时在口腔黏膜、舌头、齿龈等部位都有多个溃疡点，小的有米粒大，大到蚕豆瓣那么大，有时还有渗血，灼痛难忍，吞咽食物困难，说话也受到很大的影响，且有全身症状，如肤色呈灰黑状，全身乏力，苦不堪言。在他和口腔溃疡“斗争”的三年间，尝试过多种药物治疗法，中药西药，口服外用药试了一大堆，都未能彻底治愈。然而，在一个偶然的机会，他到儿子读书的学校参加家长会，在和别的家长聊天的过程中，偶然得到了一个偏方，此方的名字是绿豆鸡蛋花。

具体制法为：将鸡蛋打入碗内拌成糊状，取适量绿豆放在陶罐内用冷水浸泡十多分钟，放火上煮沸约15分钟，不宜久煮，这时绿豆未熟，取绿豆水冲鸡蛋花饮用。每日早晚各一次，治疗口腔溃疡效果很好。

医书《本草纲目》中记载：“绿豆性凉味甘，有清热解毒、去火的功效，而鸡蛋可以补养。”

对于口腔溃疡，及早辨证和预防非常重要。那么，究竟哪些人更容易患口腔溃疡呢？

第一组：女性、挑食者。

据统计，口腔溃疡的发病率为20%，以复发性口腔溃疡最多见，且男女比例约为2∶3。挑食很容易造成体内需要的某种营养物质的缺失，从而促发溃疡生成。

第二组：加班、压力、抑郁症患者。

如果一个人经常加班，精神紧张，经常有疲劳感、睡眠不足，就会引起免疫功能紊乱进而诱发口腔溃疡。抑郁症患者更是易发人群。

第三组：生理期、更年期。

女性在月经前后易出现口腔溃疡，并且容易反复发作；更年期妇女也有病损增多的现象。但是不用过于担心，在怀孕后，这种症状会有所好转。

第四组：外伤、贫血。

意外受伤引发溃疡的情形占患者的38%，此类患者多是被做工粗糙的义齿套所害，或者误食了太烫的食物。此外，营养缺乏、贫血，尤其是缺乏铁和B族维生素的人更容易被溃疡缠上。

第五组：父母遗传。

遗传也是一个突出诱因。父母中一方曾患此病，其子女得病的概率是35%～40%。

最后需要提醒大家的是，对口腔溃疡不能轻视。因为口腔内经久不愈的溃疡，由于经常受到咀嚼、说话的刺激，日久会有一定的癌变发生概率。经常罹患口腔溃疡的患者，就更要注意。如有可疑，应及时到医院检查，必要时行病理活检，以明确诊断，及时接受相应的治疗。切不可等闲视之，以免延误治疗良机。

排骨莲藕汤，溃疡不用慌

有些老年人由于对口腔保健重视不够或因缺乏维生素等原因，经常有口腔溃疡形成。口腔溃疡不仅会影响老年人的进食和消化，严重者还会影响全身营养的吸收。

一般来说，偏食、过度疲劳、疾病、创伤等原因造成的体质抵抗力下降，是导致中老年人口腔溃疡频繁发作的主要原因。

1.偏食。不少上了年纪的老人饮食习惯早已形成，哪些东西爱吃，吃得惯，哪些东西不爱吃，从而不吃都已经形成习惯，所以偏食的习惯会导致对某种营养的长期缺失，从而引发口腔溃疡。

2.疲劳。老年人因为精力不能和年轻时相比，会比以前更易感觉疲劳。因为中国传统的家庭成长模式，不少老人及时退休在家也要帮儿女照顾小孩。这种极其耗费精力的事最容易加重老年人的疲劳感。

3.疾病和创伤。上了年纪，人机体内器官功能逐渐衰退，虽然过程缓慢但对疾病和外界伤害的抵抗力逐年下降也是不争的事实。这种时候，像口腔溃疡、感冒发热这样的小病小灾最容易找上身。

针对以上几点诱因，为广大中老年患者推荐排骨莲藕汤。其具体的制作方法为：

1.选料。做排骨莲藕汤前要把原料选好，排骨要用正排骨、筒子骨或杂骨，莲藕则要选孔多、皮白的老藕。

2.炖。藕入锅前先用淡盐水浸泡10分钟左右，这样炖出来口感会更好。待排骨煮到五成熟时，将段状莲藕倒进汤锅，用武火煮沸后，改用文火煨，直到排骨、莲藕炖得酥烂，再加入适量的盐和味精，即可食用。每日1次，莲藕和汤同食。连续服用一周左右，会有显著疗效。

这里的每一种选材都是对症而选。莲藕味甘，性凉（熟用性微温），有清热生津、除暑热、凉血止血、润肺止咳等功用，且含有大量的维生素C和丰富的维生素K，可以促进溃疡面的恢复；所富含的膳食纤维，有润肠通便、滋阴清热、清胃降火之效，对治疗口腔溃疡也可起到一定作用。而且，藕中含有的B族维生素和其他营养元素如铁、锌、叶酸等，亦能促进口腔黏膜上皮修复。

实践证明，此种方法安全可靠，时间短，见效快，无任何不良反应及副作用，特别适合上了年纪的老年人服用。但在治疗中应注意以下几点：保持口腔清洁卫生；忌吃虾和牛、羊、狗肉及辛辣刺激性食物，更不能吃硬食，忌酒，保持大便通畅。

鼻炎

辣椒水治鼻炎，收获意外惊喜

鼻炎在生活中非常普遍，一般鼻塞、流清水涕、鼻痒、喉部不适、咳嗽之类的症状，绝大多数都是鼻炎引起的。虽然鼻炎不是致命的病，却非常难缠，发作起来反反复复，很难得到根治。而对治疗鼻炎，民间的一些偏方往往能够出奇制胜，用辣椒水治鼻炎就是其中之一。

辣椒水治鼻炎的方法很简单：取1～2个晒干的红辣椒，用开水泡上十分钟，再用干净的棉签蘸水伸进鼻腔内涂抹。如此进行，坚持每日一次。一般而言，症状不是很严重的人，使用此方一个星期，就能收到明显的效果。如果能注重日常保养，一年以后不复发也是可能的。

大家可能会感到奇怪：辣椒不是对感官有刺激的东西吗？吃多了会上火，竟然还能用来治鼻炎？的确，这一招听起来有点怪，却是有科学依据的。研究发现，鼻子鼻腔黏膜出现炎症后，在炎症的产生过程中需要一种P物质的支持。这种物质广泛分布于神经纤维内。如果鼻腔里没有这种P物质存在，那么鼻炎就不会发作了。辣椒里富含的辣椒素就能消耗P物质，使它完全消失，这样再接触可能引发炎症的物质时，鼻炎就不会发作了。这个方法在医学界也得到了认可，它比公认的激素疗法效果更好，甚至有机构专门开发了辣椒素喷鼻气雾剂。

不过，这个方法现阶段还不易被大众接受。众所周知，辣椒有很强的刺激性，刚开始使用时肯定要有一个适应的过程。但用的时间久了、次数多了，辣椒素慢慢消耗掉P物质后，刺激反应也就越来越小了。令人惊喜的是，这个疗法可以保证鼻炎在一年内不再发作。这对拿鼻炎束手无策的患者来说是一件天大的好事。有一点需要指出的是，P物质有再生功能，以后还会重新生长出来。所以，这个小偏方是不能彻底根除鼻炎的。

如果嫌辣椒水麻烦，还有一个简便的方法，那就是用手搓鼻子，方法类似于摩鼻法。简单一些说，你可以用两只手的中指或食指，沿着鼻梁两侧上下反复搓，要遍及眼角内侧到迎香穴（鼻翼根部）的范围，每次搓至发热为止。如果能每天都坚持使用这个方法，会起到不错的效果。

手搓鼻子治鼻炎，是通过刺激鼻部的穴位达到疏通经络的效果。此外，具有相似原理的治疗方法还有刺穴法。这是医院较为常用的一种方法。其实，根本的原理是，如果鼻子经常受到外界刺激，那么那些引发炎症的小刺激就不足挂齿了，鼻子的疾病抵抗力自然会提高。

鳝鱼煲猪肾：肾虚＋过敏＋鼻炎

随着现代城市化进程的加快，生活在城市中的人可以享受到的物质服务层次越来越高，但是可以享受到的自然环境资源越来越少，以至于由此而承受了更多的病痛侵害。

鼻炎就是其中之一。大街上的汽车尾气、多种类型的化妆品、家居装饰材料和食品添加剂等，这些都是引发鼻炎的主要原因。目前患鼻炎的人数越来越多，而且年龄趋向低龄化。鼻炎患者正在逐年增加，对人体的危害更不容忽视。在患鼻炎的群体中，最为常见的是过敏性鼻炎。在很多人看来，过敏性鼻炎只不过是发作时有点痛苦而已，过后仍和健康人一样，所以治不治无所谓。

事实上，过敏性鼻炎若不及时进行治疗，有可能诱发鼻窦炎、鼻息肉，长期治疗不当，还会导致中耳炎、嗅觉丧失甚至诱发哮喘。如果错失了最好的治疗机会，到引发并发症之后再去治疗的话，想要彻底治愈是很难的。

过敏性鼻炎发病与变态反应体质、精神因素、内分泌失调等有关。有的人会对花粉过敏，有的人会对特殊药物的气味过敏，甚至有的人会对某些食物过敏。虽然过敏源有所不同，但大都会依次出现鼻腔发痒，胸闷、喷嚏频作、鼻塞等症状，个别病例还可能出现头痛、耳鸣、听力障碍。虽然也很难受，但是只要尽量少接触过敏源，避免痛苦并非难事。与此相比，肾虚型过敏性鼻炎就没这么好治了。

李志伟，年近30仍旧单身，最近因为事业遇到前所未有的考验。感情没着落，事业遇挫折，让他情绪低落。时常感觉腰膝酸软，形寒肢冷，偶尔还有遗精早泄的现象出现。白天喷嚏频频，夜晚频繁上厕所。经过医生诊断，结果是肾虚，且因肾虚引发了过敏性鼻炎。考虑到他的情绪状态，医生并没有给他开多少成药。相反的，建议他暂时休假几天，采用食疗法慢慢调理下自己的身体。

医生推荐给他的食疗方是鳝鱼煲猪肾，取材方便，制作简单。

具体的制作方法是，先准备黄鳝250克，猪肾100克。然后将黄鳝洗净，切段，猪肾洗净去筋膜，同煲熟，调味即可。可以搭配其他主食食用。

传统医学认为，黄鳝为温补强壮剂，具有补中益气、养血固脱、温阳益脾、强精止血、滋补肝肾、祛风通络等功效。医学大家李时珍曾这样记载猪肾的价值：味甘、咸，性平。略能补肾气，利水，作用缓和，“方药所用，借其引导而已。”可见，黄鳝和猪肾此二味都可作为食疗辅助品。

预防过敏性鼻炎要从生活中的小细节做起：

（1）注意保暖，经常参加体育锻炼，以增强抵抗力。

（2）常做鼻部按摩，如长期用冷水洗脸者更佳。

（3）知道致敏源者，尽量设法避免接触；肾虚者节制性生活。

（4）季节性反复发作者，在换季之前一周做好预防工作。

（5）保持室内卫生，勤晒被褥，减少室内尘埃，居室要通风和干燥。

辛夷花儿朵朵开，鼻炎不再来

有人说鼻炎没什么事，根本不用治。得多鼻炎或者正在进行鼻炎治疗的人都知道，这种说法没有任何科学依据。鼻炎虽不是什么大病，但常常鼻塞、流鼻涕，也会给患者的日常生活带来诸多不便。尤其是慢性鼻炎患者，长期吃药不但对身体有害而且疗效不甚理想。那么，有没有一种简单实用，切实有效的治疗方呢？

相传古代有一位姓秦的举人，得了一种怪病，经常鼻流脓涕，腥臭难闻，而且头痛得厉害。他四处求医，总不见好，十分苦恼。朋友见他终日闷闷不乐，便劝道：“老兄，天下这么大，本地医生治不好，为何不到外地求医？”他觉得有道理。于是，连忙打点行装，第二天就出门上路了。他走了许多地方，鼻病仍然没有治好。后来，他在夷人居处的地区遇见一位白发老翁，老翁从自己房前一株灌木上采摘了几朵花蕾，让他每天早晚用来煎鸡蛋吃，说是顶多1个月就能治好。他吃了十几天，果然灵验，也不流鼻涕了，头也不痛了。

他从老翁那里要了一包药种，回家以后，便在庭院中种下。几年之后，长得郁郁葱葱。

他采下花蕾给人治疗鼻病，都很灵验。人们问他这药叫什么名字，他答不上来，因为他忘了向老翁询问药名。后来他想，这是辛亥年从夷人那里引种来的，于是急中生智，便顺口答道："这药嘛，就叫辛夷花。"

这个故事的真实性尚待考证，但辛夷花擅长治疗鼻病，却是千真万确的。我国古代经典医学著作《本草纲目》中指出，辛夷花可治"鼻渊、鼻疮及痘后鼻疮"。现代用它来治疗急性或慢性鼻炎、过敏性鼻炎、肥厚性鼻炎、鼻炎反复等，均有一定疗效。

辛夷花制剂，外用于鼻腔黏膜，可产生一层蛋白凝固物，使分泌物和渗出减少。同时，由于微血管扩张，局部血液循环改变，又可促进分泌物的吸收。因此，可使鼻腔通畅，并有助于消炎，从而使症状减轻或消失。

因为辛夷花的药物作用早就已经得到医学界的认可，所以现代常将辛夷花制成各种外用剂型，其中以乳剂效果最好。比如：有人将辛夷软膏做成油纱条，填入鼻腔，2小时后取出，每日或隔日1次，10天为一疗程，治疗肥大性鼻炎。也有人先将辛夷与儿茶、乳香、冰片混合研成细粉，再加入甘油调成糊状并浸透棉球，然后塞入鼻腔，治疗副鼻窦炎，疗效也很好。

了解了这款古为今用的传统偏方之后，还要提醒大家的是，任何偏方都只是治疗手段。当怀疑自己患有过敏性鼻炎时，一定要先到医院的耳鼻喉科检查确诊。确定鼻炎的发病原因和类型，才能选择合适的治疗方。此外，不管是哪类鼻炎都要注意生活中的卫生细节，比如改掉抠鼻孔与剪鼻毛等不良习惯，平时少吃辛辣刺激性食物，避免过于用力擤鼻涕等。

搓脚心，让你告别"鼻涕虫"

春季是未成年人患鼻炎的高发季节。当鼻塞、咽痛、头痛、打喷嚏等症状相继出现时，不少家长以为孩子患了感冒，就将感冒药、消炎药一起用，但效果并不明显，殊不知是鼻炎在作怪。

对于未成年人流鼻涕，应针对不同情况采取相应的办法。平常加强耐寒锻炼，多让未成年人到室外活动，保持室内空气清新，合理饮食，都有助于防止未成年人流鼻涕。

小齐今年17岁，是某中学高二的学生。平时他在学校表现突出，深受老师的喜爱，而且因为性格开朗，在同学们的眼中也是当之无愧的"人气王"。正因为这个原因他对自己的要求也越来越高了。这次，他担任了学校校庆的旗手，责任重大。可是，却因为鼻炎而发愁。练习的时候，鼻涕一会儿就流出来，擦干又流，这让他很尴尬，真要到了活动当天，总不能一会儿就擦一下鼻子，而且，全程都有录像。这可难坏了他。一开始以为是感冒，吃了感冒药但是不管用，后来才知道是鼻炎。妈妈知道这个情况后，就在晚上睡觉前为他搓脚心。没想到，第二天就好多了。坚持了两三天之后，到活动当天他的状态特别好，很好地完成了护旗和升旗任务。

如果你身边的朋友也有小齐这样的毛病，我们可在他们临睡前为其搓脚心50下，然后搓背部和两手的鱼际穴，直到微微发热为止。如果患者总是反反复复地流浓鼻涕，说明肺热，按摩时应向手掌方向直推患者的肾经。

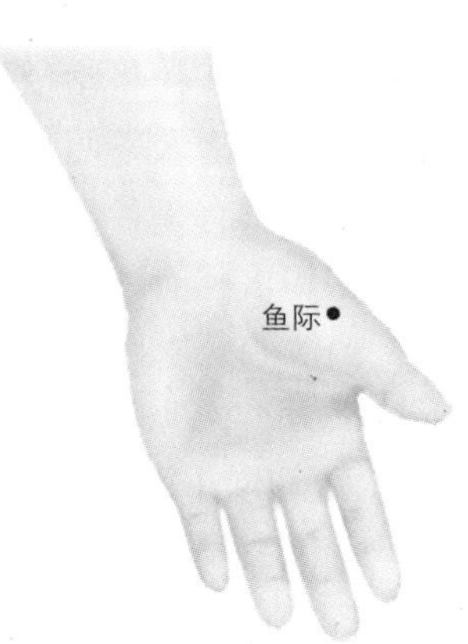

鱼际穴的位置

未成年人经常流清鼻涕，是因为未成年人体内寒重、气虚，家长除了注意不让未成年人受凉外，饮食上也要让未成年人戒掉寒凉之物，多吃性温平的食物。除了从冰箱里拿出来的食物之外，有很多食品，虽然是在常温下食用的，但它的本质却是寒性的，例如西瓜、梨、猪肉、绿豆、冰糖、苦瓜等，即使是加热后，也要分季节、适可而止。

未成年人流浓鼻涕多数是在流清鼻涕后出现的，这一般是未成年人受凉引起流清鼻涕后，没有及时祛寒，或又吃了一些上火的食物，如膨化食品，导致体内有寒又有热，才会出现流浓鼻涕的现象。

由此可见，鼻子的保养应当从生活中入手。鼻子的健康看起来是小事，不足挂齿，但事实上却会对我们的健康和生活带来很大的影响。其实，不管是成年人还是未成年人，在对鼻子健康的保养上都应当做到尽心竭力，譬如，保持室内空气清新，养成良好的饮食习惯，依据环境温度的变化增减衣物等。

盐水洗鼻，让鼻炎乖乖听话

鼻炎的表现多种多样，从鼻腔黏膜的病理学改变来说，有慢性单纯性鼻炎、慢性肥厚性鼻炎、干酪性鼻炎、萎缩性鼻炎等。其中，慢性单纯性鼻炎是常见的多发病，由急性鼻炎发展而来。与合并细菌继发感染、治疗不彻底和反复发作有关。

董巧巧是某艺术院校的大三学生，民族舞专业。在平时练习舞蹈的时候，她常会因为自己的慢性鼻炎而郁闷。好的舞蹈不仅仅是技巧的展示，也是思想感情的展示，要求舞者的气息、步法，情感三者达成一致。而对于巧巧来说，气息这一点很难。慢性鼻炎已经困扰她有四五年的时间了，和其他慢性病一样，病情时好时坏，极难根治。在期末测评到来之前，她感觉自己的鼻炎状况加重，以往间歇性鼻塞的时间变长了。有时候一塞住，好长时间也通不了，这让她苦恼极了。

后来，她的导师发现了她的苦恼，便教给她一个治疗偏方。用盐水洗鼻，生理盐水就可以。借用一定压力（或吸或用重力，或用机械压力）将生理盐水送入鼻孔，流经鼻前庭、鼻窦、鼻道绕经鼻咽部，或从一侧鼻孔排出，或从口部排出。通过以上路径，借助于生理盐水自身的杀菌作用及水流的冲击力，将鼻腔内已聚集的致病及污垢排出，从而使鼻腔恢复正常的生理环境，恢复鼻腔的自我排毒功能，达到保护鼻腔的目的。

这里需要注意的是，洗鼻必须选择食用高级非碘盐或生理盐水。一般现在用的食盐都是含碘盐，使用在鼻腔上是不合适的。碘可以少量吃，但不能用在鼻腔内部，碘经口服后人体的吸收是有限的，但鼻腔内用吸收量却较大，在医学上鼻腔内给药的效果相当于肌肉注射，因为鼻腔内毛细血管非常丰富，稍有不当容易对人体造成损害。至于价格昂贵的天然海盐或温泉盐，医学研究报告指出其冲洗鼻腔的效果并不会比生理食盐水更好，使用的感觉也不会比生理食盐水舒服。

在工具的选择上，最好是使用专门的洗鼻工具。

这种方法的最大优点是没有任何副作用。虽然见效相对于药物慢一些，但对于没有鼻甲肥大和鼻息肉的鼻炎来说，坚持洗鼻，效果很好。

葱汁塞鼻孔，刺激疗法效果好

作为耳鼻咽喉科的常见病，鼻炎往往会被患者随意处置。自作主张滴呋麻滴鼻液，吃点鼻炎片，而结果却适得其反，有的甚至因为长期滴用血管收缩剂而惹来一种药物性鼻炎，招来更多烦恼。

药物性鼻炎是不恰当的鼻腔用药长期持续作用的结果，也可理解为是一种慢性鼻炎。其致病原因就是不恰当的鼻腔用药，包括使用作用强烈的鼻黏膜血管收缩滴鼻剂、药液浓度过高、用药过量或长期用药等。这些均会损害鼻黏膜纤毛的结构，从而影响鼻黏膜的生理功能，产生临床病症。

魏东是某广告公司的创意人员，虽然年纪轻轻，未满30岁，但是因为经常加班，用脑过度致使其头上已经看得到白发，平时他身体的抵抗力也比较差，经常感冒，偶发鼻炎，所以经常吃药。因为他白天干活，晚上还加班，又容易感冒，所以同事们给他起了一个外号叫“白加黑”。最近一段时间，魏东突然不加班了，原来这次他患上了药物性鼻炎，鼻子里像有一团火在烧，鼻翼肿胀呈暗红色，鼻道中有黏液性或黏液脓性分泌物。后来，在休息一周之后，魏东复工，面对大家的关心，他道出了病情好转的原因——葱汁塞鼻孔。

其具体操作方法是：取新鲜生葱，洗净，取葱白，捣烂，放几小团指甲盖大小的药棉浸葱汁备用。治疗时先用棉签蘸淡盐水清洁鼻孔，然后将浸了葱汁的小棉花团塞入鼻孔内，保持数分钟，一开始感到刺鼻，渐渐会失去刺激性，当效力消失后再换新棉团。

每次如此塞半小时至一小时左右，一天两三次。为求方便可多备些葱汁，用保鲜膜密封，有空就做，治疗同时可做其他事，一点儿也不影响正常的生活，特别方便。这个偏方对药物性鼻炎疗效较好，虽不能确保每位患者都能痊愈，但确实可以有效缓解病情。

说到这里，也许有的朋友对药物性鼻炎还不甚了解，无法确定自身的病症是否属于药物性鼻炎。一般说来，有长期应用鼻血管收缩剂或血管收缩药物的病史，连续应用10天以上；自觉使用滴鼻剂的效果越来越差，所需用药量越来越大、滴药次数越来越多，即出现多用减效现象；鼻黏膜外观从充血到苍白水肿不等，鼻腔内有灼烧感，鼻翼两侧红肿的患者就基本可以确定为药物性鼻炎患者了。

鼻窦炎

妙制葫芦酒，鼻通气畅好舒服

和过敏性鼻炎一样，鼻窦炎也是较为常见的鼻部炎症。鼻窦炎对身体的危害极大，它可引起头疼，头晕脑涨，失眠健忘，心烦意乱，容易发脾气，（学生的）学习成绩逐步下降，困倦淡漠,注意力不集中等，也可成为病灶，影响周围组织发炎，尤其是眼病，如中心性视网膜炎等。

想要治愈鼻窦炎先要了解鼻窦的构成和作用。

简单地说，鼻窦的作用就是保卫呼吸道。鼻窦一旦出了问题就会影响肺、气管等下呼吸道的功能，而且还会影响周围的组织，像大脑、眼睛等，如果病情严重的话，还会引起危害人们生命安全的并发症，而且发病率比较高，尤其是青年人的比例比较大，对患者的日常工作和学习的影响较大，应及早治疗。

伏成辉患鼻窦炎已经快40年了，经常鼻塞流涕头痛，感冒时更为严重，口干，睡觉不能平卧，左侧偏头痛，淌黄脓，恶臭异常。夏天好一些，冬季易犯。经医院治疗无效，需手术切除，但是并不保痊愈。他中西药吃了不少，一直时好时坏。就在他几乎已经对此失望的时候，一次和老友聚会时，喝了朋友家自酿的葫芦酒，病情竟然得到了缓解。之后自己照方炮制，两周不到，鼻子就通畅了，晚上睡觉也好多了，而且很少鼻塞，嗅觉也好了。

此方的具体制作方法为：先准备苦葫芦子30克。然后将葫芦子捣碎置瓶中，加150毫升醇酒浸泡7日。去渣后，少量纳入鼻中。每日2～4次，一周左右见效。

对于鼻窦炎而言，在治疗的过程中还要注意其诱发症状。鼻窦炎可能诱发牙痛、头痛等症状。春冬季节是鼻窦炎的高发季节，一部分病人呼吸道症状不严重，往往因牙痛或头痛就诊，从而辗转治疗贻误病情。鼻窦炎的表现多种多样，最主要的症状是持续性鼻塞、脓鼻涕增多且不易擦净，一旦向后流入咽部及下呼吸道时，会刺激咽、喉黏膜，引起发干、咳嗽，甚至恶心。所以说，鼻窦炎的诊断和对症治疗一定要准确，否则就会出现治标不治本的尴尬局面。

此外，强有力的预防措施也可以降低鼻窦炎的发生概率。

首先，平时应注意鼻腔卫生，注意擤涕方法。鼻塞多涕者，宜按塞一侧鼻孔，稍稍用力外擤，之后交替而擤。条件允许的时候，可常做鼻部按摩。

其次，急性发作时，应多加休息。卧室应明亮，保持室内空气流通，但要避免直接吹风及阳光直射。

再次，慢性鼻窦炎者，治疗要有信心与恒心，注意加强锻炼以增强体质。以游泳为主要锻炼方式的朋友，要注意游泳时保持姿势正确，尽量做到头部露出水面。

最后，保持性情开朗，精神上避免刺激，严禁烟、酒和辛辣食品。

得了鼻窦炎，冷水洗鼻好得快

具体说来，以下几类人群较常人而言更容易被鼻窦炎所困扰：天生体质较弱，全身抵抗力下降的人；过度疲劳、受凉受湿、营养不良的人；变态反应体质，有全身性疾病的人（贫血、内分泌功能不足）；有鼻腔疾病病史的人；有过鼻部外伤的人；游泳或者潜水姿势不当的人；喜爱高空速降运动的人。

钱强是一名摄影师，潜水是他平日里最喜欢的运动项目。但是，他的潜水技术没有经过正规的学习，是在朋友的点拨和自己的摸索中学会的。对于这项运动，他唯一的遗憾就是不能经常进行。因为自身有鼻窦炎，而且有加重的趋势。两天一瓶滴鼻净还不够，一停药，鼻孔立刻不通气，长时间治不好。

终于有一天，他受不了了，找到医生看病。医生了解他的情况之后说："小伙子，你本来就有过鼻炎病史，现在又经常潜水。我敢说你的潜水方式一定有问题，所以加重了你的病情。"

钱强听后恍然大悟。医生除了给他开一些成药之外还推荐给他一个偏方：洗脸不用热水，用冷水，用手心盛自来水管放出来的冷水，捂在鼻子上，把冷水吸进鼻孔里，而后擤出来，再盛水吸进去，再擤出来，连续几次，每天坚持。钱强用这个冷水疗法试了10天，病症明显好转。后来，他依旧坚持使用这个冷水疗法从未间断，一年过去了，鼻窦炎没有再犯。

钱强的鼻窦炎是由于气压发生急骤变化时，鼻窦内外气压不平衡，使得窦腔黏膜肿胀和渗出所致。这种情况常见于航空、潜水等情况，称气压创伤性鼻窦炎，多见于窦口原来就不通畅的患者。

由此可见，了解自己的疾病，找到最关键的致病因素是缓解和治愈病症的关键。鼻窦炎是鼻窦黏膜的炎症性疾病，因呼吸道感染、呼吸道变态反应、鼻腔鼻窦解剖异常等原因引起鼻腔鼻窦黏膜肿胀、各鼻窦口阻塞、鼻窦内分泌物不能正常排出所致。冷水洗鼻能促进血液循环，使鼻甲及鼻腔鼻窦黏膜收缩，以利鼻腔鼻窦的通气和引流，在一定程度上可促进鼻窦炎的康复。

丝瓜，斩断鼻窦炎的“情丝”

鼻窦炎是鼻窦黏膜的炎症性疾病，鼻窦炎也称作副鼻窦炎，据估计每年有14%的美国人和大约相同比例的中国人得过或轻或重的鼻窦炎，有1%～2%的人因为鼻窦炎丧失嗅觉，鼻窦炎已经成为严重影响人们身体健康的疾病。

呼吸道感染、呼吸道变态反应、鼻腔鼻窦解剖异常是导致鼻窦炎的三大病因，其主要临床表现为鼻流脓涕、鼻塞、嗅觉下降、头面疼痛等。鼻窦炎在中医学称为“鼻渊”，《黄帝内经》中有“鼻渊者，浊涕下不止也”，有虚实之分，实者多由湿热之邪所致，虚者多见肺、脾气虚。

赵明亮相貌清秀，身材匀称，单从外形上讲，几乎是个无可挑剔的人。可是，他却是位鼻窦炎患者，而且这个病一得就是好几年，从大学毕业到年近而立之年，他用过多种方法但治疗效果都不好。他在事业上对自己要求很高，在生活中也是个完美主义者，所以，对自己患有顽固性鼻窦炎的事一直都耿耿于怀。没想到，这多年的顽疾竟然在一次相亲经历中迎刃而解。这次他见的是一名从中医药大学毕业两年，正在从事中草药研究的医学工作者。在与女孩闲聊间他得到一治疗方，出于好奇试用了几天，没想到不到两周，鼻窦炎好了大半，几乎没有明显的症状了。

这个方子的具体操作方法是：找老丝瓜藤数米，晒干，切成细段，再放在瓦上焙至半焦（千万别糊了），然后在面板上，研成碎面，装入瓶中备用。使用时，把鼻腔中的鼻涕清干净，用干净棉球擦一遍鼻腔，再用细塑料管（如喝酸奶用的小管就行），让家人帮助把丝瓜藤粉吹入鼻腔，再用干棉球塞住鼻孔。此法最好在晚上临睡前应用。

祖国医学认为丝瓜藤性苦、微寒，有小毒，入心、脾、肾三经，其功效为舒筋、活血、健脾、杀虫，《医学正传》中载：“治鼻中时时流臭黄水，甚至脑亦时痛：丝瓜藤近根三五寸许，烧存性为细末，酒调服之。”历代医家实践证明，丝瓜藤治疗鼻窦炎有较好的疗效。现代研究发现丝瓜藤的主要成分是丝瓜藤含皂苷，有止咳祛痰和抗菌作用。

值得一提的是，药理研究发现丝瓜藤粉煎剂与酒精浸剂对呼吸道常见细菌有较弱的抑制作用，而丝瓜藤鲜汁无抑菌作用，因此，我们建议使用丝瓜藤治疗鼻窦炎时尽量采用烧制或焙制的方法，使丝瓜藤药效得到充分发挥。

慢跑，恢复正常鼻功能

鼻窦炎是一种常见病，可分为急性和慢性两类，急性化脓性鼻窦炎多继发于急性鼻炎，以鼻塞、多脓涕、头痛为主要特征；慢性化脓性鼻窦炎常继发于急性化脓性鼻窦炎，以多脓涕为主要表现，可伴有轻重不一的鼻塞、头痛及嗅觉障碍。

慢性鼻窦炎的病程一般持续时间较长，数月至十数年不等，其症状与慢性鼻炎相似，各鼻窦区无压痛和红肿，无全身不适。对于慢性鼻窦炎，现阶段还没有特效疗法。虽然不是所有的疾病都能从根本上治愈，但是像鼻窦炎一样的很多疾病，我们至少可以采取有效措施来解除症状，使其在较长时间内不会复发，以往之所以反复发作，关键在于没有找到真正适合你的治疗方法。

刘振今年39岁，是某大学经济法讲师。20年前，因一次重感冒落下了鼻窦炎的病根。从此，鼻腔不通，什么味儿都闻不到，还经常头痛。他尝试吃过各类鼻炎药，买过鼻炎治疗仪，还做过穿刺和手术，但由于当时医学水平有限，效果并不如意。后来，一位朋友告诉他跑步能减轻鼻窦炎的痛苦。他便开始每天早晨或傍晚坚持慢跑40分钟，坚持了两个月病情有所好转，又坚持下去，不到两年他的鼻窦炎基本上就全好了。现在，虽然他已改慢跑为快步走。但十几年来一直在坚持，就连上下班都是以步代车。他常和别人说：“累点没什么，呼吸顺畅感觉最好。”

为什么慢跑能起到缓解鼻窦炎的作用呢？这是因为慢跑可以促进血液循环，鼻腔内的鼻窦黏膜因此频繁收缩，鼻腔通气和引流运动循环往复，长期坚持可增强体质。但是，这个方法相比其他偏方窍门而言对于患者的决心和毅力是一大考验，一定要长期坚持才可收到好的效果，一旦中途放弃就等于前功尽弃。

值得一提的是，在选择慢跑治疗鼻窦炎之前，患者一定要根据自身的症状到医院进行相关检查以明确诊断，了解自身疾病的性质及其严重程度，综合各方面情况制订一个较好的治疗方案，切勿耽误病情。对龋齿、扁桃腺炎、牙部脓肿、鼻息肉、鼻中隔偏曲等邻近组织的病变要及时治疗，要知道，五官之间的健康有着千丝万缕的联系，关心鼻子周围的其他炎症也能避免累及鼻窦而发生鼻窦炎。

此外，慢性鼻窦炎的并发症也是要留心的方向。鼻腔和鼻窦位于颅脑下面，居于咽喉与口腔上方，坐落于两眼眶之间，它们之间相互为邻，关系密切。鼻腔和鼻窦病变常向附近组织蔓延，因而会引起各种各样的并发症。若延及颅脑，严重的可造成死亡，对咽喉与眼眶的渗透，也会引起各种病变，尤其对未成年人来说，并发症将会影响身体和智力的发育，后果严重。

鼻出血

一汤一菜，温馨食疗防鼻血

鼻出血俗称流鼻血，是生活中常见症状之一，多因鼻腔病变引起，也可由全身疾病所引起，偶有因鼻腔邻近病变出血经鼻腔流出者。鼻出血多为单侧，亦可为双侧；可间歇反复出血，亦可持续出血；出血量多少不一，轻者仅鼻涕中带血，重者可引起失血性休克；反复出血则可导致贫血。

在诸多的出血情况中，因为上火而流鼻血的情况颇为多见。精神压力过大，饮食不注意，环境温度过高、中暑等因素都可能让人流鼻血。这种情形下的鼻血多可自止。而且，这种鼻腔出血状况属于鼻出血中对人身体伤害最小、最不易反复的情形。

李溪是某中学初二的学生，因为运动细胞发达而担任班里的体育委员，每到校运动会的时候都能大展身手。但是，学校的运动会多在夏末季节，气温还比较高，加上精神兴奋，人很容易中暑。作为一名体育委员，他看到班里成绩落后就着急上火，打定主意要在下个项目上超越别的班。但在男子接力比赛过程中他突然流鼻血，坚持跑完后到校医室处理。医生为他做了简单的清理，除了嘱咐他多喝水，别吃上火的东西之外，还给他开了几支藿香正气水，并给他的家长写了一封短信，上面列有两款防治鼻血的食疗方子，希望家长能协助医生帮助小溪尽早去火。这两个食疗方如下：

（1）芥菜蜜枣汤：准备鲜芥菜90克（干品30克），蜜枣5个。先将芥菜、蜜枣洗净，一同放入锅中，加清水适量，煨汤，烧开后去渣即可食用，饮汤吃枣效果最好，对治愈上火型鼻出血效果良好。

（2）绿豆炖黄鳝：准备黄鳝1条，绿豆30克。将绿豆加水煮烂，取黄鳝割开其尾部，让血滴入滚沸的绿豆汤中，待血流净，把鱼放入共煮至烂熟，剔去鱼刺和内脏。功用同上。

其实，类似这种鼻出血的现象，只要措施到位是完全可以避免的。预防鼻出血要做到以下几点：

平时要多喝开水，多吃新鲜蔬菜、水果，使鼻黏膜保持湿润，增加抵抗力。少进食或忌食酒和辛辣刺激性食品，忌烟。体热者，少食辛热食品，在天气炎热的时候减少室外活动。体育锻炼时，要充分利用缓冲作用，避免鼻部损伤。避免外伤及头部、鼻部的强烈震动和冲撞。

感觉鼻子不舒服的时候不要用手指挖鼻孔，这样会使鼻毛脱落，黏膜受伤，血管破裂，引起出血。正确的方法是用干净柔软的毛巾或棉花蘸温开水轻擦一下，也可以用开水的蒸气熏一熏。

对于以往就有过鼻出血病史的人，尤其为时令性发作的，要注意工作与生活环境，不能过于干燥、高温及有灰尘。

当然，任何时候出现鼻出血的症状都不能简单地凭感觉断定出血原因，以免误判，延误病情。

关键穴位按摩，防止鼻血如注

鼻子是人体中非常重要的一个器官，它作为人体与空气打交道的第一关口，外与自然界相通，内与很多重要器官相连接，既是人体新陈代谢的重要器官之一，又是防止致病微生物、灰尘及各种脏物侵入的第一道防线。由此可见，鼻子的保健不容忽视。

平时生活中难免会出现流鼻血的情况，流鼻血时，一般人都习惯于将头向后仰，鼻孔朝上，认为这样做可以有效止血，其实是错误的，这样做只是看不见血往外流，但实际上血还是继续在流，只不过是在往内流。正确的处理方法应该是让头保持正常水平状态或稍向前倾的姿势，使已流出的血液向鼻孔外排出，以免留在鼻腔内干扰到呼吸的气流。与此同时，还可以用凉毛巾敷在额头或鼻部，降低头部和鼻子的温度，以减轻出血症状。

在体育领域里，不少教练员都会教给自己的运动员一些处理紧急状况的小方法，来应对意外的运动伤害，其中也有止鼻血的方法。比如用左手或右手的拇指与食指，夹住鼻根两侧并用力向下拉，由上至下连拉12次。这样拉动鼻部，可促进鼻黏膜的血液循环，有利于正常分泌鼻黏液。

虽然在常人看来流鼻血不是什么要紧的病症，但是出血这种症状却能从某种程度上反映出身体的健康状况。中医认为，脾统血，流鼻血是脾不统血，气血上逆导致的。鼻子出现病症，一般来说，与肺和肝等部位出现异常也有着很大的关系。当气血上升，特别是肺气较热时，人就会流鼻血。肺气过热时，人的眼底也会带血或出血。上火和流鼻血的原因是一样的，都是气血上逆导致的结果，但上火不是导致鼻子出血的全部原因。在自身出现出血症状时，应该先搞清楚原因，然后再选择适合的治疗方。

像上面所提及的按摩式样的治愈方就是诸多方法中作用较为温和的一种，而且操作起来也比较简单。其实，现实操作中，可选择的鼻部按摩法还有很多，比较常见又有效的主要有以下几种，仅供参考。

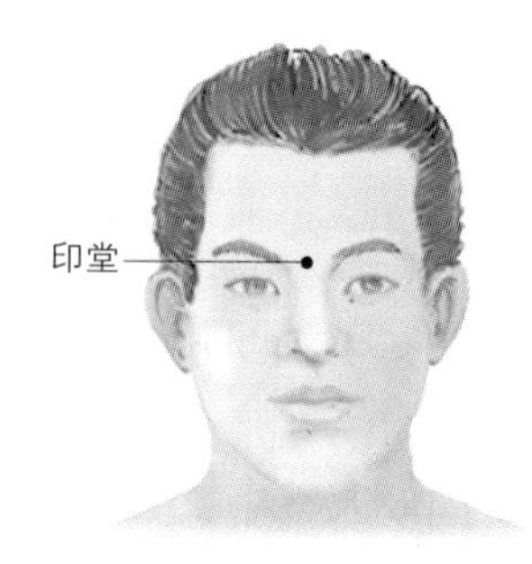

印堂穴的位置

1."印堂"穴按摩

用拇指、食指和中指的指腹点按印堂穴（在两眉中间），也可用两手中指一左一右交替按摩印堂穴。此法可增强鼻黏膜上皮细胞的增生能力，并能刺激嗅觉细胞，使嗅觉灵敏，还能预防感冒和呼吸道疾病。

2.鼻内按摩

将拇指和食指分别伸入左右鼻腔内，夹住鼻中隔软骨轻轻向下拉若干次。此法既可增加鼻黏膜的抗病能力，预防感冒和鼻炎，又能使鼻腔湿润，保持黏膜正常。在冬春季，还能有效减轻冷空气对肺部的刺激，减少咳嗽之类疾病的发生，增加耐寒能力。拉动鼻中隔软骨，亦有利于防治萎缩性鼻炎。

3.“迎香”穴按摩

以左右手的中指或食指点按迎香穴（在鼻翼旁的鼻唇沟凹陷处）若干次。因为在迎香穴位有面部动、静脉及眶下动、静脉的分支，是面部神经和眼眶下神经的吻合处。按摩此穴既有助于改善局部血液循环，防治鼻病，还能防治面部神经麻痹症。

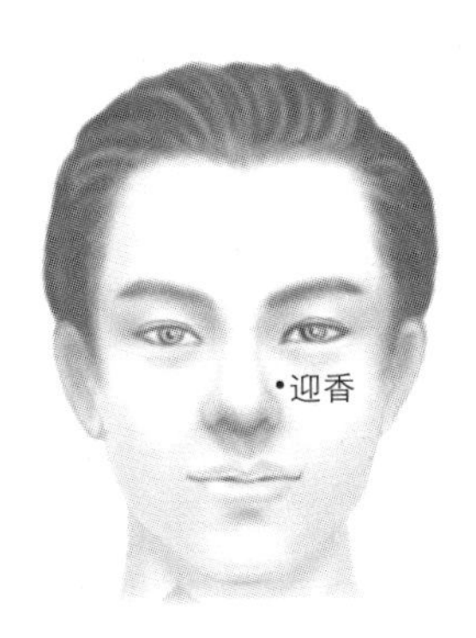

迎香穴的位置

人们在外界环境中，不可避免地要与被各种废气污染的空气打交道，这些污染物会在鼻腔内留下大量污垢，逐渐侵害鼻腔黏膜的健康。因此，我们要经常给鼻子“洗澡”。在此特别推荐冷水浴鼻，尤其是在早晨洗脸时。用冷水多洗几次鼻子，可改善鼻黏膜的血液循环，增强鼻子对天气变化的适应能力，预防感冒及各种呼吸道疾病。

丝瓜加番茄，止血第一方

生活中有些人经常性流鼻血，也有人偶尔流鼻血。不管是哪一种出血的情况，都是在提醒我们，身体健康出现了问题。之所以会有这样的情况，可能是局部的原因，也可能是全身原因。前者以外伤、炎症和肿瘤最为常见。后者多见于全身性原因，主要见于全身性疾病。

冯佳是某手机商城的销售人员，平日里在空调室内工作，可是，到了春天，为了处理往年的旧商品，商城会有促销活动，会在室外临时设立促销点。室外的风沙天气让她们这些适应了凉爽工作环境的人难受极了。因为促销活动进展顺利，场面异常火爆，冯佳全心投入工作，忙得不可开交，正在这时她突然流起了鼻血。她一下子慌了神，左思右想就是不知道自己为什么会无缘无故流鼻血。费了好大的劲才把鼻血止住。后来检查才发现，原来是维生素缺乏，加上又有慢性鼻炎，才导致了流鼻血。

因为她这种情况属于炎症性出血，所以一旦出血，出血量就不小，而且不好止住。因为缺乏维生素已经属于全身性疾病问题，所以在治疗和保养上也不是简单地止血措施可以解决的。要想彻底解决此问题，就要选对适当的治疗方，最好是从食补入手补充维生素。

下面就给大家推荐两个食补偏方，仅供参考。

偏方一：鲜丝瓜1000克，薄荷叶8片，精盐适量。鲜丝瓜加薄荷叶同时熬汤，用精盐调味后饮用。

偏方二：番茄500克，熟鸡蛋黄2个，白糖适量。将番茄洗净，放入沸水锅中再取出放入凉水中，捞出后削去皮，切成半月形块，装在盘中。将蛋黄放在番茄块中央，并将白糖撒在蛋黄和番茄块上。每日一剂。

冯佳选择的是第二个方子。虽然见效较慢，但是自从开始服用就没有再犯过。由此可见，当鼻出血时，不能只从局部找原因，还应当对全身进行必要的检查，以便针对真正的原因进行处理。

有的朋友可能会问，鼻血与季节是否有关联？

答案是肯定的。科学研究表明，在春季发生鼻出血的比例，远远高于其他季节。鼻出血多是突发性的，往往使患儿不知所措，如果救治不及时，会出血太多影响健康。

为什么春天容易发生鼻出血呢?

第一，春季来临，人体内阳气也随之急剧升发，血随气涌，上冲到鼻咽而容易出血。

第二，冬去春来，脱去厚衣重帽的我们，突然获得室外活动的机会，特别兴奋，容易造成鼻外伤出血。

第三，入春转暖，在冬天过久收缩的鼻腔血管扩张，鼻内产生干燥、发痒等不适感，稍一抠挖，即会出血。

也正由于春季是鼻血的高发期，我们建议大家在春季尽量少参加剧烈的活动，避免鼻外伤;饮食要注意清淡，少吃煎炸的食品;预防感冒和其他热性病;如果有春季鼻出血史者，可以服用银花、菊花、麦冬等加以预防。

一瓶冰可乐，迅速止鼻血

试想一下这样的场景：自己一个人站在马路上，仰着头，坚持一段时间。过路的人虽然不是每一个人，但大多数人会因为好奇而跟着他往天上看。当大家都不知道究竟“上面”发生了什么的时候。他的一句“我流鼻血了”会让在场的人大跌眼镜。

虽然这是个很老的笑话，但反映了一种实际情况：人们遇到鼻出血，第一反应就是仰起头，以为这样可以让出血回流，延缓出血的速度。事实上，这并不是个好办法。因为后仰并不能止血，只是让血液改变方向流向咽喉而已。

那么，怎样做才是正确有效的呢?

王刚在某家规模不大的广告公司做创意总监。最近刚买了车的他，选择在阳光明媚的周末带着妻子孩子去郊游。在路上，孩子打了个喷嚏后，突然开始流鼻血。妻子让孩子仰起头，王刚见了连忙制止。等他把车在路边一侧停好后，便回头和妻子解释这其中的道理。边说边从后备箱拿出一瓶冰可乐，幸好上车前从冰箱里带了几瓶出来。王刚先给孩子喝了一口，并告诉他不要咽下，含在口里即可。随后，把冰凉的瓶子紧贴着孩子的前额，持续给他冷刺激。如此处理，没过几分钟，孩子的鼻血就不再流了。

妻子很好奇地追问他，怎么想到用这个方法止鼻血。他说是自己小时候，家里长辈这么做所以就学会了。

其实，出鼻血后人出于本能反应，会马上把头往后仰，这样做没有太大的意义，只是为了不让血从鼻孔出来，然后等着血小板凝结，自动止住血。在这个过程中，鼻子里的血只是流到鼻腔后方，进入咽喉，甚至可能会咽到食管里。所以流鼻血的时候，科学的做法是把头向前倾，让血自动从鼻孔里流出来。

而且，由于出鼻血的是小孩子，所以这个办法效果会更好。因为小孩子鼻子出血有90%以上都是发生在鼻子里面一个叫作立特氏区的部位。小孩这个部位的黏膜很薄，有丰富的血管，当秋冬季节空气干燥的时候，薄薄的黏膜上就容易长痂。这时候如果打喷嚏，会加速气流的冲击，有可能把痂冲掉，并连带着损伤下面的血管而致出血。此时把冰凉的可乐瓶紧贴前额，同时让孩子含一口冰可乐，目的就是进行冷刺激。血管遇到寒冷，肯定会收缩，所以在这个冷刺激下，立特氏区的血管就会收缩，血就能止住了。但当出血量大的时候，这些方法都效果不大，只能用强力压迫止血。

其实，在选材上不见得非得用可乐，但其中的道理是相通的。因为王刚一家出门在外，条件有限，不得不就近选择。如果是在自己家里的话，最好先上一大碗冰水，然后拿个小手帕，卷成细条状并浸泡在冰水里，再塞进出血的鼻孔里，越深越紧越好，其目的是直接压迫出血点，刺激局部的血管并使之收缩。同时将鼻子整个浸泡在冰水里，加强冷刺激。

如果鼻子出血量很大，直接把鼻腔浸泡在冰水里就可以了。以上止鼻血方法不但适用于儿童，成人也同样能用。

流鼻血虽然不是什么大麻烦，但总流鼻血也不是什么好事情。如果能做到提前预防的话就再好不过了。尤其是在夏季和秋季这两个最容易流鼻血的季节，有意识地锻炼鼻腔功能很有必要。

我们可以先接一盆水，然后把脸伸进去，浸没鼻腔进行吸气、呼气，注意用力均匀，足够把水吸入鼻腔即可。反复几次就可以达到锻炼效果。

之所以进行锻炼的另外一个原因是，鼻出血的原因多种多样，可能与缺乏维生素C和维生素K有关，也可能是中暑，还可能与动脉硬化、血管变得脆弱有关。锻炼鼻腔也可以对这些情形下的鼻出血起到良好的缓解作用。当然，在应对全身性疾病引发的鼻出血的时候要具体问题具体分析，有针对性地做好防治，情况严重的时候及时到医院就医。

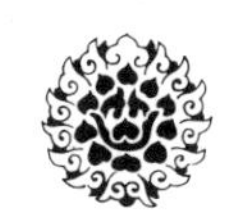

中耳炎

核桃油滴一滴，耳朵更聪灵

分泌性中耳炎是以鼓室积液及听力下降为主要特征的中耳非化脓性炎性疾病。中耳积液的性质可为浆液性漏出液或渗出液，亦可为黏液。本病可分为急、慢性两类，慢性分泌性中耳炎可因急性分泌性中耳炎未能及时与恰当地治疗，或由急性分泌性中耳炎反复发作，迁延转化而来。

中耳炎常见症状如下：

耳聋：可于感冒后、乘飞机下降或潜水时，突然出现听力下降，压迫耳屏或头位改变时，听力可有所改善。

耳鸣：多为低音调“轰轰”样耳鸣，打呵欠或擤鼻时可闻及气过水声。

冯卫东是一名环卫工人，虽然在最平凡的岗位上，但是他对待工作一向是一丝不苟。因为直接与脏东西和垃圾接触，所以他对自身的消毒措施一向比较到位。但是，某一年由于天气原因，风沙狂吹，让他有些措手不及。没多久他就发现自己的耳朵发炎了，一开始他用治疗眼部炎症的药膏抹了一点，可惜不起任何作用。后来他偶然间从其他环卫工人那里听到一个核桃仁治疗中耳炎的小偏方。

具体的做法是：取核桃仁适量，冰片少许。将核桃仁捣烂（或蒸熟），用洁净纱布包好加压挤油约15毫升，加入冰片（1～1.5克），不断搅和，使其溶解。用时，先按常规消毒，然后滴入药液2～3滴，再用棉球将外耳孔堵住，每日3次，连用5～10日。

在他按照上述方法和计量连续使用三天后，炎症已经消除了许多，后来为了巩固疗效，就又坚持使用了三天，彻底治愈。

通过以上对中耳炎偏方的介绍，希望有心的患者可以在遵医嘱的情况下，询问医生以后，正确采用，及早脱离中耳炎的困扰。

此外，为了能让治疗方发挥更好的效果，还要经常进行身体锻炼，增强体质，这也是预防风热外袭和中耳炎的关键。

胆矾散治疗化脓性中耳炎

中耳发炎，顾名思义，是耳朵里面有了炎症。有的人一发现自己的耳朵有不舒服的情况就胡乱用药，有人甚至把眼药膏抹在耳朵里。这种没搞清楚病因类型就草率治疗的做法十分不可取。

一般说来，中耳炎分为分泌性中耳炎、急性化脓性中耳炎、慢性化脓性中耳炎，还有粘连性中耳炎和气压创伤性中耳炎五种类型，其中化脓性中耳炎最为常见，而且多发于年纪轻的人。因为中耳炎往往是普通感冒或咽喉感染等上呼吸道感染的前兆，所以忽视不得。

一般来说，细菌进入鼓室引起化脓感染，称为急性化脓性中耳炎；凡因急性化脓性中耳炎治疗不当，细菌毒性过强，机体抵抗力过弱或并发了乳突炎，以致持续流脓1～2个月以上者，都称为慢性化脓性中耳炎。

某小学教师何志成，今年45岁，左耳曾患慢性中耳炎多年，并经常复发，久治不愈，时常发生耳鸣、头昏、耳道流脓等症状，听力也随之逐渐下降，他为此感到十分痛苦和烦恼。后来，在一次家访过程中得到一个偏方，连续用药仅4天，耳道内流脓即被止住；用药7天后，耳内完全干燥，因而停药；半个月后耳鸣、头昏等症状也随之消失，后来听力也逐渐恢复，而且至今不曾复发过。

这个偏方的材料和具体操作方法是：取猪胆1个，注意猪胆应是完好无缺的，原胆汁要保留在内，然后在胆上部开一小口，塞入一些明矾，使明矾全部浸没在胆汁里，然后用线在开口处扎牢，再把猪胆挂在通风处阴干。经过一段时间，待胆汁干了后，就把胆内的明矾倒出，研成粉末，即成“明矾散”。使用时，取一段空心麦草秆，在麦草秆中放入少许药粉，叫另一人把麦草管的一头伸进患者的耳道里，另一头用嘴吹，把麦草管内的药粉吹入耳道深处。每天吹药2～3次，直到耳内没有脓液、耳道内干燥为止。

方中用到的明矾在普通的药店就有出售，但一定要在正规的药店购买，以防上当受骗。

中耳炎和体质有一定的关系。体质不一样，感染的风险也不同。反复感染中耳炎的人，自身的免疫力比较弱。另外，中耳炎易发、易反复，与家里有人吸烟、治疗不彻底也有很大关系。所以，在中耳炎反复发作期间，一定要要求家里人禁烟，而且一定要坚持到完全治愈后，经过医生确认才能停止治疗。

此外，为了保证此方的良好效果，生活中要格外留心细菌感染，时刻保持患者外耳道及耳前皮肤的清洁，如果有脓性分泌物，要及时清理。

虎耳草对慢性中耳炎有效

一般说来，慢性中耳炎可由急性中耳炎、咽鼓管阻塞、机械性创伤、热灼性和化学性烧伤及冲击波创伤所致。慢性中耳炎虽发作缓慢，但破坏性很大，能够造成永久性伤害，发病时耳中会不时流出灰色或黄色的脓液，严重时患者甚至会丧失一部分听力，感染时间越久，听力损失越多，因此及早发现十分重要。

下面为大家介绍一种在各地老百姓中间流传甚广的民间偏方——虎耳草外敷法。

王敏是某医院的护工，得中耳炎已经有相当长的一段时间。一开始的时候她为了治好中耳炎，几乎每天都去看医生。但是，后来因为效果不好而越来越少去医院了。最后，彻底放弃了。其实，她内心对此病十分惶恐。后来，经过四方打听才获得了用新鲜的虎耳草治疗中耳炎的偏方，而且，同时她也听说不少人用过都有好疗效，所以对此充满希望。果然，在使用后不久，她的中耳炎就好了。

这个偏方的具体做法是将五六片鲜虎耳草的叶子用水洗净后，用力揉搓，将它的汁液滴两三滴到耳孔内，每日早晚各一次即可。一般说来，连续使用三天即可好转，一周后痊愈。

在治疗的过程中，要注意防范中耳炎的并发症，因为这些并发症一旦出现就会给人体带来极大的伤害，不得不防。先让我们依次来了解一下：

（1）面瘫，面神经距中耳腔很近，若损伤它，就会引起口眼㖞斜。

（2）迷路炎，如果炎症向内侵犯，进入内耳会引起迷路炎，导致眩晕和恶心、呕吐等。

（3）颅内并发症包括脑膜炎、脑膜外脓肿及脑脓肿。不论出现哪一种情况，都会有生命危险。

各种脓肿，如耳后骨膜下脓肿、颞肌下脓肿、外耳道后壁脓肿等，出现脓肿后，在局部可摸到很软的包块，红肿、疼痛剧烈，并有高热。

（4）如果处理不及时，脓肿向颈部扩散，引起颈部转动时疼痛，严重时会破坏颈部大血管，导致死亡。

此外，还有一点需要提醒注意的是，急性期后持续有分泌物出现或存在其他症状，可能并发其他疾病，不宜延误，应到医院作进一步检查，以免造成不良后果。

扁豆白术粥可治中耳炎

化脓性中耳炎俗称“烂耳朵”，中医学称其为“脓耳”，是中耳道因链球菌、葡萄球菌、肺炎双球菌等化脓性致病菌侵入而引起的炎症性病变，有急性、慢性之分。急性化脓性中耳炎易在全身抵抗力降低时发生，患者中以儿童更为多见。

戒除不良生活习惯是预防中耳炎发生的重要措施。有些家长喜欢为孩子掏耳朵，但所用的工具，如发夹、掏耳勺等不但未经消毒，而且十分尖锐锋利，稍不留神就会刺破皮肤和耳膜，从而导致中耳炎。此外，游泳时若耳内灌了水，应及时用棉签或棉球吸出耳内的污水。

当然，这也只能作为预防中耳炎的一种措施，不能对中耳炎起到实质性的治疗作用。

王志刚是一个自由职业者，虽然收入不算多，但是爱好广泛，对养生健身有自己的一套理论。夏天时他去一处俱乐部游泳，没想到过了不久竟然得了中耳炎。他分析可能是因为水太干净，细菌超标，再加上最近自己身体状态不是很好，才让炎症有机可乘。不过他并不像其他生病的人那样愁眉苦脸的。因为他自己就是一个养生方的研究者，所以，找到适合自己的治疗方对他而言并不是多难的事。果然，没多久他就针对自己的情况找到两种不同的食疗方，用后效果很好。这让他高兴极了。

他所使用的食疗方是白菜薄荷芦根汤和扁豆白术粥。

白菜薄荷芦根汤的制作方法是：准备大白菜根3~4个，芦根10克，薄荷3克。然后以水煎15~20分钟，趁热分2次服下。经过实践证实，此方对辛凉发热、疏风清热、热外侵型中耳炎特别有效。

扁豆白术粥的制作方法是：准备白扁豆20克，山药18克，白术15克，大米50克，苡仁20克。先将白术煎煮后取汁，入其他药共煮粥，日服一剂。此方主治脾虚湿困之化脓性中耳炎。

慢性化脓性中耳炎为肾元亏损及脾虚湿困，上犯耳窍所引起，饮食上要补肾健脾，祛湿排脓，多吃淮山、扁豆、苡米、党参、杞子、杜仲、芡实、核桃、栗子、黑豆、猪羊肾、狗脊骨、甲鱼等。忌吃辛辣刺激性食物，并戒烟酒；少食鱼虾、羊肉、蛋类、豆类制品等易引发邪毒的食物。

耳鸣耳聋

食疗妙方，耳朵不再嗡嗡作响

近年来，白领阶层人群耳鸣的发生率明显增加。耳鸣不但在公司高级管理层人员中多见，许多年轻白领也被耳鸣困扰，主要表现为高频耳鸣，类似蝉鸣声。中青年人（特别是白领人士）出现耳鸣，主要是由于工作压力大、睡眠少、应酬多所致。

耳鸣为耳科疾病中的常见症状，患者自觉耳内或头部有声音，但其环境中并无相应的声源，而且愈是安静，感觉鸣音越大。耳鸣音常为单一的声音，如蝉鸣声、汽锅声、蒸汽机声、嘶嘶声、铃声、振动声等，有时也可为较复杂的声音。可以是间歇性的，也可能为持续性，响度不一。一些响度较高的持续性耳鸣常常令人寝食难安。引起耳鸣的原因较多，各种耳病均可发生耳鸣。

《外科治疗全书》中所说："耳鸣者，耳中有声，如若蝉鸣，或若钟鸣或若流水声，或若萁米声，或睡着如打战鼓，如风入耳。"凡属一时性的耳鸣，愈后多良。但若属持久不愈者，久鸣不已愈后稍差，可发生为耳聋，宜及时治疗。

建议有以上类似症状的患者使用以下食疗方法，下面的这款食疗方已经经过了验证，来源可靠，可以放心试用。

这个食疗方就是熘炒金针猪腰。其具体的制作方法是：先准备猪腰500克，金针菜50克，植物油、葱、姜、蒜、盐、糖、栗粉各适量。然后将猪腰剖开，剔去筋膜，洗净切成腰花块；金针菜用水泡发，撕成小条。将植物油倒入炒锅中，烧热煸炒葱、姜、蒜至散发出香味，即放入腰花爆炒，至变色熟透时，加水、金针菜、盐和糖，炒片刻，以水溶栗粉勾芡，汤汁透明即可。猪腰有补肾作用，再配金针菜养血平肝。经常佐餐使用本品，可辅助治疗肾虚耳鸣、腰痛以及产后奶水不足等症。

很多人在年轻时不注意耳朵的保健，年老后就会出现严重的听力减退。耳科专家表示，虽然没有很好的办法避免老年性听力减弱，但经常进行耳朵保健可以延缓耳朵衰老。关于耳朵的保健，日常生活中要注意以下几点：

（1）克服用指甲或者其他不洁物品掏耳朵的习惯。掏耳容易损伤外耳道皮肤，把细菌带入外耳道，引起发炎，不仅痛苦而且难治。如果造成鼓膜穿孔，易引起感染，患中耳炎，影响听力。如果耳痒难忍，可以用棉棒蘸酒精擦拭，但不要插入太深。

（2）预防游泳性耳病的发生，选择卫生条件合格的运动场所。硬块的耳屎可以形成栓塞，耳朵进水，耳屎变软膨胀，影响听力，刺激耳道，引起发炎。所以如果耳膜已经穿孔，则不要游泳，以免引起各种疾病的复发。而且，平时游泳时最好也用耳塞，头部仰起，高于水面。

（3）预防药物中毒影响听力。现在已知的可以致聋的药物主要有：链霉素、庆大霉素、卡那霉素、新霉素等，这些药物易损害内耳、耳蜗（听觉感受器），前庭（平衡感受器），造成耳聋和平衡失调。

（4）远离噪声污染。不规律、强刺激噪声，不仅能引起心理不适，而且能伤害听力。

噪声损伤听力是缓慢的，进行性损伤，很难治疗。强烈刺激的音乐也会使听力下降。

（5）养成科学的饮食习惯。多食含锌、铁、钙丰富的食物，可减少微量元素的缺乏，从而有助于扩张微血管，改善内耳的血液供应，防止听力减退。

（6）保持良好的精神状态。当人情绪激动时，肾上腺素分泌会增加，可使内耳小动脉血管发生痉挛，小血管内血流缓慢，造成内耳供氧不足，导致突发性耳聋。

没事弹弹耳朵，机灵又健康

人耳所能承受的最强声音通常为90分贝，若超过这个限度，即使自己感觉不出来，脆弱而敏感的内耳已受损。耳鸣是指人们在没有任何外界刺激条件下所产生的异常声音感觉，常常是耳聋的先兆，因听觉机能紊乱而引起。由耳部病变引起的耳鸣常与耳聋或眩晕同时存在。由其他因素引起的耳鸣，则可不伴有耳聋或眩晕。

造成耳鸣的原因，最常见的有3种：外耳或中耳的听觉失灵，不能吸收四周的声音，内耳所产生的“副产品”就会变得清晰；内耳受伤，失去了转化声音能量的功能，“副产品”的声量就会变得较强，即使在很嘈杂的环境中都能听到；来自中耳及内耳之外的鸣声：一些肾病患者耳朵听觉器官附近位于头部或颈部的血管，其血液的质量因肾病的影响而较差，使血液供应和流通不太顺畅，就会产生一些声音，吸烟者血管变窄，使血液流通受到一定程度的阻碍，也会造成同样的后果。年老者也会因身体衰竭血液质量较差而出现这样的问题。因为靠近耳朵，这些因血液不通畅而产生的声音，对耳朵来说会被听得一清二楚，成了耳鸣。肾开窍于耳，肾的精气充足则耳聪、听觉灵敏，如果精气不足，则会耳鸣。

此外，过度疲劳、睡眠不足、情绪过度紧张时，也可能产生耳鸣。对于前者引起的耳鸣治疗时应该去补肾精、补元气，后者只需将这些不良的生活方式戒除即可。

提拉耳朵能刺激耳郭的末梢神经及微血管，使局部血液循环加快，并通过神经、体液的作用，对全身的生理活动起到一定的调节作用，同时还能改善神经内分泌功能。特别是耳与肾脏有密切的关系，常提拉耳朵能使“肾精以充”。

其方法是双手食指放在耳屏内侧后，用食指、拇指提拉耳屏、耳垂，自内向外提拉，手法由轻到重，牵拉的力量以不感觉疼痛为宜，每次3～5分钟。此法可治头痛、头昏、神经衰弱、耳鸣等疾病。

搓弹双耳也可起到同样的效果，方法是双手轻捏两耳垂，再搓摩至发红发热，然后揪住耳垂往下拉，再放手让耳垂弹回。每天2～3次，每次20下为宜。

由于过度疲劳、睡眠不足、情绪过于紧张也可导致耳鸣的发生，所以，如果平时生活中坚持进行保健按摩，对耳鸣的防治很有效果。

食穴双补，还你宁静世界

耳聋、耳鸣是听觉异常的两种症状，可由多种疾病引起。耳聋以听力减退或听力丧失为主症，耳鸣为自觉耳内鸣叫，如闻潮声，或细或暴，妨碍听觉。有关专家认为，虽然造成耳聋耳鸣的原因有很多种，但总结起来不外乎外受风热、肝火上逆、痰浊内积、肝肾亏虚、脾胃气弱几大类。

值得注意的是，不同病因导致的耳聋耳鸣，其症状表现也各不相同。一般来说，凡由风热造成的，往往会突然耳鸣或耳聋，兼有表证；由肝火引发的，则耳窍轰鸣，攻逆阵作，发怒的时候病情加重；痰浊容易引起耳鸣眩晕，时轻时重，感到烦闷不舒服；肾虚容易造成慢性耳聋耳鸣，患者耳鸣声细，如蝉声持续，其中兼有腰酸面目憔悴者属于

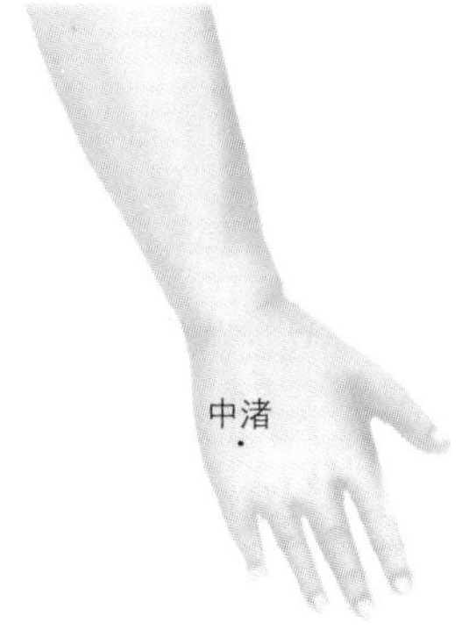

中渚穴的位置

气虚，耳鸣时常发作，体重减轻，劳累加重，阴虚者通常会有午后加重的情况。

针对以上症状，为大家推荐内服加外用的治疗套方。

内服方推荐治鸣醒聋汤。

这个偏方的具体使用方法是：准备木香15克，川芎20克，木通20克，香附20克，枣仁20克，枳壳30克，蝉蜕20克，菊花20克，泽泻20克，合欢20克，胆草15克，柴胡20克，石菖蒲20克，夜交藤20克。以水煎服，每日1剂。此方经过验证可以达到清肝泻胆，理气开窍的效用，适用于由肝火上逆、痰浊内积导致的耳聋耳鸣。

外治方是一款穴位疗法，取穴方法如下：主穴在听宫，翳风，中渚。配穴可以是合谷、太冲，虚证可配太溪、筑宾。

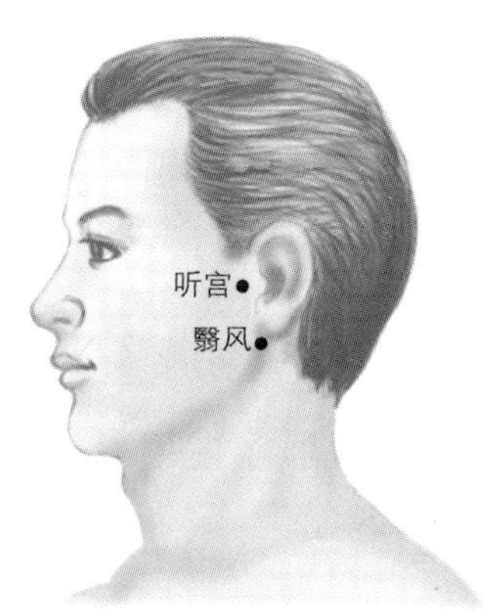

听宫、翳风两穴的位置

手法可以采用泻法，虚证用补法，毫针刺（家庭治疗可用梅花针扣刺法或按摩法）。

耳聋、耳鸣临床上的实证多由肝胆之火上逆，少阳经气闭阻，或感受外邪，壅遏清窍所致；虚证则由肾虚气弱，精气不能上达于耳所致。治疗法则前者为清泻肝火，后者为补益肾精，主穴听宫、翳风、中渚均为阳经穴，可疏通耳部气血，止鸣复聪，配四关穴（手脚之合谷与太冲穴、两个腧穴此四个部位）清泻火热，开窍启闭；肾经原穴太溪与筑宾善于滋阴补肾，肾气充足则耳窍得养。

风池穴鸣天鼓治疗耳聋

耳鸣是一种在没有外界声、电刺激条件下，人耳主观感受到的声音，是发生于听觉系统的一种错觉，其声响有高有低，音调多样，或如蝉鸣，或如风声，或如流水声夹杂蟋蟀的叫声。耳鸣可为阵发，亦可为持续性，有的耳鸣伴有耳聋，也有的单有耳鸣而不耳聋。

老年人常常会出现耳鸣、听力下降等现象，尤其是耳鸣，使老年人的生活备受滋扰，容易引起头痛、失眠、健忘、脾气暴躁等不适症状。因此，要治疗老年人耳鸣、听力下降，根源就在于补肾。涌泉穴、太溪穴都是补肾的重穴，只要每天在家里按揉两侧太溪穴、涌泉穴3～5分钟，一周之后，就能恢复了。

另外，我们也可尝试一下中医传统的自我按摩方法——鸣天鼓。此法简单易学，是一种以手叩击风池穴的方法，对年老肾亏引起的耳聋、耳鸣、健忘、头晕、思维能力下降等有一定的疗效。

唐代“药王”孙思邈的养生铭中就明确提到“亥寝鸣天鼓，寅兴嗽玉津”。孙思邈活了100多岁，百余岁时仍视听不衰，神采甚茂，是历史上有名的健康长寿老人，可见其养生得法。他发明的养生十三法中有一法名“耳常鼓”。

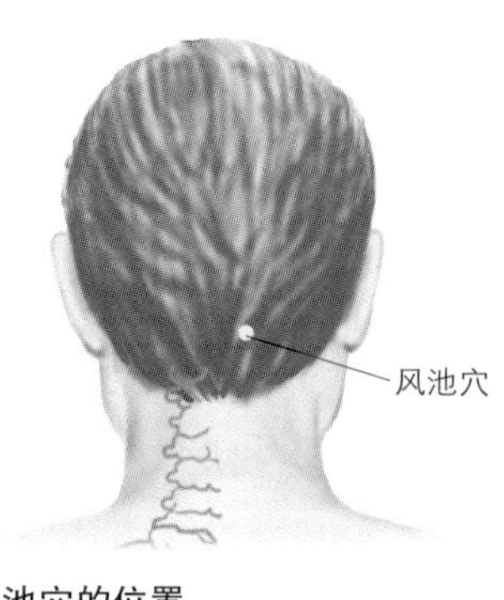

风池穴的位置

其具体的操作方法是：双肘支在桌子上，闭目低头，用两掌心紧贴双耳，将耳朵反折。十指放于后脑，食指抬起，搭放于中指之上。两食指同时用力，从中指上滑下弹击脑后枕骨的凹陷处（风池穴），此时会发出“咚、咚”的声音，犹如鸣鼓一样。

鸣天鼓每天可做3次，每次可做60下左右，动作的轻重程度视耳鸣、耳聋的情况而定，如听力较差，动作可适当重一点，反之则轻些。此法操作简单，易学易行，可作为老年人日常护耳的保健方法。

应对噪声性耳聋的7款粥品

一般来说，超过安全噪声标准（85～90分贝）强度的噪声都有可能造成耳鸣及耳聋。但对同一强度的噪声，存在着个体敏感性差异，只有敏感者会受到伤害或受到伤害的程度最重。

经常处于噪声环境中发生耳鸣者增多，接触噪声的时间增加，发生耳鸣率增加。噪声可加重原有的耳鸣，但也有使原耳鸣减轻或缓解的情况，或促发另一种耳鸣声与原有的耳鸣声混合。

人们有这样一个共同的体会，如果突然听到鞭炮声，耳内会有一阵很长的回响，过好一会儿才能消退，这就是因为外界噪声暂时损伤了人的听神经。那些长期工作在噪音性很强的环境，比如拖拉机和汽车司机、交警、武装警察、军人、迪斯科舞厅的工作人员、麻将娱乐者、长期开会者以及各类设备的操作人员等都是噪音的受害者，长期的噪音刺激会引发内耳神经损伤。噪声引起的耳鸣主要表现为听神经纤维自发活动的紊乱。

很多长时间驾车者都反映，在寂静环境下会听到嗡嗡的耳鸣声。事实上，驾驶过程中，不单是鸣喇叭，车辆行驶、发动机转动等时刻都会产生不同程度的噪声。长时间受噪声“污染”，早期会出现听力下降，如果还不引起重视采取补救措施，甚至可能对听力造成永久性损伤。因此，驾车一族在行驶时应尽量关闭车窗，减少外部噪音对耳朵的损害。车内可播放一些舒缓的轻音乐，削减发动机噪音对听力的冲击。

此外，一旦发生噪声性耳聋，可以运用以下7款粥品食疗方来进行调理。这些食疗方都是经过验证的民间流传方，患者足可一试。

鱼鳔粥：鱼鳔10克，大米100克，调味品适量。将鱼鳔发开，洗净，切细，用香油烹炒一下，而后与大米同放锅中，加入一定量的水，煮为稀粥，待熟时调入葱花、姜末、花椒、食盐、味精等，再煮一二沸即成，每日1剂。

菊花粥：菊花10克，大米100克，白糖少许。将菊花洗干净之后放进锅里，加清水适量，水煎取汁，加大米煮粥，待熟时调入白糖，再煮一二沸即成。每日1～2剂。

枸杞粥：枸杞15克，大米100克，白糖两汤匙。将枸杞择净，放入药罐中，浸泡5～10分钟后，加大米煮为稀粥，粥中的米熟了之后再加入适量的白糖，然后再接着煮沸即可。每天坚持喝一碗，一周之后即可看到效果。

荔枝粥：荔枝肉10克，大米100克，白糖少许。将荔枝去壳取肉，与大米同放锅中。加清水适量煮粥。粥熟了之后依照口味选择加入适量的白糖，然后再用文火煮沸，每日最好在晚餐时候喝上1碗，效果最好。

龙眼肉粥：龙眼肉10克，大枣5枚，大米100克，白砂糖适量。将龙眼去皮取肉；大米淘净；大枣去核，与龙眼、大枣同放锅中。加清水适量，煮为稀粥，每日1～2剂，喜好甜食者，可加白糖适量同煮服食。

陈皮粥：陈皮10克（鲜者加倍），大米100克。将陈皮择净，切丝，水煎取汁，加大米煮为稀粥服食，或将陈皮研末，每次取3～5克，调入已沸的稀粥中，同煮为粥服食，每日1剂，连续3～5天。

白豆蔻粥：白豆蔻3克，生姜3片，大米50克。将白蔻、生姜洗干净之后放入锅里，加清水，注意不要超过锅容量的2/3，先不开火，而是浸泡上述材料40分钟再开始煎煮，加大米煮为稀粥，或将豆蔻、生姜研细，待粥熟时调入粥中，煮沸两次就可以盛出了。每天早餐时喝一碗更利于药效的发挥。

也许会有朋友发愁，这么多的食疗粥，到底应该选择哪一款呢？因为取材皆为自然，所以疗效差异不大，就自身条件和口味需要选择即可。

此外，除了要吃对治疗方之外，对于经常出现耳鸣现象的人更要注意日常家庭护理。这里所说的日常护理主要指的是以下三个方面：

日常饮食要少盐。钠虽然不会给所有耳鸣患者带来问题，但是患有梅尼尔氏症等内耳疾病，或者有高血压的病人，应该尽量减少钠的摄入。尽量少吃腌制品、熟肉制品等。平时饮食应该以清淡为主。

每晚泡脚可预防耳鸣。每晚用热水泡热双脚，然后点按脚心“涌泉”穴（这个部位一般都有酸胀麻痛感），用柔力点按穴位。再用力拍打大腿外侧的胆经（打大腿外侧就可以了），拍打至肤色微红为止。

调整饮食结构，多食含锌、铁、钙丰富的食物，可减少微量元素的缺乏，并有效扩张微血管和软化红细胞，从而有助于内耳的血液供应，有效地防止耳鸣的发生，切忌长期食用高盐、高脂肪、低纤维素类食品，切忌暴饮暴食，要戒除烟酒；个人佩戴防护耳塞和头盔，或缩短在噪音环境中停留的时间等。平常要注意远离噪音，减少噪音对听神经的损伤。

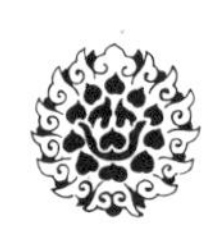

沙眼

胆矾让你摆脱沙眼的苦恼

沙眼是由沙眼衣原体引起的一种慢性传染性结膜角膜炎，是青少年时期的常见眼病。如果孩子说眼睛不舒服，眼睛内像有沙子的感觉，有强光刺激还会流泪。出现这种情况，多半是患了沙眼。

沙眼急性发作时，眼睛发红，有异物感，怕光，眼部分泌物增多，迎风流泪，眼结膜上可见滤泡及乳头增生。孩子患了沙眼，如果在急性期得不到及时治疗，会逐渐进入慢性期，早上起床时出现眼屎粘住眼睫毛的情况，继续发展成重症，则会出现并发症，如眼睑内翻、倒睫、角膜溃疡，且眼球干燥等症状更加明显，甚至会影响视力。

关于沙眼的治疗，中医分为药物、手术、针灸三大类，其中，手术与针灸都需要专门的医师操作。这里我们只向大家介绍药物治疗沙眼的方法：

胆矾的用法有两种，一种是将胆矾配成1%的溶液点眼，每天点5次，每2小时点1次；第二种方法是，将胆矾配成5% ~ 10%的油膏点眼，每天点3~4次。制法为：先将胆矾在乳钵中研极细，调入制过的白色凡士林油中，必须研匀。

沙眼是常见的慢性传染性眼病。全世界约有4.5亿沙眼患者，约占世界人口的1/10。一般，儿童患沙眼大多由父母或其他家庭成员传染所致。有关资料表明，无沙眼母亲的子女沙眼患病率为37.7%；有沙眼母亲的子女，其沙眼患病率则高达82.5%。

沙眼主要通过接触传染，凡是被沙眼衣原体污染了的手、毛巾、手帕、脸盆、水及其他公用物品都可以传播沙眼。因此，要想有效预防沙眼，必须养成良好的卫生习惯：不用手揉眼，毛巾、手帕要勤洗、晒干；托儿所、学校、工厂等集体单位应分盆分巾或倡导用流水洗脸；加强理发室、浴室、旅馆等服务行业的卫生管理，严格毛巾、脸盆等的消毒制度，注意水源清洁。

沙眼吃哪些食物好？具有明目作用的食物有枸杞、桑葚子及各种水果和蔬菜。

另外，可以多吃含维生素A的食物，维生素A可以预防和治疗干眼症。如果缺乏维生素A，会导致眼睛对黑暗环境的适应能力减退，严重时还容易患夜游症。维生素A的最好来源是各种动物的肝脏、鱼肝油、奶类和蛋类。

大蒜帮你治眼疾

沙眼是一种持续时间长的慢性疾病，我国现在已有600万～900万人因沙眼致盲。相应治疗和改善卫生环境后，沙眼可缓解或症状减轻，避免严重并发症。在流行地区，再度感染常见，需要重复治疗。预防措施和重复治疗应结合进行。应培养良好的卫生习惯，避免接触传染。

陈纱纱得了沙眼，她找了很多偏方自我治疗。在她锲而不舍地研究与试用过程中，她发现大蒜治疗沙眼最有效果。虽然不知道是不是对每个人都有用，但她希望自己的发现能让更多人获益。

具体的治疗方法是：用鲜紫皮大蒜去掉外皮，洗净后捣成泥状，再用消毒纱布绞挤出蒜汁，盛在消毒瓶中密闭备用。另用乌贼骨去壳，磨制成约3厘米长鸭嘴形小棒，消毒后备用。治疗方法：先用0.5%的丁卡因滴入结膜囊内，1～2分钟后，用睑钩反转上睑并固定好，使穹窿部结膜完全暴露出来，再以乌贼骨棒轻轻摩擦乳头及滤泡，使其表面微破，摩擦要彻底，又不可伤及深部组织以及正常结膜面。再用消毒盐水棉球把血液及滤泡物拭净，然后在结膜上面涂擦蒜汁，放回眼睑。通常要两眼同时治疗。治疗一周后可复查一下，如果尚未痊愈，可进行第2次治疗。

大蒜中富含的硫化合物具有很强的抗菌消炎作用，是目前发现的天然植物中抗菌作用最强的一种。但外用时会引起皮肤发红，或灼热、起泡，故不宜敷过久，皮肤过敏者要慎用。

除此之外，养成良好的卫生习惯，勤洗手，勤剪指甲，不用手或不洁物品擦、揉眼部；最好用流水洗手、洗脸。

眼科专家提醒，沙眼及眼部有感染者切勿佩戴隐形眼镜，否则会导致严重后果。隐形眼镜对环境要求较高，在有灰尘及污染较为严重的环境里都不适合佩戴。因为灰尘等异物一旦进入眼内，隐形眼镜镜片会通过摩擦对角膜产生刺激，引起眼睛疼痛、细菌感染，最终导致眼角膜上皮脱落，严重时可能会导致失明。

为了人们眼睛的健康，建议沙眼及眼病患者佩戴框架式眼镜比较安全可靠。

沙眼难受极了，桑叶水洗眼

沙眼是由沙眼衣原体引起的一种慢性传染性结膜角膜炎,是致盲眼病之一。晚期由于受累的睑结膜发生瘢痕，以致眼睑内翻畸形，加重角膜的损害，可严重影响视力甚至造成失明。

一般潜伏期为5～12日，通常侵犯双眼。急性发病病人有异物感、畏光、流泪，很多黏液或黏液性分泌物。数周后急性症状消退，进入慢性期，此时可无任何不适或仅觉眼易疲劳。

老刘接单位通知，到北方一座城市出差。由于走得急，连毛巾也忘带了。住进宾馆后，服务员告诉他室内所用物品都是经过严格消毒的。于是，老刘就放心使用了宾馆内的公用毛巾。出差回来后老刘也没觉得有什么异常，但10天后他突然觉得眼内有异物感，而且畏光，流泪。眼科医生告诉他，他感染上了沙眼病。老刘说，我平时都带着近视镜，不曾有沙子吹进眼里呀！医生告诉他："沙眼不是由飞沙引起，是由一种肉眼看不见的微生物沙眼衣原体感染所致。"

后来他使用偏方治好了沙眼。这个偏方的具体方法是：取桑叶、菊花各15克。制用法是水煎。连熏带洗，每日3次。

《本草纲目》中说，桑叶乃手、足阳明之药，治劳热咳嗽，明目长发，止消渴。

现代药理分析表明，菊花里含有丰富的维生素A，是维护眼睛健康的重要物质。菊花茶能让人头脑清醒、双目明亮，特别对肝火旺、用眼过度导致的双眼干涩有较好的疗效，经常觉得眼睛干涩的人，尤其是常使用电脑的人，多喝些菊花茶很有好处。眼睛近视的人更是经常感到眼睛干涩，常喝菊花茶能改善眼睛的不适感。

此外，菊花茶可消除眼睛水肿及疲劳，睡前喝太多的水后，第二天早上起床眼睛就会水肿像金鱼一样，此时用棉花沾上菊花茶的茶汁，涂抹在眼睛四周，很快就能消除这种水肿现象。平时泡一杯菊花茶来喝，能使眼睛疲劳的症状消除，如果每天喝三到四杯的菊花茶，对恢复视力也有帮助。

菊花的种类很多，不懂门道的人会选择花朵白皙且大朵的菊花。其实又小又丑且颜色泛黄的菊花反而是上选。菊花茶其实是不加茶叶的，只将干燥后的菊花泡水或煮来喝就可以，冬天热饮，夏天冰饮都是很好的饮料。菊花茶中加入枸杞泡出来的茶就是有名的"菊杞茶"，这两种都是中药护眼的药材，尤其适宜学生彻夜温习功课致使眼睛疲劳时饮用。

不少人潜意识里认为非处方药物可以根据自己的需要随意使用，这种想法极端错误。由于不需医师处方就可买到眼药水，许多人就忽视了眼药水的合理使用方法。专家提醒说，使用眼药水须遵照包装说明书的指示，以免引起过敏反应。

蒲公英特效眼药水的自制法

沙眼是一种社会性疾病，其发病与个人卫生、环境卫生和生活条件有密切关系，多见于小儿，男女老幼皆可患病，痊愈后仍可再感染。

沙眼早期症状不明显，故不易被人们注意，常常在体检时被发现。也有部分病人眼刺痒、干涩、见风流泪，晨起时眼角上有少量的分泌物，夜间工作或学习时，常感到眼睛疲劳不适，睁不开眼等。

较重的沙眼会引起各种并发症及后遗症，严重影响视力，甚至造成失明。所以，我们要积极预防，做到一人一条毛巾，不合用洗脸水，提倡用流水洗脸、洗手，养成饭前便后、劳动后洗手的好习惯。常洗手，不揉眼，可以杜绝沙眼的传播。

目前，患干眼症的上班族不在少数，这与长时间不眨眼、眼睛疲劳密切相关。而沙眼是由衣原体感染引起的一种结膜和角膜的慢性炎症性眼病，因患病后睑结膜粗糙不平形似砂粒故名沙眼。沙眼有流泪、畏光、痒涩感、异物感、烧灼感和干燥感等症状，其本身就会引起眼睛干涩。下面介绍一种简单易行的沙眼偏方：

鲜蒲公英洗净后，折茎挤浆汁，点于眼内，每日3次，每次1滴。坚持使用直至症状消失。

此外，在日常生活中还应注意以下几点：吸烟会令眼睛内的血管出现动脉粥样硬化及血栓形成，进而对晶状体和视网膜造成组织上和功能上的改变。吸烟也会促进游离基的产生，同时降低血液、玻璃体和眼球组织的抗氧化物的能力。因此，吸烟人士受游离基和氧化作用的损害机会较大，眼睛有可能永久受损，增加永久失明的可能。

甜食在消化、吸收和代谢过程中会产生大量的酸性物质，与人体内的钙中和，可造成血钙减少，导致眼球壁的弹性降低，眼轴伸长。过量摄入甜食还容易引起眼内房水的渗透压改变，使晶状体凸出，影像模糊，从而导致近视眼的发生。所以，特别是青少年，不要偏食高糖食物。

保护眼睛，用眼卫生是关键。长期使用电脑的人，眼睛与屏幕的距离应保持在50厘米以上，最好采用光下视20度的视角。电脑不应放置在窗户的对面或背面；环境照明要柔和且应避免反光。在饮食上要多吃些富含维生素A的食物，如豆制品、鱼、牛奶、核桃、青菜、大白菜、西红柿、空心菜及新鲜水果等。另外，最好工作一小时就休息一次，以缓解眼睛的疲劳状态。

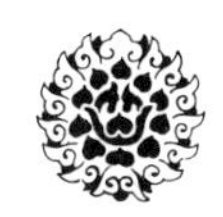

青光眼

菊明汤，青光眼患者的福音

青光眼是指眼内压力或间断或持续升高的一种眼病。眼内压力升高可因其病因的不同而有各种不同的症状表现。持续的高眼压可给眼球各部分组织和视功能带来损害，造成视力下降和视野缩小。如不及时治疗，视野可全部丧失甚至失明。故青光眼是致盲的主要病因之一。

胡玉苹今年已经72岁。2009年8月开始她感到头痛、眼痛、乏力，被诊为青光眼。服用西药治疗，效果不佳。右眼已失明，连服菊明汤6剂后，诸症均减，又服36剂，头痛、目痛消失。

此方的具体使用方法为：木贼草12克，牡蛎（先煎）、石决明（先煎）各15克，夜明砂10克，菊花30克。先把药用水浸泡30分钟，再放火上煎煮30分钟，每剂煎2次，将两次煎出的药液混合。每日一剂，早晚分服。

青光眼的发生与日常生活中的许多诱因有关。因此，预防青光眼应多从避免或减少发作诱因着手。

（1）保持愉快的心情。心情郁闷、过度激动均可使眼神经血管调节功能失调，睫状体充血，房水产生过多，瞳孔散大，眼压升高，引起青光眼。

（2）保持良好的睡眠。睡眠不安或失眠，都容易引起眼压升高，诱发青光眼，尤其是眼压较高的人，更要睡好觉。每晚睡前用温水泡脚。不要在短时间内或晚睡前大量饮水，以防眼内房水增多，眼压升高。

（3）避免长时间待在光线暗的环境中。在暗室工作的人，每1～2小时要走出暗室或适当开灯照明。不要看光线较暗的电影；关灯看电视时要有一个弱光灯照明。

（4）避免过度劳累。身体过度劳累易使眼压波动，所以要注意生活规律，劳逸结合。

向日葵治眼疾，值得一试

青光眼是造成失明的第二大原因。通常，40岁以上的人比较容易患青光眼，而且女性患者又较男性患者常见。青光眼的特征是眼球内部的眼压增加，且眼球表面硬化。此病的症状包括眼睛痛或不舒服（主要发生于早晨）、视线模糊、光源四周有光环、瞳孔无法于黑暗中适度调节放大、徐光（周边视力）的消失等。

56岁的王先生经常头晕，还眼胀、疼痛。起初，他以为高血压犯了，就到医院开了些降压药。几天后，症状非但没缓解，看东西还模糊了，眼睛越发疼痛。到医院一检查，竟患了急性青光眼。

我们经常能看到一些四五十岁的女性，因脾气急躁引发了头痛、呕吐，一查发现竟然是青光眼引起的。她们中的多数人都有不同程度的青光眼性格，即表现为忧虑、紧张、不安、多疑、抑郁、强迫性格、不乐观等。而且这些人比较难沟通、不易交流，经常会出现逃避或拒绝接受压力的情况。

另外，这些患者还常是“老好人”。他们表现出忍气吞声、姑息谦让、自信不足和回避矛盾等行为。这种人在强烈的情绪反应或焦虑状态下，会出现心率加速、血管收缩、肾上腺素分泌增加、瞳孔扩大等状况，从而引起眼压升高。

下面向大家推荐一个用向日葵治青光眼的偏方。具体制法是：向日葵3～4朵，水煎，一半内服，一半熏洗眼部。向日葵一身是药，其种子、花盘、茎叶、茎髓、根、花等均可入药。茎叶可疏风清热、清肝明目。

青光眼患者的膳食中除给予普通食物外，还应注意给予高渗透性食物。如蜂蜜是一种高渗性食品，能够改变血液的渗透压和眼内房水的渗透压，从而降低眼压。急性青光眼可每日食蜂蜜100毫升，慢性青光眼每日150毫升，分三次口服。同时要选择低盐饮食，炒菜不要过咸，口渴时不要饮水过量，防止眼压升高。

膳食中应注意食用赤豆、金针菜、薏米仁、丝瓜、小米、玉米、荞麦、大麦、燕麦、蘑菇、海带、蚕豆、香蕉、萝卜、梨、柑橘、西瓜及绿叶蔬菜，烹调时要用植物油，如花生油、豆油、茶油、麻油等。上述食品含有较多的纤维素，具有健脾和防止便秘的作用。青光眼患者一定要保持排便通畅，防止腹压增加时诱发眼压升高。

适当食疗，别被青光眼吓到了

青光眼是由于脏腑不和，津液失调，病理产物在眼内积聚日久而使眼压相对（低眼压性）或绝对（高眼压性）升高所致的，以眼目胀痛、视物昏花、视力下降、甚则头晕头痛、恶心呕吐等为主要临床表现的一类常见性、多发性眼病。西医对于青光眼的治疗一般包括药物和手术治疗。现代医学认为，青光眼是不能被治愈的，只能被控制。这就是说，青光眼一旦确诊，就需要经常的、终生的护理。激光手术和显微手术在长期控制眼压方面被认为是比较成功的，但手术就预示着风险、疼痛以及术后的诸多并发症。即使手术成功了，也仅仅是暂时控制了眼压，还需经常地、定期地复查，是否能彻底治愈仍是个未知数。

随着孙子呱呱落地，年过半百的王阿姨最近可累得够呛。有一天吃过晚饭后，她突然觉得右侧头痛不止，眼睛也痛得很，以为患了感冒，休息一下就会轻点。

不料，半夜她的头痛得越来越厉害，不得不到内科看急诊。她没告诉医生眼睛痛的情况，而医生一听说是头痛，在检查身体其他部位没发现异常后，便给王阿姨打了止痛针，让她第二天复查。

回家后，王阿姨的头痛并没有减轻，而且眼痛的那一侧头痛更厉害了，第二天她又去了医院。这次经过仔细检查，医生观察到王阿姨眼睛发红，请眼科医生来会诊，发现其右眼视力已经跌至0.2，左眼视力则在1.0左右，一测眼压，竟然超出正常值两倍多!经确诊，医生告诉王阿姨：她正处于“闭角型青光眼”急性发作期。经积极降眼压、缩瞳等治疗后，头痛消失，右眼视力也恢复到0.8。

对于青光眼的治疗需要引起人们的重视，及早就医，以免延误病情。下面为大家介绍一个猪肝苍术治青光眼的偏方：取猪肝一具，苍术15克，粟米适量。共煮粥服食。

《随息居饮食谱》中说：“猪肝明目，治诸血病，余病均忌，平人勿食。”猪肝性温，味甘、苦，具有补肝明目、补益血气、通络下乳之功效。

现代营养学认为，猪肝可以调节和改善贫血病人造血系统的生理功能；其维生素A的含量远远超过奶、蛋、肉、鱼等食物，能保护眼睛维持正常视力，防止眼睛发涩、疲劳。

劳累过度、睡眠不足、情绪波动、饮食不节或暴饮暴食等因素，可以影响血管神经调节中枢，使血管舒缩功能失调：一方面可使毛细血管扩张，血管通透性增加，造成睫状肌水肿、前移，堵塞前房角，使房水流出通道受阻；另一方面可使房水分泌过多，后房压力过高，周边虹膜受压向前移而使前房变浅，前房角变窄。这些因素均可引起眼压的急剧升高，最终导致青光眼急性发作。

因此，青光眼病人应保持生活规律、情绪稳定、饮食有节，同时注意避免不良因素的刺激是十分重要的。

单味草药治愈眼疾有绝招

如果你的朋友或者家人不小心得了青光眼，千万不能疏忽大意，因为青光眼是一种发病迅速、危害性强、随时可导致失明的常见疑难眼病。如果对其放任不管的话，会使患者眼内压间断或持续性升高最终超过眼睛所能承受的正常范围，给人的视觉功能带来损害。

如果患者的青光眼尚处于急性发作期，很可能会在两天之内就出现恐怖的失明现象。而且，临床的很多病例都显示，一旦得了青光眼，双眼同时发病的可能性很大，一旦失明也是双眼一起失明。

陈晓曦是一名火车站站台导引员，今年29岁。因为患了急性充血性青光眼，起病3天头痛不止，双眼视力模糊，口干、便秘，三天里一直在家休息。去医院检查发现巩膜充血，瞳孔散大。证属绿障，医生说这是因为肝胆有火气，体内痰湿严重引发的。治疗的主导方向是清热泻火利水湿。在朋友的介绍下，他采取了中草药偏方治疗的方法。服用2剂之后，小便增多，大便泻下2次，头痛目胀减轻，第三天就能看清东西。后继续服用，瞳孔收缩正常，视力增加。

这个草药方的服用方法很简单，只需要先准备车前子60克，然后加水300毫升，一次煎服即可。

其实，青光眼难治并不在于病症本身，而在于其发病迅猛让人措手不及。所以说，对于此病，预防胜于治疗。平素必须排除一切可诱发眼压增高的有害因素，预防青光眼发生。

最后特别提醒的是，对于有青光眼遗传史的家庭成员，必须定期复查，一旦有发病征象者，必须积极治疗，防止视功能突然丧失。

老花眼

冷热双敷，不再“雾里看花”

老花眼又叫老视眼，是老年人眼睛调节作用衰老的一种表现。每个人都有衰老的过程，比如老年人的头发变白、皮肤松弛、肌肉萎缩等。眼睛的调节作用也会衰老。随着年龄的增长，晶状体的弹性逐渐降低，睫状体的功能也逐渐减弱，看近处物体时，晶状体不能变凸，物像不能聚焦在视网膜上。看远处物体却很清楚，看书时，要把书拿得远一些，或者要求光线充足一些才能看清楚。这些情况就是老花眼。

为什么有的人老花眼发生早，有的人发生较晚呢？

这和年轻时各人的屈光状况及营养状况有关。年轻时没有远、近视者，一般40岁以后就开始有老花眼，随着年龄的增长，老花眼的度数也逐渐加深。如果年轻时有近视眼，看近处物体时离得很近，这样的人发生老花眼的时间要比正视眼晚一些。相反，如果年轻时有远视眼，眼轴较短，看近处物体时要离得远一些才能看清楚，这样的人发生老花眼的时间要比正视眼早一些，可能30多岁就需要戴老花镜了。

王依然今年已60多岁，过去由于自己不太注意对眼睛的保护，视力早衰，老花镜已戴400度，离开深度的眼镜就什么也看不清，麻烦不少。

近几年来，王依然因写稿，参阅学习了不少有关保健类知识的书刊资料，了解到一些治老花眼的小偏方，并尝试着用了一段时间，获得了意想不到的效果。近几个月来王依然有时只带100度的老花镜也能看书，并可以在光线充足的地方摘掉老花镜看书报、写稿。他所采用的方法如下：

冷水洗眼法：每天早晨起床后，坚持用冷水洗脸、洗眼。首先将双眼浸泡于冷水中1～2分钟，然后擦洗脸部及眼周围眼肌，最后用双手轻轻搓揉20～40次。

热敷眼部法：每天晚上临睡之前，用40～50℃的温热水洗脸。洗脸时先将毛巾浸泡在热水中，取出来不要拧得太干，趁热敷在额头和双眼部位，头略向上仰，两眼暂时轻闭，约12分钟，待温度降低后再拿开洗脸。

以上方法，既不花一分钱，又简单方便，而且行之有效，只要长期坚持，就会收到良好效果。

转眼揉承泣，解老花眼之忧

王佳今年49岁，虽然年纪不算大，但是却已经有了老花的部分症状。读书看报时，或者穿针线的时候都很吃力。为了改善这种情况，她一直在不断寻找和摸索好的治疗方法。不久之前，她看到一本医书上的小偏方，就拿来试用，结果效果很好，眼花的情况得到了大幅度的缓解，一般阅读印刷的刊物基本不需要再借助老花镜。

这个偏方就是闭着眼睛，转动眼球，开始先顺时针转36次，然后逆时针转36次。转完眼睛之后，再用食指按住承泣穴（目视正前方，黑眼球正下方，眼眶骨上的这个点，就是承泣穴），反复地揉搓。事实证明这种方法对老花眼、近视眼都有治疗和预防的作用。

为什么转睛和按承泣穴有如此神奇的护眼效果呢？

中医讲“目受血而能视”，这个“血”不仅指血液，而且包括由血液化生的各种营养物质，比如眼泪等，眼睛要不断接收这些物质的濡养，才能保持和提高视力。而转睛可以疏通络脉，祛除淤滞，使眼睛更顺利地得到“血”的滋养。与此同时，承泣穴是胃经最靠近眼睛的穴位，而中医讲“脾胃是后天之本，气血生化之源”，也就是说由脾胃化生的气血最多，所以按揉这个穴位能够使脾胃生化的气血更多地注入眼睛，保持视力。眼睛得到更多气血濡养，不仅晶状体不易淤滞，也不容易变形，所以对预防白内障和老花眼、近视眼都是有帮助的。

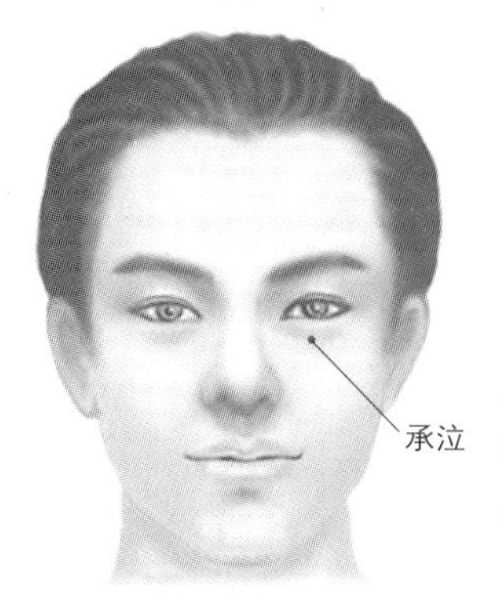

承泣穴的位置

老花眼是许多中老年人的烦恼，除了转睛和按承泣穴之外，我们再为大家推荐几种防治小方法：

（1）喝菊花枸杞茶：取白菊花、枸杞各5克，用开水冲泡，代茶饮，每日1剂，坚持服用3个月。有滋补肝肾、清肝明目的功效，尤适合老花眼视物不清者。

（2）定时远眺：每天早起、中午、黄昏前，远眺1～2次，要选最远的目标，目不转睛地视物10分钟左右。

（3）防眼疲劳：看书报和电视时，保持一定距离，时间不宜过长，防止眼肌和视力过度疲劳。

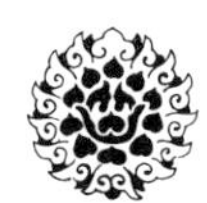

结膜炎（红眼病）

茶叶水洗脸，远离急性结膜炎

急性结膜炎俗称“红眼病”。多发于春季，为季节性传染病，它主要是通过接触传染。往往通过接触病人眼分泌物或与红眼病人握手或用脏手揉眼睛被传染。

汪老师，今年66岁，眼患了结膜炎，且比较严重，全眼已发红而且视力也有所减退。后来用茶叶水治疗，效果不错。

此方操作的具体步骤是：先准备茶叶、烟丝各适量。再用开水浸泡茶叶一小杯，待冷后倒出茶水，然后把烟丝放入茶水中浸渍1小时左右，倒尽茶水取出烟丝轻捏至不滴水为止。睡前用温开水清洗双眼，然后以烟丝敷眼皮，用纱布一小块覆盖，绷带固定。第二日清晨打开绷带，弃烟丝即可。用时要避免烟丝误入眼内。

其实，预防结膜炎，不仅要注意饮食卫生，还要合理调节饮食，多补充维生素A、维生素C和锌，因为维生素A、维生素C和锌能提高免疫能力，对预防病毒性结膜炎尤其重要，但锌不宜补得过多。

富含维生素A的食物有鱼肝油、动物肝脏、胡萝卜、黄绿蔬菜、蛋类、牛奶、奶制品、奶油、黄色水果等。维生素C巩固结缔组织，改善微血管的通透性，使眼睛免于更进一步的发炎，同时起着促进组织复原的作用，富含维生素C的食物有樱桃、番石榴、红椒、黄椒、柿子、青花菜、草莓、橘子、芥蓝、菜花、猕猴桃等。

此外，应多吃些具有清热、利湿、解毒功效的食物，如马兰头、枸杞叶、茭白、冬瓜、苦瓜、绿豆、荸荠、香蕉、西瓜等。豆类、小麦、蛋、鸡肉、猪肉、黄油等含铬丰富的食物也有益于结膜炎的治疗。深海鱼油可以改善视力，延缓视力衰退，维护视网膜。

最后，需要注意的是，结膜炎患者忌吃下列食物：辛辣温热食物，如洋葱、韭菜、芥末、生姜等；腥膻发物，如黄鱼、鳗鱼、鳝鱼、黑鱼、鳊鱼、蟹、虾等；忌饮酒。

梧桐濯足治疗慢性红眼病

有的人长期眼红，时轻时重，这很可能是患了慢性结膜炎。慢性结膜炎为一常见病、多发病，常为双侧性，有时非常顽固，久治不愈。慢性结膜炎的主要症状是眼分泌物和结膜充血。病人自觉症状轻微，主要为痒、灼热、异物感、干涩、眼睑沉重感、视力疲劳等，一般晚间或近距离工作时症状明显，但也有无任何不适者。这就是慢性结膜炎。

李某今年22岁，是一名软件工程师，最近常常觉得眼睛附近痒痒的，好像里面有什么东西，一开始也没有在意，一直拖着，后来感到双眼疼痛，且已经出现红肿症状，眼睛也很容易感到疲劳，看东西连续超过半小时就难受得不得了，晚上的时候症状更加明显，所以，连续好几天睡不好觉。后来去医院，经过诊断是急性结膜炎（红眼病）。用了一些药膏和滴眼液都不见明显效果，之后选择了梧桐濯足的偏方，没想到眼疾竟痊愈了。

有人可能会奇怪了，明明是眼睛出了问题，怎么会从脚上开始治呢？我们先来了解一下这个方子的具体方法再来解答这个问题。

准备梧桐叶150克，最好是深秋季节采集来的霜梧桐。加水3000毫升，煮至2000毫升，倒入盆内，趁热浸泡双足，边浸泡边揉搓按摩，直至水温不热时结束，每次约30分钟，依据病情程度，每日进行1次或者2次皆可。

本方中的梧桐自古以来就被作为一剂药材广泛使用。其花、叶子、种子都可以作为药用，但功效有所不同。这里以梧桐叶为主要药材，是因为其具有补气养阴、明目平肝的作用。经过温热水汽的作用，扩散作用于患者的脚底，刺激足部反射区，从而对眼部疾病起到治疗作用。此方可以治愈眼睑红肿，结膜充血，流泪，异物感等症状。

慢性结膜炎的致病因素主要有以下几点：

（1）感染因素。由于急性结膜炎未经治疗或治疗不彻底而转变为慢性。

（2）药物刺激。由于长期应用某些眼药如肾上腺素、缩瞳药和一些刺激眼药而导致。

（3）刺激因素。这是最常见的原因，如居住或工作环境不良、空气污浊、风沙、烟雾、强光、照明不足、有害气体、过度饮酒和睡眠不足、游泳过程中水污染以及其他疾患引起的刺激。

生活中，应注意避免以上透发因素，保护好眼睛，谨防慢性结膜炎。

近视

幽静地按摩，速效治近视

治疗近视眼，我们可以采取穴位按摩法，也就是传统的眼保健操，它是根据造成近视眼的原因，综合祖国针灸医学、经络、穴位按摩等方法设计而成的。主要是对睛明、攒竹、太阳、风池、四白等穴位进行按摩，通过按摩穴位，疏通经络，调和气血，达到治疗和预防近视的目的。

另外，我们还可以选择一些锻炼眼睛的方法来缓解眼部疲劳，从而治疗和预防近视。

转眼法：选一安静场所，或坐或站，全身放松，清除杂念，二目睁开，头颈不动，独转眼球。先将眼睛凝视正下方，缓慢转至左方，再转至凝视正上方，至右方，最后回到凝视正下方，这样顺时针转9圈。再让眼睛由凝视下方，转至右方，至上方，至左方，再回到下方，这样逆时针方向转6圈。总共做4次即可。

眼呼吸凝神法：选空气清新处，或坐或立，全身放松，二目平视前方，徐徐将气吸足，眼睛随之睁大，稍停片刻，然后将气徐徐呼出，眼睛也随之慢慢微闭，连续做9次。

熨眼法：这种方法最好坐着做，全身放松，闭上双眼，然后快速相互摩擦两掌，使之生热，趁热用双手捂住双眼，热散后两手猛然拿开，两眼也同时用劲一睁，如此3～5次。

洗眼法：先将脸盆消毒后，倒入温水，调节好水温，把脸放入水里，在水中睁开眼睛，使眼球上下左右各移动9次，然后再顺时针、逆时针旋转9次。刚开始，水进入眼里，眼睛会觉得难受无比，但随着眼球的转动，眼睛会慢慢觉得非常舒服。在做这一动作时，若感到呼吸困难，不妨从脸盆中抬起头来，在外深呼吸一下。

以上四种方法可以缓解眼部疲劳、疏通经络、改善营养，相信经过短短几周的练习以后，你的视力就能得到大幅度的提高。

动物肝脏，重塑清晰“视”界

从金陵名小吃鸭血粉丝汤中的鸭肝，到中国八大菜系之一鲁菜中的炝猪肝，再到苏菜中颇具特色的美炸眉卷中的鸡肝，动物肝脏在中国老百姓的菜肴里可谓是不可或缺的美味佳肴。动物肝脏不但营养丰富，对促进儿童的生长发育，维持成人的身体健康都有一定的益处，而且还有助于防治因缺乏维生素A导致的疾病，比如各种眼部疾病。

下面就为大家介绍几道有助于改善视力状况的动物肝脏食疗餐。这些食疗方虽然多出于民间，但取材天然，基本无不良反应，还可以依照个人口味的不同进行选择，所以，对于视力不好，或者轻度近视的患者特别适用。

1.枸杞炖猪肝

主治：近视眼，迎风流泪。

材料：枸杞20克，猪肝300克，食油、葱、姜、白糖、黄酒、淀粉各适量。

制法：先把猪肝洗净，同枸杞放入锅内，加水适量煮1小时，捞出猪肝切片备用。油锅烧热，葱、姜炝锅放入猪肝片炒，烹白糖、黄酒兑入原汤少许，收汁，勾入淀粉，汤汁明透即成。

2.猪肝羹

主治:血不养肝，远视无力。

材料：猪肝125克，葱白15克，鸡蛋1个，豉汁适量。

制法：将猪肝切成薄片，葱白去须根，切成短节，入豉汁中作羹，临熟，将鸡蛋打破，混匀蛋白蛋黄，入汤内成羹，单食或佐餐服食。

3.羊肝粥

主治肝血不足所致的近视、目昏等症。

材料：羊肝一具，葱子30克，大米30克。

制法：将羊肝切细，大米淘净。先将葱子水煎取汁，加羊肝、大米煮为稀粥。待熟后调入食盐适量服食。

4.鸡肝羹

材料：鸡肝50克，食盐、味精、生姜各适量。

制法：先将鸡肝洗净切碎，切成片，入沸水中氽一下，待鸡肝变色无血时取出，加入生姜末、食盐、味精，调匀即可。

鸡肝和猪肝都是富含蛋白质的食物。猪肝含维生素A较多，可以营养眼球，收到养肝明目的效果，适用于儿童青少年性近视（兼用于远视的食疗）。其中猪肝可用羊肝、牛肝、鸡肝代替。鸡肝中维生素A含量最高，本方可养肝明目，适用于各种近视。

此外，在进行近视治疗的同时一定要注意营养补充，以下几种营养物质必不可少：

蛋白质：就巩膜来说，它能成为眼球的坚韧外壳，就是由于含有多种必需氨基酸，构成很坚固的纤维组织。巩膜虽有一定的坚韧性，但在眼轴前后径部位仍比较弱。肉、鱼、蛋、奶等动物性食物不仅含有丰富的蛋白质，而且含有全部必需氨基酸。

钙：钙是骨骼的主要构成成分，也是巩膜的主要构成成分。钙的含量较高，对增强巩膜的坚韧性起主要作用。食物中牛骨、猪骨、羊骨等动物骨骼含钙丰富，且易被人体吸收利用。其他如乳类、豆类产品、虾皮、虾米、鸡蛋、油菜、小白菜、花生米、大枣等含钙量也较多。

锌：近视患者普遍缺乏铬和锌，应多吃一些含锌较多的食物。食物中如黄豆、杏仁、紫菜、海带、黄鱼、奶粉、茶叶、肉类、肝类等含锌和铬较多，可适量增加。补锌最好服用蛋白锌。

维生素：人体必需的营养物质。虽然人体对它们的需求量很小，但它们在人体物质和能量代谢中起着极为重要的作用。用食疗方法治疗近视时，应适当多补充些维生素A、维生素B_1、维生素B_2、维生素C及维生素E。富含维生素的食品有蛋、奶、肉、鱼、肝脏和新鲜的蔬菜、水果。

此外，叶黄素和玉米黄质是视网膜黄斑的主要成分，所以也可适当补充。

传统茶疗明目法

从医学的角度上讲，近视眼属于眼睛的屈光异常。除部分高度近视与遗传因素有关外，绝大多数的近视主要由后天用眼过度或者眼睛使用方法不当引起的。而且，一旦引发就可能呈现逐年上升的趋势。

在引发近视眼的诸多因素中，饮食不当是造成近视的重要原因。预防近视，首先要建立合理的饮食习惯，饮食有规律，不挑食、偏食，均衡摄入营养，增强自身体质。补充蛋白质、钙质、磷质，多食胡萝卜、豆芽、橘子、红枣、动物肝脏等食物对预防近视也十分有益。

据调查，多数近视患者缺乏维生素A，且血钙、血清蛋白和血色素偏低，并伴有体内缺乏钙、锌、铬等微量元素的情况。近视患者可多吃些富含优质蛋白、钙、磷、维生素的食物，如猪肝、羊肝、鸡肝、猪腰等。饮食中增加蛋白质，减少碳水化合物供应，可使有遗传背景而发生近视的青少年减少或中止近视度数的增加。

这里为大家推荐的茶疗方是由龙眼肉、龙眼核和枸杞构成的。做法是取以上三味适量，加水煮成茶，龙眼核不必打碎。就当一般茶来喝就好，每天喝，至少连喝两个月即可见效。如果没有效果或者效果并不明显最好停用。此方的主要功能是治疗近视、远视、散光等眼部问题。

在使用此方的过程中一定要用龙眼核，只用龙眼肉，则效果减半。枸杞外邪实热，脾虚有湿及泄泻者忌服。

另外，此方最好是饭后服用。因为病在头部，而饭后喝会使药性发挥在头部较多。

龙眼对治眼部疾患的功用十分显著。早在汉朝时期，龙眼就已作为药用。李时珍说“龙眼大补”、“食品以荔枝为贵，而资益则龙眼为良”。枸杞是一味常用的补肝益肾中药，其色鲜红，其味香甜。其含有甜菜硷、多糖、粗脂肪、粗蛋白、胡萝卜素、维生素A、维生素C、维生素B_1、维生素B_2及钙、磷、铁、锌、锰、亚油酸等营养成分，大诗人陆游到老年，因两目昏花，视物模糊，常吃枸杞治疗，因此而做“雪霁茅堂钟磬清，晨斋枸杞一杯羹”的诗句。枸杞是古今养生的最佳选择，有延年益寿之功。

由此可见，选择传统茶疗方法明目治疗是有科学依据。

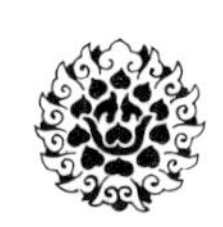

夜盲症

吃羊肝，治愈夜盲症的偏方

现代医学认为，夜盲症是由角膜营养性的病变引起，主要是维生素A缺乏，导致角膜上皮干燥变质，亦可由视网膜色素变性引起。临床表现以天明时视觉多正常，入暮或在光线暗淡处即视物不见或昏蒙为特征。

老李和老孙都在机械厂工作。一天夜班时，老李正查岗，见一个人晃晃悠悠爬到废料堆上去了，院子里有灯，可不太亮，那堆废料里有三角铁，有圆钢，还有横七竖八的带钢，大黑天的往那上面爬，出了事故咋办!

老李赶快跑去喊他下来，到近前一看，原来是老孙。老孙出门想上厕所，可是一出去，忽然就什么都看不见了，开始他以为是刚从亮处出来，眼睛不适应的原因，就凭着记忆顺着路走，没想到走到了原料堆。车间里机器轰鸣大家都听不到他的声音，要不是老李及时看到，不知会出什么危险呢。

经检查，老孙是由于营养不良得了夜盲症。老李知道后到处为他打听治疗夜盲症的偏方，知道羊肝芥菜籽能治这病，厂里便买了羊肝，让老孙天天吃，过了一段时间，老孙的夜盲症就好了。

其方法如下：羊肝1个，芥菜籽12克，笋外壳4个，将羊肝洗净切4块，芥菜籽炒黑研细末，分别撇于羊肝上，然后用笋壳包好，上笼蒸熟，1日分2次吃。

预防夜盲症，应从以下几方面入手。

（1）患者应作遗传因子检查，以免影响下一代。

（2）维生素A缺乏是造成夜盲症的主要因素，所以除了注意营养均衡外，治疗“夜盲症”就必须从补充维生素A着手，多吃含有维生素A的食物，如牛奶、鱼类、蔬菜等。而胡萝卜含丰富的胡萝卜素，胡萝卜素在体内可转变成维生素A，也可适当多食。

（3）多喝茶。每100克茶含17～20毫克胡萝卜素，这种含量水平可与胡萝卜和菠菜的含量相比拟。而胡萝卜素被人体吸收后，在肝脏和小肠中可转变为维生素A，维生素A可与赖氨酸作用形成视黄醛，增强视网膜的辨色力。因此，多饮茶，尤其是绿茶，对夜盲症有一定预防效果。

多吃黑枣，不再做夜盲人

人们说：“眼睛是心灵的窗户。”不言而喻，拥有一双健康、美丽的眼睛，对一个人来说是多么重要。但是类似夜盲症的各种眼病正在威胁、困扰着每一个人，给人们的生活带来了诸多的不便。夜盲症有以下几种情况。

铁屑性夜盲。在生产劳动中，当铁屑弹入眼内时，即刻会产生严重的刺激症状；如果铁屑没有完全取出，在眼内就会慢慢发生化学变化，生成氧化铁，影响视网膜上杆体细胞的功能，使之产生夜盲。

视网膜色素变性。该病是一种具有遗传因素的眼病，通常先累及视网膜上的杆体细胞而使人产生夜盲，夜盲的程度为渐进性。随着病变的发展,可波及锥体细胞,从而白天视力出现下降。因此,视网膜色素变性的患者常首先出现夜盲,病变是双侧性的,容易被发现。

广泛性陈旧性脉络膜炎。脉络膜是紧贴于视网膜上的一种组织,上面布有丰富的血管,以供应视网膜的营养。当脉络膜产生广泛性的陈旧性炎变时,可使之萎缩,影响视网膜的血液供应,不仅可使视网膜上的杆体细胞产生变性、破坏而出现夜盲,还可以因锥体细胞的供血障碍而出现视力下降,在白天患者的视功能也差。

为了能使更多的朋友摆脱夜盲症的侵害，这里为大家推荐的是青葙子黑枣疗法。具体的制作方法是：先准备黑枣500克、青葙子100克、蜂蜜500克，青葙子加水煎煮，每20分钟取煎液1次，加水再煮，共取3次煎液合并，放入黑枣煮烂，余汁将干时，加入蜂蜜调匀，冷后装瓶备用。

青葙子味苦，性微寒，归肝经，具有清泄肝火，明目退翳的功能。生青葙子长于清肝泻火，常用于肝热目赤，肝火眩晕。青葙子，治风热目疾，与决明子功同。……其治风瘙身痒，皮肤中热，以能散厥阴经中血脉之风热也。”

泡制而成的黑枣是大枣干品，不是真正的黑枣。黑枣含有丰富的维生素，有极强的增强体内免疫力的作用。黑枣性味甘温，能滋补肝肾，润燥生津。而养肝则明目，所以黑枣对眼部疾病也具有一定的治疗作用。

多吃红薯，夜晚一样看得清

眼睛让我们可以更加清晰地认识世界。但是，有这样一群人，却只能认清楚一半的世界。他们的视力就像大多数鸟类一样，一到傍晚时分就视力模糊。这种现象就是夜盲。

张奇就是一名患有夜盲症的人。虽然他自己很喜欢跳舞唱歌，但是，自从患病之后就不会和朋友在晚上出去了。因为，这对他而言实在太不方便了。即使是在自己家里，晚上也是经常把手电放在随手可以找得到的地方，生怕一停电就什么都看不到了。为了治疗这个病，他先后尝试过不少方子，但是都收效甚微。去看病的时候，医生说：“不管想治什么病，你先要对自己的病有基本的认识，这样才不会在选择方子的时候走弯路，白白浪费时间和精力。”医生说他的症状是由于缺少维生素A引起的，所以可以采取食疗的方式加以弥补。试用过推荐的食疗方——多食红薯——后不久，张奇的夜间视力果然有了改善。

一般说来，如因为肝热肾虚引发的患者，多会有头晕目眩，五心烦热，口唇发干，舌红，脉细，且有痒涩的感觉。因为肝经积热或者肾经虚损，故精气不能上承，目失所养，而成此症。有的患者，则是因体内气虚弱在白天还可以借助外在阳气而视物，晚间则大自然中阳气已尽无法借助而生夜盲。

而如果是暂时性夜盲，也就是属于张奇的这种情况，多是由于饮食中缺乏维生素A或因某些消化系统疾病影响维生素A的吸收，致使视网膜杆状细胞没有合成视紫红质的原料而造成夜盲。这种夜盲是暂时性的，只要多吃猪肝、胡萝卜、鱼肝油等，即可补充维生素A的不足，很快就会痊愈。

红薯之所以能够治疗夜盲症是因为其含有蛋白质、维生素、矿物质元素等多种对视力有帮助的成分。如果将其与其他常见的蔬菜比较，元素矿物质与蒜油维生素的含量均属上乘。

因此，亚洲蔬菜研究极高中心营养已将红薯列为高营养蔬菜。现在已经有越来越多的实例证明红薯蔬菜叶有提高人体免疫力、降糖、解毒、防治夜盲等保健功能。经常食用还可以预防便秘，保养皮肤，但有一点需要注意的是，红薯不适合正在减肥的人士。

第三章

内科老偏方，小病一扫光

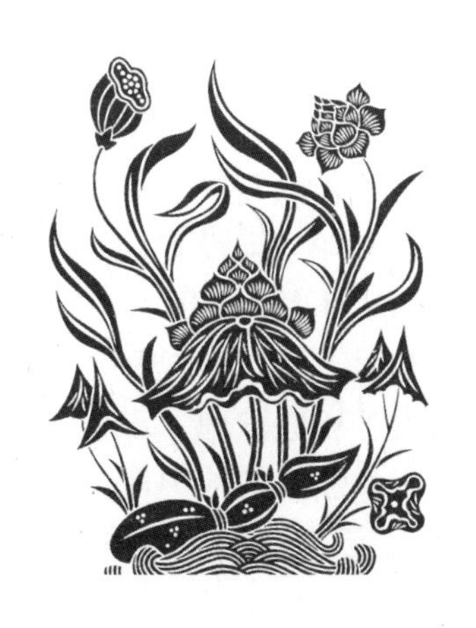

头痛

泡手五分钟，标本兼治疗效好

头痛是现代人的一种常见病症，很多人靠止痛药来缓解头痛，但长期使用止痛药会给身体带来不利影响，为其他疾患埋下病根。

夏天离是某高校的研究生。课程进入到二年级之后，业余时间比较充裕。本想自己创业，开一家小的公告公司。可是，偏偏这个时候犯了头痛病。他因此事常难受地拿头去撞墙。很多人都劝他去看医生。他说自己有医院恐惧症，说什么也不肯去。后来，想合作创业的同学王某见他病情严重，就托了自己另一个学医的好友来看。朋友问夏天离头痛的部位大概在哪里，奇怪的是“哪里都好像在痛”，就好比有一个沉重的滚球在转来转去，转到哪里哪里就痛。

这位学医的朋友笑了笑说：“如果你分不清自己是哪里头痛，那么有一个治头痛的简便方法。”夏天离用这个方法尝试了一下，结果，痛感果然大大减轻了。

这个方法就是泡手法。具体方法如下：头痛发作时，把双手伸到热水里（水温以把手放进去能感觉到烫为宜），然后赶快抽回来，再放入水中，再抽回来，如此反复直到手指感到麻木，头痛就能缓解。

这个泡手法的治疗原理其实很简单。因为手指上的经络都通向心与脑，手受热刺激后就会打通经络，通则不痛，头痛自然就会得到缓解了。

这个小窍门操作简单，取材也简单，也没有任何风险，所以，如果有朋友得了头痛，但是又像夏天离这样说不清楚位置，不妨一试。

对于症状较轻的头痛，一般不用休息，只需要一个相对安静和舒适的环境。若能清楚地了解病痛点，可以有针对性地给予相应护理。另外，对于有头痛眩晕、心烦易怒、夜眠不佳、面红、口苦症状的病人，应加强其精神护理，消除病人的易怒、紧张等不良情绪，以避免诱发其他疾病。高血压病人应注意休息，保持安静，按时服降压药。

吴茱萸饮止头痛

生活中，谁都难保会有头疼脑热的时候。大部分时候，这种疼痛只局限于头颅上半部，也就是我们眉毛和眼眶的边缘部位。

头痛的原因很多，其中有些是可能自愈的小毛病，有的却可能是严重到足以致命的疾患。

徐长文是某外贸公司的高级会计师，因为有长达 7 年的业内经验以及良好的职业口碑，所以一直很受领导的重视。但是，唯一不太如意的是，徐长文有头疼的毛病，不能经常加班，这也影响了他的工作和生活。每次头疼都是发生在心情比较烦恼或者又遇到季度结算或年度结算的时候。严重的时候还会出现干呕症状。

后来，他刚出嫁不久的妹妹回娘家的时候知道了病情，就告诉他一个治疗紧张性头痛的偏方。连续使用一周后，他发现头痛症状大有缓解。

这个方子就是吴茱萸饮。具体的使用方法是每天使用1～3克吴茱萸，加水200毫升煎煮，煎至水剩下一半量的时候，分3次服用。

吴茱萸属于芸香科的落叶小齐木，其未成熟的果实可以作为药用，果实有特殊的芳香，味道极辣，还带有一点点苦味。一般来说，越辣的品质越好，新鲜的不如陈的效果佳。在中药中，常被用于健胃、镇吐、镇痛，特别对因呕吐引起的头痛症有效。

吴茱萸可温中、止痛、理气、燥湿，治呕逆吞酸、厥阴头痛、脏寒吐泻、脘腹胀痛。现代药理研究证实，吴茱萸有镇痛、镇静的作用，并能用于治疗蛲虫病。此方在使用上的忌讳是不能过量饮用，否则可引起视力障碍错觉等。

此外，还要多注意服用期间的饮食禁忌。头痛的病人是不能经常吃火腿等防腐剂类食品，或者保存过久的野味的。像巧克力、啤酒、咖啡等会对人的精神系统造成一定刺激的食物都不宜食用，尤其是烟、酒和浓茶这三样物品更是大忌。因为它们可导致心率加快、小动脉痉挛，而导致头痛加重。紧张性头痛的患者，要在调养自己的肝脾上下工夫，注重掌握一日三餐的量，以免给肝脾带来额外的负担，加重头痛。

老方新解治愈偏头痛

偏头痛是常见的血管性头痛，由于颅血管收缩功能变化，呈现为发作性的搏动性痛或胀痛，伴恶心、呕吐、畏光，发作间歇期正常。头痛发作时，一般都局限于头的一侧，有的患者每次发作时头痛的部位可有变化，有时可见枕部和头顶疼痛，也有的患者表现为面部和颈部疼痛。头痛发作时，疼痛逐渐加重，几分钟到1～2小时头痛达到高峰，可持续几个小时乃至几天，随后头痛逐渐减弱或消失。活动可使头痛加剧，卧床休息可使疼痛减轻，短期睡眠可使疼痛完全消失。并非所有的偏头痛都需要治疗，而且在治疗中，患者自己如果能够掌握科学的方法，便可以减轻痛苦。

外界物理性刺激、精神因素、饮食因素、气候的变化、过度疲劳等为常见的诱发偏头痛的因素，避免这些因素，可预防偏头痛的发作。

方言是一家经纪公司的签约模特，不过，因为没有什么名气所以生活较为拮据。每次遇到商业活动的面试，她就很兴奋，上进心和成功欲望每次都会促使她自觉练习。由于对自己的身材和步法要求严格，所以她每天都练到筋疲力尽，直到面试前一天才休息了半天。很不巧的是，面试当天一早起床她就发现自己右侧的太阳穴头痛难忍。吃了止痛药却未能缓解多少痛感，这让她更加着急。这种程度的头痛让她无法集中精力走台。结果面试当然没有成功。心情沮丧的方言回到家中，一言不发。同居室的好友文文为了让她感觉舒服一些就把学医的姨妈请到家里。在吃过姨妈开的中药方之后，她的头疼果然祛除了，这让方言很惊喜。

这个方子是由辛夷、川芎、细辛、当归、蔓荆子几味药组成。可取辛夷9克，川芎30克，细辛3克，当归30克，蔓荆子6克。将上面的5味药用水浸泡30分钟之后，再用大火煮沸，煮沸后转为文火，再煮20分钟即可。为了使疗效得以较好的发挥。最好不要着急服用，而是将上述做法以新的材料重煮一遍。两遍所得合成一剂，平均分为3部分，每天饮用1部分即可。

本方具有活血行气、祛风止痛作用，常用于治疗偏、正头痛，症见头痛骤作，痛如针刺，或遇风加剧，四肢酸痛，或伴恶寒无汗，舌紫暗或淡，苔薄，脉细涩或浮紧。

川芎活血行气、祛风止痛；当归活血止痛、补血润燥；辛夷芳香开窍、升达肺胃清气、散寒止痛；细辛芳香透达、祛风散寒止痛；蔓荆子祛风止痛、清利头目。该方常用于现代医学的偏头痛等病症，本病可在气候变化、精神紧张、过度疲劳及其他强烈刺激等因素下诱发，呈周期性发作。

据现代药理研究，川芎可使脑血流量增加、血管阻力下降，有明显的镇痛作用；当归有抗炎镇痛及扩张血管、促进血液循环作用；辛夷、细辛有镇静、麻醉作用；蔓荆子有一定的镇静、镇痛、抗凝作用。诸药共同作用可达到镇痛、镇静、麻醉及改善微循环等目的，所以可以治偏头痛等病症。

周期性头痛就喝五花饮

周期性头痛有的是因为遗传，有的是病理原因，也有的属于特殊的生理表现。女性经期头痛就属于周期性头痛。女性头痛除了在经期时发作外,其他时间也有发作,临床上把女性在月经前后及月经期发生的头痛称为经期头痛。

这种头痛伴随着女性的生理期而来，每月一次，所以更加烦人。不少女性讨厌生理期的到来不是因为生理期的护理麻烦，而是因为又要头痛了。

曹晶晶今年38岁，周期性头痛病史已经有7年了。在这7年里，每遇月经来潮前四五天都会发生头痛。这种痛苦的到来和经期一样准确，前后不会相差两天，尤其两太阳穴部位更为明显，清晨起床后痛得更加剧烈。情况严重的时候她会感觉两胁疼痛，情绪抑郁。等到生理期过去之后，整个人都蒙蒙的，嗜睡、不想吃饭，总要缓上三天左右，从第四天后才能恢复正常的生活状态。她之前又去医院做脑电图、心电图、脑血流图、CT扫描均未发现异常。但因最近几个月头痛周期性缩短，不仅月经来潮前四五天疼痛，在月经期间也发作，止痛药吃得都产生了抗性，病情仍不见好转。

后来，她从一位从医的朋友那里了解到，她这种每遇月经随即头痛发作，呈周期性演变的情况属于周期性头痛的一种，应以清肝、柔肝、疏养肝、通五脉、利五脏的治疗原则来治疗才能有效果。朋友向她推荐的是一款在民间流传的草药偏方——五花饮。曹晶晶服此方28天后，等下次月经来潮，继续服药不中断，头痛未再发作。又服12剂，月经前头痛再也没有发作过。

这个方子的使用方法是：先准备菊花10克，金银花15克，桃花10克，月季花12克，旋覆花6克。然后将上述诸花洗净水煎服。每日服1剂，分2次服用。以12剂为一个疗程。坚持服用，对周期性头痛有良好的治疗效果。

有的朋友可能会好奇，为什么这种头疼容易发生在女性的生理期，但是一旦怀孕就会消失。这是因为体内雌激素的高低变化所致。女性在怀孕期间雌激素的影响力正好被黄体酮所取代。

除了使用此方之外，要想全方位地预防生理期头痛的发生就要注重自我精神的调解。女性朋友在工作中若遇到一些不顺心的事或一些棘手的问题不要给自己过大的压力。现代都市紧张的生活和工作压力，本来就已使我们的大脑神经处于紧张状态，如果自己的情绪不稳定，有时愤怒激动有时又很低落的话，就很容易引发头痛。再加上生活没有规律，饮食不规律更会加重这种情况的产生。

预防生理性的头痛同样离不开营养的补充。研究表明，钙和维生素D都有预防周期性头痛的作用。而钙质的极佳来源是绿色叶菜类和豆荚类。如果服用维生素D，适当的剂量是每天5微克。值得注意的是，为了防止体内钙流失，应避开动物性蛋白、咖啡、烟草和多余的钠和糖。

女性要想预防生理性周期头痛就要适当摄取镁。研究显示，如果体内的镁元素不足或消耗太多，会导致头痛。因此饮食中含有适量的镁元素，发生头痛的概率就会低一些。含有丰富镁元素的食物主要包括：全麦类、稻米；非柑橘类水果如无花果；绿色蔬菜，特别是青花菜、菠菜等。

生活中多做运动，多晒太阳都是预防头疼的好习惯。运动可以帮助人们排解紧张与压力，是预防轻度经期头痛的有效方法之一。但要注意的是，如果经期头痛剧烈，则不宜运动，否则会加剧疼痛。阳光对预防或消除经期头痛有很好的效果。那是因为人体吸收食物中钙质的能力与维生素D有关，而维生素D是皮肤吸收阳光自然形成的。每天晒10分钟的日光浴所产生的维生素D就足够身体所需。和直接服用维生素相比，这种方式对人体健康更有利。

关键点按摩，经络疏通头不痛

头痛是现代人最为烦恼的常见病。为了方便，很多人靠止痛药来缓解头痛。殊不知，长期服用止痛药会给身体带来毒副作用，为其他疾患埋下病根。其实中医就有很多治疗头痛的简单方法，效果也很好。

中医认为“不通则痛”、“通则不痛”，简单地说头痛是因为经络不通。生活中，虽然人们头痛症状相似，但发病的原因往往不同，所以治疗时要找到根源，分清头痛的原因，然后有针对性地进行治疗才能收到好的治疗效果。这里为大家推荐的是一种经络按摩治头痛的妙方。

张黎是一名幼儿园教师，每天为了照顾好班里20多个小宝贝颇费心思。但是，最近的异常情况让她感觉力不从心。她总是感觉头晕晕的，稍感疲劳的时候就会头疼，而且是两侧一起痛。脑袋里好像有两只啄木鸟在不停地敲击自己的太阳穴，十分难受。轻轻地按揉已经不起作用。后来，她的妈妈知道这个情况后，就让她先请假2天，回家后，妈妈说自己以前也得过类似的病，是用经络按摩的方法治好的，但是不是按揉太阳穴。

如果头两边痛，是胆经出了问题，治疗时就拍胆经。拍胆经的时间最好在23点到凌晨1点，早睡的人可以提前一些。胆经在人体的侧面，拍的时候从臀部开始一直往下就可以了，每天拍够300下。张黎坚持治疗了一周，头痛症状明显减轻了许多。

如果痛是感觉脑袋里面的中空痛，是肝经出现了问题，可以按摩肝经。肝经在凌晨1点到3点之间“值班”，若不想影响自己的睡眠，也可以在19点到21点时按摩心包经，因为心包经和肝经属于同名经，所以按摩心包经也能起到同样的作用。

如果是后脑勺痛就是膀胱经的问题。但膀胱经大部分穴位在背后，自己一般情况下够不到，所以这类头痛患者可以找家人帮助按摩后背，或者找一个类似擀面杖的东西放在背部，上下滚动以刺激相关腧穴，疏通经气。

如果是前额痛就是胃经出了问题，治疗时要从胃经入手。左边偏头痛和右边偏头痛也是不同的，因为左主肝，右主肺。如果左边偏头痛，就很有可能是肝血的问题，而右边头痛可能是肺气的问题。治疗时要分清症状，对症施治。

如果是用脑过度、精神疲惫导致头痛，人们往往会不由自主地按揉前额，或者用拳头轻轻地敲打，其实，这就是在刺激头部的两个重要穴位——印堂和神庭。

印堂穴是人体经外奇穴，《达摩秘功》中将此穴列为“回春法”之一，可见其重要地位。按摩时将中指放在印堂穴上，用较强的力点按10次，然后顺时针揉动20～30圈，逆时针揉动20～30圈即可。神庭穴属人体督脉，对神经系统有治疗作用。按压这两个穴位对消除头痛头昏、恢复大脑活力有异曲同工之妙，同时按摩，互相补益，则效果更佳。神庭穴的按揉方法与印堂穴相同。

放松心情和身体，或闭上眼睛或到室外做些简易舒展运动。打开窗户让室内空气流通，或者离开办公桌，戴上耳机听音乐。另外，头痛时不要乱吃止痛片，那只会令人对痛的感觉变得迟钝、损伤脑部神经，却解决不了根本问题。

有一点要注意，止痛药用于治疗头痛一般不超过五日，如症状未缓解，或伴有发热、嗜睡、复视、血压或眼压升高、手脚冰凉、神志不清时应立即去医院就诊。因为当病情已经出现严重的延伸症状时，说明已经不是单一的原发性疼痛，可能已经引发了并发症状，仅仅治疗头痛不见得能取得好的治疗效果。这时候需要借助专业人士的帮助，切勿再简单地依靠偏方和小窍门。

食疗也是最好的“麻醉剂”

很多情况下，头痛都不是一下子就过去的事。随着医学的发展，不少药物都可以对其起到一定的治疗作用。但是停药以后，头痛仍会继续。长此以往，对长期反复性头疼的患者的生活质量造成了很大的影响。

王志是某建筑工地的管理人员，平时身体挺好，连感冒发烧都很少患。夏天赶上施工紧张的时候，连续两三天不休息也能把工作安排得条理分明。不过，最近因为头痛得厉害而让他很苦恼，也很无奈。头痛说来就来，疼痛难忍，似针刺，如刀扎，前额痛，太阳穴也偶尔会有跳动痛，耳鸣，痰多胸闷，记忆力也大不如前……他服用了一些头痛粉和头痛片，可是只起到了短暂的止痛作用，无奈之下去医院做CT、磁共振、脑电图检查，医生说检查结果都正常，说他可能是因为长期高度紧张的工作导致的神经痛，应注意调养。

后来，听一名工友说，天麻对治疗头痛有良好效果，他就尝试了一下。没过几天竟然痊愈了，头一点儿也不痛了。

这个方子的名字就是天麻烧牛尾，是一个传世已久的中草药偏方。此方选用天麻10克，牛尾2条，母鸡、肘子、干贝、调料各适量。然后将母鸡、肘子下锅煮汤，天麻洗净，放入罐内加清水上笼蒸透后切片，将牛尾按骨节缝剁开，放入锅内加清水、葱、姜、白酒煮开，去其异味。再向锅内放入煮好的母鸡、肘子及汤，再放入牛尾、火腿、干贝，调好色味，用文火煨2小时左右，待熟后将牛尾捞出去，去骨留肉整齐地码入盘中，再将天麻片镶上，把原汁内的母鸡、肘子等料挑出，用淀粉勾芡，淋香油，浇入盘中即可。这个方子是专门对治头晕、头痛、风湿痛的，效果显著。这也是它广泛流传的原因之一。

天麻始载于《本经》，属兰科天麻属植物。我国应用天麻的历史非常久远，民间就有“头痛天麻与命还”的说法，是对天麻治疗头痛功效的证实。一些古代医药文献也都对天麻的功效给予了高度评价。明代《本草纲目》中对历代书籍中关于天麻的功效论述做了总结归纳，天麻辛，温，无毒。久服益气力，长阴，肥健，轻身，增年。消臃肿，下肢满，寒疝下血。主治风湿，四肢拘挛，瘫痪不遂；小儿风痛，惊气，助阳气，补五壤七伤；风虚眩晕头痛，通血脉，开窍。服食无忌等。

治疗紧张性头痛的两个秘制方

紧张性头痛的特征是几乎每日双枕部非搏动性持续性钝痛，如带子紧束头部或呈头周缩箍感、压迫感或沉重感。不伴前驱症状如恶心、呕吐、畏光或畏声、视力障碍等，许多病人可伴有头昏、失眠、焦虑或抑郁等症状，有疼痛部位肌肉触痛或压痛点、有时牵拉头发也有疼痛。颈肩背部肌肉有僵硬感、捏压时肌肉感觉舒适。紧张型（性）头痛可为较频繁发作，头痛间歇期日常生活不受影响，可与偏头痛并存。

马先生，今年45岁，头痛反复发作持续了二十多年。据他自己说，在他16岁的时候出现前额胀痛的现象。此后，每年都会发作2～3次。到了25岁以后，发作渐频繁,每7～8天发作一次，如果疼痛发作时，服用止痛片可使头痛缓解。但是，近几年来几乎每天发作，全天均有疼痛，痛时难忍，每天服用多片止痛药，仍止不住反复的头痛。近一年来头痛加剧，服用常用的止痛药已无效果，需注射曲马朵止痛，平均每天要自行肌肉注射6~7次，严重时最多需注射9次。医生诊断为慢性紧张型头痛和止痛药过度使用性头痛。因为止痛药的累积使用量过大，其副作用已经对马先生的身体产生综合性的不良反应，所以，再采用一般的止痛药品效果都不好。所以建议其采用中医的温和调养方，以达到解痉止痛，活血化淤的功效。

马先生选用的是广传于民间，口碑很好的调养方，此方主要包含菊花10克，薄荷10克，生石膏30克，酒大黄5克，当归10克，川芎10克，白芷10克，细辛3克，藁本10克。只需要以水煎服，一日服用1次即可。马先生按照此方连续服用了一周，效果显著，头痛的次数越来越少，并且痛感也在降低。又持续使用了一段时间之后，头痛现象基本消除。

除了此方之外，还有另外一款草药方与此方具有类似效果，不过因为取材上对常人而言较为生疏，所以简单介绍一下，仅供大家参考。

这款推荐方的使用方法是先准备生石决明30克（先煎），大川芎9克，香白芷4.5克，北荆辛4.5克，水煎服。病程长的慢性病人可加枸杞子12克，青陈皮各4.5克。

头痛了就刮刮痧

头痛是一种常见病，祖国医学历代医家认为，头部经络为诸阳经交会之处，凡五脏精华之血，六腑清阳之气，都上会于此。若六淫外侵，七情内伤，升降失调，郁于清窍，清阳不运，皆能致头痛。新感为头痛，久病为头风。大抵外感多实证，治宜疏风祛邪为主；内伤头痛，多属虚证，治宜平肝，滋阴，补气，养血，化痰，祛淤等为主。但由痰饮，淤血所致者，为虚中有实，应当分别施治。头痛可分偏正、左右、前后、寒热，如痛在脑后，上至巅顶，下连于项，多太阳经风郁。

无论哪种情况引起的头痛，均与循行于头部的经脉气血失调，气滞血淤有关。因此刮拭寻找并疏通头部和头部对应的疼痛区域都可以缓解头痛的症状。

刮拭方法如下：

用水牛角刮痧梳子以面刮法刮拭全头，先刮侧头部，将刮痧板竖放在发际头维穴至耳上处，从前向后刮至侧头部下面发际边缘处。

用平面按揉法刮拭双侧经外奇穴太阳穴。

感冒头痛可用平面按揉法刮拭手背部双侧大肠经原穴合谷，及与其相表里的肺经络穴列缺。

内伤头痛可用面刮法或平面按揉法刮拭腕部外侧外关，及腕部内侧对应穴位内关。

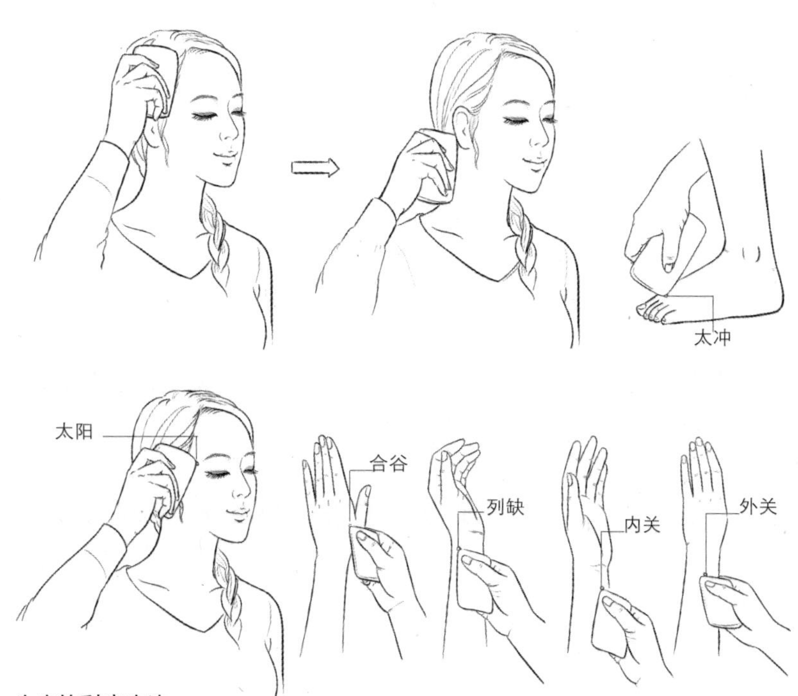

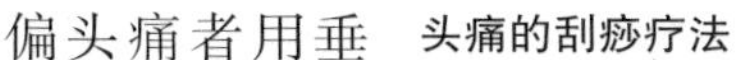
头痛的刮痧疗法

偏头痛者用垂

直按揉法按揉足拇指与次趾缝后肝经太冲穴，力度要重，每按压15秒钟放松1次，直到头痛缓解为止。

咳嗽

毛刷洗刷刷，经肺止咳效果好

中医和西医对于咳嗽的起因说法不一，前者认为是外邪，后者则认为是受细菌、病毒等病原微生物或是过敏源的影响。其实，咳嗽的形成与反复发病，常是许多复杂因素综合作用的结果。

石磊是某单位的司机，工作一向认真负责，但是，有段时间由于总是咳嗽，还有痰，在给领导开车的时候感觉很别扭。不少人都嘱咐他好好去把咳嗽治一治。一开始他没有往心里去，心想多喝点水应该就会好了，谁知水是喝了不少，可是只是增加了跑厕所的次数，咳嗽的症状却没见有什么好转。他只得去了医院，医生说，他这是风热咳嗽，光喝水是不够的。风热咳嗽症见咳嗽，痰多黄色，口渴欲饮，咽疼咽痒,头疼乏力，脉搏加快，每分钟超过90次。其因在风热袭肺，肺失清肃，热熬津液为痰，口渴咽疼。说得直白一点就是肺中有热火。

医生建议其做针灸来治疗，说效果比较好。但是石磊从小就晕针，只好改为毛刷疗法。没想到效果很不错，而且操作简单方便。

这个方法的具体操作步骤是：先保持手臂伸平、手掌向上的姿势，然后从肩胛处开始，用软刷沿着手臂内侧的上方，一直刷到大拇指，适应以后逐渐过渡到用硬毛刷，由上向下刷，一定要注意方向，不要反了，刷至皮肤微红就可以了。每天1次，每次5分钟。

其实，这个疗法是由针灸疗法演变而来的。对于普通人来说，针灸疗法比较有难度，毛刷疗法则比较适合家庭使用，效果也可以跟针灸相媲美。

施行毛刷疗法时，用常见的毛刷或牙刷就可以，八成新为宜。皮肤比较细嫩的，可以用软性的猪鬃毛刷或尼龙毛刷。毛刷疗法对很多常见疾病都有疗效。在上面的例子中，毛刷走过的正是肺经的循行路线，可以促进肺部经络的经气流通，对于肺部的不适，如感冒、咳嗽、哮喘等都有缓解作用。一般肺部疾病都可以用这个方法治疗。

对于风热咳嗽，并同时伴有咽痛、扁桃体发炎的人还可以采用脚底按摩的方法。先上下来回搓脚心，每只脚搓30下。然后每个脚趾都上下按摩20～40下。重点按摩脚面大脚趾根部两侧的部位，若是扁桃体发炎，这个部位就会很疼，每只脚按摩5分钟即可。坚持按摩，患者咽喉肿痛的症状会逐渐减轻。按摩后要多喝水，也可以喝淡盐开水。每天坚持按摩两次，再配合食疗，病很快就会好转。

咳嗽又发热，橘红皮有妙方

风寒咳嗽也是平时最为常见的一种病症表现。一旦感冒了，十有八九会连带发生咳嗽和流鼻涕这样的现象。尤其在一年四季气候分明的地域，当气候改变时，很容易外感风寒。下面为大家介绍一个方便又实用的止咳偏方——橘红皮。

说到这一偏方还要从一个民间传说说起：

据说清初时候有一官吏，性情暴躁，在广东化州为官时，曾患咳喘病，请遍当地名医，吃了不少药都无济于事。每遇季节、气候变化，或心情不好，则咳喘复发很是痛苦。一天夜里，下雨了，他的咳喘频发，咳声不止。异常难受的时候又因为大雨倾盆，不方便找人医治而着急。只有急叫使女取平日所取之药再煎服。使女得命之后又因为屋内没有水源而准备到井中打清泉，但因雨急路滑，恐怕耽误时间遭到责骂，就顺手从后院的水缸中取来一些雨水倒入药罐，以此水煎药。没想到，药煎好之后官吏服下自觉病情缓解。又接着服用了一次，大咳变小咳并能平卧熟睡。第二天，官吏一觉醒来，精神爽快，心中欢喜，但一转念思想，又感到十分奇怪，此药平日服用平平，昨晚为何如此管用？就把昨晚使女叫来细问情况，后来，使女才战战兢兢地说出了用雨水煎药的实情。

虽然知道了这一点，但是官吏请来的医生依旧百思不解，因为只用雨水煎药从理论上来说无法得到这样的药效。后来，家里来了访客，在陪伴其游园的时候发现院内墙沿边上橘红之落花甚多，风雨把落花带入缸内。官吏灵机一动想到可能是橘红治好了咳喘病，后来又试用了一次，果然如此。于是，橘红止咳化痰、平喘便成为了流传于世的偏方。

其具体的制作方法是：先准备橘红皮9克，川贝母6克，黄芩12克。将上药焙干研末，每次服6克，日服3次。本方所治之咳嗽是由肺经郁热、灼津液为痰所致的咳嗽气粗、痰鸣气喘。方中橘红皮具有理气祛痰功能，川贝母具有清肺止咳功能，黄芩可清利肺经之虚热，三药相伍，共奏清肺止咳、除痰之功。

其实，咳嗽不能算作一种病，只能说是疾病的一种症状表现。所以，想要不咳嗽应懂得预防，预防会引发咳嗽的相关疾病。

感冒后大多咳嗽，这已经是常识。所以，预防感冒非常关键，平时要注意锻炼身体，提高御“邪”能力，避免外感，以防加重病情。

还要注重生活调理。尤其是老人和小孩子更要如此。健康合理的饮食搭配，充足的睡眠，清新的居室环境，三者缺一不可。平日里爱吃梨和萝卜的人很少咳嗽，这是因为此两者均有润肺止咳的功效。

最后还要提醒的一点是，咳嗽的症状如果剧烈，而且持续的时间很长，那么可能会导致呼吸道出血。一旦出现此现象，就要及时就医，不要用慢治调养的方式了，和病魔作斗争也需要争取时间。

沏上一壶紫苏酒，咳止痰消

风寒咳嗽多由风寒之邪侵袭，内郁肺气，肺卫失宣而引起，可以通过食疗的方法缓解咳嗽症状。很多人不相信民间偏方，认为其取材过于一般，殊不知，很多病症的根源源自自然之中，所以，用自然的偏方疗法效果反而更好。

王萍的父亲是一名研究中草药的老专家。虽然已经上了年纪不再为别人看病，但是只要有机会，还是经常向自己的家人朋友传授一些保健养生的小偏方。每年一到秋冬寒冷季节，儿女们都会收到父亲亲自泡制的紫苏酒。

一开始的时候，孩子们都不愿意喝。后来，王萍的爱人从外地出差回来的时候感冒了，咳嗽不止，口舌干渴，无意间喝了几口紫苏酒，竟觉得喉咙里舒服多了。后来一问才知道这是老父亲专为儿女们制作的，专门用来止咳平喘的。

紫苏酒的具体制作方法是：摘紫苏叶洗净，常用量是5～10克。沥干水分后放入广口玻璃瓶中，加入蜂蜜和40度以上的烧酒浸泡，最好能让酒没过紫苏叶。天冷时或者气温骤降的时候喝上一小杯。自从喝紫苏酒后，王萍爱人的咳嗽没几天就全好了。现在全家人都想向父亲学做紫苏酒，每当伤风咳嗽时，便喝上一小杯。

对此酒的制作还有以下几点需要注意的地方：

首先，紫苏泡浸的时间不宜过长，以半日为限最好。紫苏叶的量和酒、蜂蜜的比例应相对应。

其次，如果是想给小孩子止咳，不要喝得太多。如果孩子不愿意喝，也可以让他把酒含在嘴里片刻，然后吐出来，这样也能达到一定的止咳效果。

紫苏性味辛温、气辛香，归肺、脾经，有解表散寒，行气和胃之效。所以主要用于风寒感冒，咳嗽气喘，但也有一定的御寒效果。

患风热咳嗽时，还可以吃些冬瓜煨汤、炒丝瓜、炒藕片、炒苦瓜，这同样起到消内热、祛火、止咳的作用。辛辣、容易上火的食物禁止食用，如羊肉、狗肉、乌骨鸡、鱼、虾、枣、桂圆肉、荔枝、核桃仁、辣椒、樱桃、蚕蛹。

口含生姜一小块，先止痒后止咳

刘灿然是某小学的数学教师，做老师不到四年，但是毛病却落了一身，如静脉曲张、咳嗽。他的咳嗽是一咳就要好长时间，非常苦恼。而且，因为给学生上课必须要讲话，边咳边讲很是难受。后来，有亲戚告诉他晚上睡觉时嘴里含片生姜就能止咳嗽。

怎么可能这么简单呢？他半信半疑地试用起来，晚上睡觉时含2片生姜。说也奇怪，连含了两三天以后，咳嗽就基本上好了。为了巩固这意想不到的效果，他又含了两三天，咳嗽完全好了。

其具体方法是：其将生姜洗干净，先切去一小块，使生姜有个平面的切口，然后再切1～2毫米厚的薄片，晚上睡觉时将1～2片姜片含在嘴里腮帮的一侧或两侧，开始嘴里会感到有些麻辣，过一会儿就适应了。第二天起床时吐出。在含的过程中，如果嗓子发痒要咳嗽，可用牙齿轻轻一咬生姜，使姜汁与唾液一起慢慢咽下。姜汁通过喉部时能抑制嗓子发痒，可以减少咳嗽。如果条件许可，白天也含含姜片，治咳嗽的效果会更好。

生姜味辛辣，是一种散发风寒的药物。一般的咳嗽，大多是由于受了风寒，生姜正好能散发寒气，祛痰解毒。

《名医别录》中说："生姜，微温，辛，归五藏。去淡，下气，止呕吐，除风邪寒热。"

绝大部分咳嗽是由于呼吸道疾病引起的，因此预防呼吸道疾病是防止咳嗽的关键。预防措施应做到如下几点：

（1）加强锻炼，多进行户外活动，提高机体抗病能力。

（2）气候转变时及时增减衣服，防止过冷或过热。

（3）少去拥挤的公共场所，减少感染机会。

（4）经常开窗，流通新鲜空气。家人患感冒时，室内可用醋熏蒸消毒，防止病毒感染。

（5）及时接受预防注射，减少传染病发生。

久咳不愈，吃点蜜枣扒山药

咳嗽是我们生活中最常见的一种病症。在很多人眼里，咳嗽不过是小事一桩，到药店里买点消炎药或止咳药物，甚至挺挺就能解决了。但许多患者往往常规治疗后无效，反而越治越重，或因为诊断不清在各个医院间反复进行各种检查。久咳不愈不仅给患者带来了身心痛苦，也加重了家庭经济负担。

咳嗽按时间通常分为3大类：咳嗽时间少于3周者称为急性咳嗽，咳嗽时间在8周或8周以上称为慢性咳嗽，介于两者之间者则为亚急性咳嗽。我们经常会遇到一些长期咳嗽的患者，咳嗽时间多持续在8周以上，胸部X线甚至CT检查均无异常。此类患者临床上通常称为不明原因的慢性咳嗽，简称慢性咳嗽。

近几个月来，小李每天咳嗽，而且一到晚上或早上起床时就加重，但是他既没有发烧，也没有咳痰，常常在闻到刺激性气味或油烟味时咳嗽加剧。多家医院认为其患的是支气管炎，但服用了多种消炎药、止嗽药和中药后均不见效，严重影响他的工作和休息，他甚至一度丧失了生活的信心。后来经过朋友的介绍，他尝试使用了食疗的方法治疗咳嗽。坚持使用两个月之后，咳嗽症状基本消失。

这期间，他主要使用的食疗方是蜜枣扒山药。其主要制作流程为：先准备山药1000克，蜜枣10个，板油丁100克，白糖350克，桂花汁，湿淀粉，熟猪油少许；山药洗净，放入锅内，加清水淹没山药为度，用旺火煮；待山药较烂时捞起，去皮，用刀剖成6厘米长、3厘米宽的长方形，拍扁；蜜枣分两半去核待用；然后将大汤碗内涂抹上熟猪油，碗底排上蜜枣再排上一层山药，夹一层糖、板油丁，逐层放至碗口，撒上糖，扣上盖盘，上笼蒸1小时左右，然后取下，翻身入盘；炒锅上火，滤入盘内汤汁，放清水100克，白糖150克和少许桂花汁烧沸，用水淀粉勾欠，起锅浇在山药上即成。此方可补肾润肺，治肺虚久咳、脾虚腹泻、神疲体倦、四肢无力，久食补肾强身。

山药健脾胃、补肺气、益肾精，此方最适合婴幼儿食用，不但能止咳治哮喘，对小儿的厌食、虚汗多、流口水、气虚胆小等病症也有很好的治疗效果。需要注意的是，山药煎煮的时间不宜过久，否则其中所含的淀粉酶就会分解，丧失滋补功效。

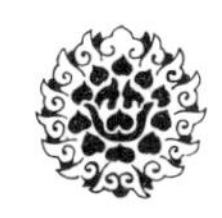

哮喘

常背热水袋也可治好气管炎哮喘

根据有无过敏源和发病年龄的不同，临床上将哮喘分为外源性哮喘和内源性哮喘。外源性哮喘常在童年、青少年时发病，多有家族过敏史。内源性哮喘则多无已知过敏源，在成年期发病，无明显季节性，少有过敏史，可能由体内感染灶引起。无论何种哮喘，轻症可以逐渐自行缓解，缓解期无任何症状或异常体征。

某年春节高雷明坐火车回家探亲，由于卧铺车厢只有一床毛毯不能抗寒，使他患了感冒。探亲1个月，吃药打针有10天左右，最后还是落下了后遗症。一受凉就咳嗽不停，一感冒就上不来气，经常半夜坐起来往嘴里喷药。后来发展到马路上的尘土，春天树上飘落的花絮，甚至张嘴大笑都会引发他不停地咳嗽，上不来气，在单位他成了有名的“病包”。经过诊断，他知道自己的病属于外源性哮喘。

俗话说有病乱求医，高雷明知道这种病在人老了以后会带来什么样的严重后果，便不惜财力想治好这种病，中药、西药都尝试过，结果钱没少花，可病却是老样子。自己泄气了，心想这讨厌的病要折磨自己一辈子了，可又无可奈何。

后来，高雷明听家乡的老人说用热水袋热敷可治哮喘，试用之后，发现病情减轻许多。连续热敷了几天，咳嗽减轻了，从此高雷明每天晚上睡觉背上都背着热水袋，这样坚持了一个冬天。也许是热水袋由烫到温热的整个过程使背部血液流通，驱除了肺部长期积存的寒气，他现在连续运动都不累，咳嗽、气喘的感觉都没有了，自我感觉良好。热水袋使高雷明过了一个轻松愉快的冬季。

除了偏方疗法之外，哮喘患者在饮食上应当多注意。许多食物如鱼虾（海鱼）、芝麻、贝壳类、坚果类（腰果、花生等）、奶制品甚至小麦制品等，可作为过敏源引起哮喘发作。对此，在明确过敏源后，可以通过饮食调控来尽量避免进食相应的食品，或高度可疑为过敏源的食品。此外，如哮喘患者常有痰浊内伏之病机，此时不宜食用猪肉、鱼肉或肥甘油腻之品，因其可助湿生痰，可多进食萝卜、丝瓜、薏米、柑橘、银杏等化痰利湿之品；对素体有内热或痰热的患者，不宜吃辣椒、花椒、芥末、茴香等辛辣刺激性食品，因其性温化热，可进食绿豆、油菜、苦瓜、柚子等清热之物。

防哮喘有高招，巧洗鼻子就能好

如果你在街上遇到一位老人，手捂着脖子，呼吸困难的样子，相信你也会惊慌失措，不知道应当怎样应对。依据我们所了解到的常识，这位老人很可能是得了哮喘。一旦得了这个病，很可能会长期遭受其折磨，每次发病都会让家人为其提心吊胆。

邓军是一名中医院的医生，最近接诊了一位老太太，得哮喘病好几年了。老太太平常喜欢搬张椅子坐在家门口晒太阳，看着满街跑的小孩子们或逗他们玩。有一次她和孩子们玩耍的时候，突然哮喘病发作，“呼呼”地大声喘气，把孩子们吓得大哭。自此之后，孩子们见到她都躲着走，不敢再接近她了。村民们以为她有什么传染性的怪病，也不准孩子们找她玩，怕她把病传染给孩子。更过分的是，要是见她拿东西给小孩吃，父母还会把孩子狠骂一通。

邓军很同情老人的遭遇，邓军想要尽量治好老太太的病，让她的晚年生活少一些痛苦，多一些温情。邓军给她检查完，发现她不但有哮喘的毛病，还有过敏性鼻炎。她说自己时不时就会鼻子痒和流鼻涕，但她并没把这些情况当回事，以为只是普通的感冒症状。邓军给她介绍了一个既安全又无副作用的偏方：每日在洗脸的时候清洗鼻腔，这个方法很简便，容易长期坚持。

此后，老太太每年都会来找他一两次，主要是做体检，看看身体有没有什么问题。邓军问起她的哮喘和过敏性鼻炎，得知她自从治好之后，两年来只发作过一次，治疗效果非常不错。

这里给大家推荐的洗鼻子的方法，目的是为了保障鼻腔发挥正常的功能，它的功能正常了，就不会再出现上述现象，从而减少了哮喘的发病概率。

核桃杏仁蜜，治哮喘的甜美方

春季是哮喘的高发季节，要有效预防哮喘的滋生，就要注重初春时的饮食养生。

李某是某机电学校技工班的学生，平日里很勤奋，一心想学到好技术。但是，由于身体素质较差，经常因为生病而请假误课。后来，有一次在学校食堂病发，大家才知道，他得的是哮喘，是一种比较危险的病。

因为平时李某的人缘很好，心地善良也热心助人，所以当老师同学知道这个情况后都纷纷为他出谋划策。学校医务处的刘大夫还特地为他推荐了一款养生汤品，嘱咐他要经常服用。李某尝试了几次之后发觉，发病的频率降低了。

这款汤品的名字是核桃杏仁蜜。具体的做法是：先准备好核桃仁250克，苦杏仁250克，蜂蜜500克。然后将杏仁放入锅中煮1小时，再将核桃仁放入收汁，将开时，加蜂蜜500克，搅匀至沸。每天取适量食用即可。

明代李时珍著的《本草纲目》中有这样的记述，核桃仁有“补气养血，润燥化痰，益命门，处三焦，温肺润肠，治虚寒喘咳，腰脚重疼，心腹疝痛，血痢肠风”等功效。核桃仁的镇咳平喘作用也十分明显，冬季，对慢性气管炎和哮喘病患者疗效极佳。由此可见，核桃是食疗佳品。无论是配药用，还是单独生吃、水煮、做糖蘸、烧菜，都有补血养气、补肾填精、止咳平喘、润燥通便等良好功效。而苦杏仁中的苦杏仁甙在体内能慢慢分解，逐渐产生微量氢氰酸。服用小量杏仁，能起到轻度抑制呼吸中枢，而达镇咳、平喘作用。甜杏仁和日常吃的干果大杏仁偏于滋润，有一定的补肺作用，能够降低人体内胆固醇的含量，降低心脏病和很多慢性疾病的发病危险。

这款偏方一般人都可食用，尤其适合有呼吸系统疾病的人。但是，产妇、幼儿、糖尿病患者不宜使用。

要想彻底摆脱哮喘的困扰，还要注意平时的饮食宜忌，不能单靠偏方。偏方只是对症治病却无法抵抗来自生活中的其他侵害。如果哮喘病人吃了太多过甜、过咸的食物，即使在同时使用此偏方也不见得能收到良好的治疗效果。因为上述食物能生痰热，可以加重哮喘。

此外，哮喘病人应禁忌的饮食还有：雪糕、冰棒及含气饮料，咖喱粉、咖啡、浓茶、芋头、土豆、韭菜、黄豆、面食等食品。最后，要提醒大家的是，除了在饮食上调理哮喘病，日常生活中还要注意防寒保暖。

一推一拿，顽固哮喘不复发

哮喘症是一种顽固难治的疾患。对于哮喘病人而言最痛苦的不是病情发作时候的痛苦而是病情没完没了地纠缠。治好又发，发了再治，治好再发。

现在，哮喘的高发人群以中青年人更为多见。多数在年幼的时候就已经有苗头。每遇气候变化、疲劳过度、饮食不当、起居失宜的时候患者就会感到胸闷难受、呼吸困难。有的人还伴有耳鸣、多痰的现象。

李曼曼是一名射击的业余爱好者，经常和朋友一起到射击场比赛，也曾多次参加业余组的比赛，成绩不错。今年已经年近四十的她，一直有个心病，那就是哮喘。她每年春天的时候都会休赛一阵子，因为在这个季节中，她哮喘的发病率增高，如果在比赛时发病，一切就会前功尽弃。所以，在她患哮喘的十几年里，一直都在寻找更有效的治疗方。因为患病多年了，所以医院不知道去过多少次，取药买药，各种治疗哮喘的药她都有所了解。她很明白自己的哮喘类型属于热哮。这类哮喘常见于夏季温度升高时或者剧烈运动后。其特点为：在持续5分钟以上的剧烈运动后出现胸闷、喘息、呼吸困难等症，并可听到哮鸣音。症状多在运动停止后5～10分钟出现，但也可在运动过程中出现，持续0.5～1小时可逐渐缓解。

有一天，她来到射击场的门口正好遇到一个病友，两人交流了治疗哮喘的经验。对方说自己现在正在尝试推拿疗法，虽然哮喘还偶有发生，但是就频率和感受而言都已经减轻不少，建议她也试一下。李曼曼听后觉得推拿是古法，应该比较靠谱，就开始试用，一段时间后她的病情明显好转了。

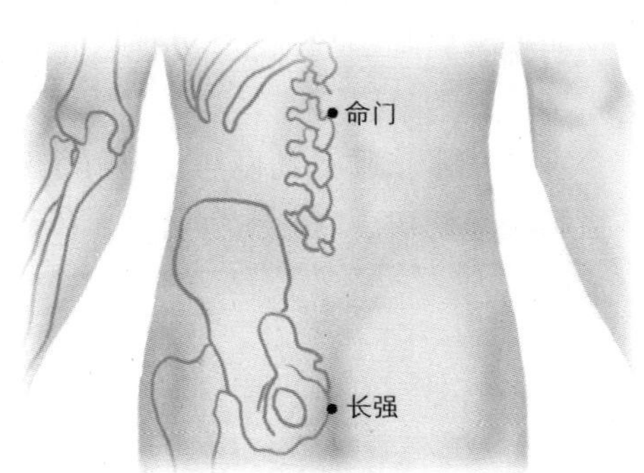

命门、长强两穴的位置

这个推拿治疗法主要有八个基本步骤，其具体操作方法是：

（1）清肺经。用拇指螺纹面着力，自环指指尖直推向指根100次。

（2）清大肠。用右手拇指桡侧面着力，先自虎口直推至示指指尖200次。

（3）清天河水。用拇指螺纹面着力，沿前臂

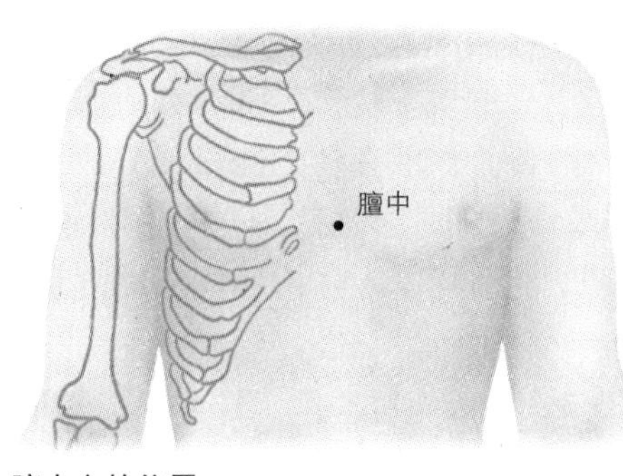

膻中穴的位置

正中，自腕横纹推向肘横纹300次。

（4）推掌小横纹。用拇指桡侧缘着力，沿掌小横纹从小指侧直推至拇指侧100次。

（5）推下七节骨。用拇指或示、中两指指腹，自腰部命门穴向下推至长强穴50次。

（6）运内八卦。在手掌内八卦穴处以拇指螺纹面顺时针施运法100次。

（7）分推膻中。用两手拇指螺纹面着力，自胸部膻中穴向两旁分推至乳头100～200次。

（8）搓摩胁肋。用双掌在两腋下胁肋处，自上而下搓摩50～100次。

发作期每日按摩2次，同时配合药物治疗。10次为一个疗程，坚持3～5个疗程。

此推拿疗法虽然只针对热哮而治，但对于没有疾病的人也同样能起到一定的健身保健作用。

此外，哮喘患者在日常生活中应注意以下几点以免加重病情：

首先，患者的家人要帮助患者营造良好的生活环境，尽量不在家中饲养宠物、花草等可能包含过敏源的动植物。

其次，要避免患者接触刺激性气体、烟雾、灰尘和油烟等，必须戒烟。

再次，避免受凉和上呼吸道感染。

最后，不管外出时间长短，距离远近，都必须在出门之前为患者备上快速有效的止喘药物，以防出现意外情况。

三物一补，哮喘难发

哮喘在老年人中是很常见的疾病，一些医学调查研究结果发现，老年期是仅次于儿童期的第二个哮喘发病高峰期。但是由于老年性哮喘患者常常同时合并其他的症状，使诊断比较困难，如果不经有经验的呼吸专科医生仔细检查，往往容易误诊。

王翠萍是某地的中学教师，教书四十余年，桃李遍天下，在退休之后也没有完全脱离自己的岗位，有时间还会到学校去参加老干部的活动，给年轻教师上几堂课。虽然老伴已经去世，但是逢年过节的时候家里却很热闹，有亲戚朋友也有以前的学生，大家都来看望她。

一次聚会中，她突然感觉胸口窒闷，呼吸困难，那情景把大家吓坏了。一开始大家还以为是肺气肿，后来去医院检查才发现是哮喘。因为以前没有这种情况，所以大家都有点不知所措。

幸好，她以前教过的学生中有一名正在从事医务工作的。虽然她已经喊不出这个学生的名字但是学生却总是来看望她。有一次学生特意到王老师家中为她做饭，临走时还做了一个叫薏米猪肺汤的汤品，并说这个对哮喘病人很好。因为是学生的一片心意，王翠萍就吃完了。因为口感不错，之后又吃了几次，她惊喜地发现，自己的哮喘真的好多了。

这款薏米猪肺汤的做法是这样的：先准备猪肺1个，薏米150克，萝卜150克。然后将猪肺洗净切块，萝卜洗净切块，和薏米一起放入砂锅，加水文火炖煮1小时，加调料即可食用。

《本草纲目》谓薏仁“健脾益胃，补肺清热，祛风胜湿，养颜驻容，轻身延年”。东北红萝卜性微温，入肺、胃二经，具有清热、解毒、利湿、散淤、健胃消食、化痰止咳、顺气、利便、生津止渴、补中、安五脏等功能。三者结合有润肺，止咳平喘的功效，适用于支气管哮喘、慢性支气管炎、哮喘等症。

对于年老体弱的哮喘病人来说，宜食补肺益肾、降气平喘的食物，如老母鸡、乌骨鸡、猪肺、甲鱼、菠菜、南瓜、栗子、白果、枇杷等。也可以适当选用冬虫夏草蒸肉，白果炖猪肺，或山药、萝卜煮粥，都可减轻症状，增强体质。

冰糖食醋防治支气管哮喘

哮喘是世界公认的医学难题，我国的哮喘患者已经超过两千万。与哮喘相关的症状有咳嗽、喘息、呼吸困难、胸闷、咳痰等。典型的表现是发作时伴有哮鸣音的呼气性呼吸困难。严重者可被迫采取坐位或呈端坐呼吸，干咳或咯大量白色泡沫痰，甚至出现发绀等。哮喘症状可在数分钟内发作，经数小时至数天。

尚弘颖是一名中年职业女性，因体质弱，免疫功能差，2008年秋由感冒引起呼吸道感染，大咳不止。后经住院治疗，有些好转，但从此便落下支气管哮喘的病根，稍遇风寒便会旧病复发，平日里没有食欲，晚上又失眠，痛苦不堪。2010年冬，朋友介绍给她一小偏方，她将信将疑服用1个月，病情大有好转，咳嗽减轻了许多。这个方子就是冰糖加食醋。

具体的制作方法是：先准备冰糖500克，食醋500毫升（最好是陈醋或香醋），置砂罐或陶钵内，用文火煎熬至冰糖完全溶化，冷却后装瓶备用。每日早晚各1次，1次10毫升，空腹服下。此偏方制作简便，口感良好，效果显著，服后无副作用。凡有气喘、咳嗽、痰多等症的老少朋友均不妨一试。

对于支气管哮喘病人的护理主要是布置适合的生活环境方面。比如，患者应当选择向阳的居室居住。室内保持清洁通风干燥。床上用具应使用棉织品，不要用皮毛丝棉或羽绒制品。此外，对于女性患者而言，不要用香味浓烈的化妆品，更不要让患者拆棉衣棉被或毛线衣裤。这些行为都可能引发不适。

平喘良药，首选西瓜露

黄东今年38岁，患有过敏性哮喘，每年春暖花开的季节都是他的“受难季”。这个时候他是不敢轻易出门的，尤其是公园、旅游景点之类绿化到位的地方更是不敢涉足。因为花粉、柳絮这些小东西都可能成为让他痛苦万分的罪魁祸首。一旦发作就只能靠喷药、输液来暂时缓解，但他心里明白，这种急救式的解决办法并不是长久之计。

后来在一次朋友聚会中，他无意间了解到西瓜露这种东西，尝试了一次之后感觉挺好。服用一次之后，主要的病理症状消失。西瓜露的制作方法是：先挑选一个2～3千克重的西瓜，切开一个小口，把中间的西瓜肉挖去，留瓜瓤约3厘米厚，然后放入150克蜂蜜，150毫升＝＝香油，100克鲜姜片，10枚大红枣（去掉枣核），再把切下的小盖扣上，放进锅里固定好，锅内添水（水面应当低于西瓜切口部分），用火炖1个半小时左右。趁热喝西瓜里的露汁，一边喝西瓜露，一边吃少许姜片，但不能吃西瓜里的大红枣，最好是一次喝完，然后睡半个小时。如果一次喝不完，下次再喝的时候必须炖热。

一般来讲，夏天喝了西瓜露，当年冬天就能见效。如果病程较长，可在来年夏天再喝。这样连续服用2次，即使不断根也会大有好转。小孩服量可适当减少。喝完西瓜露之后，不能吸烟，不能吃辛辣食物。

西瓜子有清肺润肺功效，可和中止渴、助消化，可治吐血、久嗽。在古代医书《名医别录》中就记载：“西瓜味辛，微温。主治伤寒头痛、鼻塞、咳逆上气，止呕吐。又，生姜，微温，辛，归五藏。去淡，下气，止呕吐，除风邪寒热。”

但是，此方并非人人都适用：

首先，孕产期女性不宜使用。这是因为产妇的体质比较虚弱，从中医的角度来说，西瓜属寒性，吃多了会导致过寒而损伤脾胃。

其次，肾功能不全者慎用。这类人如果吃了太多的西瓜，会因摄入过多的水，又不能及时排出这些过多的水，而造成水分在体内储存过量，血容量增多，容易诱发急性心力衰竭。

再者就是糖尿病患者不宜使用。这是因为吃西瓜会导致血糖升高。病情较重的甚至会出现代谢紊乱而致酸中毒，危及生命。

最后是口腔溃疡患者。这条禁忌看起来似乎可有可无。而事实上，口腔溃疡在中医中被认为是阴虚内热、虚火上扰所致。吃西瓜会致使口腔溃疡患处复原所需要的水分被过多排出，从而加重阴虚和内热，导致患者愈合时间延长。

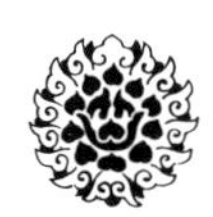

气管炎、支气管炎

枇杷叶熬粥，气管通畅心情好

老慢支是老年慢性支气管炎的简称，也是很多老年患者对自己的调侃。作为老年人的多发病，慢性支气管在秋冬寒冷季节常常发作并不是一件好事，它给老年人的生活蒙上了一层阴影。

慢性支气管炎多数起病很隐蔽，开始症状除轻咳之外并无特殊情况，故不易被病人所注意。部分患者起病之前先有急性上呼吸道感染如急性咽喉炎、感冒、急性支气管炎等病史，且起初多在寒冷季节发病，以后症状即持续，反复发作。

白秋里是某税务机构退休老干部，年轻的时候是个文艺积极分子，上了年纪还是很喜欢唱歌。每次老干部组织活动他都会一展歌喉。但是，因为慢性支气管炎的原因，让他经常出现干咳、咽痒、咽喉疼痛的症状，而且在天气寒凉的时候加重。有时甚至还会出现鼻唇干燥、鼻塞寒热等症状。每当这时，家人就跟着操心。

后来，他的老伴在一次妇女活动交流会中得知了枇杷粥的偏方，便煮了给他吃，结果确实管用。此后他便坚持食用此粥，多年的老慢支渐渐好了起来。

这个食疗偏方很简单，只需要准备枇杷叶10～15克（视症状轻重而定），粳米50克，冰糖适量。先用布将枇杷叶包起来水煎，然后去渣取浓汁，再加入粳米和水煮粥，粥将成时加入冰糖稍煮，每天当早餐和晚餐吃。

枇杷树是一种常绿乔木或灌木，其叶味微苦，性微寒，归肺、胃经，可清肺止咳，降逆止呕，主要用于肺热咳嗽、气逆喘急、胃热呕逆、烦热口渴等。

有支气管扩张、肺心痛、肺结核以及糖尿病的患者最好在医师的指导下服用此偏方。若服用一周后病症仍无改善，应立即停止服用，并去医院确诊。

此外，对于慢性支气管炎患者而言，良好的居住环境十分重要。居室内因采暖而闷热、空气流通不畅、内外温差加大，是导致支气管炎加重的重要原因。因此，建议大家，冬季居室不宜太热，空调、暖气开放要适当，并注意通过使用排风扇或开窗等适时调节温度，使室内空气保持新鲜，室内外温差不致太大。同时，进出房间要及时加减衣服，适应环境变化，防止引发疾病。

两款香粥帮你治愈急性支气管炎

急性支气管炎是由于病毒、细菌感染，物理和化学性刺激或过敏反应等影响支气管黏膜造成的急性炎症。本病多发于寒冷季节，受凉和过度疲劳均可削弱上呼吸道的生理性防御机能，给感染得以发展的机会。

张瑞是某科技公司的物流管理员，最近，因为得了急性支气管炎，他每天都流鼻涕、喉咙也疼得很，声音嘶哑，甚至不想开口说话。全身症状较轻微，仅有头痛、发热、肌肉酸痛等主要症状。刚开始生病的一两天他都没有请假，一直挺着上班，后来发现自己咳出来的痰都是脓痰，就有点着急了。晚上睡觉也睡不安慰，常常咳醒。

张瑞的妈妈听说儿子生病了便过来照顾。连着好几天都为儿子煮粥吃，两种粥品轮换着做。一开始张瑞并没在意，后来发现自己的气管炎好像好了不少，没有痰了，也不经常咳嗽了。原来，妈妈的粥是药粥，是她从朋友那里打听来的食疗秘方。

这两款粥品分别是南瓜大枣粥和大葱糯米粥。具体的制作方法如下：

（＝1）南瓜大枣粥。首先准备南瓜300克，大枣15枚，大米150克，蜂蜜60克。然后将南瓜洗净，切成小块，大枣、大米洗净备用。锅内加水适量，放入大枣、大米煮粥，五成熟时，加入南瓜，再煮至粥熟，调入蜂蜜即成。因为南瓜有消炎止痛、补中益气、解毒杀虫等功效，所以特别适用于急性支气管炎咳嗽痰喘。

（2）大葱糯米粥。首先准备大葱白5段（长3厘米），糯米60克，生姜5片。将这些食品一同下锅煮粥，粥成后加米醋5毫升，趁热食用。

预防急性支气管炎主要依靠食物建构坚固的人体免疫系统。在感冒高发季节多吃些富含锌的食品有助于机体抵抗感冒病毒，如肉类、海产品和家禽含锌最为丰富。此外，各种豆类、硬果类以及各种种子亦是较好的含锌食品，可以取得很好的治疗效果。各类新鲜绿叶蔬菜和各种水果都是补充维生素的佳品。

此外，患者要依据病情的寒热选择不同的食物。如体寒者用生姜、芥末等；体热者用茼蒿、萝卜、竹笋、柿子、梨子等。体虚者可用枇杷、百合、胡桃仁、蜂蜜、猪肺等。饮食宜清淡，低钠，能起到止咳平喘，化痰的功效。

不管是哪一种体质的患者都不能食用腥发及肥腻之物，特别是带鱼、黄鱼、虾、蟹等海产品，以及油炸排骨、烤羊肉串、肥肉、动物内脏、动物油等食品。这些东西吃多了难免损伤脾胃，助湿生痰，引发炎症。

调治气管炎的高招：海蜇牡蛎丸

吴鸾是某IT公司的工作人员，是一名被气管炎困扰多年的患者。他病情的基本状况是干咳，常伴胸骨后闷胀或疼痛，偶有发热现象但多能在两天之内恢复正常。但是，由于多喘，使其运动受限，平时基本不敢跑步。跑一小会儿就要休息半天。每次难受发病的时候，病程都可以用拖泥带水来形容，病程长而且易反复。

后来，一位老友为他推荐了海蜇牡蛎丸疗法。因为好奇也出于尝试的心理用了三次，效果还不错。

具体的做法是先取海蜇30克，牡蛎5克，蛤壳5克，蜂蜜3克，然后将海蜇煎成膏后烤干磨粉，把牡蛎、蛤壳炸后磨粉，把海蜇粉、牡蛎粉、蛤壳粉与蜂蜜混合后搓成丸（为1日用量），分3次，饭后服。10天为一疗程。

因为海蜇有清热解毒、化痰软坚、降压消肿的功效，所以称为此方的主药。在《归砚录》中是这样描述其药用功效的：“海蜇、妙药也。宣气化痰、消炎行食而不伤正气。故哮喘、胸痛、症瘕、胀满、便秘、带下、疳、疸等病，皆可食用。”所以，海蜇牡蛎丸对气管炎、支气管炎患者疗效显著。此方值得一试。

预防气管炎要避免引发该病的不利因素，这样就可以大大降低反复发病和患病的概率了。那么哪些条件下容易患气管炎呢?

首先是营养条件差。蛋白质（肉、蛋、鱼、豆制品）摄入不足，会使血液中的蛋白质（包括白蛋白，球蛋白）含量低，结果造成抵抗微生物的抗体形成少，对微生物的抵抗能力低。也就是说免疫力会降低，容易得气管炎。

其次是居住条件差。如果在冬天没有必要的取暖措施，又很少开窗通风的话，就很容易患上气管炎。而且，如果同一房间内的一个人患了感冒、上呼吸道感染或慢性支气管炎急性发作、肺炎，这个人在咳嗽时，致病的微生物可能通过飞沫污染空气，传染给周围的人。这是居室拥挤、开窗通气较少的居民易患气管炎的原因。

再次是衰老因素。随着年龄增长，与致病因子（如吸烟、微生物感染和空气污染物）的接触时间也越长；年龄越大，肺功能越日益减退，气管、支气管、细支气管等呼吸道的防御功能也逐渐减弱，全身对微生物的免疫力也日渐降低，这种情况下易诱发气管炎。

为了有效防止上述不利条件的产生，我们应当养成良好的生活习惯。比如有吸烟习惯的首先要戒烟。这是因为吸烟者比不吸烟者气管炎发病率高出许多倍。

应尽量多参加锻炼，增强机体的抵抗力。运动量要根据自己的身体情况而定。每天早晨可散步、打拳、慢跑等，这样能呼吸新鲜空气，促进血液循环，冬季锻炼能提高呼吸道黏膜对冷空气的适应能力，让你的气管不那么弱不禁风。

在室内的时候也要注意合理调节室温。冬季室内温度不宜过高，若与室外温差大，则易患感冒。夏天不宜贪凉，使用空调温度要适中，否则外出易患“热伤风”诱发气管炎。最后应记得，经常通风换气是预防慢性支气管炎复发的重要措施。

青木双皮——慢性炎症的克星

张敏是某工厂的工人，自幼患哮喘。初中读书时，于夏秋间游泳后病情加剧。得病8年多以来，由于病情越来越严重，重喘和多痰已经严重影响了她的精神状态，使她看起来比实际年龄老很多。不论冬夏，哮喘一发，咳嗽声不绝，气憋面赤，满头大汗，多痰，有时还会忍不住流泪。

这慢性气管炎已经成为她的一块心病，让她丧失自信，每天郁郁寡欢。8年来四处求医问药，花掉不少钱。严重的时候也曾住院治疗，当时稍有缓解，可是正常工作之后又会复发。西药、中药、土方草药，不知吃过多少，针灸、按摩、理疗，确也难以数计，均不见效。

前不久，因为病情加剧，在无可奈何的情况下，只好又一次回家休息。后来她的妈妈得到了一个治疗慢性支气管炎的小偏方，在获得她的同意之后试用了两次，症状果然减轻不少。

具体的方法是：青木（青木香，也称木香）、双皮（桑白皮，也称桑皮）、青下（清半夏，也称半夏）、西茯苓（白茯苓，也称茯苓）、甘草、当归、川贝母、杏仁、五味子各6克。第一天晚上，煎服第一剂头煎（药渣留存）；第二天早上，煎服第二剂头煎（药渣留存）；第二天中午，煎服第三剂头煎（药渣留存）；第二天晚上，把所留存的三剂药渣同纳一罐，再煎一次，顿服。每次服药之后，最好接着再喝一杯冰糖水。

服用此方期间要额外注意的是，禁食辣椒、葱、蒜、酒。虽然此方为已经被验证过的民间流传的偏方，但是，因为每个人的体质不同，对于有过敏体质或者患有两种以上病症的患者而言，想要使用此方最好先找专业中医确定适当的用量，在医嘱下使用最好。

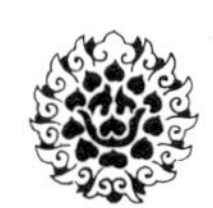

咽炎

萝卜饮加物理疗法，咽炎这就好了

很多人经常会有这样的感觉：没吃什么特别的东西，但总感觉嗓子像有东西卡着一样，吐又吐不出来，咽又咽不下去，只感觉喉咙部位发痒、发干、灼热、微痛、想咳又咳不出来等。致使起床刷牙都是一件头痛的事，因为一闻到牙膏的味道就恶心。其实，这些都是慢性咽炎的典型症状，只是很多人不在意，以为这不是什么病，只是早晨口干造成的。

这种误解使很多慢性咽炎患者延误治疗，错过了最好的治疗时机。慢性咽炎如不及时治疗，会引发急性肾炎、风湿病、心肌炎等全身性并发症，不容轻视。

金强是一名临时演员，经常在各个大小剧组里跑龙套。这次他要扮演的是一个正在接受拔牙治疗的患者。不用真的拔牙，只是把嘴巴张大一些让扮演医生的演员做个动作。只有五六秒的镜头一扫而过，按理说对于有多次临时出演经验的他而言基本没什么难度，但是这次却真的让他犯了难。一张嘴他才想起来自己有慢性咽炎，只要有东西伸到嘴巴里待一会就想呕。结果，果然不出他所料，拍摄时，因为自己自然的呕吐反应让导演很生气，两条没过就被替换下场了。

为治好这烦人的慢性咽炎，他试过各种利咽药、润喉膏，但大多只能起到暂时缓解的作用，不能彻底治愈咽炎。后来他听说吃萝卜能治咽炎，就试用了一段时间，效果很好，其具体方法是将生萝卜洗净，捣烂取汁400毫升，和生姜汁50毫升拌匀，然后用白糖50克，水煎后频频服。

与此同时，以正确的物理疗法加以辅助，相信不久之后咽炎就不再是麻烦事。这里所指的物理疗法不是全身运动，而是针对咽喉部位的外敷方：鸡蛋清沫润喉。

具体做法是：将一个鸡蛋打破，只取蛋清，放入碗内加入冰糖碎粒。用筷子快速搅拌成泡沫状。当喉咙发痒或声音沙哑时，可一次取3勺蛋清沫含在口中，慢慢吞咽，对止咳润喉非常有效。如果声音严重沙哑，也可将1勺绿茶叶，加500毫升煮滚后，小火续煮10分钟。再用一个鸡蛋，取出蛋清，加点冰糖打成泡沫后，将煮沸的茶水冲入蛋清沫中，然后睡前趁热喝完，蛋清沫要全部吃下。因为蛋清沫会一直在喉咙处滋润，第二天清晨，喉咙干燥和声音沙哑的症状就会得到明显的改善。

此外，慢性咽炎患者还要注意以下生活习惯和禁忌，才能保证病情不反复，不加重：平日里忌食辛辣食物；戒烟并避免吸入二手烟；睡前4小时不要吃东西，防止胃酸反流进入食管导致咽喉灼痛；保持口腔卫生，多增加锻炼。

防治咽炎，小鹌鹑有大功效

一般说来，容易受到下列因素影响的人更容易得咽炎：长期生活在寒冷干燥的环境内，或者工作环境的空气被粉尘、化学气体污染，或者咽喉长期受烟酒、辛辣食物的刺激；由于工作需要频繁用嗓子的人，如教师、演员等，因长期用嗓较多，可刺激咽部，引起慢性充血而致病；经常加班，吸烟或者嗜酒的人也容易得咽炎。因为过度疲劳，烟酒过度会导致全身及局部抵抗力下降，病原微生物乘虚而入而引发本病。

孟丽丽是某图书出版公司的编辑，因为工作原因，经常加班。遇到工作量繁重的季度，还会有偶尔熬夜的情况。每次加班之后的第二天早晨，她都会发现自己的慢性咽炎症状加重。感觉自己咽喉疼痛、灼热加重，咽部发痒，引起阵阵刺激性咳嗽，如果不频繁喝水的话，会感觉讲话和咽唾液也很费劲。为了让自己好受一些，她不得不半夜起床喝水，但也只能暂时缓解症状，很快就又感咽干。因为吞咽困难所以在饮食上也受到了限制，基本以柔软的流食为主。

在服用药物未见好转的情况下她开始打听食疗的办法。后来，一位对养生饮食颇有研究的朋友向她推荐了冬笋炒鹌鹑片。按方服用几日之后，效果显著，喉咙不痛了，咽部的异物感也不那么明显了，饮食恢复了正常，生活重新上了正常的轨道。

冬笋炒鹌鹑片的具体做法如下：准备鹌鹑肉500克，鸡蛋1000克，冬笋120克，清鸡汤60毫升，水发冬菇15克，以及调料。然后将鹌鹑肉切薄片，用料酒、盐、鸡蛋清、湿淀粉拌匀。把锅加油烧热后，将鹌鹑片过油、捞出，锅内放入姜、葱、冬笋片、冬菇片，稍煸炒，最后再将鹌鹑片倒下去，用料酒炝锅，以酱油、白糖、盐、胡椒面、清鸡汤、湿淀粉调成汁，顺锅边倒入，待烧开后用勺推动，加味精和少量猪油即可食用。这个方子的好处在于治疗有效又不失美味，可谓一举两得。

其实，上述事例中孟丽丽的咽炎加重很大程度上与她熬夜加班，不注意日常护理有关。要知道，这种行为等于在耗费自身的精气神，说的再通俗一些就是伤元气。

此外，某些全身性疾病的局部表现也可能出现咽炎症状，如心脏病、支气管炎、哮喘、肝脏病变、糖尿病及慢性肾炎等。如果是这种情况的咽炎，不要用任何偏方疗法，请尽快就医。

胖大海里“珍藏”的治咽秘方

据调查发现，慢性咽炎在城市居民中发病率占咽喉疾病的10%～20%。之所以会有这样高的比例，与城市环境，人们的生活方式、居住环境等多方面的因素有关。

马爽患有慢性咽炎已经四五年了，从上中学的时候开始就经常会感觉到咽部不适，有异物感，但是又没有任何东西咳得出来。因为是小毛病一直没有当回事，后来高考前期，咽炎加重，影响了她的饮食和生活。紧张的备考阶段竟然吃也吃不好，睡也睡不踏实，加上精神紧张，清晨起床第一件事就是干呕。这让家人很担心，怕因此影响考试。就在他们束手无策的时候，班主任在家长交流会上了解了情况。

班主任向马爽推荐了一款茶疗方，老师说自己之前也得过慢性咽炎，后来咨询了中医专家才知道，慢性咽炎相当于中医的“虚火喉痹”，其病因病机为肺肾阴虚导致的虚火上升、咽喉失养，治宜滋养肺肾、清热化痰、润喉利咽。马爽试用此茶疗方半月之后，咽喉的不适症状全部消失，安心地走进了高考考场。

这款茶疗方的名字是大海生地茶。具体制作方法是：取胖大海5枚，生地12克，冰糖30克，茶适量。上药共置热水瓶中，沸水冲泡半瓶，盖闷15分钟左右，不拘次数，频频代茶饮。根据患者的饮量，每日2～3剂，可清肺利咽，滋阴生津。此方对慢性咽炎有奇效。对咽炎期间伴随大便干燥者疗效更为显著。

胖大海还可以和板蓝根、甘草等物相配，这款茶的名字是双根大海茶。具体制作方法是：取板蓝根15克，山豆根10克，甘草10克，胖大海5克。共置保温瓶中，用沸水冲泡，盖闷20分钟后即可当茶水饮用。也可加水煎煮后，倒保温瓶中慢慢饮用，每天1剂。此方有清热、解毒、利咽的作用，适用于慢性咽炎咽喉疼痛明显的人。

咽炎患者要想从根本上治疗本病，除了要找对治疗方，还要注意调整自己的生活习惯。一些不良的生活习惯是导致慢性咽炎的主要“帮凶”。比如不良的饮食习惯。

这里所指的不良饮食习惯包括吃饭不准时，不注重质量，或者饥一顿饱一顿，暴饮暴食等，这些行为会导致胃肠功能紊乱，影响消化和吸收，造成体质衰弱，容易感冒，加重咽炎。

有的人偏食或者挑食，因为害怕身材走样而只吃蔬菜不吃主食。长期下去，可导致体内营养失去平衡，造成维生素、蛋白质等成分缺乏，体质下降。还有些人喜欢吃过热、过冷或辛辣性刺激性食物，或嗜饮烈酒、浓茶，使咽部黏膜经常处于充血状态，加重咽部不适症状。另外，进食过快，食物未经细嚼就吞咽，粗糙食团会使咽部负担加重，使炎症难以消除。

此外，还有些不良习惯，如张口呼吸（尤其是睡觉时），或不由自主地干咳，也会诱发慢性咽炎。

有了米醋金银花，咽喉炎症不慌张

咽喉病是一种小病，它不会致死，但是它却常常干扰你：喉咙发痒、有痰、痛、肿。小病虽小，却影响着人们的生活质量、工作质量，让人经常处于不适中。

汪明月是某中学的数学教师，平日里说话音量不大，轻声细语，但是为了能让自己班上50多个学生个个都听得清楚，只好放大音量，几乎每天都是扯着嗓子在喊。有时候，赶上一天要上四节课，一天下来，嗓子就像冒火一样，每天不是嘴里含着含片，就是捧着一大瓶用胖大海泡的水喝。几年下来，不但嗓子沙哑，而且经常感到咽喉干燥，有时还咳嗽不止。

后来她无意间得到一个治疗咽炎的偏方，没想到竟然有良好的效果。

这个偏方取材很简单，主要是米醋和金银花。具体的做法是：准备米醋15克，加水30克，煮沸后再加入金银花5克，桔梗2克，共煮三四分钟，滤出药液后，取生鸡蛋1个，打一小孔，倒出蛋清，注入醋药汁搅匀，放在火上熬成膏状，食时用筷子挑一小块入口，每隔20分钟含化一次。因为材料都是家常的，所以找起来容易也很实用，咽者患者不妨一试。

此方中，米醋是家庭常备的，金银花、桔梗各药店有售。金银花味甘性寒，能清热解毒、疏散风热，亦能解菌毒。但脾胃虚寒和气虚体弱者不宜使用。日常生活中以金银花泡水代茶喝，可治疗咽喉肿痛和预防上呼吸道感染。方法为：取金银花15克，煎水代茶或泡茶饮用，每日1剂。

这款偏方可以说是频繁用嗓的特殊职业者的法宝。平日里需要频繁使用嗓子的人，因用嗓过度，声带得不到休息，喝水又少，很容易造成声带慢性疲劳，出现充血、声带小结和声带息肉。这些情况会导致其声音嘶哑，说话不能大声出声等现象。平时应尽量避免这些诱发因素。

大蒜汤做浓点，咽喉不再痛

焦文欣是某杂志社的发行，因为工作关系，要不停地电联业务和出差，繁忙的工作往往让她无暇顾及自己。她是个事业上的强人，却是个生活中的懒人，因为平时不加注意所以经常感冒。一次她感冒时，昼夜不停地咳嗽，引起喉咙发炎，治了一个多月都没治好，尝试了各种西药都不见效。这时候，又正是工作的繁忙期，一下子让她感觉焦头烂额了。幸好，家里有亲戚在养生方面颇有心得，为她推荐了大蒜汤这个偏方。虽然是民间偏方，但是真的可以说是屡试屡灵。她因此治愈了自己的喉咙炎症之后，将其推荐给其他朋友，也都收到了不错的疗法。

这个大蒜汤的具体制作方法是：将一瓣大蒜捣碎，滴上一二滴酱油，然后，加一碗热水服用，每天饮用1次。

这个小偏方之所以能有这么大的功效是因为大蒜中含有一种叫“硫化丙烯”的辣素。这种辣素对病原菌和寄生虫都有良好的杀灭作用，可用于预防感冒，迅速减轻发烧、咳嗽、喉痛等症状。如果只是对付喉咙痛，可以用大蒜汁直接涂在喉咙上，效果也很好。还可以用筷子夹住纱布，然后沾上大蒜汁，涂在患部。这样做也许会有微小的刺痛感，但见效很快。

过多生吃大蒜，易动火耗血，影响视力，对胃肠道也有刺激作用。所以阴虚火旺，患有胃炎、胃溃疡、十二指肠溃疡、肾炎、心脏病及便秘者不宜多吃。

咽喉的日常保健也很重要，平时应注意以下几个方面：

日常饮食的刺激、外界气候的变化都会影响咽喉的功能，甚至造成病理性的伤害。所以，我们的日常饮食应以清淡为主，少吃辛辣食品、戒烟酒，以避免对咽喉造成刺激。而且，对气候的变化要敏感，根据天气变化适当增减衣物，及时调节室内的温度和湿度，减轻外界环境变化对咽喉的伤害。

要注意咽喉的清洁。每天早晚刷牙后，用淡盐水漱口，以清洗咽喉，这样有利于保持口腔及咽喉部清洁，预防咽喉疾病。

此外，经常进行适量运动，增强体质也是咽喉养生保健的重要举措。还应注意在寒冷或风沙的天气出门时戴好口罩，防止冷空气对咽部的刺激，避免空气中的粉尘对口腔造成污染。

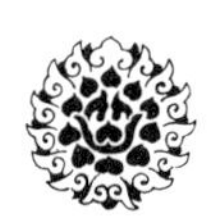

呃逆（打嗝）

推足背，让呃逆立即消失

因为每个人都有过打嗝（呃逆）的经历，绝大多数人都是过一会儿就好，所以，大都不会去深究。一般说来，可能引发呃逆的原因有很多，比如进食过快、过饱、精神刺激或大笑、咳嗽、体位改变，肋间肌或膈肌承受的压力突然改变等都可能引发这种现象。

如果呃逆的症状已经持续48小时以上，即可称为顽固性呃逆。引起顽固性呃逆的原因也有很多，其中较为危险的是胃癌。注意，这绝对不是耸人听闻，而是临床实践中确实会出现的情况。这是因为胃癌可致消化不良、上腹胀满，进而引起嗝声不断；或者是肿瘤引起胃扩张，刺激迷走神经而引发打嗝；再者就是癌肿直接侵犯迷走神经或膈肌引起打嗝。因此，如果你频频打嗝应提高警惕，尽快到医院做相关检查，以尽早发现胃癌。

由此可见，对于长时间的呃逆症状绝对不能视而不见。它就好比身体的警报系统，是向你发出的危险信号。

徐大爷是某机关的离休干部，最近因为身体不适住在所在市的中医院。其具体症状为呃逆不停，甚至吵得同病房的病人不能正常休息。到最后，同屋的病友实在忍受不了，都闹着要调整病房。徐大爷为此精神负担加重，整天唉声叹气的。

后来医院新来的副主任医师看了徐大爷的病情后表示，他的呃逆完全没必要待在医院里，不用吃药也不用针灸。虽然是顽固性呃逆，但是可以通过较为温和的推背法加以调理和治疗。

医师在徐大爷的足背部推搓了一阵，效果正如他所说的，呃逆症状消失了，足足有半个多月都没有再出现打嗝的现象。后来复发了一次，就又按照此法治疗了一次，之后就再也没有复发过。徐大爷的呃逆就这样治好了，他的精神头又回来了，还特意到医院去感谢医师的治疗。

推足背法的具体方法为：在脚背的横隔膜反射区横着推100下。然后一口气喝13口水，连续地、小口地喝。然后再按照从上往下，从下到上的顺序连续推背从15分钟即可。

在这里还提醒大家注意两点：

如果发生呃逆的是儿童，也可以采用此法，但是在力度和次数上可以依据需要稍减，尽量在孩子可以承受的力度范围之内进行。

如果持续性的呃逆症状是在其他急慢性病的严重阶段出现，更应加以注意，在选择治疗方之前，一定要先去医院确定患者身上所患病症的确切情况，以免操作失误加重病情。

闻一股指甲烟，呃逆无影踪

偶尔的一两次打嗝也许没有什么问题，但如果屡禁不止，就可能是身体生病的信号了。呃逆是由于某种原因引起横膈痉挛，同时由于喉内的声门没有充分打开而发生杂音，常常在吃饭过快、食物过热时产生。一般情况下，数分钟即可平息。有的主要表现是喉间呃呃连声，声音短促，频频发出，病人不能自制。临床所见以偶发者居多，为时短暂，多在不知不觉中自愈；有的则屡屡发生，持续时间较长。呃声有高有低，间隔有疏有密，声出有缓有急。发病因素与饮食不当、情志不遂、受凉等有关。本病常伴胸膈痞闷，胃脘嘈杂灼热，嗳气等症。

对呃逆一症，有许多治疗的方法，但对顽固性呃逆通常只能暂时缓解而不能彻底治愈。下面为大家介绍一种吞指甲烟法：

剪取人指甲（或趾甲）4～5片与适量烟丝同装入烟斗，或将指甲插入香烟末端，点燃后吸烟吞下，连续吸完指甲烟，呃逆即止。一般1～2次，不超3次治愈。这种方法对症单纯性的呃逆有较好疗效。此方法经济方便，而且疗效满意，值得推广。但须注意吞烟方法，只能把咽吞入胃中，不能把烟吸入肺内，否则效果大减或无效。这往往是吸烟者较难做到的。

而且，如果病人是在某些慢性疾病后期出现的呃逆症且非常顽固，治疗棘手的，应及时去医院进行细致的诊治。因为这可能是其他病症的前兆。如果持续不停地连续几天打嗝儿，也有可能是横膈、心脏、肝脏疾病或者肿瘤的症状，所以需要就医确诊后再慎重选择治疗方案。

三穴齐下治呃逆，效果不同凡响

呃逆以气逆上冲，喉间呃呃连声，声短而频，令人不能自制为主症。它可单独发生，又常继发于多种急慢性疾病。呃逆常在受凉，进食过急、过快、过烫、过冷的情况下突然发生，辛辣食物尤易引起。

一般说来，常人的呃逆都会在短时间内自行痊愈。时间过长的话，当事人就会担心，心情也会越来越烦躁。下面就向大家介绍一种中医治疗呃逆的小偏方，以帮助大家快速止呃。

这个偏方源于传统医学的穴位疗法。按压穴位止呃逆，并不是多稀奇的事，只是因为平日里大家对一些保健穴位的不了解而不能得到广泛的推广。事实上，穴位疗法是所有疗法中最为安全的一种，而且几乎无需成本，只要肯学习，都能使自身获利。

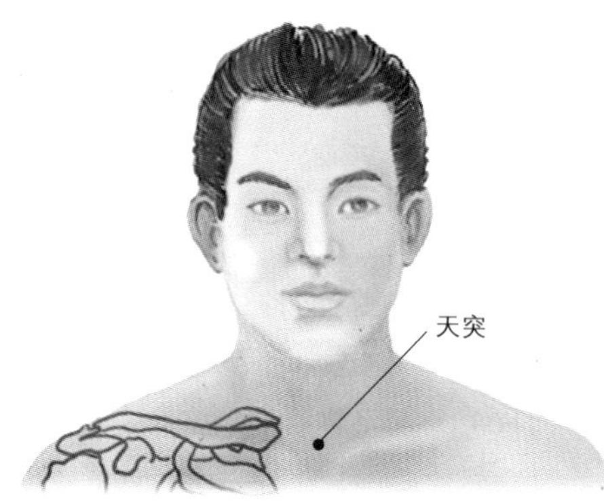

天突穴的位置

首先要找到内关穴、天突穴和膻中穴这三个穴位的位置。然后，先从内关穴开始，用拇指使劲点掐按压、捻转，约5分钟。之后，帮助患者治疗的人可以站在患者一侧，一手扶住患者头部，让患者头稍后仰，另一手拇指压住天突穴，10~16秒即可。可反复按压3 ~ 5次。最后，让患者仰卧，全身放松，医者用拇指指腹对准膻中穴按压，约2分钟。

这种穴位疗法，做法简单，效果明显，经济方便，而且应用对象上没有什么限制，年轻人、老年人都可以使用。所以说，如果您正在忍受呃逆的困扰，不妨一试。

除此之外，生活中有不少人都会利用精神转移的办法治疗呃逆。很多人有过这样的经验，不知道什么原因打嗝不止，突然被背后的人拍了一下，心跳惊慌的空当里却发现呃逆停止了，这就是因为你的注意力被转移了。只不过，这个方法未必屡试屡灵，存在一定的失败概率。

呃逆连声，喝点八角茴香汤就好

大部分单纯性的呃逆多是由于患者的胃部出现了问题。胃气不降，上冲咽喉会导致喉间呃呃连声，声短而频不能自制，虽然呃逆不止但是没有其他明显症状，不会头晕也不会呕吐。此种情况下的呃逆患者不仅要注意选择治疗方，也要在治愈之后调养自己的胃。

一般说来，人到老年阶段，正气虚衰，脏腑功能衰退，病久常气血阴阳耗伤，常伴痰浊、呃逆等症状。此时如果频繁出现呃逆反复不愈的症状，很有可能是由于机体的虚衰不足影响了胃的和降功能所致。因为上了年纪之后，人的脏腑功能进入加速衰老的阶段，以往不易出现的小毛病都可能会因为很轻微的刺激而出现，所以，中老年人一定要学会如何养胃。

王善琪是某丝绸厂的老厂长，虽然已经年过六旬，但是精神矍铄，干劲十足，每天都会到厂里转转。除了肠胃虚弱之外，他平时很少生病。只是，因为肠胃的原因，饮食不太规律。快到年底的时候，有那么几天，经常打嗝。不过这也难不倒他，因为他平时就有剪报贴报的习惯，里面有不少从健康养生报纸上剪下来的治病小偏方。其中有个偏方说八角茴香汤可以止呃逆症。他就按照上面的方法尝试了一下，效果果然很好。

这一偏方的具体做法是：将约二两重的生八角洗净，捶碎，放入锅中加两碗水煎煮，水煎得剩下一半时，即可服用。

如果患者同时肠胃虚弱，或者胃寒较严重，除了煎八角茴香外，还可以在其中掺入少量蜂蜜。持续喝一个月左右，呃逆症状就会全部消失，胃口也应该会比以前好得多。

八角茴香主要分布于我国的福建、广东、广西、贵州等省区。其果实与种子均可作调料，也可入药。它具有强烈香味，有驱虫、温中理气、健胃止呕、祛寒、兴奋神经等作用。

八角茴香的主要成分是茴香油。茴香油能刺激胃肠神经血管，促进消化液的分泌，增加胃肠蠕动力，有健胃、行气的功效，有助于缓解胃痉挛、止呃逆，减轻疼痛。

除此之外，八角茴香治疗呃逆不仅可以内服也可以外敷。具体的做法是：先准备八角茴香20克，然后将其炒热，趁热装进20厘米长的正方形纱布袋子中。平卧之后将药袋敷于脐腹部，并将茴香摊匀，上面盖上一层塑料薄膜，再放上水温50度左右的热水袋，盖被静卧，每次热敷40分钟，1天敷2次。

一般说来，第一次敷的时候，大概20分钟左右会有肠鸣声，随之呃逆次数递减，半小时之后停止。为了巩固疗效，晚上可以用原来的茴香倒出炒热，像第一次那样再敷一次，即可见效。

最后，为了大家使用上的安全，特别提醒注意，这里所选用的八角茴香应选人工栽培的品种，而不是野生的种类。因为，野生八角的果实含有剧毒物质，一旦误采误用，后果严重。

打嗝怎么办，指压少商穴

生活中，我们经常会连续不断地打嗝。其实，引起打嗝的原因有多种，包括胃、食管功能或器质性改变。也可能由外界物质，生化、物理刺激引起，比如：进入胃内的空气过多而自口腔溢出，精神神经因素（如迷走神经兴奋、幽门痉挛）、饮食习惯不良（如进食、饮水过急）、吞咽动作过多（如口涎过多或过少时）等，而胃肠神经官能症、胃肠道慢性疾病引起胃蠕动减弱所致时则发病率频繁且治疗时不易改善。

打嗝虽然不是什么大毛病，但在有些场合，打嗝是很尴尬的，但往往又很难控制。这时候，我们不妨用一用手指的少商穴。方法很简单：用指压少商穴，同时配合用意念把上逆之气往下引，至下腹丹田处，再由下吞咽口水，如此数次即可止住，少商穴在大拇指侧距指甲一分处，按压以有酸痛感为度，持续15秒到1分钟即能生效。也可以用右手作剑指，指喉头处，从上往下导引，同时意念配合往下吞，只三两下即止，大家不妨一试。

除此之外，我们还应当注意，发生打嗝时不要心焦气躁，不要在打嗝时服冷饮，也不要做剧烈运动。

贫血

贫血时，莲藕连着你的健康

贫血多为天生，平时生活中少有明显的症状表现，除了肤色偏白之外，看起来与常人无异。因为现在美白技术的推广，皮肤偏白已经是很普遍的现象，所以有贫血症状的人在不发病的情况下，几乎是辨识不出的。

有贫血症状的人常常会感觉自身软弱无力、疲乏、困倦，这是因为肌肉缺氧所致，也是贫血最常见和最早出现的症状。有的人还会出现头晕、头痛、耳鸣、眼花、注意力不集中、嗜睡等症状。最严重的贫血患者会出现呼吸困难，晕厥甚至神志模糊，中老年患者尤甚。此外，消化系统也会受到影响，食欲减退、腹部胀气、恶心、便秘等均为常见的症状。

下面为大家介绍一道用鲜藕做的鲜藕茶疗方。

这个鲜藕茶的具体制作方法是：准备鲜莲藕250克、红糖20克。然后把洗净的莲藕切成薄片，放入锅中，加适量的水，以中火煨煮半小时左右，再加入红糖拌匀即可。这个治疗方有养胃益血的效果，可防治贫血、疲劳、慢性胃炎、腹泻等症状。

莲藕微甜而脆，十分爽口，是老幼妇孺、体弱多病者的上好食品和滋补佳品。在清朝咸丰年间，它被定为御膳贡品。莲藕的花、叶、柄、莲蓬的莲房、荷花的莲须都有很好的保健作用，可做药材。古代医学著作中对莲藕养血生津、散淤止血、清热除湿、健脾开胃的功效多有记载。从现代医学的角度说，莲藕中含有维生素 B_{12}，对防治贫血病颇有效。

生莲藕对于吐血、咯血、口鼻出血、尿血、血友病、高血压、糖尿病、肝病、肠燥便秘的患者都很适合；熟藕适宜脾胃气虚、食欲缺乏、缺铁性贫血及营养不良等患者食用。

但是，莲藕虽好也不是人人可用，任意而用的。由于藕性偏凉，所以产妇不宜过早食用，一般在产后 1～2 周后再吃藕可以逐淤。另外，在烹制莲藕时忌用铁器，以免引起食物发黑。凡便溏腹泻及妇女寒性痛经者均忌食生藕；胃溃疡、十二指肠溃疡者也应少食。

南方圣果龙眼的奇方妙用

王东是农村走出来的大学生。家里有一个腿脚不利索的母亲和一个身体孱弱的妹妹。为了更好地照顾家人，在大学毕业之后他回到家乡创业，就近照顾家里。妹妹的贫血一直是他的一个心病，她试过很多方法都没有什么改善。

后来，一次偶然的机会他遇到一个老中医，求教贫血症的治愈方。老中医已经年过八旬，在他学医的时候还没有什么行医执照那一说，又一直没离开家，所以就当了一辈子的乡医。老人告诉王东一个民间偏方，让他回家后买一些龙眼种子，然后再按照他说的方法调治。王东以前在老大夫这里治过病信得过他的医术和人品，所以回家后一一照做了。没过多久，妹妹的贫血症状有所缓解，半年之后，彻底治愈了。

这个方子的具体内容为：取龙眼种子30粒，加两碗水倒入锅内，煮滚5分钟即可，最好掺入少许白砂糖，这样可以清肝火，在上午 10 点左右饮用，此为熟食法；龙眼 30 粒，在下午四点左右吃，果渣不下咽，此为生吃法。

这里需要注意的是，龙眼在下午4点左右吃才能生效，许多人只知吃龙眼有益，但不知吃法。在不恰当的时间食用，往往吃下龙眼后会肝火上升，以致引起流鼻血等不良反应。上午10点左右先饮龙眼种子茶，才能于下午4点左右吃龙眼。对于素食的人来讲，龙眼是最好不过的补品了。

如果想在服用时有更好的味觉口感，可以按照下列方法制成药粥，这就是龙眼枸杞粥。

具体做法是：用龙眼肉、枸杞子、血糯米、粳米各 15 克。将龙眼肉、枸杞子、血糯米分别洗净，同入锅，加水适量，大火煮沸后改小火煨煮，至米烂汤稠即可。每日 1 剂，分早、晚 2 次吃完。经常食用有效。此方益气补虚，养肝益血，补血生血，主治小儿营养不良性贫血，口唇、黏膜苍白，面色欠红润，食欲不佳。

为什么要选择龙眼为主要的治疗成分呢?

这是因为龙眼肉除了含丰富的铁质外还含有维生素 A、B 族维生素和葡萄糖、蔗糖等。补血的同时还能治疗健忘、心悸、神经衰弱和失眠症。龙眼汤、龙眼胶、龙眼酒之类也是很好的补血食物。

上了年纪常吃点菠菜，身血双赢

随着年龄的增长，贫血发病率也会上升，在人群调查中，老年人贫血的检出率为 10%～20%，住院老人贫血检出率为 20%～30%。老年人贫血有些是生理老化、造血功能减退引起的，但更多的原因为老年人慢性疾病引起的继发性贫血。老年人的贫血长期得不到治疗，不但可加速衰老，而且会使原发病加重。因此，应当重视老年期贫血，并及时予以治疗。而且还要记住营养不足仅仅是导致贫血的原因之一。临床中，不少中老年患者起初就医是因为贫血，经过系列检查，最后诊断结果却是肿瘤。

今年已经55岁的纪少云，脸色一直不太好，她自己也发现近半年来脸色越来越苍白。单位体检发现贫血，血色素较低，后去医院再次查血常规，结果诊断为贫血。她自己觉得除了身体有少许疲倦外没什么症状，后来除了脸色难看之外，她胃口差、体重下降，此时才引起了她的警惕，她觉得自己的贫血不治疗的话可能会有恶化的可能。但是因为自身是过敏体质，很多药物治疗都不能采用。她便向一位老中医求教。这个大夫是她家的邻居，也见过她发病的状态，对她的病情较为了解。老中医说，她这种情况可以采取食疗的方法进行先期的调养。于是，推荐了猪肝菠菜汤给她。她按照指示服用，并在生活中加以注意，过了大概三个月左右，她发现自己的贫血症状明显减轻，头不晕了，胃口也变好了，体重也在逐渐恢复正常。

这款食疗方的做法很简单，具体说来是：先取菠菜50克，猪肝50克，熟猪油、生姜、葱白、清汤、食盐、水豆粉、味精适量。再将菠菜洗净，在沸水中烫片刻，脱去涩味，切段；猪肝切成薄片，与食盐、水豆粉、味精拌匀；然后将清汤烧沸，加入洗净拍破的生姜、切成短节的葱白、熟猪油等，几分钟后，放入拌好的猪肝片及菠菜，煮熟即可。佐餐常服，可生血养血，主治血虚症。

这个治疗方告诉我们，贫血的人应该特别注意日常的饮食保养，这对改善贫血会有所帮助。平时应注意膳食的均衡，食物中应有充足的新鲜蔬菜、肉类及蛋类制品。比如：菠菜、芥蓝菜、黑木耳、桂圆、红枣、海带、猪肝等富含铁质的食物，都对预防贫血有较好作用。同时对已查明正在治疗原发病的贫血老人有辅助配合治疗的效果。

此外，因为年纪越大的人越容易感觉孤独。所以，对老年期贫血患者要及时进行心理护理，解除患者的各种不良情绪反应及精神负担，增强其战胜疾病的信心。

对老年人来讲，许多急性、慢性疾病，特别是常见的感染性疾病都可引起贫血，如肿瘤、慢性支气管炎、结核、胆囊炎、肾盂肾炎、前列腺肥大、尿路感染、糖尿病及慢性肝炎或肝硬变等。因此，应积极有效地预防这些疾病，一旦患有疾病应及时进行治疗，不让疾病长期不愈，就可减少继发性贫血的发生率。有研究发现，消化道肿瘤患者约有45%的首发症状就是贫血。而老年人由于消化吸收功能变弱，也很容易出现贫血，确诊为贫血后，仍需查找贫血的原因，警惕肿瘤的可能性。

养生粥，贫血的首选食疗方

贫血是指血液中缺少红细胞或红细胞的主要成分血红蛋白。造成贫血的原因主要有红细胞过度破坏，造血不良和失血。我国是世界上缺铁性贫血发生率较高的国家之一，发生率达到15%～20%，其中妇女儿童贫血率高达20%以上。由此可见，除了老年人之外，还有一个贫血的高发群体，就是女性，尤其是处于18～40岁的成年女性。

女性的生理特点决定了女性易发生贫血现象，贫血严重威胁妇女健康。而女性贫血者的贫血类型多为缺铁性贫血。

这是因为，处于青春期的女孩生长发育旺盛，机体对铁的需求量大，加上月经来潮，容易出现缺铁性贫血。妊娠哺乳期女性要供给胎儿、婴儿营养物质，铁的需要量大为提高，如不额外补充，贫血几乎无可避免。中年女性受宫内节育环、子宫肌瘤等影响，月经量较多，铁的流失已成必然。老年妇女胃肠道吸收功能减退，造血功能衰弱，贫血的发生也有增无减。

季梦怡是某外企的文员，收入稳定，爱情美满，但是唯一让她感觉头痛的就是自己的贫血。为此她用过不少药，但是效果都不是很好。后来，为了日后能成为一名好太太，她开始学习做饭。男友建议她先从简单的汤粥开始学起，她便开始四处搜集菜谱。在此过程中，她找到两道对治贫血有益的粥品，于是就经常煮点粥来吃。没想到，不知不觉中，自己的贫血症状竟然大大减轻。她一开始有点纳闷，后来又重新拿着粥的制作方法让学医的姐姐来分析。姐姐看后说："行啊你，都会自己给自己做养生粥了。这里面的不少材料都有补血健胃的功效，怪不得你的病好很多了。"

季梦怡选用的两道养生粥品治疗方分别是八味粥和芝麻粳米粥。

八味粥的具体做法是：用糯米300克，薏仁米50克，赤小豆30克，大红枣20枚，莲子20克，芡实米20克，生山药30克，白扁豆30克。先将薏仁米、赤小豆、芡实米、白扁豆入锅煮烂，再入糯米、山药、大枣、莲子同煮，每日早晚当点心食。此方健脾胃、生气血,主治经期贫血，纳差夜惊，大便溏泻，腹胀腹痛，四肢无力,舌质淡者。

芝麻粳米粥的具体做法是：取黑芝麻15克，粳米30克。将黑芝麻洗净，晒干炒熟，研粉，同粳米煮粥食。此方补气生血,主治产后血虚，面色无华，四肢无力，爪甲不荣者。

除了选择合适的食疗方之外，还应避免出现下列情形：

（1）月经失血过多。青春期少女多已月经来潮，每次月经周期失血30～50毫升，失铁量15～25毫克。由于人体有代偿功能，能保持体内铁质的相对平衡，一般不会因为月经而出现贫血。但有些少女患有"青春期功能性子宫出血"后，每次经量大或淋漓不尽，就会造成贫血。

（2）盲目减肥。少女对铁质的需求量本来就较高，但如果为了追求苗条身材而盲目减肥，不适当地节制饮食，吃富铁食物较少，甚至挑食、偏食，很容易引起贫血。

（3）生活无规律。学习压力大，精神疲劳，体力消耗过度，睡眠得不到保证，使健康受到影响，也可促使贫血发生。但是，除了自身的生理特点以外，女性在饮食方面存在一些认识误区和行为习惯，也是导致缺铁性贫血的重要原因。

贫血脾虚，吃点胡萝卜

刘万全，今年只有32岁，正是年轻力壮的时候，事业也处于起步的阶段。但是，最近却因为频繁出现头晕、乏力的症状而不得不休息。无奈之余，他的病情竟然越来越厉害。不仅持续出现上述症状，还同时伴有面色苍黄与尿色深黄。硬挺了两周后去医院就诊，医生经过检查，诊断为"自身免疫性溶血性贫血"。后来经过长达9个月的住院治疗，病情得到了抑制。没想到，后来他的病情出现了反复，这次他不再待在医院里了。因为上次治疗的失败经历让他有一种感觉，医院的治疗方不适合自己。有人说他太不理智了，治病怎么能靠感觉。

回到家里后，他对溶血性贫血做了一些了解。了解到自己的病是由于红细胞过早、过多的破坏而发生的贫血。由抗体参与的溶血反应所致贫血，即为免疫性溶血性贫血。他决定用食疗的方法逐渐调理改善自己的身体。

他的妻子于是四处寻找好的食疗方，学做各种养生菜肴。后来，在一次去图书馆借书的过程中，无意间翻到一个对治贫血的古方，是利用胡萝卜做菜的主料，然后搭配肉类做成炖菜。这里的肉类，女性患者最好选择羊肉或者鸡肉，男性患者可以选择羊肉。这个方子被妻子带回之后，刘万全觉得选择胡萝卜是十分正确的。因为胡萝卜所含营养成分之丰富，在蔬菜中是享有盛名的，故在民间有"小人参"之称，而且胡萝卜有健脾消食，补血助发育，养肝明目，下气止咳的功效。所以，他决定试试看。接下来的日子，他每周吃一次这种炖菜，持续吃了一个冬天之后，发现自己的贫血现象基本消失。现在，他已经恢复了正常的生活与工作。

这个方子在使用的过程中需要注意的是，在做胡萝卜菜时，要多放油，最好同肉类一起炒。不要生吃胡萝卜，生吃胡萝卜不易消化吸收，90%胡萝卜素因不被人体吸收而直接排泄掉。烹制胡萝卜的时间要短，以减少维生素C的损失。

胡萝卜含有蛋白质、脂肪、糖类、胡萝卜素、B族维生素等多种对人体有益的物质，的确是食疗的佳选。胡萝卜素能增强人体免疫力，且内含琥珀酸钾，有助于防止血管硬化。

这个食疗方对于那些脾胃气虚、贫血、食欲缺乏、皮肤粗糙、高血压、胆结石的患者尤为适用。糖尿病患者则应禁食。不仅如此，有类似案例中症状的溶血性贫血患者还要禁止食用下列食品：干鱿鱼、虾、白米、面粉制品、花生、啤酒。而且，在服用治疗方的恢复期间内要尽量避免高强度的工作和劳动，保持身心舒适。

眩晕

眩晕，柳枝帮你找个定点

眩晕症在门诊十分常见，好发于老年人，常有特殊的诱发体位，发作数分钟后，若停止不动，眩晕症停止，但是若位置再度改变，则眩晕症又会发作。不予任何治疗，六个月症状也会自行缓解。但是由于眩晕症会给生活带来诸多不便和危害，所以对其放任不理是对自己健康的不负责任。仔细说来，眩晕症的危害主要有：

发作期会出现旋转、呕吐，同时还会造成迷路、前庭、耳蜗器官的损害，进而引起耳鸣、耳聋、共济失调等危害性。如果患者是中老年人，多次发作可影响脑血管调节机能及大脑微循环，加重脑供血不足，诱发脑梗死等症。

此外，还会使患者的交际受阻，生活圈缩小，精神压力加大。总之，害处多多。所以说，尽早找到适合的治疗方，是出于生活和自身健康的需要。

庞威是某中学的语文教师，46岁，因眩晕卧床不起已经有1个月，伴恶心、头痛、失眠、易怒。家人让他去医院他不去，还把家里的东西摔坏了不少，整个人的精神状态都变得很焦躁。后来家人为他四处打听治此病的药方，服用之后效果不明显。

最后没有办法，只好让大夫佯装成朋友来访，和他聊天的时候顺便为其诊病。医生说他的身体里有痰湿，而且自身又有轻微的高血压症状，所以建议使用半夏煎汁冲柳枝粉服用。没想到只用了几次就见效，一周之后获愈。

这个利用柳树枝的治愈方的具体做法是：取柳树枝晒干研末备用（最好在清明前后数日采取，阴干）。用时，根据辨证选一二味中药煎汁，冲服10克柳树枝粉；若辨为火证，取夏枯草15克；风证，取钩藤30克；痰证，取制半夏12克；气虚取太子参30克；血虚取当归12克；阴虚取女贞子、旱莲草各15克；阳虚取仙灵脾、仙茅各15克，每天1次。

柳树枝的药用早在清朝医学大家严洁的著作《得配本草》中就有记载：柳树枝，去风热，除湿痹。而半夏散温燥有毒，主入脾胃兼入肺，能行水湿，降逆气，而善祛脾胃湿痰。既主治脾湿痰还可治风痰吐逆，头痛眩晕，口眼歪斜等症。

此外，不管是否选用此方，在治疗眩晕之前，都要认真区分头晕和眩晕的不同，以免误诊误治。

眩晕和头晕最好、最直观的区分方法是观察病人的病症表现:眩晕病人发病时感到天旋地转，也可感到周围景物左右摆动，或上下浮动，称为眩晕，是空间定位错觉引起的自身或周围物体的运动幻觉。头晕病人发病时感觉到头昏脑涨的感觉，头晕一般不属于眩晕范围，其引发的原因常有贫血、睡眠差、紧张、脑供血不足、颈椎病、身体虚弱、心血管病、高脂血症、高度近视等，并常伴有其他症状。

需要注意的一点，就是提醒患者一定要特别注意休息和睡眠，避免过度疲劳，更不要进行有一定危险性的运动，免得因为眩晕而导致摔伤、骨折等危险，带来不必要的麻烦。

以食调养，让眩晕成为“过去时”

细心的人不难发现，生活中经常受到眩晕困扰的人多具有一定的职业特征，如汽车司机、高危作业人员等。

王洪文是某旅游公司的司机，他最主要的工作就是安全准时地接送游客。因为长年往返于各大旅游景点，此工作一干就是十几年，所以难免落下职业病，比如视力疲劳、肌肉僵硬等。后来，为了获得更高的收入开始跑长途。收入虽然增加了，但是身体越来越糟了。

由于长年长途跋涉，加之路面状况复杂，精神高度紧张，往往容易眩晕，而这一现象对于开车的司机来说是相当危险的。因为眩晕的主要表现是眼前发黑，视物模糊为目眩，感觉自身或外界景物旋转，司机失去了方向感自然容易出事故。自从一次病发时，蹭坏了汽车的保险杠之后，公司让他回家静养，这让他很失落。为了治好眩晕症，他四处求医问药。后来他偶然听到两个老偏方，便试着用了一段时间，果然好了很多。

他所选用的两个食疗方分别是鸡蛋丝瓜汤和白菊花茶饮。

鸡蛋丝瓜汤的具体做法是：准备鸡蛋7只，去外皮和子的丝瓜络1只，加水4大碗同煮；鸡蛋煮熟后去壳，在蛋上划7～8刀，放入锅内再煮，至水减少到2大碗左右即成。喝汤吃蛋，分2～3次服完，可治轻症疲劳性眩晕。

白菊花茶饮的制作方法是：每次用白菊花、银花6～7克，用沸水冲泡当茶饮，可治头痛、眩晕、失眠。

除了上述食疗方之外，眩晕患者在平时的饮食中也要有所宜忌。

眩晕患者宜选择下列食物：芝麻、桑葚、胡桃、猪脑、旱芹、海蜇、白菊花、松子仁、枸杞子、天麻、何首乌、人参、龙眼肉、牛肉、牛肚、狗肉、海参、荸荠、金橘、橘饼、枸杞子、荷叶、驴肉等。

此外，还要注意保持良好的心态与愉悦乐观的心情，保障充足的睡眠，安静的环境，新鲜的空气。这些都是病症尽快恢复的重要催化剂。在适宜的气候下，经常去室外比较幽静的地方散步，少去拥挤及空气污染大、不流通的地方。平时的工作与生活中不要过于忧虑，不要给自己添加很重的心理压力，多参加一些简单的娱乐活动，以此转移注意力。

用天麻，你的世界不再天旋地转

有些高血压病人时常有眩晕感，眩晕时，可能还伴有头痛、恶心等不适感，一开始以为是血压不稳定，尤其是血压突然增高所致。但问题是，有时明明是感到晕得不行，血压的数值却很正常。遇到这种情况，很多人会觉得束手无策。其实，这种情况用中草药调理一下即可。

郑洁恩是湖北人，自从大学毕业之后便在家乡开设了一个生态养殖基地。因为管理有道所以规模逐渐扩大。正在其事业初见起色的时候，他的身体健康出现了问题，时常感觉头晕目眩，测量血压也偏高。本来事业上的事情就多，现在还要抽时间治病，身心都感觉疲倦。后来，一次周末回家的时候，他的母亲问他的近况，他如实以告。只见母亲并没有面露难色，反而宽慰地说道："傻小子，你忘记我们这里产什么啦？"

被母亲一点，郑洁恩恍然大悟："是啊，我怎么没有想到呢？天麻。"

母亲按照祖传的方法把天麻配制了一个方子，嘱咐儿子按需服用。连续服用半个月后，郑洁恩的病情基本稳定，眩晕的症状基本消失，恢复了正常的工作状态。

天麻产于湖北省，在湖北，到现在仍有不少人家中常备此物，以治高血压及眩晕症。但需要注意的是，取用要适量，按时按需，以免造成依赖。

具体的方剂制作方法是：先将天麻研成细粉，每次服2克，每日2次。也可以取天麻6～9克，加水一大碗，小火煎至半碗服用。第二次煎煮再加水大半碗，小火煎至半碗饮用。每天服两次，效果显著。

经现代医学研究证实：食用天麻对多种原因所致的中老年眩晕症有良效，同时对治疗老年人多发性的高血压、神经衰弱都有不错的疗效。

对于那些不仅有眩晕，还伴有轻微头痛的患者，可以选用天麻15克，童雌鸡1只进行炖服。雌鸡处理干净后，将天麻放入鸡腹中，炖（或蒸）2小时，食肉饮汤。这个方子对偏头痛性眩晕症有特效。

头晕目眩，掐捏一会儿膻中穴

对于眩晕，很多患者都认为这种症状无法彻底根除，其实不然。眩晕可以根除，关键在于血气的提升。气血足而精神旺，精神旺而脉络通，头脑清醒，脑细胞活跃，自然就不会发生晕眩现象。

田静是一家日资企业的普通职员。平日里赶上订单多的时候经常会加班。这对于本来身体素质就不强的她而言，无疑是个考验。工作做到第四个年头的时候，一次她加班到晚上9点，刚从公司出来就感觉天旋地转的，走不稳路，一下子就晕倒了。幸好被当时值班的警卫看到，采取了急救措施。在她醒过来之后，有想呕吐的症状，而且脸色苍白，出冷汗。在这个情况下，警卫建议她去医院看看，她执意要回家。

第二天，她硬被家人拉着去看病。医生开了不少药给她，田静从小就很讨厌打针吃药，所以，只吃了一次药就偷偷放弃了。后来，在家人的建议下尝试了穴位按摩治疗法。因为不用打针吃药，所以田静接受了这个方法，并坚持下来。自此之后竟然再也没有眩晕过。

其实，穴位按摩治疗法的原理就是要帮助患者提升气血，主要作用点在于膻中穴和督脉上。

具体的操作方法是：先自己压或确切地说是用双手的指甲掐自己的头皮。从正中督脉开始慢慢地往两侧移动，可以稍用力，当整个头皮变硬时，感觉就会比较舒服，同时配合压心包经和心经。

在这个过程中，我们会发现人头皮的厚薄大有文章。患者可以先摸一下整个头皮，看看那一部分较厚，头顶，后脑勺，还是两侧，还是头部从上面往下转弯的角上。如果开始摸不清，没有关系，先去用指甲掐，第一次大概要用半小时，压完后再摸或第二天早晨摸就分得清了。

掐头皮的时候动作不要太快，指甲掐下去要停留一些时间，每一条线都要掐一定的时间再向外移动。

每天起床前，先压一会儿膻中穴，或用意念冥想膻中穴。一手指平放在穴位上。闭上眼睛，意念集中在两眼之间，然后往下想，到鼻子，到嘴巴，到下巴，到胸部，到膻中穴，如果意念不易集中。可以在膻中穴上用指甲掐一下，有点痛感，让自己意想痛的地方，持续10分钟或20分钟，这可以让心包积液减少，让心脏的搏动力强化。让人体在现有的条件下有最好的供血状态。这样还不够，还要用自己的双手指甲去掐自己的脑袋，双手八指从中间的督脉开始慢慢向两侧移动。反复掐，头皮有软的地方，那就是有积水，是造成头晕的原因，经反复压、掐后，头皮会变硬，这时候再起床，就不晕了。

失眠

若要一夜安眠，煮粥加白莲

失眠，已经成为困扰现代人的常见病。

人一旦失眠，就会出现入睡困难、时睡时醒、晨醒过早等症状。这些症状会引起人的疲劳感，让人一天都无精打采的。感觉器官反应迟缓、头痛、记忆力不集中等现象也属于其引发的连带反应。由此可见，失眠对人体最大的健康影响是精神方面的，严重一点会导致精神分裂。

如何有效地改善睡眠质量，一直是困扰当代人的心理难题。如果长期睡眠不足而又得不到有效改善的话，势必会对我们的生活、工作以及健康带来意想不到的影响。那么，到底该如何有效地改善睡眠质量呢?

民间流传着一个关于莲子治疗失眠的故事：古时有一位夫人，因长期失眠束手无策，便向一位精通医术的道姑求教，道姑随手一指水中荷花，称那形如睡莲，可治不眠之症。于是，失眠者在荷花中找到莲蓬，剥出莲子并食用，终得安眠。

关于莲子的功效，中医认为：莲子性平，味甘、涩，具有养心安神、健脾补肾、固精止遗、涩肠止泻之功效，可以治疗脾虚泄泻，肾亏遗精、妇女崩漏与白带过多、心肾不交之心悸失眠、虚烦消渴及尿血等症。现代研究证明，莲子除含有多种维生素、微量元素外，还含有荷叶碱、金丝草苷等物质，对治疗神经衰弱、慢性胃炎、消化不良、高血压等病症有效。

因此，如果你正被失眠困扰，可多吃一些莲子，也可以用小米加莲子熬粥，效果会更加明显。

此外，莲子为睡莲科植物莲成熟的种子，有很好的滋补作用，你可以用来做冰糖莲子汤、银耳莲子羹，或用它做八宝粥；古人认为经常服食，百病可除。

我们还可以选择做一些有助于睡眠的事。譬如洗个热水澡、阅读情节温馨的书籍、听些轻松的音乐等。充分放松，享受睡前时光，可以帮助你尽快入睡。

最后，需要提醒你的是失眠，患者往往是由心理压力大、情绪紧张所致，因此，进行适当的心理调节有助于改善睡眠质量。此外，如果经过一段时间的自我调理而无效者，此时，专业医生的介入也许会对你摆脱失眠症状有良好的帮助。

干炒酸枣仁治疗顽固性失眠

顽固性失眠是失眠病症中很常见的一种，也是最令人头痛的一种。当人们被顽固性失眠纠缠上的时候，精神就会慢慢被吞噬，被洗脑，认为失眠已经成为了自己的一种生活“习惯”。这才是最可怕的，一旦被动地接受了这种“习惯”，就意味着将生活在亚健康的状态之下。

与一般的失眠症状相比，顽固性失眠的治疗难度确实大一些，但绝对不是无法治愈的。顽固性失眠往往由心理因素引起，临床主要表现为入睡困难及维持睡眠困难，日间疲倦感，夜晚越想尽快入睡越难以入睡，加重心理冲突，产生紧张焦虑、情绪不稳、过度担心，自觉痛苦更导致失眠，形成恶性循环。

王爱是某法律机关的公务员，今年38岁。平素因工作繁忙，需要用脑的地方很多，常常是晚上睡觉之前还在想事情，天长日久之后，入睡困难就成为了她的难题，每夜仅睡4～5小时。白天为了不打瞌睡就喝咖啡，晚上为了能睡觉却要服“安定”，这样才能勉强入睡。近半年由于工作量骤然增多，个人的精神压力越来越大，更加睡不着了。每天的平均睡眠时间在3小时，还伴有头晕、心悸、食欲缺乏的症状。她求治于当地诊所，头晕心慌似有好转，睡眠仍未改善。后来，尝试了一个民间偏方后，才逐渐改善了睡眠质量。

这个方子的主要成分是酸枣仁。制作方法是：用炒枣仁30克为主药，再加当归、炒白术、党参、黄芪、茯神、远志、龙眼肉等补气血、养心神之品调治，7剂后自诉有效。再诊时适当随症加减药物，2个月后自觉睡眠质量明显提高。如果觉得上述方法有些繁琐，也可以选用下面的简易方，对症状较轻者可有相似疗效。具体的做法是：准备酸枣仁（炒令香熟）30克。将其捣细为散，以竹叶汤冲服，每次服用6克，每日2次，早晚各一次。

方中炒酸枣仁养心益肝、安神定志；竹叶清心利尿除烦。该方常用于现代医学的失眠等病。根据现代药理研究：酸枣仁有镇静催眠及抗心律失常、抗心肌缺血作用，可以治疗胆虚睡卧不宁等病症。

另外，有类似于王爱这样顽固性失眠症状的朋友，一定要认识到咖啡的坏处。咖啡中含有咖啡因，如果服食咖啡过量的话，也会出现失眠、颤抖、神经紧张、烦躁不安、心悸、恶心、眩晕等现象。如果每日服食咖啡因超过600毫克（大约7杯咖啡或可乐，或数片含咖啡因的药片）就会出现上述症状。

此外，咖啡因不单是咖啡中才有，其他如茶、巧克力、汽水、可乐，甚至头痛药、感冒药、提神剂、利尿剂、减肥药等也会有这种物质。

如果尚不能确定自己的顽固性失眠是否因为咖啡因而起，而自己平素又有饮用咖啡因类饮品的习惯，那么你所要做的第一件事就是把它们收到抽屉里，不要再去碰它。可尝试在一个星期内完全不吃不喝含这种物质的东西。最初两天可能感到有点不适，但一星期过后，你便会感到精神舒畅，这时你就应该考虑以后避免进食含咖啡因的食物了。如果你不能完全割舍含咖啡因的美食，可以逐渐减少吸收量。如喝茶时，把第一杯茶倒去，喝第二杯，因第一杯茶含咖啡因较多。或者考虑饮用无咖啡因的咖啡、茶或者改饮果汁、白开水。

老年失眠，关键在于养肝肾

老年性失眠症与年轻人的失眠相比有自身的特点。在病因病机方面与精神思想因素关系不大，不像年轻人那样主要由精神负担沉重、思虑过度、心血耗伤所致。所以，如果用前面的治疗方治疗老年人的失眠往往收不到应有的效果。其实，老年失眠症是由年老带来的全身和大脑皮质生理变化所导致的，所以，治疗应从改善老年人全身和大脑生理衰退状况为主。

中医学认为，人的发育成长和衰老是由肾气的盛衰所支配的，故老年人全身和大脑的构造形态和生理功能都会受到肾气衰退的影响，老年性失眠不过是其中的一种表现而已。

由于“肾藏精生髓，通于脑”，肾精不足则致脑髓失养，生理功能紊乱而致失眠，故补肾填精应是老年失眠症的基本治疗原则。

孙有成是某税务机构的退休干部，今年63岁了。老人自从退休以来，心情起伏很大，一时间接受不了过于闲暇的生活状态，觉得自己的生活失去了重心，再加上家庭琐事较多而变得忧郁寡欢，急躁易怒。这些还都是小问题，最大的问题是睡不着觉。有的时候只睡2～3个小时，晨起口干舌燥，腰背酸楚，大便常干结难下。这样的情况持续了近一个月，老人家撑不住了，就买了些安定片，勉强入睡。后来，安定没少吃，可是似乎效果越来越弱了，又不敢轻易加量，老人知道，这类药副作用大，能不吃就不吃。左右为难的时候，儿子从外地为他请来一名老中医，因为两人年纪相仿，所以很是聊得来。只是，老医生神清气爽，精神头十足的样子让孙有成很是羡慕。请教之后得到一个草药方，按方服用一个疗程之后，不用借助安定也能入睡了，睡眠的质量也在慢慢改善中。

此方的具体操作方法是：准备桑葚30克，生地、丹参、酸枣仁各15克，首乌12克，灵磁石15克（先煎），灯芯草1尺。水煎服，每日1剂，10天为一个疗程。一般患者一个疗程即可痊愈。

此方中材料多对治因肾精肝血不足，肾水亏乏，阴虚火旺引发的老年性失眠。故用桑葚、丹参、首乌、生地等滋补肾水，润肠通便，养心阴以壮水制火，使水火相济；用酸枣仁以宁心安神，合灵磁石重镇安神定志；灯芯草淡渗清心，引热下行，邪有出路。诸药合用，相辅相成，水火相济，心肾相交。

有的老同志和案例中的孙老一样，由于顽固性失眠不得不靠安定来催眠，久而久之与安定就成了“好朋友”。这种现象在中老年朋友中十分普遍，觉得安定多服点没关系，其实，长期使用可形成依赖，甚至上瘾。由于老年人肝肾功能减弱，药物的不良残留会给老人的肝脏带来沉重的负担，产生耐药性，引起精神障碍，诱发其他疾病，比如肝脏肿大、肝区疼痛、黄疸、水肿、蛋白尿、血尿及恶心、腹胀、食欲缺乏、便秘等。因此，老年人应用安定类药物时更应小心。不到万不得已的时候尽量不要服用此类药品。而且要注意，在治疗期间应绝对禁止使用此类药品，以免药性冲突，得不偿失。

鹅卵石泡脚，时尚又健康

冬天在睡前用热水泡脚有助于睡眠。现在，为了满足年轻人时尚养生的需求，不少高级宾馆会为入住的客人提供新型的养生服务，如比较流行的有“鹅卵石泡脚法”。这种服务是为了客人能睡得好睡得香，对有轻症失眠的患者很有助益。

其实，这也是我国古代医学智慧的现代演变。

在泡脚盆里加入鹅卵石，高低不平的石头表面可以刺激脚底的穴位（涌泉、然谷、太溪等）或脚底反射区，起到类似足底按摩和针刺穴位的作用，从而促进人体脉络贯通，达到交通心肾、疏肝理气、健脾益气、宁心安神的功效，更好地改善睡眠。

对于泡脚用的鹅卵石并没有什么特别的要求，选择圆滑、大小相近的为佳。泡脚用的水应该保持在45℃，水深至少要高过踝关节，脚在鹅卵石上均衡地踩踏，浸泡20～30分钟。有心脑血管病和糖尿病的患者用热水泡脚时，要特别注意水温和时间的控制，以免出现头晕、头痛、乏力、心慌等情况。

此外，使用鹅卵石揉搓双脚时要注意力度和水温，要避免擦破或烫伤皮肤。脚部有损伤（包括关节胀痛、拉伤、扭伤等）、炎症还未痊愈的人，不宜进行鹅卵石热水泡脚。

这种泡脚方法对于有轻度失眠的患者而言，几次就可以有效改善睡眠质量。对于没有失眠症的朋友，也能起到安神的作用。

双穴对心肾，相交不失眠

《类证治裁·不寐》里说："阳气自动而之静则寐；阴气自静而之动则寤；不寐者，病在阳而不交阴也。"什么意思呢？"寐"就是睡着，"寤"就是醒来，这句话的意思是说阳气由动转入静就进入睡眠状态；阴气由静转入动就醒来了。

简单地说，失眠的人生病的原因是阳气和阴气不能正常交替。

那么，怎么才能让阴阳正常交替，解决失眠的问题呢？

中国古代文化里，很注重时辰，子时，即晚上11点到凌晨1点这个时段，属阴，阴主静，是人睡眠的良辰，此时休息，才会有好的身体和精神状态。亥时，即晚上9点到10点，这是三焦经当令，中医有"三焦通百脉"之说，亥时入眠，百脉皆得濡养。所以，要想有个好的睡眠，就要在晚上10点以前上床睡觉，这样才能保证10点以后不失眠。

其实，很多时候，我们失眠，是因为想事情，或是白天工作遇到了问题，或是与别人交往时产生了摩擦，有不愉快等，心火过旺，心神散了，心思不在睡眠上了，失眠也就发生了。怎么办呢？有人靠数羊来集中精力，结果往往是羊数了觉却没睡着。其实，数羊并不能解决失眠问题！在五行中，心主火，肾主水，要把心火压下去，把心神集中起来，就要用肾水来灭，这就是古人说的"心肾相交"。

古人是靠练功来达到心肾相交，以防失眠。现代人不练功，那么养成睡子午觉，即午睡与晚上11点前入睡的习惯就可以使心肾相交。

另外，手心与脚心对搓，也可以使心肾相交，为什么呢？手心有个劳宫穴，是心包经通过的地方；脚心有个涌泉穴，而肾经是斜走于足心的，如果我们想让心肾相交，摆脱失眠，不妨在临睡前将两个穴位对搓，直到微微发热为宜。

为什么会选择涌泉穴和劳宫穴这两个穴位呢？

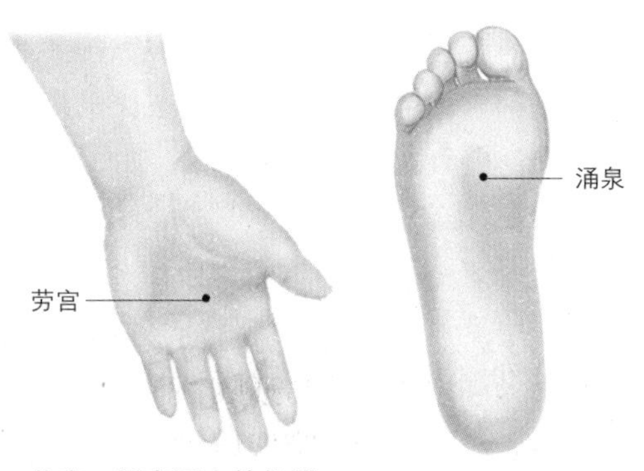

劳宫、涌泉两穴的位置

俗话说："若要老人安，涌泉常温暖。"推搓涌泉穴俗称"搓脚心"，它是我国流传已久的自我养生保健按摩疗法之一。推搓摩擦出现的热感，就是一种良性的刺激。加之在推搓过程中本身就是一种自我的形体导引运动和身心的修养过程。据统计，推搓涌泉穴疗法可以防治老年性的哮喘、腰腿酸软无力、失眠多梦、神经衰弱、头晕、头痛、高血压、耳聋、耳鸣、大便秘结等五十余种疾病。而劳宫穴五行属火、具有清心火，安心神的作用，用于治疗失眠、神经衰弱等症。

由此可见，此两穴皆对失眠有良好的功效。此方可以一试。

解决了疲劳就解决了失眠

对于气虚体质的失眠者来说，最简单的对治方法是补气加睡眠，睡得好，元气才能得到充分的补充。

我们都知道红枣是补血的，气血两和，睡眠自然好。红枣中含丰富的维生素C，有很强的抗氧化活性及促进胶原蛋白合成的作用，可参与组织细胞的氧化还原反应，充足的维生素C能够促进气血生成，减轻疲劳，促进睡眠。

下面给大家推荐两款最能够补气、安眠的红枣的吃法：红枣鱼肚汤和红枣炒木耳。

红枣鱼肚汤的具体制作方法是：准备水发鱼肚200克，鲜黄鱼肉200克，红枣10枚，桂圆肉20克，核桃仁3个，米酒10克，油25克，盐、味精、葱、姜末适量。将鱼肚、鱼肉切成块。将桂圆肉、红枣、核桃仁加水炖至半熟，取出待用。然后往油锅入葱、姜末爆香，入鱼片、鱼肚炒几下，加入米酒去腥。再加入红枣、桂圆肉、核桃仁及调料，烧熟即成。此方特别适用于女性产后失眠、久咳不愈、体虚、贫血。

红枣炒木耳的具体制作方法是：准备红枣15枚，白木耳15克，黑木耳15克，盐、香油，葱、姜适量，清水100毫升。将黑、白木耳洗净浸泡后，切成条状备用，再将大枣洗净（剖开）备用。然后放姜入油锅爆香后，放入准备好的黑、白木耳翻炒几下后，再加入洗净的大枣，加水盖上锅盖稍焖5分钟后再快速翻炒，收汤后加入调味料即可食用。

此方中的红枣富含各类维生素，可说是维生素的宝库。而木耳性味甘平，有清肺热、养胃、滋肾燥之功效。木耳中含有一种胶质成分及丰富的钙元素，可增加人体的免疫力。

此两方均能优化睡眠，消除身体疲劳。对调节内分泌和体内物质代谢也有所助益，是不可多得食疗两方。虽然见效较慢，但是取材自然，无副作用，特别适合老人和女性使用。

黄连草药方，一夜安宁到天明

在现代社会，失眠已经成为一个影响人们健康的重要问题，如果你很不幸，也成为“失眠大军”中的一员，那么不妨利用一下身边随处可见的物品，也许它们会使你摆脱失眠的困扰。

夏季的阳光明媚地洒在桌面上。可是张欣然老人却感觉不到这种美好，因为又是一夜未眠的他，已经十分疲倦了。张欣然老人今年79岁了，近两三年经常失眠。一到晚上就心烦，一点睡意都没有。翻来覆去睡不着，一趟又一趟起来上厕所，有时似睡非睡，有时似醒非醒。甚至彻夜不眠。撑不住的时候，去看了中医，医生发现他的脉搏沉细略数，尺部尤弱。再看舌苔，舌光苔少，如镜面一样，告诉他失眠是因为肝肾阴亏、阴虚火旺造成的。决定用黄连阿胶鸡子黄汤、孔圣枕中丹、二至丸、芍药甘草汤加减治疗。

于是，给老人开了如下方子：黄连6克，阿胶9克（烊化），黄芩9克，白芍12克，龟板20克（先下），生龙骨20克（先下），远志10克，石菖蒲10克，女贞子30克，旱莲草10克，生甘草6克。这个方子的煎煮过程是这样的：先将龟板、龙骨煎20分钟（开锅以后）再下其他药，再煎30分钟，将药倒出；再加水煎二煎，将药倒出。把阿胶放在一个小碗里上锅蒸10分钟，倒入煎好的药中。再拿2个鸡蛋打入碗中，用勺子把蛋黄取出放入不热不凉的煎好的中药中搅匀，分2次服用。须注意的是，放蛋黄时药一定要晾得不凉不热。凉了蛋黄不好搅匀，老人喝了胃会不舒服；热了蛋黄就烫熟了。

一周后张老感觉自己的精神状态好多了，他高兴地说：“这药真灵，吃了3剂以后就能入睡了。夜里也不老上厕所了。”所以，之后又服用了7剂以巩固疗效。

黄连阿胶鸡子黄汤出自张仲景的《伤寒论》，第303条“少阴病，得之二三日，心中烦，不得卧，黄连阿胶汤主之”。方中黄连、黄芩降火，鸡子黄、白芍、阿胶滋补阴血，对阴虚火旺所致的严重失眠有相当疗效。

孔圣枕中丹出自《千金方》，龟者，阴物之至灵也，龙者，阳物之至灵者也。借二物之阴阳，以补人身之阴阳，以助人心之灵也。远志，苦泻热而辛散郁，能通肾气，上达于心。菖蒲，辛散肝而香舒脾，能开心孔而利九窍，去湿除痰。四药和用，痰火散而心神宁，聪明开而记忆强矣。所以此方既能安眠，又治读书善忘，久服令人聪明。二至丸平和补肾，芍药甘草汤酸甘养阴。

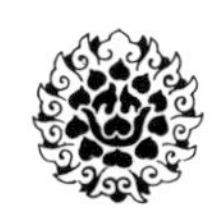

神经衰弱

灵芝银耳，加固你的神经防线

神经衰弱的主要特点是大脑高级神经中枢和自主神经的功能失调，所以神经衰弱的危害最先表现出来的是头痛、头晕、失眠以及记忆力减退等大脑功能紊乱的症状。随着病情的发展，神经衰弱的危害会逐渐扩散到循环、消化、内分泌、代谢及生殖等多个系统功能失调的症状。

所以说，得了精神衰弱不能不当回事，更不能置之不理，这样做可能会给自己的健康带来更大更严重的威胁。其实很多时候不是疾病在纠缠我们，而是我们自己对小毛病的不重视而招引来了疾病的纠缠。

柳真行是一名大学教授，因患神经衰弱症，好几年下来没有睡过一个踏实觉。前后服了许多滋补药物，仍得不到理想的疗效，因而担心得了什么大病没有被查出来，他为此到处检查求治，浪费了许多时间和金钱。

后来妻子为他找到了一个以灵芝、银耳为主要材料的食疗方，他试用之后效果不错。

很多神经衰弱患者长期自认为病魔缠身，以致情绪紧张、焦虑、烦恼、睡眠不足、食欲缺乏、免疫功能下降等，还可并发其他疾病，不仅严重地影响学习、工作和前途，也给家庭增加了负担，甚至影响家庭的和睦。这些都是神经衰弱危害当中比较常见的情况，反过来又会影响病情发展，以致形成恶性循环。

事例中，柳真行所使用的偏方具体操作方法如下：准备灵芝10克，银耳20克，冰糖250克，樱桃20粒，水蜜桃2个，鸡蛋清1个。先将灵芝洗净，切成薄片，放入锅内，加清水，小火慢蒸，取汁两次，滤净杂质。银耳放入温热水中浸泡30分钟，折去根脚等杂质，再放入温热水中泡涨后捞起。樱桃削去内核，水蜜桃去皮核后，将果肉切成片。将锅置于火上，加清水400克，待冰糖溶化，将搅散的鸡蛋清倒入冰糖汁中搅匀，待糖水之泡浮出水面时，用漏勺撇尽。将糖盛于蒸碗内，加入灵芝汁、银耳、樱桃、蜜桃片，用湿棉纸封住碗口，上笼蒸约2小时取出，盛入盘内即成。

这个方子之所以能发挥治疗功效是因为灵芝、银耳、樱桃等均系补肾、益肺胃、健脑之良药，最适宜用于神经衰弱症。而且，灵芝自古以来就被认为是"仙草"、"瑞草"，具有滋补强壮、固本扶正的明显功效。灵芝对治疗心悸怔忡、头晕、精神等症都有疗效，常食有益身体健康，有助于提高免疫力。

食疗妙用猴头菇，健康气色好

神经衰弱属于慢性功能性疾病，由于症状复杂，病情可随着时间的推移发生迁移，所以治疗起来，往往要花费比一般病症更长的时间。也正是由于这个原因，很多患者都失去了治疗的信心。

其实，对于像精神衰弱这样的病症，只一味地依靠传统治疗方式是不够的。必要的时候可以选择在民间偏方中寻找精华方。这里为大家推荐的是猴头菇食疗方。

具体方法如下：猴头菇150克，黄芪30克，鸡肉250克，料酒、精盐、姜、葱白、胡椒粉各适量；猴头菇冲洗后放入盆内，用温水发胀约30分钟，洗净后捞出切成薄片，发猴头菇的水用纱布过滤杂质后待用；鸡肉洗净后剁成约3厘米长，1.5厘米宽的长方块，黄芪用湿毛巾揩净后切成薄片，生姜、葱白切成细节。锅烧热后放入猪油，再放入黄芪、姜、葱、鸡块煸炒后，放入盐、料酒、发猴头菇的水和少量清汤，用大火烧沸后，再用文火烧炖约1小时，然后放入猴头菇片，再煮半小时，撒入胡椒粉；先将鸡块放在碗底，再捞猴头菇片盖在上面用汤加盐调好味盛入即成。

这款食疗方子既可以当做治疗方也可以算作高级滋补品，有助消化、利五脏的功用。其中发挥主要效用的猴头菇与具有补中益气、养血生津的黄芪与鸡肉合用，针对治疗神经衰弱症，效果显著。

百合入药，找回你的精、气、神

王浩是某高校化学系的学生，大学的第一个暑假，他是在网络游戏中度过的。王浩说今年暑假是他第一个没有成堆作业的清闲假期，一定要玩个够。这个暑假，王浩每天的上网时间平均在10小时以上。

最开始，王妈妈并没在意，觉得孩子放假了轻松一下也未尝不可。直到有一天，王妈妈深夜3点多起来，看到王浩仍坐在电脑前酣战，王妈妈推门进房对着王浩就是一顿臭骂。但是，王浩仍背着家人偷偷上网打游戏，还要时时关注到母亲房间的动静，精神高度紧张。

最近，王妈妈发现儿子的脸色十分难看，将其带到医院就医，检查发现儿子患上了神经衰弱。医院神经内科的医生告诉王妈妈，适当玩虚拟游戏是释放压力的一种方式，但一定要掌握好度。如果沉迷其中反而会加重精神负担，导致失眠和精神衰弱的发生。

为了儿子能健康成长，王妈妈听取医生的意见，尽量选取温和的治疗方，而不是单纯的精神性药物。

费尽周折之后，王妈妈找到了一个据说传世已久的偏方，对于精神衰弱十分有效。在给儿子做过思想工作之后，让他试用了几次，效果还不错。

这个方子的具体制作方法是：准备百合24克，青龙齿9克，生龙骨11克，琥珀粉3克（分冲），炙甘草6克，淮小麦15克，红枣5枚。以水煎服，每日1剂，早晚各一次。7天为一个疗程。

由于神经衰弱多因患者长期受有精神创伤或突然受到某种精神刺激而造成的一种神经官能性疾病，不可能一下子就完全恢复，所以患者及家属都应该有一定的耐心，同时不能以强硬的手段戒掉患者的精神依赖品，这样反而会适得其反。对于年纪尚轻的患者，一定要循序渐进地控制，逐步帮其走出精神衰弱的阴影。

玫瑰疗法，为女人减轻神经负担

神经衰弱是临床常见病、多发病，好发于女性，其发病与情志失调有关。由于生活、工作及社会压力等原因，使精神长期过度紧张，大脑兴奋和抑制过程发生功能失调，精神活动能力受影响，其主要临床表现为失眠、神疲、头痛、烦急、多疑等症状。

下面，我们就为大家推荐两则民间流传甚广的治疗神经衰弱的偏方，以供广大患者选用。

方一：玫瑰花4.5克，滁菊花、佛花、合欢花、厚朴花各9克，生白芍12克，炙甘草3克。水煎服，每日1剂，分2次服。本方适用于神经衰弱初起。

方二：鲜玫瑰花50克（干品15克），羊心500克，盐适量。先将玫瑰花放在小锅中，加入食盐和适量水煎煮10分钟，待冷备用。羊心洗净，切成块，用竹签串在一起后，蘸玫瑰盐水反复在火上烤炙，趁热食用。本方养血安神，适用于神经衰弱，症见惊悸失眠等症。

以上治疗神经衰弱的偏方虽经实践验证，但是并非适用于所有人。因此，患者在选用治疗神经衰弱偏方的时候，需要咨询专业医生，在医生的指导下选择服用，才能保证疗效。

要想彻底治好精神衰弱就不能放弃自我调整，平时努力让自己做到以下几点：

（1）信任自己。别总是以别人的评价为标准，以别人的好恶为是非，总是跟着别人转，久而久之就会养成过分敏感的性格。因此，要避免这种“过敏心理”，因为它会给你现在和今后的社会活动带来数不清的麻烦。如果别人以异样的眼光看着你时，你不必局促不安，也不必神情窘迫，唯一的办法是——用你的眼神接住对方的眼神，久而久之，你就会发现，你可以自如地生活在千万双眼睛织成的人生网格里。

（2）不计较小事。每天生活中人际交往中的矛盾甚至冲突，都是无法避免的。如果一个人被这些生活中的繁琐小事牵着鼻子走，人也会变得琐碎，不仅不讨人喜欢，自己也会自寻烦恼。

（3）充实业余时间。多参加集体活动或读点自己感兴趣并有益的书籍，当有“敏感”干扰时，即用松弛身心的办法来对付，可进行自我暗示，转移注意力，如转移话题、有意避开现场等。

（4）劳逸结合。参加跑步、做操、打球和游泳等体育活动，对神经系统有着良好的调节作用，能促进神经系统兴奋和抑制的良性转换，可使患者的神经衰弱症状得到减轻或者消失，从而使脑子反应灵活，思考问题敏捷、提高工作效率。

柴胡，摆脱精神衰弱的良药

苏某，女，30岁，家庭主妇，平素性格内向，因婚后无子而致婆媳不和，精神抑郁，对食物无兴趣，每夜睡至4~5点即醒，两胁交替胀痛不适，食欲缺乏，且食后胃胀，暖气后才感觉舒服。患者曾于附近门诊部就诊，诊断为“自主神经功能紊乱”，予地西泮、谷维素、复合维生素B等口服，效果不明显。平素月经先后不定期，量少色黑，于是以下面所讲的方子为基础加川芎、红花以活血调经，旋覆花以降气和胃，2周后痛止眠安。继服1个月，诸症皆除。

此方的具体制作方法是：先准备白芍60克，柴胡6克，甘草3克，白芥子9克，白术15克，当归15克，陈皮6克，茯苓15克。然后将上面8种药放到水里泡半小时以上，再将其煮沸。像传统的中药熬煮方法一样，保留第一次煮好的药剂，暂且不用。如法炮制再煮沸一锅。两锅并一锅，分剂量服用。每日一剂，坚持三天就会初见成效。一般说来，以专门煎煮草药的小药壶为标准，每次使用的剂量大约为其1/3即可。

方中白芍养血柔肝止痛；当归补血和血；白术益气健脾燥湿；茯苓渗湿健脾；陈皮理气健脾、燥湿化痰；柴胡疏肝解郁；白芥子利气豁痰；甘草缓急止痛、调和诸药。该方常用于现代医学的神经症等病，还可用于情感障碍、精神分裂症等。现代医药研究结果表明，白芍、甘草有明显镇痛效果；白芍还有镇静作用；甘草还有祛痰作用；柴胡有镇静、安定、镇痛作用；白术、茯苓有镇静作用；陈皮有刺激性祛痰作用；白芥子有恶心性祛痰作用。诸药共用达到镇静、镇痛及祛痰目的，可以治疗神经症等病症。

这一偏方虽经实践验证，但因为每个人的体质差异，所以不见得人人都适用。因此，患者在选用治疗偏方的时候，最好先咨询医生，遵循医嘱服用，才能保证疗效。

水肿

去除水肿做佳人，多喝点鱼汤

有些健康的女性在月经来潮前一周或半个月内，会出现眼睑、手背、脚部甚至双下肢轻度水肿，或伴有乳房胀痛、盆腔部沉重感，以及烦躁、易怒、失眠、疲乏、头痛等症状。这种症状属于经期水肿，一般会随着生理期的结束而消失。

也有的女性因为想减肥而挑食，这不吃那不吃，结果营养不良引发水肿，弄巧成拙，不瘦反而水肿了。

不管是上述哪一种水肿，都可以从食疗方中得到解决。

应对此类水肿我们向大家推荐两道以鱼为主料的食疗系列，希望患者能早日去除水肿变回清瘦佳人。

先来看消除经期水肿的食疗方：鲤鱼冬瓜汤。

它的具体制作方法是：准备鲤鱼1条，冬瓜100克，葱白20克，黄酒、食盐各适量。鲤鱼去鳞及内脏，冲洗干净，斩去鱼头、鱼尾，顺脊背批下两片鱼肉，切成细丁备用。冬瓜、葱白冲洗干净，切碎备用。鱼肉放入锅中，加清水、冬瓜、葱白、黄酒及食盐，煮熟即成。本方有利水消肿功效，适用于水肿，小便不利。

经期水肿的女性还可吃些利水的食物，帮助身体排水，如车前子、绿豆、红豆、冬瓜汤等，或用茯苓、荷叶按1∶1的比例煮成水，加点冰糖饮用，有助于排除月经期的多余水分。

再来看应对营养不良性水肿的鳝鱼汤。

它的具体制作方法是：准备鳝鱼500克，红糖100克，醋适量，菜油适量。将鳝鱼去骨及内脏、头、尾，洗净，切成肉丝，放入锅内煸炒，备用。将铁锅烧热，放入菜油烧开，将鳝鱼丝倒入翻炒，把醋、红糖加入炒和，加水煮熟，再加豆粉汁适量，翻炒即成。本方补气血，利水肿，适用于营养不良性水肿。

此外，每天还应保证食入一定量的畜、禽、肉、鱼、虾、蛋、奶等动物类食物，这类食物含有丰富的优质蛋白质。同时要避免食用高盐、加工、腌渍或罐头食物。这些食物会使你变得更加水肿。

四步按摩小动作，解决坐班水肿

凡是有过办公室工作经验的人都知道，如果一坐就很长时间的话，中午过后，双脚就会有紧绷肿胀的感觉，用手指按下去，还会有凹下去的痕迹。这就是坐出来的水肿，是“坐班族”难以避免的职业病。既然是病就不能忽视，要知道，放任和忽视任何病症细节都可能导致今后更大的健康困扰。

若你是“坐班族”中的一员，且双脚都有水肿现象，但只要稍事休息，睡一觉起来就会消失。那么，无需过于担心。这种水肿属于生理性水肿，多半因为饮食失调、久坐或久站引起循环不良，或生理周期、服用避孕药导致的。再者，也可能是因为过度疲劳，致使身体水分运行受阻。不管是哪一种原因的生理性水肿，只要改善生活作息和饮食习惯就可以有效缓解。相比起来，病理性水肿治疗起来就比较困难了，不是一两个简单的治疗方可以治愈的。最好到医院做检查，看看病理症结究竟在哪里，是否有其他部位的疾病。

"坐班族"们在办公室坐了一天之后，由于血液循环受阻出现的水肿现象可以依靠四步快速按摩消肿法来解决。

这个四步快速按摩消肿法的具体操作方法如下：

（1）按摩小腿的腿肚子上的肌肉。用两手一边捏小腿腿肚子上的肌肉，一边从中间向上下按摩，不断变化按捏的肌肉，重复5次。

（2）拧小腿腿肚的肌肉。像拧抹布一样左右拧小腿腿肚的肌肉，从脚踝到膝盖不断改变拧的地方，重复5次。

（3）按摩小腿前面的腿骨肌肉。两手握住小腿，大拇指按住小腿前面的腿骨，从下往上按摩，重复3次。除了拇指，其他手指也要相应加大力度按摩肌肉。

（4）按摩大腿肌肉。把拇指放在膝盖上面，两手握住大腿的肌肉边按压边按摩，重复5次。

除此之外，平时生活中的保健注意事项也同样不可忽视：白天避免劳累和情绪激动；饮食上保持低盐饮食，晚餐不吃得太饱；睡觉时可以把头部的床脚抬高10～15厘米，以减少下肢血液的回心血量。如果是孕妇，又要坚持上班，准妈妈们可以在脚下垫个矮凳。工作间隙要适当走动，以增加下肢血流。在躺着休息时，尽量平躺或左侧卧。平常坐着时，不要跷二郎腿，要常常伸展腿部，动动脚跟、脚趾、旋转脚踝关节，伸展小腿肌肉。不要穿会压迫到脚踝及小腿的过紧的袜子，以免影响血液回流。如想穿可预防或治疗水肿的弹性袜时，应选择高腰式，并在早晨醒来离开床之前先穿好。若健康情况允许，可以进行适当的体育锻炼，如游泳对减轻水肿有一定好处。

海蜇消肿，疗效就是好

水肿是男女都可能得的病症，但是，发生在女性身上的概率远高于男性。

对于一些女性而言，水肿几乎无处不在。究其原因，除了一些病理引发的状况之外，很多其实就是不良生活习惯造成的排毒不畅。

入夏以后，女性的免疫力下降，身体代谢和循环会出现不同程度的障碍，这时候水肿就变得特别明显了。水肿的坏处很多，不仅让人看起来臃肿有肥胖感，而且往往神色倦怠，更直接影响内分泌。如果不及时排除，往往会越积越深，形成恶性循环。

水肿是亚健康的重要标志之一，一旦出现就要及时给予解决。以下推荐一个食疗方：

海蜇150克，鸡蛋清6个，熟火腿片100克，紫菜30克，精盐、味精、鸡清汤若干。将海蜇撕去外衣膜洗净后，放入沸水锅中过约2分钟，取出在清水中漂洗，再放入80℃的热水中浸泡20分钟，至海蜇涨大散开时取出，撕成长约5厘米的块，洗净，挤去水，放入汤碗中。把紫菜去杂洗净，放入沸水锅中过一下，捞出挤干。将鸡蛋清放入碗中调匀，加入鸡清汤、盐，调匀后上笼蒸成芙蓉蛋。锅中加入鸡清汤烧沸后，将汤舀入海蜇碗中烫一下，把汤滤入锅中，加盐、味精烧沸，起锅倒入海蜇碗中，用铁勺将芙蓉蛋一片片舀入汤碗中，放入火腿片、紫菜即成。

本汤以海蜇为主料，配用紫菜、鸡蛋清、火腿片为辅料，海蜇具有清热化痰、消积化食之功效。紫菜有清肺热、散瘿瘤、软坚化痰之功效，是一种营养丰富的海味，含碘量最为丰富，每千克干紫菜含碘达18毫克。另外还含有蛋白质、脂肪、胡萝卜素、核黄素等人体必需物质。此汤菜数料合用，具有化痰、消积、利咽、除瘿瘤等功效，尤适于甲状腺肿大病人食用。对于水肿、脚气、颈部淋巴结核及咳嗽吐臭痰、高血压病人亦适用。因紫菜性味甘寒滑，故胃寒者食用此汤菜宜慎重。

葡萄，消除泛溢肌肤的肿

想知道自己是否水肿，有一个最简单的方法：早上起床后双手握拳，如果感到手指与手指之间有肿胀感或是肌肉阻碍，那么很不幸，你今天水肿了。

水肿对于爱美的女性来说无疑是一种折磨。尤其在夏天，超短裙，迷你裤都会因为水肿而变得不好看。而且，长期持续这种状态，势必会给自己的健康带来隐患。

这里为大家推荐的消除肌肤水肿的办法是多吃葡萄干。葡萄含有蛋白质、脂肪、碳水化合物、葡萄糖、果糖、蔗糖及铁、钙、磷、钾、硼、胡萝卜素、维生素 B_1、维生素 B_2、维生素 B_3、维生素 C、酒石酸、草酸、柠檬酸、苹果酸等营养成分，营养异常丰富。

中医认为，葡萄性平味甘酸，能滋肝肾、生津液、强筋骨、有补益气血、通利小便的作用，可用于脾虚气弱、气短乏力、水肿、小便不利等病症的辅助治疗。

这里需要注意的是，和其他偏方一样，并不是所有的人都适合以多吃葡萄干的方法来治疗水肿的。比如，糖尿病患者就不适宜，体型肥胖者也不适宜。相对的，有轻微贫血症状的人，有高血压病史的人，或者体质偏弱，容易感觉疲劳的人都适合使用此方。

此外，如果采用此方把葡萄干当零食吃的话，吃葡萄后不能立刻喝水，否则很容易发生腹泻。这个葡萄干偏方严格地讲在使用上有不少的局限。它也只能对生理性水肿起到一定的缓解和治疗作用，对于病理性的却一点办法也没有。所以，使用此方之前一定要看清楚自己水肿属于什么类型。

对于生理性水肿，除了可以选用上述方法之外，还可以采取以下措施来进行防治。

保持乐观情绪，长期坚持适当锻炼，如散步、慢跑、健身器械锻炼等，以增强体质，提高适应能力。

选择食物，应以含有丰富的蛋白质、维生素及无机盐，低脂肪、低胆固醇，少盐为原则，芹菜、萝卜、菠菜、西红柿、大豆、蘑菇、大蒜、水果以及豆制品等食物可多吃一些。

避免久坐久站，经常活动下肢，并注意经常上抬两下脚。

保证良好的睡眠，起居有规律。

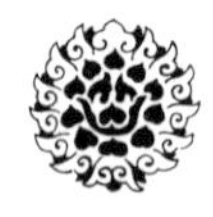

高（低）血压

传统草药方，治疗低血压有奇效

高血压是老年人的常见病，而实际上，低血压对老年人的危害同样严重。

低血压病人由于血管内压力过低，导致血液循环缓慢，远端毛细血管缺血，以致影响组织细胞氧气和营养的供应，二氧化碳及代谢废物的排泄。由于血压下降影响了大脑和心脏的血液供应，因此使机体功能大大下降。

王大爷长期受眩晕、乏力的困扰，一开始不知道是怎么回事，后来在一次常规体检中发现是低血压。医生告诉王大爷，这样下去有诱发中风和心肌梗死的可能。虽然发病率并不太高，但是仍旧属于危险状态，于是医生为他介绍了一个偏方。为了尽快治好自己的病，他听取了医生的建议，照方治疗，目前，血压已经趋近于正常值范围。

王大爷使用的这款中草药偏方便是参补法。

具体的操作方法是：准备人参6克，麦冬15克，五味子9克，然后以水煎服，每日1剂，连服1周。方中人参以野山参或高丽参为佳，也可用生晒参、红参。气阴虚损者，则可用西洋参代之。

人参中的蛋白质因子能抑制脂肪分解，加重血管壁脂质沉积，故有冠心病、高血压、脑血管硬化、糖尿病者应慎服人参。人参有促进红细胞生长的作用，红细胞增多，血液黏稠度会更高。

那么，为什么老年人低血压会诱发中风与心肌梗死?

这是因为，随年龄增大，人的血管硬化程度会不断加重，特别是脑血管硬化与心脏冠状动脉硬化，可使它们调节血流量的功能逐渐减弱或丧失，这时只有靠一定的血压才能维持适当的血流量。当血压过低时，血流缓慢，脑血管和冠状动脉的血流量减少，造成供血、供氧不足。同时，血流变缓还容易引致栓塞，从而诱发中风或心肌梗死。

中医认为，低血压多与先天不足、后天失养、劳倦伤正、失血耗气等有关。平时可多吃山药、苡仁、桂圆、荔枝、枸杞子、栗子、核桃、红枣、人参、黄芪等；在肉食中，要多吃瘦猪肉、羊肉及鸡肉、鸽子肉；蔬菜和水果含维生素、微量元素丰富，平时也应多吃一点；黄豆、黑豆、红豆等豆类食品，对控制血压也有很大的好处。

要重视体位性低血压的预防，这一点对于低血压患者而言也是十分重要的，注意放缓自己变换体位的动作速度，比如起床时不要突然坐起，蹲下时不要突然站立。

如果发生急性的低血压，应该首先停止正在做的事情，缓慢躺下，或找地方扶稳，一般在休息后会好转。如不能好转，再急送医院。

按摩百会穴，降压美容两不误

中医认为，头为精明之府、百脉之宗，人体的十二经脉都会聚在此，是全身的主宰。百会穴位于头顶部正中央，是人体众多经脉会聚的地方，是头部保健的重要大穴，它能够通达全身的阴阳脉络，连贯所有的大小经穴，是人体阳气汇聚的地方，有开窍醒脑、固阳固脱、升阳举陷的功效。

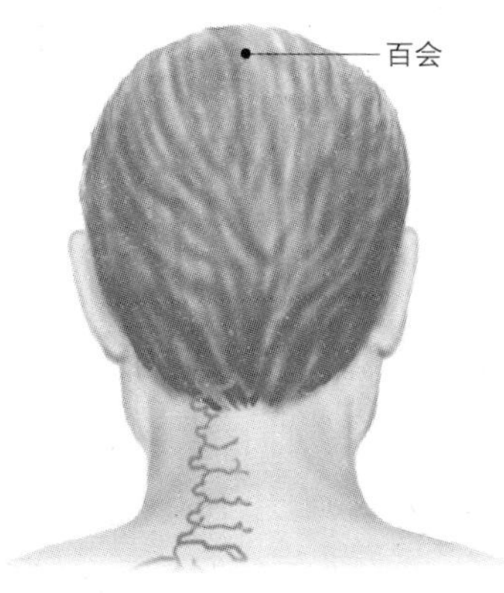

百会穴的位置

根据中医“平肝息风”的理论，对人体上的太阳、百会、风池等穴位进行按摩，会对血压产生作用。现代医学已经证明，对以上三个穴位进行按摩不仅可以调整微血管的舒缩作用，解除小动脉痉挛，还能疏通气血，调和阴阳，对预防和治疗高血压病有着十分明显的作用。

百会穴既是长寿穴又是保健穴，此穴经过锻炼，可开发人体潜能，增加体内的真气，调节心脑血管系统功能，益智开慧，澄心明性，轻身延年，能治疗头痛、眩晕、脱肛、昏厥、低血压、失眠、耳鸣、鼻塞、神经衰弱、中风失语等症。

有效降低血压是百会穴的一大妙用。具体的操作方法是：手掌紧贴百会穴呈顺时针旋转，每次做36圈，可以宁神清脑，降低血压。

百会穴同时又是长寿穴，经常按压此穴，可激发人体潜能，增强体内的正气和抵抗力，调节心、脑血管系统功能，延年益寿。不过，该穴位疗法主要适用于原发高血压病，对其他原因引起的高血压效果不佳。

三穴合一，血压速降

高血压是一种世界性的常见疾病，世界各国的患病率高达10%~20%，并可导致脑血管、心脏、肾脏的病变，是危害人类健康的主要疾病。

现在我国高血压患者大约有1亿多，大多都在服用降压药。其实，高血压最可怕的是它带来的隐患，比如，心、脑、肾最容易受到波及，危害性最大的还是心脑血管病。所以，得了高血压之后，最重要的是从日常生活入手，防止疾病的进一步发展，控制好血压。这样的话，即使血压没有降到正常值，身体的各个器官也会适应这种状态，重新达到一种新的平衡，人一样能够健康地生活。

周军年纪不大，但是却患有高血压。为此他十分苦恼。觉得自己人到中年，事业有成，家庭美满一切都很美好，却只有这个高血压让他心里有疙瘩。用过的降压药很多，自己也快成为半个医生了，可就是未能将血压稳定下来。后来他放弃了药物治疗，选择用传统的穴位疗法治疗，每过多久，血压降下来了。他心中很是兴奋。把这个方法介绍给自己的亲朋好友，希望更多的人可以从中受益。

这个穴位疗法中主要运用的是太冲穴、太溪穴和曲池。高血压一般分为肝阳上亢和肝肾阴虚两种证型。肝阳上亢的人经常脸色发红，脾气也相对比较暴躁，特别容易着急，这种人血压的波动比较大。肝肾阴虚的人经常会觉得口渴、腰酸腿软、头晕耳鸣等，一般血压波动不大。其实，不管什么类型的高血压患者，都要好好地利用人体自身快速降血压的三个关键穴位——太冲、太溪和曲池。

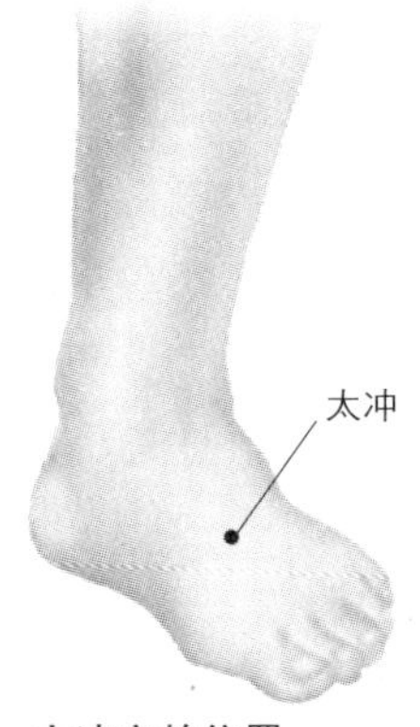

太冲穴的位置

太冲穴可以疏肝理气，平肝降逆，不让肝气升发太过；肾经上的太溪穴可补肾阴；大肠经上的曲池穴可以扑灭火气，降压效果最好。如果坚持每天按揉这3个穴位3~5分钟，每次不低于200下，两个月就会有效果。

以下人群易患高血压，平时应多加以防范：父母、兄弟、姐妹等直系家属有高血压病史的人；过度肥胖的人；饮食偏咸，过分摄取盐分的人；过度饮酒的人。

在饮食上，高血压患者一定要戒掉一切寒凉的食物，多吃补肾、补肝的食品。平时保持心情舒畅、豁达，也能让心经、心包经畅通，有助于血压的控制。

品一口沁心茶，治好高血压

茶疗法对治疗高血压效果好。但茶不是随便喝的，要讲究方式方法，讲究取材，什么茶品对高血压有好处，为什么会有好处，我们都要有所了解。这样才能取之有道，用之有效。

据现代科学分析和鉴定，茶叶中含有450多种对人体有益的化学成分，如叶绿素、维生素、类脂、咖啡因、茶多酚、脂多糖、蛋白质和氨基酸、碳水化合物、矿物质等对人体都有很好的营养价值和药理作用。

人体的胆固醇、三酰甘油等含量高，血管内壁脂肪沉积，血管平滑肌细胞增生后形成动脉粥样化斑块等心血管疾病。茶多酚，尤其是茶多酚中的儿茶素ECG和EGC及其氧化产物茶黄素等，有助于使这种斑状增生受到抑制，使可促进血凝黏度增强的纤维蛋白原降低，凝血变清，从而抑制动脉粥样硬化。

下面为大家推荐和简单介绍几种有助于降血压的茶饮。

决明子茶：中药决明子具有降血压、降血脂、清肝明目等功效。经常饮用决明子茶有治疗高血压之特效。每天数次用15～20克决明子泡水代茶饮用，不啻为治疗高血压、头晕目眩、视物不清之妙品。

荷叶茶：中医实践表明，荷叶的浸剂和煎剂具有扩张血管、清热解暑及降血压之效。同时，荷叶还是减肥去脂之良药。治疗高血压的饮用方法是：用鲜荷叶半张洗净切碎，加适量的水，煮沸放凉后代茶饮用。

首乌茶：首乌具有降血脂、减少血栓形成之功效。血脂增高者，常饮首乌茶疗效十分明显。其制作方法为取制首乌20～30克，加水煎煮30分钟后，待温凉后当茶饮用，每天一剂。

葛根茶：葛根具有改善脑部血液循环之效，对因高血压引起的头痛、眩晕、耳鸣及腰酸腿痛等症状有较好的缓解功效。经常饮用葛根茶对治疗高血压具有明显的疗效，其制作方法为将葛根洗净切成薄片，每天30克，加水煮沸后当茶饮用。

蕃楸草茶：蕃楸草是中草药，属灌木植物，具有消炎抗菌、清热解毒等功效，对血压血脂有双向调节功效，可以改善和预防心脑血管疾病。具体的用法为：每次取蕃楸草1～2克泡茶饮用，随时想喝随时喝，次数不限。

菊花茶：所用的菊花应为甘菊，其味不苦，尤以苏杭一带所生的大白菊或小白菊最佳，每次用3克左右泡茶饮用，每日三次。也可用菊花加金银花、甘草同煎代茶饮用，有平肝明目、清热解毒之特效。对高血压、动脉硬化患者有显著疗效。

山楂茶：山楂所含的成分可以助消化、扩张血管、降低血糖、降低血压。同时经常饮用山楂茶，对治疗高血压具有明显的辅助疗效。其饮用方法为，每天数次用鲜嫩山楂果1～2枚泡茶饮用。

莲子心茶：所谓莲子心是指莲子中间青绿色的胚芽，其味极苦，却具有极好的降压去脂之效。用莲心12克，开水冲泡后代茶饮用，每天早晚各饮一次，除了能降低血压外，还有清热、安神、强心之特效。

桑寄生茶：中草药桑寄生为补肾补血要剂。中医临床表明，用桑寄生煎汤代茶，对治疗高血压具有明显的辅助疗效。桑寄生茶的制作方法是，取桑寄生干品15克，煎煮15分钟后饮用，每天早晚各一次。

玉米须茶：玉米须不仅具有很好的降血压之功效，而且也具有止泻、止血、利尿和养胃之疗效。泡茶饮用每天数次，每次25～30克。在临床上应用玉米须治疗因肾炎引起的水肿和高血压疗效尤为明显。

高血压患者在日常生活中还应注意以下几个方面：

中午小睡很有必要。工作了一上午的高血压病患者在吃过午饭后稍稍活动一下，然后小睡一会儿，一般以半小时至一小时为宜，老年人也可延长半小时。无条件平卧入睡时，可仰坐在沙发上闭目养神，使全身放松，这样有利于降压。

晚餐最好七分饱。有些中年高血压病患者对晚餐并不在乎，有时毫无顾忌地大吃大喝，导致胃肠功能负担加重、影响睡眠，不利于血压下降。晚餐宜吃易消化的食物，应配些汤类，不要怕夜间多尿而不敢饮水或进粥食。进水量不足，可使夜间血液稠，促使血栓形成。

娱乐时间有节制。睡前娱乐活动要有节制，这是高血压病患者必须注意的一点，如下棋、打麻将、打扑克要限制时间，一般以1～2小时为宜，要学习控制情绪，坚持以娱乐健身为目的，不可计较输赢，不可过于认真或激动，否则会导致血压升高。看电视也应控制好时间，不宜长时间坐在电视屏幕前，也不要看内容过于刺激的节目，否则会影响睡眠。

生活起居慢一点。早晨醒来，不要急于起床，应先在床上仰卧，活动一下四肢和头颈部，伸一下懒腰，使肢体肌肉和血管平滑肌恢复适当张力，以适应起床时的体位变化，避免引起头晕。然后慢慢坐起，稍微活动几次上肢，再下床活动，这样血压不会有太大波动。

降血压药膳，芹菜粥最有效

艾静的父亲一直都有高血压，而且属于持续偏高的类型。吃过许多降压药。有些药还是很管用的，很能够稳定病情。不过病情稳定往往只是暂时的，不久之后，血压就又上去了。这种周而复始、原地转圈的结果让艾静和家人都感到很疲惫。希望疗效能够得到巩固也许是每个高血压家庭的心声。后来，一位故友来拜访，推荐尝试药物治疗之外的办法，他介绍了一个芹菜粥食疗法。艾静的父亲试过之后感觉味道不错，治疗效果也不错，关键在于坚持。

芹菜粥的具体制作方法是：准备连根芹菜120克，粳米250克，食盐、味精各少许。先将芹菜一同放入锅内加水适量，用大火煮沸，再改用文火熬至米烂成粥。加入适量调味品食用。芹菜粥现煮现吃，不可久放。每天早晚餐各食用一次，连服7~8天为一疗程。

经现代药理研究表明，芹菜具有降血压、降血脂的作用。由于它的根、茎、叶和籽都可以当药用，故有“厨房里的药物”“药芹”之称。

在食用此方的时候可以同时食用与芹菜相宜的食物，比如：西红柿、牛肉、羊肉、核桃、虾米、豆腐、莲藕等，这些食物不会抵消芹菜粥的功效。

与此同时也要注意不要食用可能会影响药效发挥的食物，比较常见的有：海米、醋、黄瓜、南瓜、蛤蜊、鸡肉、兔肉、鳖内、黄豆、菊花、螃蟹等。

其实，利用芹菜降压不只可以做成粥品，也可以依据自身的饮食喜好选择不同的菜方。比较常见的有以下几种：

黑木耳炒芹菜。这款粥的具体制作方法是：先处理黑木耳，用清水泡发去根撕块，芹菜洗净切段，姜切片，葱切段，蒜去皮切片；将炒锅置大火上烧热，加入油，待油烧热至六成时，放入姜片、葱段、蒜片爆香；随即放入芹菜、木耳炒至芹菜断生，加盐、味精调味即成。这道菜肴能补肝肾、降血压。

凉拌芹菜叶。这是平时家庭菜肴中比较常见的一道菜。但是，很多人都不曾想到它有凉血降压的功效。具体的制作方法是：芹菜叶洗净沥干水分，姜、蒜切末；鸡蛋打散后摊成薄饼状，再切成小块；将芹菜叶在开水中焯一下；将芹菜叶和鸡蛋片放在一起，放入姜末、蒜末、辣椒油、盐、生抽、醋、香油等调味料拌匀即可。此芹菜降血压菜能增进食欲、平肝清热、健脑镇静。

来自高原的神奇药方：青稞降压法

高血压是一种以动脉血压升高，尤其突出的是舒张压持续升高的全身性慢性血管疾病，主要与中枢神经系统和内分泌液体调节功能紊乱有关，也与年龄、职业、环境、肥胖、嗜烟等因素有关。

吴大爷是某少数民族自治区的一名民间导游，除了有点胖，喜欢抽古老的袋烟之外，平日里性格活泼，爱讲笑话。可自从查出高血压之后就像变了一个人一样。带团解说也不积极了，见人也不那么爱说话了。问他为什么，他说觉得自己老了，不中用了，连自己的身子都管不好哪有心思去管别的事。还好，吴大爷的高血压情况不是很严重，采取相应的治疗方是完全可能治好的。

在家人的鼓励下，吴大爷开始尝试一些食疗方，其中有一款青稞酒效果显著。青稞酒的酿制过程是：先将青稞洗净煮熟，待温度稍降，便加入酒曲，再用陶罐装好封闭，让其发酵。两三天加入凉开水或凉水盖上盖，隔一天，便成了青稞酒。只需要在早晚各饮一小杯，一般10天左右就有明显效果。

青稞酒之所以能有如此功效，完全是源自天然的力量。青稞在很多人的概念里，是一种略带神秘感的植物。但是在西藏地区，青稞在人们生活中的位置就好比是大麦，而事实上它也确实属于大麦的一种特殊类型。

之所以选择把青稞制成酒而不是其他形式的做法，是因为这种方式能够最大限度地保留其营养成分。青稞的营养成分并不低于小麦，尤其是皮色较深的黑青稞、瓦兰青稞，蛋白质含量高达13.4%，脂肪为21%，碳水化合物为71.1%，100克青稞的产热量高达357千卡，所以，青稞既可制作成小吃，又是酿酒的上好原料。

据《本草拾遗》记载，青稞入药“味咸，性平凉”，其主要功能是下气宽中，壮精益力，除湿发汗，止泻。中医认为其性平，味咸，可补脾养胃，益气止泄，强筋力。营养学家指出，长期食用青稞可以降低胆固醇含量；降低动脉血液凝结成块的可能性，消除已形成的血液凝块；降低紧张的心情所造成的动脉压缩；降低血压；扩充冠状动脉，促进血液流动。

虽然青稞有这么多的好处，而且对症治疗高血压确有其效，但是，青稞酒也有其宜忌人群，有消化不良和遗尿病症的患者就不宜选用。

钩藤降压，“勾”住你的血压值

王超然，男，今年42岁，一向身体状况良好。但是，在2010年单位组织的体检中发现出现高血压的病症表现，高压25kpa（190mmHg），低压17kpa（130mmHg）。他自己也被过高的高压吓了一跳。在连续服用降压药没有明显效果之后，他开始尝试寻找民间奇效方。他认为不少民间方都是医学精华，弃之不用太可惜了。只要自己仔细辨别，找到适合自身病症的治疗方，病情一定会好转的。正是在这种积极的治疗态度的推动下，他遇到了钩藤饮。

在此之前，他本人对钩藤的了解十分有限，并不十分清楚它所能发挥的药性和药理。事实上，钩藤性味甘、微寒，入肝、心二经，有清热、平肝、止痉的功效。我国著名医学经典《本草纲目》记载：“钩藤，手足厥阴药也，足厥阴主风，手厥阴主火，惊痫眩晕，皆肝风相火之病。钩藤通心包于肝木，风静火息，则诸证自除。”

利用钩藤治疗高血压的方子，演变自南北朝陶弘景的《名医别录》。可见，这是一款由古传今的奇效方。因选对了方子，现在他的高血压病情已经得到了稳定的控制，血压已经基本恢复到正常值。

此钩藤饮的具体制作方法是：准备钩藤20克，以水煎十分钟饮用即可。若煎煮时间超过20分钟，那么降压的有效成分便会被破坏。另外，关于用量，若一天用9～20克，降压效果不满意；可增加至60～75克，疗效较好。

而且，此方还有一个好处是，对于体质偏弱的年轻人也可适用。正是因为钩藤具有如此奇特的疗效，所以近代医家能也对其进行了广泛的研究。结果发现，它除了能对治高血压之外，也可作为肝炎患者的清心药剂，具有良好的安神效果，利于祛除患者焦躁情绪。

糖尿病

滋阴汤饮，治糖尿病的独门秘方

在中医里，糖尿病又被称为消渴病，其主要的症状表现是：口渴、易饿、尿频，而且多数患者伴有不同程度的疲劳感。日渐消瘦、舌质胖大也是较为常见的现象。

糖尿病的致病因素是综合性的，主要与情志不畅、嗜酒、喜食厚味有关，不论何种因素，其在治疗上都讲求对症而治。

不少糖尿病患者都在治疗路上身心疲惫甚至彻底放弃，一生都饱受其折磨。但这并不意味着没有治愈的可能，只要对症下药，再加上患者自身的积极配合，便能够恢复健康。

依据现代医学研究发现，治愈糖尿病的关键在发病后期。这个时候，患者的常见症状已经消失了，但血糖、尿糖却没有减少，甚至比前一阶段更高，伴有疲倦乏力、口干、腰脊下肢酸软的现象。此时当以滋阴为首要任务，以达到补肾的目的，从而对病症起到良好作用。

下面为大家推荐两个治糖尿病的古方——蚕茧滋阴汤和玉竹人参饮，以供参考：

蚕茧滋阴汤的制作方法很简单：贮备蚕茧30～50克，生地50克，知母50克，黄精15克，天冬15克，白术15克，天花粉15克，葛根15克，鸡内金20克，肉桂3克，红花5克，黄连2克。然后以水煎服。实践证明，此方具有固本培元，补益气血，适用于常见症状消失而血糖、尿糖反增的糖尿病患者。如果在治疗时遇到病情严重者，蚕茧可用至60克；血糖不降，生地可用至100克之内，尿糖不下，知母可用至100克之内；兼酮症者，加干姜5克，其他如白蔻、生姜等辛润通阳之品均可选加。

玉竹人参饮虽然配料繁多，但是具体操作起来却没有想象中那么复杂：我们先要准备黄芪50克，人参15克（或党参30克），玉竹20克，生地25克，山药25克，枸杞子20克，天冬20克，菟丝子15克，女贞子15克，玄参20克，然后以水煎服。此方可以补益肝肾，滋阴润燥，益气生津，适用于糖尿病日久气阴不足者。依据患者的病情严重程度可适当增加熟地黄、覆盆子、麦冬、天花粉、牡丹皮等补肾滋阴之药。

糖尿病患者平时还要注意控制饮食，忌暴饮暴食，忌高糖、油腻、辛辣之品，适当减少碳水化合物的进食量，增加蛋白质进食量。另外，还要保持良好情绪，切忌情绪波动，反复无常。

糖尿病患者也可通过自我按摩来平衡阴阳、调和气血、疏通经络、益肾补虚，以达到祛病保健之功效。比如可以选择叩击左侧肋部法：轻轻地叩击肋骨和上腹部左侧，约为2分钟，右侧不做。或者，选择操作更为简单的，按摩三阴交法。用拇指按揉三阴交，左右侧各做2～3分钟即可。

黑豆、黄豆可治糖尿病

某工厂退休职工宋淑珍患糖尿病长达9年之久，病情一直时好时坏，吃了很多药都不见好转。后来应用一种治糖尿病的偏方，医治不到半年，她的病情便大有好转。她所使用的偏方其实就是黄豆和黑豆。具体的制作方法如下：

每天空腹状态时，用鸡蛋两个与黄豆7粒，黑豆7粒，花生仁7粒，红枣7个，核桃仁2个，共六样32粒（个）放在一起，用砂锅熬煮，当鸡蛋熟后，用勺捞出，去皮吃掉。锅内余下的五样东西多煮会儿，待烂熟后吃完。煮熬时切忌使用铁、铝、搪瓷等类锅，以免降低治疗效果。此方没有副作用，长期服用疗效明显。

血糖与进食量的大小和食物种类密切相关，故而控制饮食是糖尿病治疗的首要原则。糖尿病患者要根据自身体质和工作性质选择适合的饮食。

一般说来，轻体力劳动者每千克体重每日消耗126～147千焦（30～35千卡）热量；中等体力劳动者每千克体重每天消耗147～17千焦（35～40）千卡热量；重体力劳动者每千克体重每天需167千焦（40千卡）热量。如果发现食疗过后仍旧没有显著效果，那么，一定要及早就医，不要再尝试其他方剂。

醋豆降糖真有效，经济简单实用

某邮电局职工莫西泽，今年刚满30岁。他的邻居是一位患糖尿病已有5年的老人，因为老人膝下无子，所以平日对他照顾有加，所以他一直想帮老人解除疾病痛楚，曾多次陪伴老人去各大医院治疗，钱没少花，就是没能治好病。后来，一次偶然的机会听说醋豆可以治疗糖尿病而且效果显著，就建议老人治疗一段时间，结果老人的糖尿病由4个加号转为只有2个加号。又坚持治疗一段时间，不久就痊愈了。

醋豆的具体制作方法是：先泡制。将买的黑豆洗净、晾干，并挑出杂质后，装入玻璃容器中，每250克豆加入500毫升米醋（9度），然后将瓶口封严放在阴凉处，待1个月后服用。酷热的夏季要1周或10天开瓶检查一次，用无油腻的筷子或棍条搅拌几下，以防沉积变质。当米醋淹没不了黑豆时，可增添些米醋。

在服用时，没有胃病者可每早起床后空腹服用，有胃病者饭后服用。每日1次，病重的25～30粒，病轻的20～25粒。只吃豆不喝醋水。

醋豆可以按3个月一疗程吃，也可以长期吃，以巩固疗效。

需要注意的一点是，因为醋豆很酸，所以在吃前最好先喝口凉开水，以不呛嗓子。服后再喝口凉开水，将豆漱净咽下。同时，常吃醋豆牙齿容易变黑，而漱口可防止牙黑。另外，也可调拌蜂蜜水喝。

菠菜根，给血糖打的“镇静剂”

糖尿病本身并不可怕，可怕的是它的并发症，糖尿病带来的危害几乎都来自它的并发症。

有一位患者，患糖尿病好几年了，但是因为在饮食上一直保持着良好的习惯，并且配合医生治疗，所以从检查出糖尿病直到现在，他的病情不仅没有加重，反而比以前减轻了许多。他的精神很好，完全看不出是一个曾经患有严重糖尿病的人。这一切都归功于他在饮食上下的工夫，一本《本草纲目》都快被他翻烂了，他还把这几年从各种中医书上摘抄下来的食疗方送给别人，下面就是他提供的食疗方：菠菜根汤饮。

这个汤的具体制作方法是：先准备鲜菠菜根60～120克，干鸡内金15克，然后以水煎服。每日1剂，2～3次分服。此方具有敛阴润燥、止渴的功效，适用于糖尿病、消渴饮水无度。

此外，糖尿病患者一定要牢记以下饮食禁忌，以免前功尽弃。

（1）减少食盐的摄入。人体不能缺食盐，否则会出现乏力、头痛、厌食、恶心、嗜睡甚至昏迷。但并不是食盐越多越好，食盐过多对身体有害，如导致高血压或对抗治疗高血压药物疗效，发生水肿，甚至心、肾衰竭。食盐摄入过多还可能增加食欲，不利于糖尿病的饮食控制。对于糖尿病患者来说，其本身患高血压的机会比正常人高2倍，因此限制食盐摄入就非常必要了。

（2）减少精制糖的摄入。不用蔗糖烹调食物，在茶、咖啡等饮料中不加蔗糖，不喝富含蔗糖的饮料，可买一些无糖罐头或人工甜味剂制品代替糖制品。

（3）禁食含碳水化合物过高的甜食，如葡萄糖、蔗糖、麦芽糖、蜂蜜、甜点心、红糖、冰糖、冰淇淋、糖果、甜饼干、糕点、蜜饯、杏仁茶等含纯糖食品。

（4）糖尿病患者应少吃动物内脏、鱼子、肥肉、猪油、牛油、羊油等。少吃油炸食物，因高温可破坏不饱和脂肪酸。

（5）糖尿病患者不宜多吃水果。水果中含有较多的果糖和葡萄糖，而且能被机体迅速吸收，引起血糖增高。香蕉、葡萄、柿子、橘子等最好不吃。

（6）糖尿病患者不可饮酒。酒精对机体代谢的影响是多方面的，对于糖尿病患者来说，饮酒的后果是十分严重的。在执行糖尿病饮食控制的患者中，非饮酒者60%可见血糖控制改善，而饮酒者只能达到40%，在不实行饮食治疗的患者中，病情大多会发生恶化，如果再加上饮酒，则后果更严重。在饮食方面多加控制，再加上一些其他治疗手段，相信你的血糖就会慢慢调整到一个比较正常的水平。

老叶粗茶降血糖

近年来，喝茶辅助降血糖在许多糖尿病患者朋友中已成为一种时尚。茶叶能降血糖，已被国内外大量研究所证实，但是到底茶叶的哪些成分能够降血糖呢?它又是如何发挥作用的呢?

现代科学研究表明，茶叶中已鉴定出的化合物有500种左右，其中具有药用价值的有机物主要有多酚类、咖啡因、茶多糖、茶色素、维生素、氨基酸等，此外，还含有人体必需的14种微量元素。

中国及日本民间常用粗老茶治疗糖尿病。在日本，用30年或100年以上树龄的茶树老叶制成淡茶或酽茶，经糖尿病患者饮用一段时间后，可使尿糖减少、症状减轻。我国民间已经有患者利用粗老茶治疗糖尿病的病例，而且疗效不错，表明粗老茶确实具有降血糖的作用。

茶叶味甘苦、涩，性微寒，有止渴生津、消食利水、兴奋提神、除湿清热、去油腻、解酒除烦、助消化、法暑热、消脂减肥、解毒止泻的功能。一般来说，多饮茶对人体是有益处的，但茶亦能解除滋补药的药效。茶对肾及膀胱有清利作用，小便清长及肾脏虚寒患者应慎饮之。茶能使人兴奋，会造成失眠，故患有失眠症者亦应慎饮之。

茶叶含嘌呤类生物碱，以茶碱为主，富含多种矿物质、氨基酸等营养成分，以及茶多酚、茶色素、鞣质等功能因子。饮茶降糖，确实是一种简便易行、便于期坚持且十分经济的控制糖尿病病程发展的好方法。

具体的制作方法是：选择陈年老茶30克，不要祛除茶根。或者选择树龄在30年以上的茶树根煎饮。早晚各一杯，10天为一个疗程。糖尿病患者只要能每天坚持，每日饮茶，血糖和血脂都能慢慢地降下来。

当然，喝茶降低血糖只能当做糖尿病治疗的辅助手段之一，不可耽误糖尿病的正规治疗。患者对自己的病情要保持乐观的态度，精神作用是药效发挥的关键因素。

三七妙用，解除甜蜜的“病咒”

糖尿病是一种由遗传基因决定的全身慢性代谢性疾病，由体内胰岛素的相对或绝对不足而引起糖、脂肪和蛋白质代谢的紊乱，典型的症状是多尿、多饮、多食，重者会影响到生活，轻者却可以毫无察觉。

糖尿病发病初期，有时很难发现，很多人常常是糖尿病的并发症出现后，才知道已患上糖尿病。例如，因贫血、水肿就诊于内科的病人，经检查发现为糖尿病性肾病；还有病人因视力模糊到眼科就医，眼底检查发现糖尿病性视网膜病变，证实为糖尿病，其时糖尿病早已存在。

应对很“黏人”的糖尿病，传统的药物治疗也许未必对每个患者都有用。在此同时，不妨尝试民间经典的食疗方。相信可以对病情起到辅助治疗的作用。这里为大家推荐的是三七山药粥。这是一款在民间广泛流传的食疗方，不少人都有食用的经历，且对糖尿病的治疗确实有效。

三七山药粥的具体制作方法是：准备三七5克，生山药60克，粳米60克，酥油适量，粳米加水如常法煮粥。将山药去皮为糊后用酥油炒，用匙揉碎，放入粥内拌匀，可作早点食用。此方有润肺健脾、益气、抑制糖尿病恶化的功用，适用于气阴两虚或阴阳两虚型糖尿病。尤其对于神疲乏力，口干咽干，食欲减退，腰膝酸软，大便郁结或泄泻与便秘交替出现，或兼见心悸自汗，或眩晕耳鸣，或肢体麻痛，或视物模糊的患者特别有效。

三七花对糖尿病有保健作用的。在使用此方的同时，糖尿病轻者需要从饮食上进行调节，控制主食及淀粉类、脂肪类食品，加强运动等，如果血糖控制不理想可以适当服降血糖药，如二甲双胍等，也可以找中医辨证用中药治疗。

自我按摩四穴齐下，血糖跟着下

降糖的方法有很多种，其中按摩也是一种不错的方法。适当的按摩可以增加胰岛素的分泌，通过按摩加速糖的利用，使糖的吸收降低，并调整中枢系统，使糖尿病的代谢区域正常及改善微循环，从而预防并发症的发生。

牛连成是一名卡车司机，2010年9月，去医院检查血糖，在空腹状态下，其血糖高达7.6。医生说属糖尿病初期，并嘱咐治疗以食疗、运动为主，不可盲目服降糖药。后来他采取穴位按摩加偏方的方法，使自己的血糖得到了明显的控制，三个月之后再次去医院检查，血糖已经降到5.4，第二年年初再检查，血糖降到4.2，之后检查血糖也稳定在4.9以下，保持正常。

其具体的原理和操作方法如下：

揉血海穴（屈膝，在髌骨底内侧缘上2寸，当股四头肌内侧头的隆起处）。用手指按揉每侧血海穴1分钟左右。

揉梁丘穴（屈膝，在髂前上棘与髌骨外上缘连线上，髌骨外上缘上3寸）。用手指按摩每侧梁丘穴1分钟左右。

揉承山穴（在小腿后面正中，委中穴与昆仑穴之间，当伸直小腿和足跟上提时腓肠肌肌腹下出现凹陷处）。用手指按揉每侧承山穴1分钟左右。

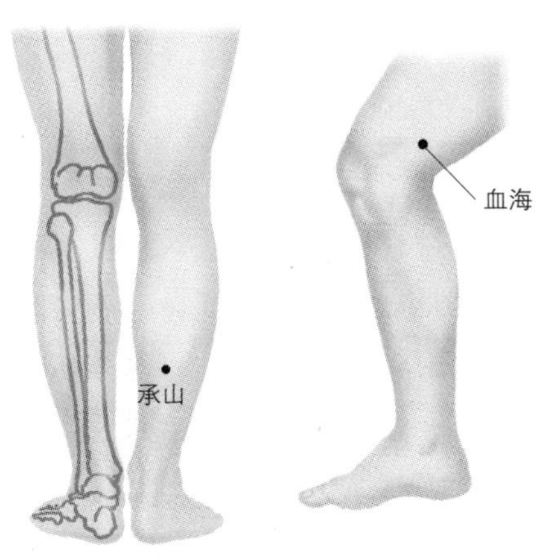

承山、血海两穴的位置

按摩劳宫穴。该穴定位于第二、三掌骨之间，握拳，中指尖下。按摩手法采用按压、揉擦等方法，左右手交叉进行，每穴各操作10分钟，每天2～3次，不受时间、地点限制。也可借助小木棒、笔套等钝性的物体进行按摩。

按摩涌泉穴。该穴定位于足底（去趾）前1/3处，足趾跖屈时呈凹陷处。按摩手法采用按压、揉擦等方法，左右手交叉进行，每穴各操作10分钟，每天早晚各1次。也可借助足按摩器或钝性的物体进行自我按摩。

双手自然交叉，两个手掌的掌根按在双侧大横穴（位于肚脐两侧的一个横掌处）上，双手小拇指按在关元穴上（位于肚脐下方四个手指处），双手手指抵住中脘穴（位于肚脐上方一横掌处），位置找好后，轻轻下压腹部5分钟左右。

糖尿病有一个较常见的并发症，就是周围神经的病变，表现为下肢麻木疼痛，感觉障碍，用上述按摩的方法进行治疗，效果也非常不错。这组动作要做10分钟左右，按到有酸胀感为宜。

梁丘穴的位置

蜜汁鹅肉，世间最美味的降糖药

近年来，全球的糖尿病发病率增长迅速，糖尿病已经成为继肿瘤、心血管病之后的第三大严重威胁人类健康的慢性病。随着经济发展、生活富裕，我们改变了以素食为主的饮食习惯，开始大鱼大肉地大肆吃喝，我们不再步行上班，而以车代步，我们的身体却逐步走向衰弱，体内的代谢系统负担变得重了，血糖渐渐升高，越来越多的人患上糖尿病。

郑洁今年只有40岁，但是很不幸的是她已经是一名被糖尿病困扰1年多的病人了。其身上具有糖尿病的典型临床表现：多饮、多尿、多食和身体消瘦。幸好还在糖尿病早期，所以想要治好还是很有希望的。她不仅遵循医嘱积极治疗，也积极调理自己的身体。采用的是传统治疗与食疗相结合的综合治疗方式。在这个治疗宗旨下，病情有所好转并相对稳定下来。

她所选用的食疗方是蜜汁鹅肉。具体的制作方法是：取活鹅1只，盐、葱、花椒末、蜂蜜、料酒各适量。将鹅宰杀后洗净，用盐擦鹅腹内；葱去须洗净，与花椒末一同塞入鹅腹中，以满为度。蜂蜜拌料酒成稠汁状，涂遍鹅身，鹅盛于大容器中，密封不透气。锅内放料酒和水1大碗，将鹅上笼蒸之，小火慢慢蒸至肉烂，中间将鹅翻一次身。

鹅肉具有益气补虚、和胃止渴的功效，对糖尿病患者较有助益。

中医讲，糖尿病是由阴虚、饮食不节，或情志失调、劳欲过度等原因所致，由此表现出肺燥胃热、肾阴亏损等症状。在针对糖尿病患者的饮食中，要本着养阴津、清虚热为原则。目前的医疗水平还无法根治糖尿病，我们只能通过调节饮食结构，尽力将血糖维持在一个合理的范围内，不让糖尿病这个“沉默的杀手”兵临城下，攻克我们的身体防线，损害我们的健康。

脂肪肝

玉米须做汤，对治脂肪肝有疗效

脂肪肝的发病率近几年在欧美和我国迅速上升，成为仅次于病毒性肝炎的第二大肝病。在某些职业人群中（白领人士、出租车司机、职业经理人、个体业主、政府官员、高级知识分子等）脂肪肝的平均发病率为25%；肥胖人群与Ⅱ型糖尿病患者中脂肪肝的发病率为50%；嗜酒和酗酒者脂肪肝的发病率为58%；在经常失眠、疲劳、不思茶饭、胃肠功能失调的亚健康人群中脂肪肝的发病率约为60%。

脂肪肝的形成常有以下几类原因：长期饮酒；长期摄入高脂饮食或长期大量吃糖、淀粉等碳水化合物，使肝脏脂肪合成过多；肥胖,缺乏运动，使肝内脂肪输入过多；糖尿病，一半的糖尿病患者可能发生脂肪肝。他们发生脂肪肝既与肥胖程度有关，又与进食脂肪或糖过多有关。这类病人一方面要积极治疗糖尿病，另一方面要注意选择低糖、低脂肪、低热量及高蛋白饮食；肝炎；某些药物引起的急性或慢性肝损害，这也就是我们常说的药物性脂肪肝。具体说来是由于某些药物或化学毒物会抑制蛋白质的合成，从而导致脂肪肝。

下面为大家推荐一道对治脂肪肝十分有益的食疗方——玉米须冬葵子赤豆汤。它的具体制作方法是：取玉米须60克，冬葵子15克，赤小豆100克，白糖适量。然后将玉米须、冬葵子煎水取汁，入赤小豆煮成汤，加白糖调味。分2次饮服，吃豆，饮汤。此方具有舒和肝气、消痰化浊之功。

用玉米须煮汤，有一种淡淡的清甜味道，可滋养身心。中医认为，玉米味甘性平，具有调中开胃、益肺宁心、清湿热、利肝胆、延缓衰老等功能。玉米须对肾病、糖尿病有很好的治疗效果，是中医常用的一味药材。

那么，脂肪肝患者平时应该少吃或者不吃哪些食物呢？

具体来说，应少食刺激性食物，如葱、姜、蒜、辣椒、胡椒等；严禁喝酒、咖啡和含酒精的饮料；少用油煎、炸等烹饪方法；不吃蔗糖、果糖等纯糖食品；不吃蛋黄、甲鱼、葵花子；少食动物内脏、肥肉、鱼子、脑髓等高脂肪、高胆固醇的食物；少吃甜食，每天盐的摄入量控制在5克之内；晚餐不宜吃得过饱，睡前不要加餐；忌用动物油；不吃动物内脏、鸡皮、肥肉、鱼子、蟹黄等。

动动手动动脚，勤做肝脏减肥操

脂肪肝不仅是次于病毒性肝炎的第二位常见肝病，也是一种慢性进展性的肝病，如果任其发展，就会导致肝纤维化，最终发展成肝硬变或肝癌。为此，脂肪肝患者切不可将体检报告视为摆设而掉以轻心，应积极进行诊断和防治，做到一定要早发现，早逆转。

在许多治疗措施中，需要特别强调运动疗法。这是因为，一方面运动疗法在脂肪肝治疗中的作用和意义尚不完全为患者所了解，容易忽略甚至不敢运动锻炼；另一方面缺少运动疗法而单靠饮食调理来降低体重和治疗脂肪肝，常因难以坚持或效果不理想而告失败。因此，针对脂肪肝的治疗，必须将运动疗法摆在重要位置上，认真对待，持之以恒。

正所谓生命在于运动，这里为大家推荐一些简单的运动疗法，虽然看起来很简单，但已经经过不少患者的证实确实有效。我们按照下面的方法进行：

（1）体侧屈运动。盘腿端坐在床上，双手自然下垂于体侧。左手向左侧方伸出，上体随之左侧弯曲，右臂同时上举，随身体向左侧摆动，反复向左侧曲摆4次，然后还原。接着右手向右侧伸，上体随之右侧屈，左手向右侧屈摆4次。注意侧屈时臀部不动，动作要慢而有节奏。

（2）划船运动。自然端坐在床边，两腿屈膝分开，两足掌着地，双臂向前平举，掌心向下。上体向前屈，头向下低俯至两膝间，双手向上前屈而前伸，保持这一姿势5秒钟，然后还原。每间隔6秒钟做1次，反复做24次。腰背挺直时收腹吸气，上体前屈时呼气。

掌握适当的运动量、运动时间和频率。运动量以中等强度为适宜，即运动时呼吸、心率增快，并感轻度疲劳，轻微出汗，但不应感到头昏、呼吸困难或呕吐等。而在运动后疲劳感可很快消失，精力、体力和食欲均保持良好。运动时间每次不少于30分钟，每周运动3次。如果为急性脂肪肝或脂肪性肝炎活动期，或伴有肝肾心功能不全等情况时，应适当控制和减少运动量，以休息为主。

乌龙茶不乌龙，甩掉恼人脂肪肝

脂肪肝是一种可逆性疾病，如能及时发现，早期治疗是完全可以治愈的。发生脂肪肝最常见也最重要的原因，是营养过剩，即脂肪和糖摄取过量。因此，治疗脂肪肝仍须由控制饮食入手，以减轻体重为原则，注意饮食营养的合理搭配，并兼顾适当的药膳食疗。

减轻体重对因病态性肥胖和高脂血症引起的脂肪肝患者尤为适宜。首先要控制总热量，将每天的进食量限制到最低限度，一般可按标准体重每千克84～105千焦（20～25）千卡供应。通过减少热量供应，就会促使肥胖者体内多余的脂肪氧化消耗，有助于纠正脂肪肝。

王正明今年55岁，是某工程公司的负责人，逐渐从一线工作岗位上退下来之后，他发现自己的身体反而越来越虚了。单位组织体检的时候查出有脂肪肝，医生建议他选用尽量温和的方法治疗。他四处寻找之后，发现喝乌龙茶对身体很有好处。但是这里所说的乌龙茶是真正意义上的乌龙茶，而不是市面上卖的乌龙茶饮料。

具体的操作方法如下：准备乌龙茶3克，冬瓜皮10克，山楂10克。然后将山楂和冬瓜皮煎汤，去渣，用汤冲泡乌龙茶饮用。此茶能消脂减肥，对肥胖型脂肪肝患者有良效。

因为肝病患者多急躁易怒，因此在调理过程中，还要重视舒缓情志，心身并治，保持一颗平常心。因为在正常的生理情况下，如果肝的疏泄功能正常，既不亢奋也不抑郁，那么人体就能很好地协调自身的精神情志，表现为精神愉快，心情舒畅。反之就会表现为抑郁寡欢、急躁易怒等。

合理积极的预防方式，对治愈脂肪肝有良好效果。这里的预防主要从以下几个方面入手：

（1）合理膳食。每日三餐膳食要调配合理，做到粗细搭配营养平衡，足量的蛋白质能清除肝内脂肪。

（2）适当运动。每天坚持体育锻炼，可视自己体质选择适宜的运动项目，如慢跑、打乒乓球、打羽毛球等。要从小运动量开始循序渐进逐步达到适当的运动量，以加强体内脂肪的消耗。

（3）慎用药物。肝脏是人体的化工厂，任何药物进入体内都要经过肝脏解毒。所以平时不要动不动就吃药。对出现症状的脂肪肝患者，在选用药物时更要慎重谨防药物的毒副作用，特别是对肝脏有损害的药物绝对不能用，避免进一步加重肝脏的损害。

让佛“手”帮你“抚”走脂肪肝

正常人在摄入结构合理的膳食时，肝脏的脂肪含量约占肝脏重量的3%～5%，但在某些异常情况下，肝脏的脂肪量则明显增加。当肝脏的脂肪含量超过肝脏重量10%时，就称脂肪肝。肥胖是造成脂肪肝的重要原因，营养素摄入不足也会引起脂肪肝，还包括酗酒、糖尿病、肝炎病人吃糖过多等原因。脂肪肝前期症状隐蔽，往往在体检时因无触痛性肝大而被发现，但也可因右上腹痛、触痛及黄疸而被发现。常有肝区疼痛或不适，食欲减退，脘腹痞胀，便溏，少数可有轻度黄疸。

这里为大家推荐一个治疗脂肪肝的中药疗法小偏方——佛手香橼汤。

这个汤剂的具体使用方法是：准备佛手、香橼各6克，白糖适量。然后以佛手、香橼加水煎，去渣取汁加白糖调匀，每日2次。此方具有疏肝解郁、理气化痰的功效，适用于肝郁气滞型脂肪肝。

此外，多饮茶可降低血脂和胆固醇水平，增强微血管壁的韧性，抑制动脉粥样硬化。牛奶、燕麦、玉米、鱼类、菊花茶等也能很好地预防脂肪肝生成。

脂肪肝多与进食不当有关，如摄取过多脂肪、胆固醇或甜食以及长期饮酒等。供给适当热量，控制热量会使体重逐渐下降，有利于肝功能恢复。忌用肉汤、鱼汤、鸡汤等。

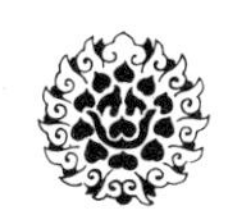

肝炎

草药新组合，巧妙治肝炎

由于肝炎初期并没有明显症状，所以很多得了肝炎的患者都是在自己感觉不好的时候才去看病。一般最初的症状有点像消化不良。还有不少人会判断失误，按胃病治疗很长时间，吃了许多药不见好，才下决心做胃镜查一下，检查胃镜前一般需常规抽血化验肝功能，这时才发现胃口不好是肝炎的过错。

吴卓文今年40岁，是某中学的生物老师。10年前因分娩时出血过多而在当地医院输血治疗，出院后不久即出现面目色黄，呕恶厌油，右胁胀痛，疲乏无力，诊断为“急性黄疸性肝炎”。经过一段时间治疗后，恶心、胁痛症状有所减轻，但黄疸始终未能退净。且此后面目皮肤一直发黄，时深时浅，食欲缺乏。来医院就诊时见舌红苔少，脉象细弱。后来，医生诊断为黄疸日久，在治疗时必须兼顾气血阴液，扶正主要以健脾、养肝、益肾为主，于是向她推荐了有助于健脾利湿的中草药偏方。如法调治3个月后诸症皆除。

这个偏方的具体使用方法是：准备熟地30克，山茱萸、山药各12克，白芍、当归各15克，甘草3克。将上面的6种药材用清水浸泡30分钟以上，然后开火煮沸，再小火煎煮20分钟，取出待用。再重复一遍上述操作，取出。和刚才留用的第一锅混合在一起。将药分两份或者三份，饭后半小时温热服用。每日1剂。

本方具有滋补阴血作用，常用于治疗肝炎日久，反复不愈，肝区隐痛，头晕目眩，两目干涩，腰酸膝软，神疲乏力，不任劳作，饮食乏味，口干咽燥，舌淡苔薄或少苔，脉弦细弱。

方中熟地滋补阴血、填精益髓；当归补血和血润燥；白芍养血和营、敛阴柔肝；山药益气养阴、固肾益精；山茱萸补益肝肾；甘草补中、调药。该方常用于现代医学的慢性肝炎，以及肝硬变、原发性肝癌、慢性胆囊炎及慢性肾衰竭等病症。根据现代药理研究证实：熟地能显著抑制肝脏出血性坏死灶及单纯性坏死，能改善肾功能；当归能保护肝细胞、恢复肝脏某些功能、减轻肝变程度，并有利胆及抗炎镇痛、抗损伤、抗肿瘤作用；熟地、当归还能抗贫血；白芍有保肝、解毒、镇痛及抗诱变、抗肿瘤作用；甘草能增强肝脏中自然杀伤细胞的活性。诸药共同作用达到保护肝细胞，恢复肝功能等目的，可以治疗慢性肝炎等病症。

慢性肝炎，就用“六味饮”

肝炎，顾名思义，即是肝脏的炎症。导致肝炎的原因可能不同，如自身免疫失常、酗酒等，但最常见的是病毒造成的。从流行病学来看，病毒性肝炎包括甲、乙、丙、丁、戊五种类型，根据病程的长短又可分为急性肝炎和慢性肝炎。慢性肝炎反复难愈，而且很容易引起肝硬变，其症状表现为：胁痛、胁部不适、头晕失眠、倦怠乏力、食欲缺乏、肢体困重、恶心呕吐、腹胀便溏等症。

事实上，肝炎的病位不单在于肝，更重要的则在于脾，从脏腑辨证而论，属于肝脾同病而以脾病为主。如果患者湿热邪气外袭内蕴于脾胃和肝胆，就会引发为急性肝炎；如果患者脾气本虚，或邪郁日久伤脾气，或肝郁日久横逆犯脾，或在治疗急性肝炎的过程中寒凉清利太过伤及中阳，都可能导致脾气亏虚，从而转变成慢性肝炎。因此，应当采用切实有效的方剂加以治疗。

这里为大家推荐的是以党参和白术等中药为主要制剂的方剂。具体制法是：准备党参（或太子参）15～30克，云苓15克，白术12～15克，甘草5克，川萆薢10克，黄皮树叶15～30克。然后以水煎服。如脾虚较严重，可加黄芪15～25克；如兼湿浊中阻，可加薏苡仁15克、白蔻仁6克；如兼湿浊上泛，可加法半夏10克、砂仁3克，有和胃降浊之功；如兼湿郁化热，加金钱草25克、田基黄（或鸡骨草）25克、土茵陈25克，并以18克太子参替换党参；如兼血淤阻络，加丹参15克、茜草根12克、桃仁12克、土鳖虫10克，以活血化淤。

《黄帝内经》说："肝者，罢极之本"，具有藏血的功能。如果劳累过度，极易耗伤肝血，不利于疾病的恢复。故慢性肝炎患者必须注意适当休息，同时也要注意调摄情志和调理饮食，适量锻炼。

偏方食谱，肝炎乖乖投降

疲乏无力是肝炎病人发病的早期表现之一。不同病人表现不同，轻者不爱活动，重者卧床不起，连洗脸、吃饭都不爱做。而且经充分休息，疲劳感仍不能消除，严重者好像四肢与身体分离似的。其原因主要因为病人食欲缺乏和消化吸收障碍，导致人体摄入能量不足；其次是由于肝细胞被破坏，使肝脏制造和储存糖原减少；而糖原是人体进行各种活动的主要能量来源。另外缺乏维生素、电解质紊乱及肝细胞破坏引起血中胆碱酯酶减少，影响了神经、肌肉正常功能，也会出现全身乏力。

这里我们为大家推荐两款偏方食谱，即田鸡煲鸡蛋和枸杞蒸鸡，以帮助肝炎病人缓解乏力症状，早日康复。

田鸡煲鸡蛋的制作方法是：准备田鸡30～60克，鸡蛋2个，然后将二者一起入锅同煲，饮汤吃蛋。此方具有清热利湿、滋阴润燥、扶正化邪等功效。

枸杞蒸鸡的制作法是：准备枸杞子15克，母鸡1只（约重1250克）。将母鸡在鸡肛门部开膛，挖去内脏，去毛洗净。枸杞洗去浮灰，装入鸡腹内，然后放入钵内（腹部向上），摆上姜、葱，注入清汤，加盐、料酒、胡椒面，隔水蒸2小时取出，拣去姜、葱，调好口味即成。食用枸杞子和肉，多喝鸡汤。每日2次，分4～6次吃完。此方的功效是补脾益肾，养肝明目，主治慢性肝炎肝肾阴虚、脾失健运。症状为肝区隐痛、头晕目眩、视物昏花、食欲缺乏、腿膝酸软无力。

要预防肝炎，人们首先要注意饮食及饮水卫生，不抽烟、喝酒，少吃臭豆腐、豆豉等发酵食物，少吃油腻食物，多吃新鲜水果和蔬菜，以有效维护肝脏的健康，抵御肝炎的袭击。

饮食调养肝炎的目的在于减轻肝脏负担，促进肝组织和肝细胞的修复，同时可纠正营养不良的症状，预防肝性脑病的发生。但饮食调养的时候也要注意营养的适量摄入，防止能量不足和能量过剩，尤其是能量过剩可能加重肝脏负担，容易引发脂肪肝、糖尿病和肥胖等其他疾病。

品蒲公英的甜，治肝炎效果好

王某在离休后查出有慢性肝炎，吃了不少药但都收效甚微。无奈只好顺其自然，任其发展。一个偶然的机会，听说蒲公英可以去火，便开始食用，结果更令他高兴的是，他的肝病也随之基本痊愈了。回想自己并没有采取其他的治疗方，也不大可能不治而愈。由此可见，蒲公英对肝炎也有治疗作用。自从尝到吃蒲公英的甜头后，他对蒲公英更重视了，不但吃叶，而且也吃根；不但当菜吃，而且还熬水喝。近两三年来，每年春暖花开的时候，他都要去郊外挖蒲公英。既是春游，又是采药。回家后将蒲公英洗净控干，切碎装罐，少加点盐，多添点醋。一罐菜能吃三五天。吃完了，又接着出去采。如此不断地采，不间断地吃，一直吃到霜降。

为什么蒲公英对治疗肝病有这样的疗效呢？

蒲公英，是多年生草本植物，含白色乳汁，叶片倒披针形，羽状分裂，花冠黄色，花丝分离，白色，外表绿褐色或暗灰绿色，根茎入药，有解毒、消炎、解热的作用。可在春、夏开花前或开花时连根挖出。我国古老医书《本草经疏》中记载：蒲公英味甘平，其性无毒。当是入肝入胃，解热凉血之要药。《本草求真》也有这样的表述：蒲公英，入阳明胃、厥阴肝，凉血解热，故乳痈、乳岩为首重焉。

由此可见，此方对治疗肝病确实是对症下药，实在值得一试。

柴胡，美丽传说中的养肝妙方

邓萍萍是某研究院的研究员。在2009年单位体检时，查出患了肝炎。还好发现得比较早，医生也说只要选择对治疗方，配合治疗，想要彻底治愈不是很难的事。虽然如此她也有些紧张。不过，在尝试使用了婆婆推荐的柴胡治疗方之后，她对自己的病有信心了：

下面，我们为大家推荐的这款就是邓萍萍使用的食疗偏方：柴胡粥。这款粥的做法是，准备柴胡10克，大米100克，白糖2汤匙。然后将柴胡洗干净之后放到锅里，加清水适量，水煎取汁，加大米煮粥，等到米都熟透之后再放入两汤匙左右的白糖，再煮一会儿，待第二次煮沸之后盛出来，每天喝一小碗，连续一周即可见效。

此方可和解退热，疏肝解郁，升举阳气，适用于外感发热，少阳寒热往来，肝郁气滞所致的胸胁乳房胀痛，月经不调等。

关于"柴胡"名称的由来，还有个民间传说。

从前，一地主家有两个长工，一姓柴，一姓胡。有一天姓胡的病了，发热后又发冷。地主把姓胡的赶出家，姓柴的一气之下也出走了。他扶着姓胡的逃荒，到了一山中，姓胡的躺在地上走不动了。姓柴的去找吃的。姓胡的肚子饿了，无意中拔了身边的一种叶似竹叶子的草的根入口咀嚼，不久感到身体轻松些了。待姓柴的回来，便以实相告。姓柴的认为此草肯定有治病效能。于是再拔一些让胡食之，胡居然好了。他们二人便用此草为人治病，并以此草起名"柴胡"。

中医认为，柴胡性凉味苦，微寒，入肝、胆二经，具有和解退热、疏肝解郁、升举阳气的作用，常用以治疗肝经郁火、内伤胁痛、疟疾、寒热往来、口苦目眩、月经不调、子宫脱垂、脱肛等症。

值得一提的是，现代研究表明，方中柴胡有抗肝炎病毒引起的细胞病变，促进机体免疫、利胆、保肝等作用。目前，中医治疗传染性肝炎的肝气郁滞型所用的柴胡疏肝散，其主药就是柴胡。

另外，柴胡还组成许多复方，如小柴胡汤为和解少阳之要药；逍遥散能治疗肝气郁结所致的胸胁胀痛、头晕目眩、耳鸣及月经不调；补中益气汤的主药有柴胡、升麻、党参、黄芪等，能治疗气虚下陷所致的气短、倦怠、脱肛等症；柴胡疏肝散还能治疗乳腺小叶增生症。但值得注意的是，肝阳上亢、肝风内动、阴虚火旺及气机上逆者应忌用或慎用。

肝硬变

丹参对肝硬变，经得起时间考验

肝硬变由一种或几种病因长期或反复作用引起，是一种常见的慢性、进行性、弥漫性的肝病。特点主要表现为肝细胞变性坏死、肝细胞结节性再生、结缔组织增生及纤维化，导致正常肝小叶结构破坏和假小叶形成，肝逐渐变形，变硬而发展为肝硬变。晚期常出现消化道出血、肝性脑病、继发感染等严重并发症。20～50岁男性为肝硬变的高发人群，发病多与病毒性肝炎、嗜酒、某些寄生虫感染有关。传染性肝炎是形成肝硬变的重要原因。肝硬变患者常有肝区不适、疼痛、全身虚弱、倦怠和体重减轻，也可以多年无症状显示。还会引起黄疸、厌食等并发症状。

这里为大家推荐的丹参治疗方，是已经被时间证明的验证方，有着久远的治疗史。具体说来，它的使用方法是：准备丹参30克，鳖甲（醋炙）30克，白芍15克，枳壳9克，甘草9克。先把上面5种药材依次清洗干净，然后放在清水中浸泡一会儿，在30～40分钟，泡好之后开大火将其煮沸，煮沸之后再改为小火。这样，再次煮沸之后得到的才是完整的药。将此药平均分为三部分，每天喝其中的一部分。饭后半小时，用温开水送服即可。

本方具有祛淤软坚，益阴柔肝作用，常用于治疗阴虚型肝硬变，症见胁肋隐痛，劳累后加重，脘腹微胀，两眼干涩，腰酸腿软，手足心热或低热，口燥咽干，舌红少苔，脉弦细。

现代药理证明，丹参具有多方面的药理作用，如改善微循环障碍、改变血液流变状况、抗凝、抗炎、耐缺氧、提高免疫功能等，适用于气滞血淤兼有血热的患者（主要表现为肝硬变、脾大，兼有低热、烦躁、失眠、胁痛、痈肿疮毒等）。现代医学已经证明，丹参能保护肝细胞，促进肝细胞再生；鳖甲能抑制结缔组织增生，可消散肿块；白芍、甘草合用有协同镇痛、保肝及免疫调节作用，甘草还能抗乙肝病毒、降酶、减少肝脏胶原沉积。诸药共同作用可达到保肝、抗纤、镇痛及抗病毒、免疫调节等目的。

海带水饮，让肝脏柔软如初

肝硬变是慢性弥漫性肝脏病变，可由多种疾病所引起。由于种种原因，肝细胞破坏后，得不到修复，形成纤维组织增生，造成肝硬变。早期表现与肝炎相似，此时若不注意治疗调养，可发展到肝脾肿大，腹水，甚或吐血、昏迷等。

肝硬变的早期症状并不明显，在发生轻微病变的时候，大部分健康的组织尚能够应付日常代谢活动的需要，所以不容易发生不适的症状。很多肝病患者正是忽视了肝病的早期表现，所以肝硬变病情加重。最新的医疗权威统计显示，50%的肝硬变患者发现时都是在晚期肝硬变或者肝癌，这也是肝硬变死亡率高的原因之一。

张杰是一名肝硬变患者。尚且处于早期，医生告诉他要保持良好的精神状态。因为他的体质较为特殊所以不适合大量用药，所以，医生建议他选取合适的食疗方进行调养，并为他推荐了一款海带水饮的食疗方。

具体的使用步骤是：取海带30克，牵牛子15克，将上2味放入砂锅，加水煎煮，取汁去渣。每日1剂，分2次服，有软坚散结，清热利水的功效。

海带中含有大量的甘露醇，而甘露醇具有利尿消肿的作用，可防治肾衰竭、老年性水肿、药物中毒等。甘露醇与碘、钾、烟酸等协同作用，对防治动脉硬化、高血压、慢性气管炎、慢性肝炎、贫血、水肿等疾病，都有较好的效果。海带中的优质蛋白质和不饱和脂肪酸，对心脏病、糖尿病、高血压有一定的防治作用。

张杰在尝试了此方之后，感觉自己的身体状态有明显好转，肝区疼痛也减轻了很多。虽然尚未完全治愈，但确实为他减轻了不少病痛。

这则偏方在使用时，因为海带自身也有饮食禁忌，所以有两类人不适宜大量食用海带。一类是孕妇，第二个是海带本身按中医讲是偏寒的，所以脾胃虚寒的人忌食。

前者不宜是因为，一方面海带有催生的作用，另一方面海带含碘量非常高，过多的食用可以影响胎儿甲状腺的发育，所以孕妇吃要慎重一些。

后者不宜是因为，海带不宜一次吃太多，如果不搭配暖性食物，很容易引起胃脘不舒服。

元蘑鸭汤，帮你消除腹水大肚

肝腹水一般来说都是由肝硬变疾病转化而来的，它是肝硬变病症最显著的并发症之一，它的出现代表着肝功能进入失代偿期。

引起肝硬变、肝腹水的病因有很多，其中包括：病毒性肝炎（尤其是乙肝、丙肝）、血吸虫感染、慢性酒精中毒、代谢和遗传性疾病、肝脏淤血、胆汁淤积、循环障碍、肠道感染、营养不良、药物或化学毒物等。

王友文是某电力局的普通职工，于2008年时查出肝硬变，没多久就发展成为肝腹水，心急如焚的他不知道该怎么办。他知道此病要想彻底治愈很难，但他相信至少可以找到有效的治疗法来控制住自己的病情。他现在的病情已经发展到常有腹胀，大量水使腹部膨隆，腹壁绷紧发高亮，状如蛙腹，行走不便的程度。后来在其女友的努力下，发现了一个在民间流传很久的偏方——元菇鸭汤食疗方。使用了一段时间之后，他整体的病情有好转迹象，而且人的精神状态也好了很多。

这个食疗方的制法是：取白公鸭1只，元蘑250克，桂圆肉、赤芍、白芍各15克。将鸭去肠杂；用纱布装赤芍、白芍；用水将桂圆肉泡发，与元蘑、鸭肉、赤芍、白芍包共炖汤，加盐调味，分顿食用。

元蘑性温味甘，有祛风活络、清热燥湿之功效，主治风湿痹痛、癫痫、肝硬变腹水等症。桂圆肉能益气养血、补心安神。鸭肉有滋阴补虚、益气养胃、利水消肿等功效。

除了在发现病情后及时选择合适的治疗法之外，患者还要严格遵守平时的养生规则，合理饮食营养、改善肝功能、抗肝纤维化治疗、积极防治并发症。

具体说来，患者应严格限制水和钠的摄入量。因为腹水出现的一大部分原因就是体内水和钠的过量滞留，如果肝硬变患者对此项不重视的话，极易导致体内水和钠的过量滞留，引发腹水出现。需要注意的是，患者应注意日常的休息，建立良好的作息制度，也可参加适当的运动，愉悦身心。

鸭血养肝，提高肝的自我愈合力

肝硬变是一种严重危害人类健康的常见慢性肝病。本病由不同病因长期损害肝脏所致，其特点是慢性、进行性、弥漫性肝细胞变性、坏死、再生，广泛纤维组织增生，形成假小叶，逐渐造成肝脏结构的不可改变。主要表现为肝功能减退和门脉高压，晚期可出现消化道出血等严重并发症。

实践证明，鸭血对养肝补血恢复干细胞功能具有突出效果，所以，在这里为大家推荐几款有针对性治疗效果的食疗方，其主要材料就是鸭血：

1.鸭血粉丝汤

此汤取材方便，制作步骤简单，功效有针对性，是肝硬变患者的首选饮食。

材料：鸭血、粉丝各适量，鸭肠、鸭肝各少许，香菜末、香油各适量。

制法：将鸭血洗净切成方块，放入开水中焯一下，捞出沥干；再将鸭血倒入开水中煮熟；将粉丝放入漏勺（笊篱或小竹篓）内，放入煮沸的鸭血汤中烫熟；将粉丝和鸭血汤倒入碗中，再放入鸭肠、鸭肝、葱花、香菜和调味料等即可食用。

2.鸭血豆腐汤

材料：鸭血、豆腐各适量，精盐、味精、酱油、葱末、辣椒面各适量。

制法：将鸭血洗净切成方块，豆腐同样切成方块；鸭血和豆腐分别放入开水中焯一下，捞出沥干；汤锅置火上，倒入足够多的高汤烧开；放鸭血块、豆腐块，煮至豆腐漂起；加入精盐、味精、酱油、葱末、辣椒面，汤再次烧开后，起锅盛入汤碗内，最后淋入香油即可。

鸭血也称“液体肉”，通常被制成血豆腐，是最理想的补血佳品之一。鸭血富含铁，且以血红素铁的形式存在，容易被人体吸收利用。多吃些带有鸭血的菜肴，可以防治缺铁性贫血，并能有效地预防中老年人患冠心病、动脉硬化等症。鸭血是人体污物的“清道夫”，可以利肠通便，清除肠腔的沉渣浊垢，对尘埃及金属微粒等有害物质具有净化作用，以避免积累性中毒。因此贫血患者、老人、妇女和从事粉尘、纺织、环卫、采掘等工作的人尤其应该常吃鸭血。鸭血含有维生素K，能促使血液凝固，有止血的功效。鸭血中脂肪含量非常低，适合血脂高的人经常食用。

牛肉小豆组合，肝脏也能变“温柔”

很多患者因为对肝硬变不了解，而在生病的初期病急乱投医，以至于引发更多的连锁反应和不良反应，使得后期的治疗变得更加复杂。

增加对病症的基本了解对前期的治疗有利无害，也有利于我们选择正确的治疗方。一般说来，肝硬变的全身症状主要有乏力、易疲倦、体力减退。少数病人可出现脸部色素沉着。部分患者还带有慢性消化不良症状，如腹胀、便秘、腹泻或肝区隐痛等。

肝硬变的早期症状还可能出现乳房胀、睾丸缩，肝脏对人体血液中性激素的平衡起着重要的作用。由于肝硬变的早期症状是雌激素增加，雄激素减少，男性可见乳房增大、胀痛，睾丸萎缩。对女性来说，肝硬变时性激素紊乱，早期症状也会引起月经紊乱、乳房缩小、阴毛稀少等。极少数患者可见蜘蛛痣，肝脏轻度到中度肿大，多见于酒精性肝硬变患者，一般无压痛。脾脏可正常或轻度肿大，变得比平时更硬。

针对上述情形，为大家推荐一款对治肝硬变早期效果较为突出的食疗方，能起到明显的治疗作用：牛肉小豆汤。这款方子已经不是什么秘密方。对注重养生的人士而言，它早就已经榜上有名，因为能有效降低肝部硬化对身体的伤害而深受大家的喜爱。

牛肉小豆汤的具体制作步骤是这样的：先准备牛肉250克、赤小豆200克，花生仁50克，大蒜100克。然后将上述材料一起混合加水煮烂，空腹温服，分二天服完，连服20～30天。此方有滋养、利水、除湿、消肿解毒的功效，专门治疗早期肝硬变。

此外，肝硬变患者应尽量避免进食高蛋白饮食，不要使人体肠道内的产氨骤增。尽量避免使用镇静安眠类的药物，避免由此直接引发的肝性脑病。可进食香蕉等水果，保持大便通畅，适当补充维生素和益生菌，如维生素C、维生素B_2、维生素K和嗜酸乳杆菌等，稳定机体内环境。

在食欲下降，或者呕吐、腹泻时，要及时补钾，如饮用鲜黄瓜汁、苹果汁等，避免发生低钾性碱中毒而导致肝性脑病。除非出血后有明显贫血，否则一般肝硬变患者避免服用含有铁制剂的营养品或矿物质，因为铁剂具有加重肝脏硬化的作用。

胃炎

刺激“前头点”，治愈胃炎胃痛

当胃痛突然发作时，的确令人穷于应付，其中最有效、最迅速的方法莫过于穴道刺激了。

刘某是一名私人医院的大夫，其医术高超，业界口碑不错。一次去外地出差，在车上有位中年妇女突然胃痛发作。据其丈夫说：“她是因昨夜睡眠不足，而今天早上又没吃饭造成的。”看到她一副疲倦的神情，刘某很想帮忙。但当时没有随身携带针灸用具，只好拿数根牙签捆成一束，针对她手上的穴道进行刺激。一段时间后，她的表情逐渐缓和，不久便高兴地叫着：“一点也不疼了！”夫妻二人对刘某深表感谢。

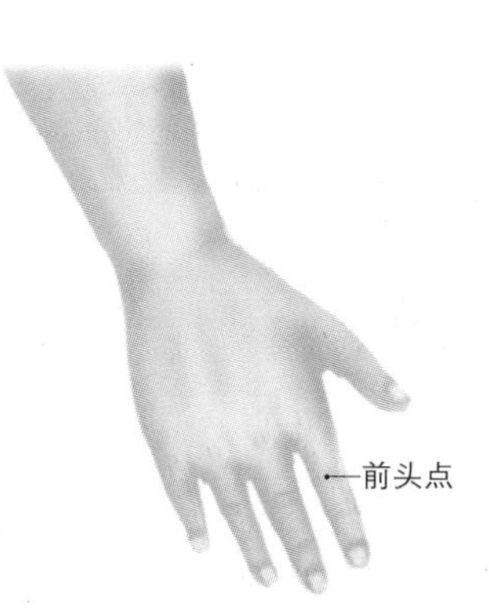

前头点的位置

上例中的大夫所刺激的穴位便是前头点。什么是前头点？食指靠近手背的第二关节上有一穴道，称为前头点。这一点是胃炎的反应点，当四周出现紫色淤血状，或有压痛感时，表示有胃炎征兆。

如果你属于胃炎的易发人群，就要在平时多注意前头点的变化。如果有变色、疼痛等症状发生，就要加以刺激。可用牙签刺，也可用香烟头灸治。扭拧也可以收到同样效果。

山药养胃，让你远离慢性胃炎

胃炎是一种常见病，即胃黏膜的炎症，分为急性胃炎和慢性胃炎。急性胃炎主要表现为上腹疼痛、不适，食欲下降，恶心呕吐，有时伴腹泻，严重者还会引起呕血、便血等症状。急性胃炎发病时，患者的症状表现比较明显，轻者会出现腹痛、恶心、呕吐、消化不良，严重时可有呕血、黑粪、失水，甚至出现休克。

在诸多的胃炎患者中，以慢性胃炎患者的病程最长，痛苦最深，而其发病多与饮食习惯有密切关系。比如长期饮用烈性酒、浓茶咖啡、过量的辣椒调味品，以及摄入过咸、过酸及过粗糙的食物，反复刺激胃黏膜，更重要的还有不合理的饮食习惯、饮食不规律、暴饮暴食等而使胃黏膜变性。主要表现有上腹饱闷或疼痛、食欲不佳、恶心呕吐、烧心、腹胀等症状。因此，合理的饮食调理对治疗慢性胃炎有重要的意义。

高明明很喜欢写作，常常挑灯夜战，饮食不规律。步入中年之后不知不觉染上了胃病，时常上腹部钝痛不适，有时候还吐酸水，因此，家中常备胃药。一般情况下，吃个两三天药就可以缓解，可是过不了几日，不知不觉又会复发。就这样反而复之，老胃病一直折磨了高明明七八年。

后来，一位医生朋友告诉高明明，慢性胃炎的确没有什么太好的治疗措施，患者首先要调整好自己的情绪。保持乐观的生活态度，另外，要养成良好的生活规律，注意饮食，平时少吃或不吃辛辣食品，戒烟戒酒，多吃些养胃的食品，只要注意养胃，慢慢就会好起来。

听了医生朋友的话之后，高明明尽量保持有规律的生活方式，注意少熬夜和不熬夜，不吃辛辣食品，戒烟戒酒。另外，就是换着花样吃山药，这是一个不错的慢性胃炎食疗法。几年下来，在不知不觉中，高明明的慢性胃炎痊愈了。如今，高明明偶尔挑灯熬夜，胃也不疼了。以下为大家推荐的就是调治其胃炎的食疗方：山药西米露。

山药西米露的具体制作方法如下：准备山药1000克，奶粉适量，糖500克，西谷米250克。然后将山药去皮切丁，煮至熟即可再加入糖。水滚过后，入西谷米煮8～9分钟，煮熟之后再冲冷水备用。此方在冰凉后更可口且不会影响药效的发挥。

在《本草纲目》中记载了山药的功效，“益肾气，健脾胃，止泻痢，化痰涎，润皮”。山药煮粥或者用冰糖煨熟后服用，对慢性胃炎、慢性肠炎、慢性肾炎属脾胃虚弱者均有良好的疗效。

此方要想真正发挥效果，关键是要坚持。山药的做法很多，可以根据个人口味变换花样，但最好不要放入荤腥之物。

生姜大枣，快治慢性胃炎的妙方

慢性胃病有的是在不知不觉中发生的，发病后也不一定都有症状。据资料统计分析，成人中约有38%的人患有慢性胃病，患者饮食受限、睡眠不佳，严重者甚至影响正常工作。慢性胃病与胃癌的发生也有一定的联系，应引起足够的重视。

不良生活习惯可能会引发慢性胃炎，这已经是众所周知的事。但是，现实中得了胃炎的人们大多还是因为在饮食上出了纰漏。

魏洁敏因为经常胃痛、腹胀，很是苦恼。后来，去省级医院做了胃镜检查，被确诊为慢性浅表性胃炎。医生给魏洁敏开了多潘立酮（吗丁啉）、奥美拉唑等药物。吃了两个多月后，不适的症状基本缓解了，但是胃里还是经常有不舒服的感觉。她无意中在一本秘方书中看到用生姜和大枣合用可以调和胃气，也很对自己的症状，就将原方法略作改变后试用了几个月，胃痛、腹胀的感觉竟都消失了，食欲也正常了。现在魏洁敏的胃病已经好了，但还是每天不定时地把生姜、大枣当保健品食用。

生姜为姜科植物姜的新鲜根攀，味辛，性温，生姜含挥发油、姜辣素、多种氨基酸等。生姜中的芳香成分还具有调味和促进食欲的作用，觉得食物无味时，加点姜进去，就能令你食欲大开。入药宜用老生姜，日常饮食调料宜用嫩生姜。而且，生姜含挥发油，气味辛辣，在药理作用上，可以促进消化液分泌，增强消化吸收功能，并且可以防止呕吐，现代药理研究证实，生姜能减缓肠胃的蠕动及收缩，缓解胃部的不适感，并能消除胀气，缓解消化不良。

大枣为鼠李科植物枣的成熟果实，又名红枣，是大众化的滋补果品，可以作药食两用。

大枣营养丰富，富含蛋白质、脂肪、糖类、有机酸、胡萝卜素、B族维生素、维生素C以及钙、磷、铁和环磷酸腺苷等营养成分，还含有生物碱、三萜酸类化合物、皂苷类化合物等。中老年人、妇女和体虚久病者，常吃大枣有益健康。

此外，胃虚弱的人平时应注意避免以下几个饮食误区：

（1）喝汤喝粥不嚼就下咽。这样没有咀嚼就把饭吞下肚，很容易造成消化困难、胃口不好，轻微的话出现胃炎，情况严重者可能导致胃溃疡。

（2）热食搭配冷饮最要不得。喜欢一边吃热腾腾的食物，一边大口喝加冰块的冷饮，这也是一种坏习惯，对脾胃虚弱的人伤害更大，日子久了很可能得病。

（3）空腹先吃开胃小菜。开胃菜多具有刺激性，如泡菜、辣椒、生洋葱或马来泡菜等，很容易在饭后带来不舒服的感觉。

猪胃散治疗胃下垂，效果就是好

胃下垂指站立时，胃的下缘达于盆腔，胃小弯弧线最低可降到髂嵴连线下。中医认为本病是由于脾气上升，中气下陷所致。临床症状主要表现为上腹饱胀不适，餐后及劳累后加重，甚者兼有恶心、嗳气、呕吐等，多伴有神倦体乏、头昏、失眠多梦等，对其治疗多采用补中益气汤加减，但因需长期服药，患者难以坚持。

向某是位年近五旬的女性，胃脘痞满不适，食后加重3年余。伴头晕乏力，夜寐多梦，做上消化道钡餐示胃下垂。用补中益气汤加减口服治疗半年有余，疗效不明显。服猪胃散之后，没有想到仅服1剂病就好了。

猪胃散的制作方法如下：选新鲜猪肚1个，洗净。另取白术片250克，用水浸透。将白术塞入猪肚，两端用线扎紧，放入大瓦罐内，加水令满。置火上煮1天，煮时注意经常搅动，以避免猪肚粘在罐底。煮好后将猪肚内白术取出晒干，焙枯，研成极细末。每次服3克，每日3次，空腹时用米汤或开水送下。5剂为一疗程，重症者连用3个疗程。

这个偏方之所以能够发挥治疗效果，是因为其符合除湿、补气、正阳的治疗原则。胃下垂是由脾胃阳弱失运，正气久虚不复，痰湿水饮结聚于胃，致脾气升提之力日薄，下陷之势日增而成。猪肚性微温，味甘，能补中益气，消积聚，用以补胃。白术甘苦温，甘补脾，脾旺则气升，苦燥湿，燥湿则能除痰湿积液，独用则药力大而效捷。

总之，猪胃散不仅药源普遍，制作简单，而且口服方便，易被患者接受，值得一试。

红枣热心养胃，炎症不再困扰

王伟是某电器公司的市场推广员。因为应酬客户和频繁加班，胃一直比较虚弱。自己又是单身，所以，很多时候，带着疲倦的身体回家之后，因为太累就什么都不吃直接睡觉。没过多久就发现得了慢性胃炎，有时候没食欲，有时候疼痛，有时候又腹胀。为了帮他调理好身体，其母亲从老家赶过来照顾他的饮食起居，并按照老家的食疗偏方帮其调理饮食。

果然，两个月过去，王伟的胃痛现象几乎消失，吃东西也有些食欲了。去看医生，医生说他的病情的确有了很大程度的改善。不用再频繁吃推动胃动力的西药了。

母亲为他做的食疗偏方主要有两种，为了不引起他的厌烦而交叉做来给他吃。这两个偏方就是红枣糯米粥和鲫鱼糯米粥。

红枣糯米粥的具体制作方法是：先取红枣10枚，糯米100克，同煮稀饭，可以达到养胃，止痛的疗效。

鲫鱼糯米粥的制作步骤是：先准备鲫鱼2条，糯米50克。将上两味共煮粥食，早晚各服一次。可以达到补阴养胃的效果，适用于慢性胃炎。

预防急性胃炎应戒烟限酒，尽量避免阿司匹林类药物的损害，生活应有规律，避免进食刺激性、粗糙、过冷、过热食物和暴饮暴食，注意饮食卫生，不吃腐烂、变质、污染食物。饮食中可多吃卷心菜，其中的维生素U具有健脾功效，可起到预防胃炎的作用。山药能促进消化，增强胃动力；玫瑰花茶缓解胃部不适，避免胃炎滋生。还要避免食用引起腹胀气和含纤维较多的食物，如豆类、豆制品、蔗糖、芹菜、韭菜等食物。

此外，还要时刻注意食物酸碱平衡，当胃酸分泌过多时，可喝牛奶、豆浆，吃馒头或面包以中和胃酸。当胃酸分泌减少时，可用浓缩的肉汤、鸡汤、带酸味的水果或果汁，以刺激胃液的分泌，帮助消化。

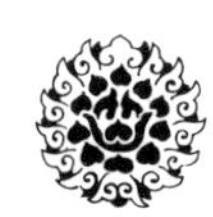

胃溃疡

甘草配蜂蜜，肠胃溃疡不再愁

胃溃疡是一种多发病、慢性病，容易反复发作，因此要想治愈胃溃疡，是一个较为艰难的历程，这就需要患者在日常生活中做好自我保健。

王爱林，今年42岁。他说："我高中同学谭寿双患十二指肠溃疡和胃出血，在医院服药，止血后回家。我得知后，让他用甘草配蜂蜜试治，他按要求服药1周后，症状消失了。以前因有胃病不敢吃的食物现在也敢吃了，而且至今没有出现任何不良现象。"

此方制作方法如下：甘草250克，纯蜂蜜500克。将甘草放入药壶或不带油的铝锅熬3次后，放入碗内。服前先将熬好的甘草药水放在杯里，然后再放入3汤匙蜂蜜，搅拌均匀，每天分2次空腹服完。服药后，大便次数增加，并逐渐变稀，如便有脓血似的物质，一般服1周可愈，病久又重的胃病需要2周痊愈。1个月内每餐必须吃软质食物。

胃溃疡患者在平日的养护中还应注意以下几点：胃溃疡是一种典型的身心疾病，心理因素对胃溃疡影响很大。精神紧张、情绪激动，或过分忧虑对大脑皮层产生不良的刺激，使得丘脑下中枢的调节作用减弱或丧失，引起自主神经功能紊乱，不利于食物的消化和溃疡的愈合，因此，保持轻松愉快的心境，是治愈胃溃疡的关键。

讲究生活规律，注意气候变化：胃溃疡病人的生活一定要有规律，不可过分疲劳，劳累过度不但会影响食物的消化，还会妨碍溃疡的愈合。溃疡病人一定要注意休息，生活起居要有规律。溃疡病发作与气候变化有一定的关系，因此溃疡病人必须注意气候变化，根据节气冷暖，及时添减衣被。

注意饮食卫生：不注意饮食卫生、偏食、挑食、饥饱失度或过量进食冷饮冷食，或嗜好辣椒、浓茶、咖啡等刺激性食物，均可导致胃肠消化功能紊乱，不利于溃疡的愈合。注意饮食卫生，做到一日三餐定时定量，饥饱适中，细嚼慢咽，是促进溃疡愈合的良好习惯。

此外，胃溃疡病人须注意，晚餐前不能饥饿过度，因为饥饿过度会导致胃部机能的退化，如此一来，身体更无力吸收营养，如此日积月累，必定加剧胃下垂疾患。如果条件允许，也可用糙米汁半碗煮香菇，在每晚9点后或睡前1小时吃下，以配合上述偏方。

三果品合理互配治胃溃疡

王璐璐家在夏天购买了冰箱，然后像许多人家那样大量储备了冰棍、雪糕之类的冰制食品。数月之后，王璐璐竟患上了胃炎。邻居得知，便给她提供了三个方子，让其配合使用。她使用后感觉效果不错，坚持用了一段时间便治好了胃炎。

这三个方子依次是：

方一：一只木瓜切成8块，每天上午10点吃1块即可。

方二：荔枝汁3汤匙，在下午两点时吃（市面有出售的荔枝罐头，也可使用）。

方三：樱桃1粒，樱桃汁1汤匙，在晚间9点左右服，如此反复，连服10天。

传统医学认为，木瓜能理脾和胃，平肝舒筋。木瓜所含的木瓜酵素能清心润肺，可以帮助消化、治胃病；木瓜碱具有抗肿瘤功效，对淋巴性白血病细胞具有强烈抗癌活性。一般说来，寒凉食品在食用适当、适量的情况下不会伤及身体各部，但在人的气血不旺之时吃，或长期食用，则百害而无一利。

在使用以上偏方之前需要注意一点：判断一个人是否患上胃溃疡，得由医师或医院专业诊断。确定为胃溃疡时，以上三方，按配合方式服用，自会收到奇效。

牛肉仙人掌，胃溃疡最害怕的对手

"我得了胃溃疡，这可怎么办啊？"在某公关公司工作的王美林这样向朋友抱怨道。

"吃药啊。"

"在吃，可是感觉副作用挺大的，每天都有点昏昏欲睡，打不起精神。"

"算了，那你看看有没有合适的食疗方吧，至少能少受点罪。"

朋友的这句话一下子点醒了王美林。果然功夫不负有心人，在她姥姥的帮助下，找到了用牛肉和仙人掌治疗胃溃疡的方法。尝试之后效果显著。

这个方子究竟是什么样的呢？

首先取鲜仙人掌30～60克，牛肉60克。将仙人掌洗净切碎，牛肉切片，共同炒熟，加适量调味品后食用。每天1次，连食5～10天。10天为一个疗程。一般患者一个疗程即可见效。

牛肉有补中益气、滋养脾胃、强健筋骨、化痰息风的功效。仙人掌含有人体必需的18种氨基酸和多种微量元素。牛肉、仙人掌共同炒食，可活血止血，对胃溃疡有极好的滋养作用。

其实，这两种材料的治病道理在古方中就已经有记载。比如《闽东本草》载：牛肉能去痰，解肠毒，健胃，止痛，滋补，舒筋活络，疗伤止血。治肠风痔漏下血、肺痈、胃病，跌打损伤。《贵州民间方药集》载：仙人掌为健胃滋养强壮剂，又可补脾、镇咳、安神。治心胃气痛、蛇伤、水肿。从资料记载可以看出，仙人掌治疗疔疮肿毒的作用显著。现有报道除用于痢疾、哮喘、胃痛、肠痔泻血外，还用于肾炎、糖尿病、心悸失眠、动脉硬化、高血压、肥胖症及肝病的辅助治疗。

患胃溃疡时，食物的性质可以影响疼痛的发生时间和严重程度，进食的量也与疼痛的发生有关。大量进食可导致胃部扩张，牵涉溃疡部位而引起疼痛；粗糙的、固体的、油炸及油煎的食物同样可引起疼痛。所以，胃溃疡病人的饮食原则应为：定时定量，少量多餐，同时戒油腻。

肠炎

驴肉竹笋，治肠炎的妙方

肠炎是细菌、病毒、真菌和寄生虫等引起的胃肠炎、小肠炎和结肠炎，临床表现有恶心、呕吐、腹痛、腹泻、稀水便或黏液脓血便。部分病人可有发热及里急后重感觉，故亦称感染性腹泻。

王少奇是某地收费站的收费员，曾被查出得了肠炎。这对于从小很少生病的他而言无疑是个打击。自从得了这个病，他的食欲下降，还经常跑厕所，且大便很难成形。为了治好肠炎，他吃了不少消炎药、养肠胃的药。但是，都是治标不治本。后来，回家探亲的时候遇到了以前的老师，老师知道他的病情之后说自己以前也得过此病，于是向他推荐了一款食疗方。他说自己什么东西都不想吃，老师说吃了这个，以后你就有胃口吃饭了。

出于对老师的信任他尝试了这个食疗方，连续使用两周之后，病症明显转轻，没多久就恢复了健康。

这个偏方的名字是驴肉炒竹笋。我国以笋入菜的历史很悠久，《诗经》与《楚辞》中均有记载。北宋时期，京城的居民不兴食用鲜竹笋，认为它"刮肠饱"。但大文学家苏东坡特别喜欢食笋，他称竹笋为"玉板和尚"，赞美烧笋是"禅悦味"，将竹笋奉为"素中仙"。宋仁宗时，苏东坡曾提笔赠诗："无竹（笋）令人肥，无肉令人瘦。不肥又不瘦，竹笋加猪肉。"

驴肉炒竹笋的具体做法如下：准备卤驴肉300克，竹笋150克，葱10克，盐6克，味精3克。然后将竹笋洗净切成片，驴肉洗净切成片，葱洗净切成段。接着在锅中放油，加入竹笋片、葱段，然后下入驴肉，炒匀后，调入盐、味精，炒入味即可出锅。此方可以促进肠胃蠕动，对肠炎有一定的治疗效果。

竹笋又名竹肉、玉兰片，是竹的幼苗。鲜笋有冬笋和春笋之分，冬笋是在冬天笋尚未出土时挖掘的，质量最好；春笋则是在春天笋已出土时挖掘的，质量较次。

《本草纲目》中记载竹笋"性寒，味甘，滋阴凉血、开胃健脾、清热化痰、解渴除烦、利尿通便、养肝明目"。中医认为，竹笋具有清热化痰、益气和胃、治消渴、利膈爽胃等功效。现代医学证实：竹笋甘寒通利，其所含有的植物纤维可以增加肠道水分的潴留量，促进胃肠蠕动，降低肠内压力，使粪便变软利排出，可用于治疗便秘、预防肠癌。竹笋具有低糖、低脂的特点，富含植物纤维，可减少体内多余脂肪，消痰化淤滞，治疗高血压、高血脂、高血糖症，且对消化道癌肿及乳腺癌有一定的预防作用。

当然，竹笋虽好，但并不适合所有人吃，患有胃溃疡、胃出血、肾炎、肝硬变、尿路结石等病的人不宜多吃。

马齿苋，肠炎食疗的领衔主角

急性肠炎是由于食进含有病原菌及其毒素的食物，或饮食不当，如摄入过量有刺激性、不易消化的食物而引起的胃肠道黏膜的急性炎症性改变。其病理表现为胃肠道黏膜的充血、水肿、黏液分泌增多，有时伴有出血及糜烂。在我国以夏、秋两季发病率较高，无性别差异，一般潜伏期为12～36小时。恶心、呕吐、腹泻是急性胃肠炎的主要症状。

马明明是某医院的护士，得肠炎已经有2个多月了，因为深知西药的副作用，所以她拒绝直接吃药。后来，在一次和其他医院职工交流学习的过程中，她了解到一个治疗肠炎的小偏方。回家试用之后，效果不错。一个月下来，她的肠炎基本痊愈了。

这个偏方的主要成分是马齿苋。具体的使用方法如下：鲜马齿苋30～60克煎水1饭碗，冲入捣烂的大蒜泥10～15克，过滤得汁，酌加糖，1日2次。白木耳5~20克，浸泡数小时，以文火煮烂，酌加冰糖，每日2次。

中医认为，马齿苋有清热解毒、凉血止血、散淤消肿的作用。民间常用来治疗肠炎、痢疾等多种疾病，可煎汤内服。还可以将马齿苋捣烂外敷，治疗疔疮痈疽、无名肿物，均可以获得明显疗效。

此外，预防结肠炎疾病的有效方法有：每日进餐定时定量，不暴饮暴食，若有条件，最好少量多餐；选择营养价值高，细软易消化的膳食，如牛奶、鸡蛋、豆浆、鱼、瘦肉等，经加工烹调使其变得细软易消化、对胃肠无刺激，同时补充足够热能、蛋白质和维生素；禁食易产酸食物，如地瓜、土豆、过甜点心及糖醋食品等；禁食易产气食物，如生葱、生蒜、生萝卜、蒜油、洋葱等；禁食生冷食物，如大量冷饮、冷拌菜等；禁食坚硬的食物，如腊肉、火腿、香肠、蚌肉等；禁食强烈的调味品，如胡椒粉、咖喱粉、芥末、辣椒油等；多食富含B族维生素、维生素A和维生素C的食品，主食以面食为主；进食时应心情舒畅，细嚼慢咽，以利于消化；根据自己的膳食习惯，配制可口饭菜，供给细软、粗纤维少的食物。

鸡蛋红糖，结肠炎秘传偏方

现在社会生活节奏加快，越来越多的人慢慢地患上了结肠炎，结肠炎起病多数缓慢，少数可急性起病。病程呈慢性，迁延数年至十余年，常有发作期与缓解期交替或持续性逐渐加重，偶呈急性爆发。

艾米是某航空公司的地勤人员，肠炎发病已经一周多。在工作时间总是跑厕所，让上级碰见以为她又擅离职守了。因此，艾米的心里很不舒服。为了尽快治好肠炎，她请假一天，回家看望姥姥。因为小时候自己有什么小病痛，姥姥的“药箱”就像叮当猫的口袋一样什么难题都能解决。其实，因为姥姥是一名老中医，所以，对于小病痛自然手到擒来。这次，艾米从姥姥那里又学到一个治疗方，针对肠炎治疗，效果很好。

这个治疗结肠炎的偏方是：取生鸡蛋一个打碎放入碗中，切生姜四五片，放入锅中，加上半碗水，然后加入一小勺红糖，煮三四分钟，注意搅拌入锅。将煮开的红糖姜水迅速倒入碗中，将鸡蛋冲成鸡蛋花，趁热喝下，注意每天早晚两次，空腹喝，饭前服。照此服用一周后，改为一天一次，但此时不要再加红糖，其他的如上所述。

此外，结肠炎患者的日常注意事项有：

（1）不宜吃生冷、油腻、辛辣刺激性食物及吸烟喝酒。生冷食物指生冷瓜果、冷饮、凉馍、冷菜冷饭;油腻食物指肥肉、油炸煎炙的食品;辛辣刺激性食物如辣椒、生葱、生姜、生蒜、韭菜、洋葱等。进食这些食物及吸烟喝酒会刺激结肠壁，使肠壁水肿、充血、平滑肌痉挛,引起本病复发或加重结肠炎。

（2）不宜吃过敏性食物。由于人的体质不同，对食物的过敏性感受也不同。牛奶、鸡蛋、蜂蛹、土蚕、未成熟番茄、花生、蚂蚱、蟹类、蚕豆、蛇肉及一些昆虫食品等都具有致敏作用,有些人吃了这些食物易引起过敏，可有些人就不过敏，对某一食物是否过敏，因各人的体质不同而异。

（3）不宜吃得过饱。暴饮暴食吃得过饱，会使肠胃功能紊乱使结肠炎复发或加重。

（4）腹部不宜受凉。即使是夏天高温日子里，睡觉时也要把腹部盖好，不要使腹部着凉，否则肠子遇冷刺激而痉挛会引起结肠炎发作或加重。

（5）不宜过度劳累。在过度劳累情况下，人体免疫功能和抗病能力下降，容易使结肠炎发作或加重。

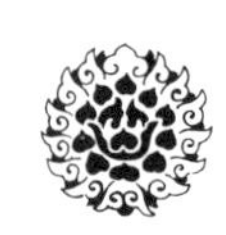

肾炎

经典草药饮治肾小球肾炎

肾炎，顾名思义，就是肾脏发生了炎症，与其他脏器由细菌和病源微生物直接损伤组织器官导致局部炎症反应（如肺炎、肠炎等）不同，它是由不同的抗原微生物感染人体后，产生不同的抗体，结合成不同的免疫复合物，沉积在肾脏的不同部位，造成病理损伤，从而形成不同的肾炎类型。按照现代医学的标准，肾炎可分为急性肾小球肾炎、慢性肾小球肾炎、肾病综合征、IgA肾病、过敏性紫癜肾炎、糖尿病肾病等类型。传统中医学则习惯依据症状来辨证，将其分为水肿、蛋白尿、血尿等类型。

泌尿系统有一个重要的器官，叫做肾小球，它是一种血液过滤器。在正常状况下，血液里的绝大部分蛋白质都不能滤过而被保留于血液中，只有小分子物质如尿素、葡萄糖、电解质及某些小分子蛋白能滤过，通过尿液被排出体外。一旦肾小球出现病变，它的过滤性能就会降低，使一些血液中的大分子营养也被排出体外，造成对人体的伤害。这种病变，我们称之为肾小球肾炎。

由于肾病隐匿性较强，肾小球肾炎早期症状并不明显，同时易被人忽视。临床调查显示，肾小球肾炎患者往往会失去最佳的治疗时机，而导致肾脏纤维化逐步进展，最终发展到肾衰竭、尿毒症，从而导致死亡。因此，了解肾小球的症状，早确诊早治疗，对于本病的治愈非常关键。一般来说，肾小球肾炎主要症状有蛋白尿、血尿、水肿和高血压四点，患者临床表现为周身乏力、腰酸腰痛、头晕心悸、手足心热、口干咽干、舌尖红等。

肾小球肾炎最初多是由气虚阳虚引起，时间一长就会转而伤阴，阳损及阴形成气阴两伤。因此，在治疗上，顾及气虚的同时，还要顾及阴虚。这里为大家推荐的中草药偏方就做到了这一点。其具体的使用方法为：

黄芪50克，党参20克，地骨皮20克，麦门冬20克，茯苓15克，柴胡15克，黄芩15克，车前子20克，石莲子15克，白花蛇舌草30克，益母草30克，甘草15克。水煎服，每日服2次。

本方是清补兼施之剂。方中党参、黄芪、甘草补气健脾，助气化以治气虚不摄之蛋白尿；但气虚夹热，故用地骨皮退肝肾之虚热；黄芩、麦门冬、石莲子清心肺之热；茯苓、车前子利湿；益母草活血利水，因慢性肾小球肾炎多兼血淤之证；白花蛇舌草清热解毒。诸药合用具有益气固摄、清热利湿解毒的功效。

本方中黄芪、党参，用量较重（30~50克），在辨证时较适合以气虚为主的患者。本方服用一段时间后，有的患者出现咽干口干、纳食减少、舌尖红，显露伤阴之象，此时可加滋阴清热之品，减少参芪补气用量，否则坚持原方不变，就会出现阴虚症状加重，尿蛋白再次增加的状况。伴有血尿者，可加入二蓟、藕节、蒲黄等。

番茄牛肉，美味健康两不误

慢性肾小球肾炎简称慢性肾炎，青壮年是其主要感染人群，是机体对溶血性链球菌感染后发生的变态反应性疾病，病变常常是双侧肾脏弥漫性病变。病情发展较慢，病程在1年以上，初起病人可毫无症状，但随病情的发展逐渐出现蛋白尿及血尿，病人疲乏无力、水肿、贫血、抵抗力降低以及高血压等症。晚期病人可出现肾衰竭而致死亡。中医认为本病属“水肿”“头风”“虚劳”等范畴。

李悠是某星级酒店的大堂经理，因为平日工作繁忙很少休息，所以身体一直是小病不断。所以，当她刚得肾炎的时候并没有多在意，以为挺一会儿就过去了，可谁知，没几天她就感觉不仅是肾不舒服了，扁桃体也开始发炎肿起来，耳朵还时常出现耳鸣，下肢也有些水肿症状，经过医生诊断，这尚且属于肾炎的初期症状，现在治疗还来得及。如果方法得当数日就可痊愈。

之后她不仅服用了基础的抗炎药物还遵照医嘱采取了食疗偏方进行辅助治疗。结果效果真的很好。半个多月，病就好了。

这个食疗偏方其实已经被我们所熟知，只有没有多少人了解其中的药用价值，这个食疗方就是番茄烧牛肉。

主要的制作方法是：准备牛肉150克，番茄150克，酱油50毫升，白糖10克，精盐5克，蚝油、料酒各2.5毫升，姜丝、葱丝、植物油各少许。然后把牛肉洗净，切成方块；番茄洗净，去皮去子，切成块：锅置火上，放油，烧热，放姜、葱丝煸炒，下入牛肉煸炒几下，烹入料酒、蚝油，加入水（浸没牛肉），放精盐、白糖，烧至熟，再加入番茄烧至入味，出锅即成。

西红柿性凉味酸、甘，有清热解毒，凉血平肝，生津止渴，健胃消食等功效；牛肉营养丰富，其性温味甘、咸，有补脾和胃，益气增血，强筋健骨等功效。将二者一同烹食，可平肝清热，滋养强壮，对慢性肾炎有疗效。

此外，预防肾炎，人们在平时的饮食要多样化，吸收全面的营养，应适当补充含优质蛋白的鸡蛋、瘦肉、鱼类等，脂肪类以植物油为佳。多吃芝麻、木耳等黑色食物滋养肾脏，注意每天进食适量的蔬菜水果。

肾虚补阴，多靠涌泉、太溪、关元穴

中医认为，肾阴是肾精作用的体现，全身各个脏腑都要依靠肾阴的滋养，是人体阴液的根本，所以又称“元阴”。人体各个脏腑失去肾阴的滋养就会发生病变，如肝失滋养则肝阴虚、肝阳亢，甚至出现肝风；心失滋养则心阴虚、心火旺、心烦失眠、心神不安；脑失滋养则眩晕耳鸣。

反过来，各个脏腑的阴液严重不足时，也会导致肾阴不足，如热邪侵犯灼伤胃导致胃阴不足，进一步就会损伤肾阴，称为“肾阴涸”。由于“阴虚则阳亢”、“阴虚生内热”，肾阴虚往往会出现潮热、升火颧红、舌红、口干咽燥、脉数无力等热象，但也有虚而无热，则称为肾精亏损。

所以，在平时我们就要注重肾脏的保养，一旦出现肾阴虚，就要及时补阴，以制约偏亢的阳气，来维护我们身体的健康。

一位35岁的女士常年睡眠不好、多梦，早晨起来精神不好、四肢无力、心烦，感觉时冷时热、头晕、头痛、两眼发干，总想睡觉，有时有恶心的现象，月经量很小，尿频。医生诊脉后告诉她，这些都是肾阴虚的典型症状，只要平时注意补肾，不用吃药这些症状也会慢慢消失的。

在人体的经穴中，涌泉、太溪和关元是补肾阴的常用穴位。

涌泉穴的重要性我们在前面已经讲过了，它是肾经的首穴，是补肾、滋阴降火的要穴，这里当然少不了它了。

太溪穴位于内踝尖和足跟上大筋的中点。所谓太就是大的意思，也就是说它是肾经上最大的溪流。它是足少阴肾经的腧穴和原穴，腧穴就是本经经气汇聚之地，原穴是本经经气较大的“中转站”，太溪穴合二为一，所以太溪穴处肾经的经气最旺。常按揉此穴，就会起到很好的滋阴作用。

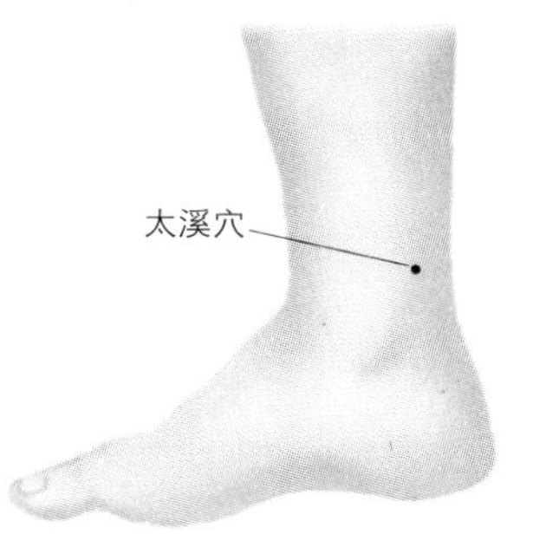

太溪穴的位置

关元穴是任脉上的穴位，是三阴经和任脉的交汇处，还是小肠经的募穴，它的主要作用就是壮阳，用在这里，是为了稍稍激发一下阳气，借一点阳气的力量来帮助阴气恢复，是取“阴阳相生”之意。所以就不需要采用艾灸等刺激程度深的方法，只要用手掌轻轻地摩擦就行了。

具体操作方法：每天晚上泡脚的时候，分别按揉两脚的涌泉穴、太溪穴各5分钟。按揉左脚时手指逆时针转圈，按揉右脚时顺时针转圈。然后躺在床上用掌心逆时针摩擦关元穴，速度不宜太快，感觉皮肤微微发热就行。第二天早上，再按揉两侧涌泉、太溪一次。只要坚持按照这个穴位疗法按摩，肾阴虚状况很快就会治愈。在治疗期间，一定要忌食辛辣、热的食物，如羊肉、狗肉等；可以多吃点酸味或稍甜的东西，对滋阴有很好的辅助作用。

肺炎

板蓝根宣言：我治肺炎没问题

病毒性肺炎常常是因上呼吸道病毒感染向下蔓延所致，一般多为散发，偶可酿成流行。肺炎是一种常见、多发的感染性疾病，临床表现主要有发烧、咳嗽、多痰、胸痛等，重症者喘气急促、呼吸困难，可危及生命。

孙彦新是某杂志社的采编，因为经常在室外活动所以感冒发烧这些小毛病她一向都不当回事。但是，她前不久得了肺炎，因为这个病，她现在的工作已经受到了严重的影响，外出采访的时候因为胸闷气短，多痰而多次使得采访一度中断。就连采访的时候拍照片，都因为忍不住咳嗽而拍花了。领导对她近期的工作有些不满。她意识到自己应该去治病了。但是因为实在不想花费太多的时间，她希望可以找到一个简单实用的偏方。

结果她的运气真的很不错，从一位热心的邻居大妈那里找到了有效的板蓝根偏方。因为板蓝根主治病毒性肺炎,所以效果十分不错。

具体的办法是：取板蓝根、鱼腥草、白花蛇舌草、金银花、山海螺各15克，百部、僵蚕、玄参各8克，甘草3克。制法：水煎两汁兑匀，分2次服，每日1剂。注：同时加服熊胆1.5克、麝香0.06克，分2次服完，再加服六神丸5粒，一日3次。

其实，板蓝根是个很古老的治疗方。在《中华本草》中，对其药效有这样的记载：主治温毒发斑；高热头痛；大头瘟疫；舌绛紫暗，烂喉丹痧；丹毒；痄腮；喉痹；疮肿、痈肿；水痘；麻疹；肝炎；流行性感冒，流脑，乙脑，肺炎等。

生活中，板蓝根清热、解毒的药理作用应用相当广泛，它能抗菌、抗病毒、抗毒素等，可用于消灭病邪内传或清除已侵入脏腑的病邪，素有"人体清道夫"之称。中药药理研究表明，板蓝根有直接破坏细胞内毒素作用和抗病原微生物作用，并能抑制杀灭病毒。所以，板蓝根颗粒等相关制剂对于发病早期的病毒性肺炎的治疗具有可靠的理论依据。

预防肺炎，在日常生活中应注意居室通风，搞好居住环境卫生，室内空气干燥时可以使用空气加湿器，避免过分干燥的空气直接刺激呼吸道。适当饮水，也可以在一定程度上湿化气道，有助于气道分泌物的排出。

此外，还应注意不吸烟、不酗酒，尽量少去那些人多嘈杂、空气污浊的公共场所。饮食上注意营养搭配，适当多食高蛋白低脂肪的食品，多食富含维生素和矿物质的新鲜水果、蔬菜以及滋阴润肺的食品。

绿茶柿子饮，还你一个健康的肺

肺炎患者可能会有这样的感受：咳嗽不断，一闻到刺激性的气味更加严重，甚至有的人因为久咳而感觉体痛。

肺炎究竟是怎么来的呢？

绝大多数的肺炎患者多是由于感冒、空气污浊、通风不良、过劳、维生素缺乏，使呼吸道和全身抵抗力降低时，原来以非致病性状态寄生于呼吸道内或体外的微生物，乘机发育繁殖，增强毒力，引起感染发病。

抑或继发于某些疾病，如支气管炎、流行性感冒、犬瘟热或有寄生虫，如肺吸虫、弓形虫、蛔虫幼虫等。哪些人容易患肺炎呢？主要是体质较弱或患有慢性疾病的人。比如：60岁以上的老年人；反复发作呼吸道感染的儿童和成年人；患有慢性疾病的人，如心脏病、肺部疾病、肾病、肝病、糖尿病、恶性肿瘤的患者；长期住院或卧床在家的伤残病患者；有酗酒习惯的人等。

下面为大家推荐一款防治两用的肺炎偏方——绿茶柿子饮，希望能帮助患者早日重获健康。

这款偏方的具体制作方法是：准备绿茶2克，柿叶10克。于9～10月采柿叶，切碎，蒸30分钟，烘干。每次按上述剂量加开水400毫升浸泡5分钟。分3次服，饭后服。

现代科学大量研究证实，茶叶含有与人体健康密切相关的成分，具有提神清心、清热解暑、消食化痰的功效。所以，用绿茶对治咽喉、肺部炎症确有实效。

此外，肺炎患者在居住环境上也有一定的要求，室内温度最好保持在18～20℃，湿度50%～60%，有条件的家庭，可以在室内安放加湿器。而且，空气要新鲜。不论春夏秋冬都要通风换气，但不要使病人处在有对流风的地方。在保证环境通风的同时保持气道通畅，及时清除鼻痂及鼻腔分泌物。病人最好变换睡眠体位或轻拍其背部，以利于排痰及炎症的尽快吸收。要定时测体温，因为高热对病人不利，如有高热，应及时处理。

肺结核

三味粉，减轻肺结核的痛

肺结核是通过呼吸道传播与传染的，传统的观点偏重于尘埃带菌传染，现称菌尘气溶胶传染，即指因肺结核排菌病人随地吐痰，干燥后细菌随尘土飞扬，被他人吸入而引起感染发病。肺结核是结核杆菌侵入体内引起的感染，是青年人容易发生的一种慢性和缓发的传染病。一年四季都可以发病，15～35岁的青少年是结核病的高发年龄，潜伏期4～8周。

王振强是某纺织厂的工人。2008年3月因反复干咳、咯血，伴有发热、盗汗，进行性消瘦而至医院就诊，经查血常规未见明显异常，PPD试验强阳性，胸部CT检查显示“左上肺结核”，痰菌培养找到抗酸杆菌。经住院抗结核治疗后热退，咯血症状消失，但仍有咳嗽，夜间盗汗。尝试多种药物，只起到抑制作用，整体病情却未见多少好转迹象。后来，偶然得到一个重要偏方，尝试之后效果很好。虽然，见效较慢但却减轻了病痛。咳嗽的时候也不会再看见血丝，明显感觉肺部清爽了许多。

这个偏方的俗称叫做“三味粉”，是由生百部、煅牡蛎、白及这三种药材组成的。使用方法很简单，只需要将上述三味中药按1∶2∶3的组成比例研粉混合。每次温开水冲服4克，每日3次。

本方具有养阴润肺，收敛止血的作用。常用于治疗呛咳气急，痰少质黏，时时咯血，血色鲜红，午后骨蒸潮热，颧赤，盗汗，口渴，心烦失眠，急躁易怒，舌红而干苔少，脉细数。

方中百部润肺止咳、杀虫；牡蛎益阴潜阳、软坚散结；白及收敛止血、消肿生肌。该方常用于现代医学的肺结核等病症。

双味药饮，让你拥有健康的肺

肺炎是由多种病源菌引起的肺充血，水肿，炎性细胞浸润和渗出性病变。症状表现为发热，咳嗽，胸痛，呼吸困难等。肺炎的发病原因很多，刺激性的物质，如食物、汽油等吸入下呼吸道后易引发吸入性肺炎。维生素A是呼吸道健康的必需物质，缺乏时可导致呼吸道易感染性增强，引发肺炎。

这里为大家推荐的食疗偏方是：绿豆荸荠粥和雪梨汁饮。

1.绿豆荸荠粥

材料：准备绿豆60克，荸荠100克，大米100克。

制法：将荸荠洗净去皮，切成小块；绿豆、大米均去杂，洗净，备用。锅内加水适量，放入绿豆、大米煮粥，六成熟时加入荸荠块，再煮至粥熟即成。每日1～2次，可长期服食。

功效：绿豆有清热解毒、利尿消肿、润肤解暑等功效，荸荠有清热解毒、祛风化痰、利湿止渴等功效，适用于急、慢性肺炎。

2.雪梨汁饮

材料：雪梨250克。

制法：雪梨洗净，去皮，切薄片。用凉开水浸泡2小时。然后用洁净的纱布包裹绞汁即成。一次饮完，每日1～3次。

功效：此方有生津润燥，清热化痰的功效，对肺炎咳嗽、消渴、便秘有一定作用。

中医认为梨味甘、微酸、性偏凉，主要归肺、胃二经，具有润肺清热、消痰降火、清胃泻热、养阴生津、滋肾补虚及润肠通便等作用。治疗肺结核引起的咳嗽有独特而明显的效果。著名的“梨膏糖”就是以甜梨为主原料制成的止咳成药。

预防肺炎要注意调养饮食，补充足量优质蛋白、维生素、微量元素食物，适当多吃些滋阴润肺的食物，如梨、百合、木耳、芝麻、萝卜等。尽量多喝水，吃易消化的食物，以利湿化痰液，及时排痰。当痰多时应停进肉类、油脂，俗话说“鸡生火，肉生痰”。忌烟酒以避免过度的咳嗽。

肺结核患者在选择适当的食疗方的同时，一定要注意生活保养与禁忌。要戒除吸烟，避免吸入粉尘和一切有毒或刺激性气体；应忌食坚硬、高纤维的食物，以免引起消化道出血；禁食生葱、大蒜、洋葱等刺激性食品，防止咳嗽、气喘等病状的加重。

蛤什蟆油助你抗击肺结核

肺结核是结核病的一种，是由结核杆菌引起的慢性传染病。临床上多呈慢性经过，因身体抵抗力弱，感染结核杆菌后发病。肺结核一般有疲乏、消瘦、盗汗、胃口不好、下午发热、面颊潮红等全身症状，可伴有咳嗽、咳痰、咯血、胸痛、气急等。

王文年近40，家庭美满，事业有成，本来应该正是享福的时候，可是，由于得了肺结核而整天郁郁寡欢。因为肺结核的病灶范围小，在前期的时候可无明显症状，所以在发现症状之后往往比较危险。王文的病情算是发现较早的，其全身出现了下列症状：午后低热、乏力、食欲减退、体重减轻和盗汗，当肺部病灶急剧进展或播散时，可有高热。因为他本人忌讳打针吃药住院这样的事情，所以，医生在建议住院无效之后，只好答应他回家治疗。

其实，药食疗法也是治疗肺结核的一种常用方法，关键在于是否能选对正确的方子。

王文多方打听找到一个流传甚广的药食方子，这是一种以蛤什蟆油为主要材料的药粥，他食用之后效果显著。下面我们就来看看这款药粥的具体制作方法。先准备10克，银耳1朵，粳米100克，然后将蛤什蟆油及银耳以冷开水浸泡2小时，文火煎煮半小时，再入粳米，煮熬成粥。放冰糖适量调味，分顿随量食用。以上为1日量，连服半个月为一个疗程。

蛤蟆什油含有丰富的蛋白质、脂肪、糖类、多种维生素、激素、氨基酸和矿物质，是珍贵的中药材和天然滋补品，所以能发挥这样的效果并不惊奇。此外，它还具有滋阴润肺、补肾益精、补虚退热、益肝肾和养肺之功能，对于治疗精亏劳损、神经衰弱、头目晕眩、周身乏力、肺虚、干咳、盗汗、低热不退、吐血咯血、病后体虚、肺虚咳嗽、产后虚弱等症均有显著疗效。

那么怎样辨识自己是否患了肺结核呢？

一般说来，有以下几点现象出现就可以确诊患了肺结核：

（1）咳嗽、咳痰。早期咳嗽或有微咳，无痰或有少量黏液痰。肺组织发生干酪样坏死或并发感染时，痰量增加并成脓性。并发支气管结核时，可有剧烈的刺激性咳嗽。

（2）咯血。约1/3患者有不同程度的咯血。痰中带血为炎性病灶的毛细血管扩张引起，中量以上咯血常为小血管损伤或空洞内血管瘤破裂所致。

（3）胸痛。当炎症波及壁层胸膜时，患侧胸壁有胸痛，随咳嗽和呼吸而加重。

（4）呼吸困难。患慢性重症肺结核时，由于肺组织广泛破坏，或并发肺不张、肺气肿、广泛胸膜增厚、气胸或大量胸腔积液等，可引起呼吸功能障碍而出现呼吸困难。

除此之外，胸部体征也会随着病情变化而变化。早期病变范围小或位于肺组织深部，多无异常体征。若病变范围较大，则患侧呼吸运动减弱，叩诊呈浊音，听诊呼吸音减弱或有病理性支气管肺泡呼吸音。如在锁骨上下、肩胛间区于咳嗽后闻及湿罗音时，对诊断有重要意义。当肺部病变发生广泛纤维化或胸膜增厚粘连时，则患侧胸廓下陷、肋间变窄、气管向患侧移位、叩诊变浊，而健侧可有代偿性肺气肿征。

肺病食茼蒿，润肺消痰避浊秽

吴昊2007年接到国外某大学的录取通知书，然后就满心欢喜地开始了出国的准备工作。在签证的体检通知书下来之后，跑去体检，哪知照胸片检查出肺结核，而且还挺严重的，他当时觉得很不可理解，因为自己吃得好睡得好玩得好，什么状况都没有，再说前两年他做过胸透，什么事也没有。通过关系，吴昊的家里人火速联系到了一位老中医，验痰验血查肝肾指标，都一切正常，痰也是阴性（他的痰在治疗的一年里全是阴性），老中医为他开药，结果吃了快半个月也不见什么疗效。后来，在一次偶然机会里，发现了一个食疗方。依据记载，应该已经有上千年的历史，他觉得，既然能传到现在，肯定有其道理，就大胆尝试看看，结果真的治好了他的肺结核。

这个食疗方的主要材料是茼蒿。他的来源还有一段有趣的传说呢：

湖北有一道“杜甫菜”，用茼蒿、菠菜、腊肉、糯米粉等制成。为什么要叫做杜甫菜呢？传说杜甫一生颠沛流离，疾病相袭，他在四川夔州时，肺病严重，生活无着。年迈的杜甫抱病离开夔州到了湖北，当地人做了一种菜给心力交瘁的杜甫食用。杜甫食后赞不绝口，肺病也减轻了很多。后人便称此菜为“杜甫菜”，以此纪念这位伟大的诗人。

杜甫菜能有这种食疗效果，是因为它其中含有茼蒿。

据《本草纲目》记载，茼蒿性温，味甘、涩，入肝、肾经，能够平补肝肾，宽中理气。主治痰多咳嗽、心悸、失眠多梦、心烦不安、腹泻、脘胀、夜尿频繁、腹痛寒疝等病症。

除了这道菜肴之外，茼蒿还可以与其他食物相互搭配起到一定的辅助治疗效果，比如茼蒿炒猪心。它的制作方法也很简单：先准备茼蒿350克，猪心250克，葱花适量。然后将茼蒿去梗洗净切段，猪心洗净切片备用；锅中放油烧热，放葱花煸香，投入猪心片煸炒至水干，加入精盐、料酒、白糖，煸炒至熟。加入茼蒿继续煸炒至猪心片熟，茼蒿入味，加入味精即可。

现代医学也证明茼蒿各种医疗作用。

茼蒿中含有有特殊香味的挥发油，有助于宽中理气、消食开胃、增加食欲，并且其所含粗纤维有助肠道蠕动，促进排便，达到通腑利肠的目的。

茼蒿内含丰富的维生素、胡萝卜素及多种氨基酸，性平、味甘，可以养心安神、润肺补肝、稳定情绪，防止记忆力减退；气味芬芳，可以消痰开郁，避秽化浊。

茼蒿含有一种挥发性的精油，以及胆碱等物质，具有降血压、补脑的作用。

需要注意的是，茼蒿辛香滑利，胃虚泄泻者不宜多食。

胆囊炎

胆俞穴上拔罐，治愈胆囊炎

生活中有些人会偶尔感觉右上腹隐隐作痛，就怀疑是肝出了问题。于是去医院花了上百元做乙肝五项、肝功能、肝B超检查，结果却显示他的肝没有任何问题。回到家之后，他的疼痛还是没有任何好转，有的甚至更加厉害。这是怎么回事呢？这样的情况，大多数是因为得了胆囊炎，却误认为是肝有问题。

胆石症发病年龄的高峰为40～50岁，40岁左右的妇女更多。我国胆囊炎的发病率呈逐年上升趋势，但大多数胆囊炎都与胆囊结石密切相关，它们犹如一对孪生兄弟，常常并存。

这里为大家推荐的是按摩拔罐法。此方法主要取穴是胆俞。

具体的治疗方法是：先在胆俞穴上拔罐，留罐10～15分钟。起罐后，用右手拇指在胆俞上用力按摩15分钟。疗程：每天1次，6次为1个疗程。

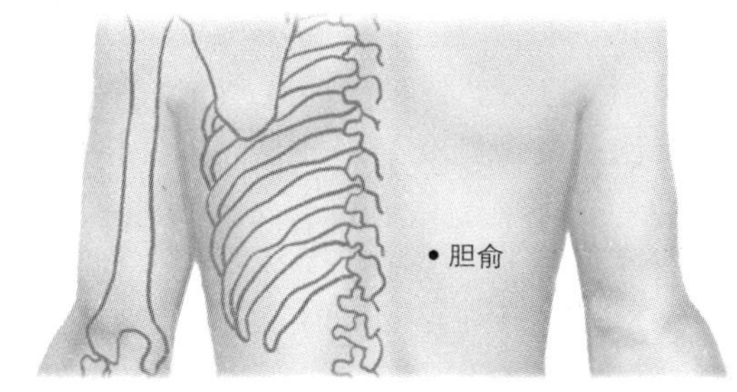

胆俞穴的位置

虽然传统的拔罐疗法效果不错，但是患者也千万不可忽略平日里的营养和饮食。

首先需要补充的就是维生素A。维生素A能保持胆囊上皮细胞组织的健全，防止细胞脱落。含维生素A的食品很多，如西红柿、胡萝卜、玉米、鱼肝油等。特别是胡萝卜，既能利胆又能帮助脂肪的消化吸收。

在治疗期间还要注意禁食低脂、低胆固醇、高糖流食。并将脂肪分散在各餐中，不可集中于一餐。食物以炖、烩、蒸、煮为主，忌用油煎、油炸食物。

乌梅应对胆囊炎，慢工出良效

胆囊炎是细菌性感染或化学性刺激（胆汁成分改变）引起的胆囊炎性病变，为胆囊的常见病。

其发病原因主要有以下四点：胆道感染可引起胆囊发炎；情绪失调可导致胆汁的排泄受阻引发胆囊炎；饮食不注意，暴饮暴食；肠道寄生虫病，比如蛔虫钻入胆道可引起胆道发炎，其残体和卵可成为结石的“核心”。

庞倩倩今年24岁，有数年慢性胆囊炎病史，曾作胆囊结石手术，术后仍脘腹胸胁胀痛，时轻时重，中西药治疗可症状改善不明显。其症见胃痛腹胀，心下痞满，气逆胸胁，偶尔胸胁胀痛，手足厥冷，不欲冷食，口干不欲多饮，口苦，舌质暗淡，苔黄厚腻，脉沉弱。辨为寒热错杂夹虚证，治当清上温下，兼以补虚，给予乌梅丸变汤剂，一剂比一剂效果好。

这个偏方的具体使用步骤如下：

准备乌梅15克，黄连12克，细辛3克，干姜6克，当归10克，黄柏12克，桂枝3克，红参6克，附子3克，花椒3克，枳实10克，白芍12克，山楂24克，醋20毫升。分为6剂，每日1剂，水煎服，分3服。

这其中发挥主要药理作用的乌梅丸"又主久利"，可收敛止泻；黄连、黄柏清泄上热；附子、干姜、桂枝、细辛、蜀椒温暖下寒；人参、当归补益气血。《随息居饮食谱》中说："梅，生时宜蘸盐食，温胆生津，孕妇多嗜之，以小满前肥脆而不带苦者佳。几者联合作用效果好。"

此外，在工作活动方面，急性发作期卧床休息是必要的。

慢性期可根据病情的轻重适当参加一点体育活动或工作，但不可过量。因为大量活动造成的疲劳是临床上胆囊炎发作的常见诱因，且活动量大，消耗多，需补充高能的食物，这样会大大增加胆囊的负担。对于恢复期病情较轻的胆囊炎患者来说，进行一些简单、轻松的工作或活动量小的体育活动，如太极拳、太极剑、散步、做广播体操等是可以的，而且这样还可增强胆囊肌肉的收缩力，防止胆汁在胆囊内的淤积。

更年期胆囊炎，吃点猕猴桃

王茜是一位55岁的女性胆囊炎患者，她的病可以说是"忍"出来的。她因为间断的右上腹疼痛持续半年多而求诊于医院。患者当时表现为右上腹胀痛有时窜痛，吃饭不太好，口干、口苦，长叹一口气则觉着舒服，睡眠也比较差，被确诊为胆囊炎。经过追问病史，医生发现她受到过刺激。她性格内向，不爱发脾气，凡事忍耐。即便与他人发生矛盾也一声不吭，总是一个人默默地承受。但是坚强的意志不仅不能帮她渡过难关，反而躯体上的毛病越来越多。先是右上腹出现不适，随后出现失眠、消化不良等一系列症状。有的医生建议她手术切除胆囊，但她不同意。其实这是典型的心身疾病，属中医胆胀范畴，为肝郁气滞血淤型，西医诊断即为胆囊炎。

对于这种原因引发的胆囊炎可以使用下列偏方加以治疗：猕猴桃茶。她在使用此方之后，病情明显好转。

这个偏方的具体使用方法是：先准备猕猴桃2个，红茶5克，红枣20克。猕猴桃洗净去皮切成小块，将枣去核备用。将猕猴桃与大枣加水煮沸，等汤汁变浓时加入红茶，煮一分钟即可。功效：健脾益胆，解毒抗癌。

猕猴桃又被称作奇异果，很多人以为它引进自海外，实际上我国原本就有猕猴桃。李时珍在《本草纲目》中描绘猕猴桃的形、色时说："其形如梨，其色如桃，而猕猴喜食，故有诸名。能止暴渴，解烦热，可调中下气。"它的维生素C含量在水果中名列前茅，一颗猕猴桃能提供一个人一日维生素C需求量的两倍多，被誉为"维C之王"。

英国学者研究证实，新鲜的猕猴桃果实能明显提升人体淋巴细胞中脱氧核糖核酸的修复力，增强人体免疫力，降低血中低密度脂蛋白胆固醇，从而减少心血管疾患和癌肿的发生概率，猕猴桃中的纤维素、寡糖与蛋白质分解酵素，能防治便秘，使肠道内不至于长时间滞留有害物质。

最新的医学研究表明，猕猴桃中含有的血清促进素具有稳定情绪、镇静心情的作用，另外它所含的天然肌醇，有助于脑部活动，因此能帮助忧郁之人走出情绪低谷。

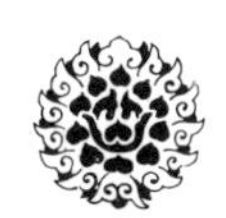

胆结石

常吃核桃治好胆石症

胆囊的主要作用是储存肝脏分泌的胆汁，在人体进食后，它将胆汁释放出来，参与对食物的消化。如果胆囊中出现了一些由不同成分构成的结石，这种情况就叫胆结石。造成胆结石的原因，是因为食物中脂肪含量过高，结果导致肝脏分泌的胆固醇量超过胆汁酸所能溶解的量。于是过量的胆固醇形成结晶，大约80%的胆结石是这样产生的，另有29%是钙与胆红素结合的产物。

王淑云从1986年起经常感到腹部隐痛、胸闷，并伴有恶心、呕吐、寒战、发热等症状，经医院诊断为胆石症、胆囊息肉。经过1年治疗后，虽然病情暂时得到控制，但没有彻底治愈，而且要严格忌食，弄得王淑云精神委靡不振。一次偶然的机会，王淑云从一篇文章中了解到核桃有排石功效，就试着吃核桃，平均每天吃4颗大核桃或10颗小核桃（又称山核桃），天天坚持，从不间断。吃了3个月后，腹痛减轻了，半年后则感觉不到隐痛了，腹胀、呕吐的症状也不再出现。后来王淑云到医院作B超复查，胆囊息肉和胆结石都消失了。

服食核桃无副作用，但年纪大、体质差、消化吸收功能弱的患者，一次不可多吃。4颗核桃应分中、晚2次吃或1次1颗，过一段时间，适应后再增加到2颗。其次阴虚烦躁、身体易出血者，不宜多服、久服，可采用少量服、断续服的方法，直至胆结石消失。为巩固疗效，胆结石消除后仍应坚持服食核桃6个月以上。

核桃性温，味微甘，无毒。它既能强阳固肾、补气益血、敛肺润肠，又能溶解结石，尤其对胆结石的辅助疗效更佳。

对胆结石急性期的患者，可先将120毫升香油放在锅里煮沸，再放入核桃仁20克，炸酥后捞出，加冰糖100克共同研细，加油调为糊状，置于容器内。每4小时服一汤匙，一般数天后即可排出结石。

对慢性胆结石患者，可每天食生核桃仁10个，连食1个月后，如症状已消失，可减为每天7个；2个月如未发病，再减为每天4个，连食3个月。

“金钱草”是排石的重要药物

关于金钱草治疗胆结石作用的发现，在民间还流传着这样一个传说：

相传，从前在峨眉山下住着一对年轻的恩爱夫妻，男耕女织，日子过得很美满。谁知有一天，丈夫突然肋下疼痛，像刀扎针刺一般，不久便活生生地疼死了。妻子非常伤心，一定要请医生查明死因不可，医生根据死者的病情及疼痛部位，剖腹查看，发现死者胆囊里有一块石头。妻子拿着这块石头，悲痛地说：“就是这块无情的石头拆散了我们夫妻，害得我好苦啊。”本想把它打碎扔掉，但转念一想，不如留着做个纪念，她便用红绿丝线织成一个小网兜，把石头放在里面，整天挂在脖子上，干活、睡觉都不拿下来。说来也巧，有一年秋天她上山割草，割了一大捆抱回家去，到家后忽然发现挂在胸前的那块石头已经化去了一半。后来这事被一位医生听说了，医生找上门来对她说："那天你割的草里准有一种是能化石头的药草，你带我上山去找那种草吧！"没想到那地里的草已被人割光了，医生就在这块地上做了记号。

第二年秋天，医生再次跟这位妇女上山，把那片地上的草全都割下来。然后按类分开，再把那块石头先后放到每一种草上试验，终于找到了那种能化石头的草，医生高兴地说："这下胆结石病人有救啦。"由于这种草的叶子是圆形的，很像金钱，而且它能化胆囊里的结石，价值比金钱还贵重，故就叫它"金钱草"。

金钱草，为报春花科多年生草本植物过路黄的全草，主产于四川、浙江等地，功能清热退黄、利胆排石、利尿解毒，主治湿热黄疸、胆道及尿道结石以及跌打损伤、疔疮肿毒等症，尤其是对胆道结石疗效颇著，被誉为治结石之要药。

近年来的临床应用表明，每日用金钱草60～250克，水煎服，对治疗肝胆结石有较好效果。某些病例治疗后不仅临床症状消除，肝功能恢复正常，且X线见结石阴影消失。煎服以金钱草为主，配以木香、枳壳、栀子等药组成的排石汤以及用金钱草、狗宝研粉蒸猪肝服等方法治疗胆结石，效果亦佳。另外，用金钱草干品60克，水煎分2次服，每日1剂，治疗肾炎也有较好疗效。

现代研究表明，金钱草含有酚性成分、甾醇、黄酮类、氨基酸、鞣质及胆碱等，有利尿排石、促进胆汁分泌和抗菌作用。其利尿作用可能与其所含的盐有关，能使尿液变为酸性，促使在碱性条件下的泌尿系结石溶解。可见，金钱草确具有排石作用。

郁金香加金钱草，利胆消石

刘爱玲，今年50岁，形体肥胖，有慢性胆囊炎、胆石症病史5年。去医院就诊时她的舌头上有齿痕，而且脉象不平稳。经常右侧胁肋胀满，口干口苦，小便色黄。经过她自己描述，以前吃过不少治疗胆囊炎症的药物，但是效果总是时好时坏，最近再吃就不见什么效果了。医生说这是因为她身体中由于长期接受药物刺激所以对部分药物成分产生了抗体。所以，现在吃以前的药效果不明显。为了她身体健康考虑，建议其放弃西药制剂，选择以较为温和传统种草药方治疗。经过朋友介绍她选择使用了一个药方，效果不错。

具体方法是：金钱草30克，茵陈、郁金各15克，枳壳、木香各9克，生大黄9克。按照传统中草药的煎煮方法，将上述药材洗净处理好，大火30分钟后再小火煎煮20分钟，全部做好之后再如法煎煮第二次，将两次煎煮的药汤合并在一起。为了药效更好地发挥出来，最好在每日饭后服用，每日1剂。

本方具有清热利湿，排石止痛作用，常用于治疗胆石病属湿热蕴结证，胁肋疼痛，腹部胀满，黄疸，口干舌燥，恶心呕吐，厌食油腻，小便黄赤，大便或秘或溏，舌红苔黄厚腻，脉滑数。

方中金钱草利湿退黄消石；郁金活血止痛、行气解郁、利胆退黄；茵陈清热，利湿、退黄；枳壳、木香行气化湿、消积止痛；大黄泻下通便，导湿热外出。

患了胆结石不用怕，排石汤来了

以中医的观点来分析，胆结石的形成主要是由于长期肝气郁结，进而化湿蕴热，湿热交阻，从而致使胆液蒸熬凝结成石。一般来说，当胆石处于静止状态时，可表现为"有病无证"，但在胆绞痛发作时，就会表现为肝郁气滞。如并发感染，则表现为湿热或毒热。

这里为大家推荐的这款排石汤虽然构成简单，但都是已经经过验证的方剂，可以安全使用。这个食疗方的名字是茵陈胆道汤。

具体的制作方法是：准备茵陈78克，栀子39克，黄芩39克，枳壳39克，木香39克，大黄39克，金钱草78克，柴胡39克。然后以水煎服，每日3次，每次100毫升。

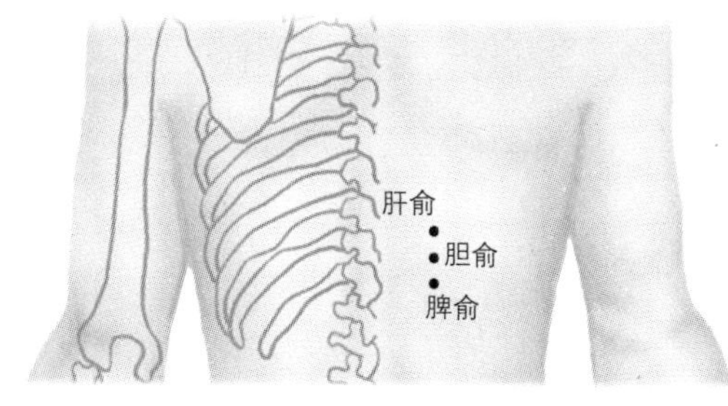

肝俞、胆俞、脾俞三穴的位置

坚持服用有清热、利胆、排石的功效。方中茵陈、栀子清热利湿；柴胡、黄芩舒肝清热；枳壳、木香理气止痛；金钱草清热利湿排石；大黄通里攻下。

胆结石是急腹症的一种，它引起的胆绞痛犹如刀扎般剧痛，令病人极其痛苦。一旦发作，可采取以下应急措施：

1.指压穴位止痛

令病人脱去衣服，俯卧，用大拇指或手掌使劲按压肝俞、胆俞、脾俞3个穴位。按压后如果绞痛仍不止，可加用蒸或煮热的毛巾对右乳房下方的期门穴和剑突（心口）下胃脘部进行热敷，疼痛即可止住。

2.香烟灸烤侠溪穴

侠溪穴在脚背第4、5趾间根部有压痛的位置。点燃一支香烟（艾条更好），在此穴位上灸烤（注意不要太近，以不伤皮肤为度）。灸烤的时间长短，依病人反应而定。若开始烤时觉得不热，就烤到感觉热为止；若开始即感觉热，就烤到觉得不热为止，疼痛即可缓解。

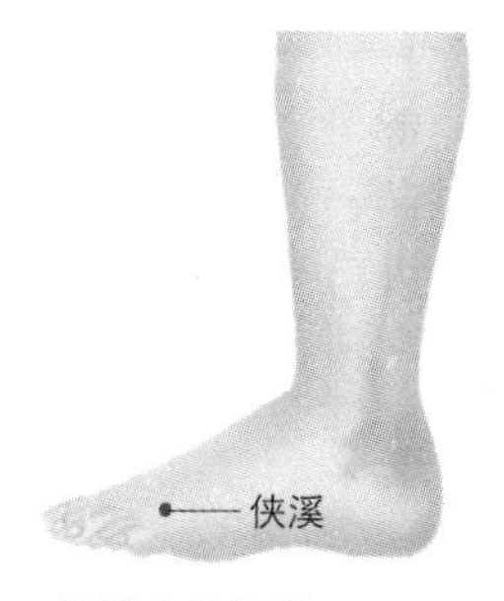

侠溪穴的位置

治愈胆道结石的偏方一则

胆囊炎已经成为女性的高发病，因为其发病时会有明显的痛感而让患者倍感揪心。利用传统偏方治疗胆囊炎，有时候会比西药等治疗方式更为有效。

殷黎是某饭店的老板娘，平日里是个女强人，但是自从得了胆结石之后，气色和精气神都很不好。2002年10月12日初诊时，患者右上腹隐痛反复发作2年，近1个月来逐渐加重。自诉2年前因过食油腻食物而致右上腹隐痛不适，到某医院行B超检查发现有胆囊结石，给服用颠茄等药物治疗，右上腹疼痛缓解。但此后一进食油腻食物，便会出现右上腹隐痛不适。后因吃油炸煎饼而致右上腹隐痛不适再作，又到医院治疗，给予解痉止痛药物及口服排石中成药，未见明显好转。后来采用中草药方治疗，两个疗程后痊愈。

中医在对治胆结石病症的时候采取的治疗方针是清肝利胆、排石止痛。处方选材皆为天然，所以毒副作用极小。

具体的操作可以按照下面的方法进行：准备虎杖15克，广郁金15克，鸡内金15克，金钱草30克，海金沙30克。将上药用水浸泡半小时后大火煮开，再小火煎煮20分钟即为头煎药，再如法煎煮为二煎药，将头煎、二煎混合，将上药分2～3次，饭后半小时温热服用。每日1剂。

事实证明，本方具有清肝利胆，排石止痛的作用。专门针对胆道结石症发生作用，所以，是胆结石患者应当尝试的良方。

本方中虎杖具有散淤之痛的功效；广郁金可应对气滞血淤所致的胸、腹、胁肋疼痛，对缓解胆结石患者腹部疼痛有显著效果；金钱草有良好的利湿退黄及排石通淋作用，治肝胆结石及黄疸，可单用该品煎汤代茶饮；海金沙有清利湿热，消除炎症的作用。几味药相互结合，对治疗胆结石疗效显著。

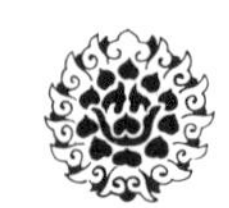

尿道炎

尿道炎先杀菌，石苇来帮忙

尿道炎是女性在热天中的一种多发性病症，如果你某一天出现了尿频、尿急、尿痛的症状，有时还伴有腰酸和小腹胀痛，那么你有可能是患上尿道炎了。

尿道炎之所以容易在炎热季节找女性的麻烦，是因为女性尿道较短，尿道口在会阴部附近，使细菌容易侵入尿道；加上气温高，人体出汗多，女性的外阴部汗腺又特别丰富，如果护理不当，就容易使外阴局部长时间潮湿。此时细菌会繁殖得特别快，并乘虚而入，引起尿道发炎，导致尿道充血水肿，出现尿频、尿急、尿痛等症状。

曾小玲是某宾馆的餐饮部经理。2005年6月15日初诊，自诉尿频、尿急、尿痛已经2周。查尿常规可见白细胞，未见红细胞，尿蛋白阴性，中段尿培养阴性。自行服用氟哌酸1周，症状未见减轻。后来因为尿频、尿急，无法正常生活工作，不得已到医院就诊。后发现其排尿时疼痛明显，心情烦躁，睡眠质量很差，大便秘结。平时月经量少，而且颜色暗红，来月经时经常出现痛经现象。在几家医院都诊断为“急性尿道综合征”，事实上，经过医生的辩证分析，她的病属于下焦湿热淤结，只要能服用清热利湿的药就应该有好转。后来，她找到学习中医的亲戚，服用了其推荐的一款中草药经典方，服药7剂之后病情即明显好转。后来，为了巩固疗效坚持服用了3剂。至今没有复发过。

这个方子取材自然，做起来也不是很麻烦：先准备石苇10克，怀牛膝15克，蒲公英30克，党参15克，瞿麦10克，冬葵子10克，生地12克，六一散（包）30克。然后将上药浸泡之后大火煮开，换为小火之后连续煮沸两次即可。此法重复一遍，然后将第一遍的成药与第二遍的合在一起，此为1剂。依据患者自身身体状况，可以将药分为3份或者4份，饭后半小时服用一份。

本方具有清热解毒、利湿通淋作用，常用于治疗女性尿道炎。

方中石苇是主药，清热利尿通淋；瞿麦、冬葵子清热通淋；怀牛膝下行，补益肝肾；蒲公英与六一散合用，加强清热、利湿、解毒之功；生地养阴清热；党参益气固本。

从药理研究的角度而言，石苇、蒲公英，具有较强的杀菌抑菌及抗病毒作用；瞿麦具有利尿抗菌和提高免疫力的作用；冬葵子促进尿液分泌，增加尿量；怀牛膝扩张血管，促进血液循环；党参增强免力；六一散则能解毒，并具有增强免疫的功效，诸药共同作用达到改善临床症状，利尿抗菌和提高免疫力的作用，所以可以治女性尿道炎等病症。

尿道炎是可以预防的。热天，在大量出汗以后，女性要补充足量的水分，以免因饮水不足造成尿量少而浓，以至不能及时把细菌等有害物质排出体外。此外，为避免因过度劳累而降低身体对疾病的抵抗力，哪怕再忙，也应保证充足的睡眠。

枸杞茯苓茶，缓解尿道灼热痛

尿道炎，这个疾病很多男人会认为是女性病，其实不然，男性也会患上此病，并且患上后会给患者带来十分痛苦的后果，希望广大男性朋友对此予以重视，发现此病以及医治，不要为今后的健康、生活带来阻碍。

这里我们为大家推荐的是枸杞茯苓茶。茶疗法在我国已经有上千年的历史，多数方子都有神奇效果，有需要的朋友不妨一试。

枸杞茯苓茶的具体制作方法是：准备枸杞子50克，茯苓100克，红茶100克。将枸杞子与茯苓共研为粗末，每次取5～10克，加红茶6克，用开水冲泡10分钟即可。每日2次，代茶饮用。此方有健脾益肾、利尿通淋的作用，适用于慢性肾炎、少尿、尿痛、尿道炎等。方中枸杞子甘平、能补肾益精；茯苓甘淡能健脾利尿；红茶能利尿提神，同时也是治疗小便不利的理想饮料。

这里需要注意的是，此方只针对尿道炎的原发症状发生作用，对后期出现的并发症没有明显疗效。

由于尿道炎症状多不影响正常生活，感觉尿道炎是小毛病，这样时间一久，就变成慢性尿道炎了。这时就会出现许多并发症。如男性可并发睾丸炎、附睾炎、前列腺炎、精囊腺炎、附睾结节、输卵管梗阻，精子数量质量都降低，阳痿、早泄、男性不育等；女性可并发阴道炎、宫颈炎、附件炎、子宫内膜炎、盆腔炎，严重的尿道炎甚至会导致女性不孕症或流产、死胎、宫外孕、新生儿低体重、呼吸道感染等。

所以，在治疗尿道炎上一定要重视，不可以认为是小病而掉以轻心，这样常常耽误最佳的治疗时间，造成其他并发症的产生。

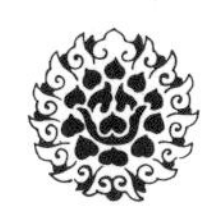

冠心病

吃萝卜醋豆治好冠心病

冠心病是冠状动脉粥样硬化性心脏病的简称，是危害人类健康的一大杀手。一个人的血管发生了严重粥样硬化或者痉挛，就会导致给心脏输送营养物质的通道变狭窄甚至堵塞，其严重后果是导致心肌缺血缺氧，因此又被称为缺血性心脏病。

金明是一名电力工程师，由于患有冠心病，常常会感觉气短，动则喘，不能弯腰，蹲着系鞋带一头汗，走上三层楼得停歇三次。2009年春节期间，邀朋友吃饭，同席的一位老中医介绍，吃萝卜醋豆可有效也缓解和治疗冠心病。于是他便很快泡出一罐子，一日三餐以它当菜。吃3个月之后，奇迹出现了：能弯腰拎水、做饭、生炉子，上五层楼不用停歇，心律不齐也消失了，脸上充满了红润。

中医认为，萝卜味辛甘，有健脾消食、化痰、定喘、清热顺气、消肿、散淤之功。近代医学发现萝卜含有木质素，能把人体内的巨噬细胞的活力提高2～3倍，增强人体免疫能力。黄豆有宽中下气、治神经衰弱、降低胆固醇的功效，主治便秘、贫血和体虚。醋可助消化，增进食欲，消肿止痛，预防感冒，驱灭蛔虫等。

下面就是此方的具体制作方法，有需要的朋友可以按需取用：

按坛的容量准备一定量的红皮萝卜，把红皮萝卜洗净，带皮切成手指头般粗细的条。黄豆经过挑选，先煮至七成熟时，再下萝卜，文火焖烂，以筷夹不溃、吃之软面为度。焖制的火候很重要，必须做到不糊、不干。熟烂后要留有少量原汤，趁热加盐、加醋（米醋也可）、味精适量。原汤和醋要把萝卜和黄豆淹没，然后用干净的纱布盖好口，7～10天后即可食用。萝卜、黄豆、醋的下料比例：以萝卜为主（约占60%），黄豆为辅（约占40%），醋量要按自己的口味习惯而定。夏季泡剂量要少一些，以防霉变。

海带松，让你过得更“安心”

史某，男，56岁，常年患高血压，高脂血症、冠心病，在医学杂志上发现海带松一方，服用半年，去医院检查以上疾病均恢复正常。

此方的具体制作方法是：准备浸发海带200克，香油、绵白糖、精盐少许。先将浸软泡发洗净的海带放入锅内煮透捞出，再用清水洗去枯液，沥干水分后，即可把海带摆好切成细丝。然后在锅内放入香油，油七成热时，把海带丝稍加煸炒，盖上锅盖，略经油炸，揭开锅盖继续焙炸。当海带发硬、松脆时，便捞出沥去余油入盘，放入绵白糖、精盐拌匀即可食用。

此方软坚化痰，利水泄热，对于预防高脂血症、高血压、冠心病、血管硬化等均有一定的作用。常食海带，对冠心病有辅助疗效。海带中含有大量的碘，有防止脂质在动脉壁沉着的作用，能使人体血管内胆固醇含量显著下降。

在使用效果良好的治疗方的同时，也不要忘记调节日常的生活，具体来说应注意以下几个方面：

（1）合理饮食，不要偏食，不宜过量。要控制高胆固醇、高脂肪食物，多吃素食。同时要控制总热量的摄入，限制体重增加。

（2）生活要有规律，避免过度紧张;保持足够的睡眠，培养多种情趣;保持情绪稳定，切忌急躁、激动或闷闷不乐。

（3）保持适当的体育锻炼活动，增强体质。

（4）多喝茶，据统计资料表明，不喝茶的人群中冠心病发病率为3.1%，偶尔喝茶的降为2.3%，常喝茶的（喝三年以上）只有1.4%。此外，冠心病的加剧，与冠状动脉供血不足及血栓形成有关。而茶多酚中的儿茶素以及茶多本酚在煎煮过程中不断氧化形成的茶色素，经动物体外实验均提示有显著的抗凝、促进纤溶、抗血栓形成等作用。

（5）不吸烟、酗酒：烟可使动脉壁收缩，促进动脉粥样硬化;而酗酒则易情绪激动，血压升高。

（6）积极防治老年慢性疾病，如高血压、高血脂、糖尿病等，这些疾病与冠心病关系密切。

酸甜甜的食疗偏方治愈冠心病

现在，冠心病的队伍每年都在壮大。这种看似凶猛的疾病，其实只要平时在饮食上多加注意就能起到一定的预防作用。可是有些人，非得等到得了病才想起来要注意饮食，这种健康误区使越来越多的人受害。

那么，应该怎样从饮食上保养自己呢？下面是两则防治冠心病的食疗方：

（1）山楂蜂蜜饮：取红山楂5个，去核切碎，用蜂蜜1匙调匀，加在玉米面粥中服食。

每日服1～2次。

（2）菊花山楂茶：准备菊花、生山楂各15～20克，水煎或开水冲浸，每日1剂，当成日常茶水饮用即可。

俗话说，吃得好睡得香，身体免疫力自然强。那么，对于冠心病患者来说，怎样科学睡眠，才能达到最好的保健效果呢？

晚餐应清淡，食量也不宜多，宜吃易消化的食物，并配些汤类，不要怕夜间多尿而不敢饮水，饮水量不足，可使夜间血液黏稠；睡前看电视也应控制好时间，不要看内容过于刺激的节目；按时就寝，养成上床前用温水泡脚的习惯，然后按摩双足心，解除疲乏。

此外，还要注意睡眠体位和晨醒的时间。强调这两点是因为对冠心病人至关重要。

冠心病人宜采用头高脚低右侧卧位，以减少心绞痛的发生。冠心病人若病情严重，已出现心衰，则宜采用半卧位，以减轻呼吸困难，避免左侧卧或俯卧。

因为清晨是心绞痛、心肌梗死的多发时刻，也是冠心病人最危险的时刻。因此，冠心病患者早晨醒来的第一件事不是仓促穿衣，而是仰卧5～10分钟，进行心前区和头部的按摩，做深呼吸、打哈欠、伸懒腰、活动四肢，然后缓缓坐起，再缓缓下床，慢慢穿衣。起床后及时喝一杯开水，以稀释变稠的血液。

瓜荷姜三汁饮治疗冠心病

刘金山今年已经有70岁，性格开朗，腿脚利索，只是因为有冠心病这个隐忧，儿女都忍不住为他担心，四处为其寻医找药，最后，小女儿从一本医书中看到一个传世很久的偏方，全家人经过再三的分析和考量之后决定应该让老人试一试。

就这样，刘金山按照方子上所说的步骤试用了一周，去做了一次常规检查后发现，心率恢复正常，而且没有胸闷气短的现象了。他自己也感到有些意外。

他所选用的治疗方是以荷叶、黄瓜和生姜为主要材料的药方。具体的制作方法是：取荷叶汁15毫升，黄瓜汁30毫升，生姜汁3毫升。一次服下，每日2～3次。7日为一个疗程。

荷叶汁具有滋阴润燥等功效。黄瓜所含的丙醇二酸有抑制糖类物质在机体内转化为脂肪的作用。肥胖者、高脂血症、高血压、冠心病患者吃黄瓜有一定益处。姜对大脑皮质、心脏、延髓的呼吸中枢和血管运动中枢均有兴奋作用，是心血管系统的有益保健品。

所以说，瓜荷姜三汁对治疗冠心病有很好的疗效。

此外，因为属于食疗方，所以对冠心病患者的饮食禁忌要求很高，如果屡屡犯忌，很可能会影响治疗效果，所以患者都有必要注意一下治疗期间的饮食禁忌：

（1）吃水果和蔬菜虽好，但要维持营养平衡。

（2）减少盐的摄食量。摄食盐量低可以降低血压，并且减少患冠状动脉病的危险。

（3）忌食含脂肪高的食物，如肥猪肉、肥羊肉等；忌食含高胆固醇的食物，如猪皮、猪肝、脑髓、鱼子、蟹黄、全脂奶油、腊肠等；忌食含高热能及高碳水化合物的食物，如冰淇淋、巧克力、蔗糖、油酥甜点心、蜂蜜、各种水果糖等。

（4）忌辛辣刺激之物，如辣椒、芥末、胡椒、咖喱、咖啡等。

（5）不要吃不易消化的食物。

（6）不宜食用菜子油。

（7）不宜饮酒。

冠心病营养药膳——枣香皮冻

冠心病本是老年病，正常情况下是50岁以上发病，但现在冠心病有1/5的患者不足50岁，年轻化越来越严重！这与现代人工作和生活压力大、长期精神紧张、生活缺乏规律以及抽烟、酗酒、吃喝无度、高热量高脂肪饮食、缺少运动等不良生活方式密不可分，正是这些不良生活方式导致了肥胖、高血压 、高胆固醇血症、胰岛素抵抗等代谢性疾病，而这些疾病又最终导致了心血管疾病。

焦利然今年27岁，她在2008年年末突然感觉自己经常胸闷，透不过气来，而且总是不由自主地叹气，胸口好像总是有一块大石头压在那里一样。最近这半年来又有了一个新的毛病，有时会突然一下胸部很痛，痛得动都不能动。但很快又会缓过来，位置大概是在横膈膜的地方（靠近心脏）。

她吃了一些止痛药但是不见什么效果，最后，无意间吃了邻居家做的枣香皮冻，觉得很好吃，就当做零食自己做来吃，结果，一个月后，她发现，不知不觉中自己的心口不经常痛了，也不气闷了。后来经过证实，的确是这个“零食”的作用，这让她喜出望外。

这个偏方的具体制作方法是：先准备大枣25枚，猪皮500克，鲜姜5片，白酒、熟猪油、绵白糖各适量。然后放在砂锅内放适量清水，将大枣洗净，待水沸时放进去煮5分钟左右捞出，去皮和核，然后捣成枣泥备用。将洗净的猪皮放锅内氽水5分钟后捞出，将猪皮切成小块备用。砂锅内重新放适量清水，将切好的猪皮小块放入锅中，将鲜姜和白酒放入，用小火把猪皮煮熟，再放入绵白糖、枣泥，再煮10分钟左右，等猪皮烂熟时捞出。

最后，碗的内壁上涂抹熟猪油，将煮至烂熟的猪皮放入，冷却结成皮冻后倒出，切成长条或小块即可食用。

要问这其中的治疗医理，就现在已知的情况：大枣可降低血清胆固醇，可软化血管：猪皮含有大量胶原蛋白，在煮制过程中可转化成改善细胞生理机能的明胶：鲜姜可促进血行，并有姜辣素，可对抗体内有害的氧自由基。枣香皮冻具有补血、止血作用，可改善血液循环，加快血红蛋白和红细胞的生成，对冠心病等症具有辅助治疗和营养康复功效。

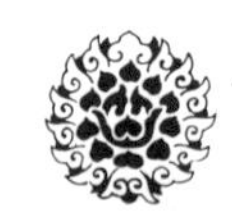

心绞痛

外敷桃仁也能治好心绞痛

心绞痛是冠状动脉供血不足，心肌急剧的暂时缺血与缺氧所引起的临床综合征。其特点为阵发性的前胸压榨性疼痛感觉，可伴有其他症状，疼痛主要位于胸骨后部，可放射至心前区与左上肢，常发生于劳动或情绪激动时，持续数分钟，本病多见于男性，多数病人在40岁以上，劳累、情绪激动、饱食、受寒、阴雨天气、急性循环衰竭等为常见的诱因，可出现心肌梗死、致命性心律失常或心力衰竭等并发症。

李老师38岁，身体一直不好，近年来多次因劳累过度或情绪激动突发心前区压榨性疼痛、胸闷。到医院就诊，医生诊断为冠心病、稳定型心绞痛。为预防心绞痛发作，医生给他开了消心痛片，每日3次，每次10毫克，餐前服用。服药两个多月，以往时不时来“捣乱”一下的心绞痛发作次数明显减少，而且程度也明显减轻，愁眉不展的李老师心中暗喜，心想这“消心痛”可谓名副其实，蛮管用的。

可是，转眼三四个月过去，李老师觉得吃消心痛的效果不像以前那样灵了。在医生的建议下，他将每次剂量增加为20毫克，但效果却越来越差。

其实，像李老师这样因为长期、大剂量服用消心痛片引起耐药性的例子并不少见，不少患者都有过这样的经历。消心痛片即硝酸异山梨酯，是一种常用的长效有机硝酸酯类药。该药能扩张冠状动脉，增加冠脉血流量，改善心肌缺血，减轻心脏负荷，从而缓解心绞痛。

针对这种情况，下面为大家推荐一个偏方：取单味桃仁30克，蜂蜜适量。将单味桃仁捣碎，加蜂蜜调成糊状，摊敷心前区对应皮肤上，布带束紧，每日更换1次，15天为一疗程。忌食厚腻过咸之品。

桃仁性平，味苦，有活血化淤、润肠通便之功，用于治疗多种淤血症、肠燥便秘和肺痈、肠痈等症。桃仁提取物有抗凝血作用，还能使血压下降。蜂蜜补中益气、解毒。两者合用外敷可防治心绞痛。

拔火罐，身心都舒服的自然疗法

心绞痛，是冠心病中最常见的一种症状。《圣济总录·心痛总论》说：“心痛诸候，有寒气卒客于脏腑，发卒痛者;有阳虚阴厥，痛引喉者;有心背相引，善瘛伛偻者;有腹胀归于心，痛甚者；有急痛如针锥所刺者；有其色苍苍，终日不得太息者;有卧则从心间痛，动作愈甚者;有发作积聚往来，上下痛有休止者。或因于饮食，或从于外感，中脏既虚，邪气客之，痞而不散，宜通而塞，故为痛也。”

发作时服用硝酸甘油可以缓解，但有时不能持久。尤其是在发作频繁、症状加重、发作时间延长时，硝酸甘油往往不发生作用。实践经验证明，当冠心病人发生心绞痛时，采用我国古老的民间疗法——拔火罐疗法，会使心绞痛很快减轻或消失，胸部憋闷也会相应地减轻或消失。每日1次，3~5日症状即可全部消失。

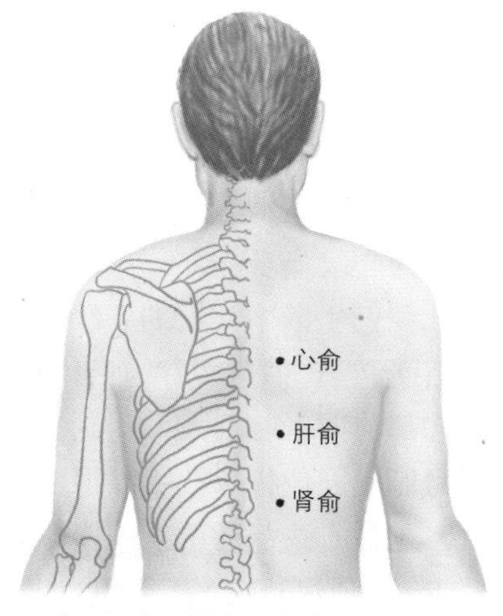

心俞、肝俞、肾俞三穴的位置

方法很简便，取直径5~7厘米的拔火罐6个，拇指大的酒精棉球或小纸团6个。先将应拔部位洗净擦干，取1个酒精棉球或小纸团，点燃后，立即投入火罐内，将罐快速扣在脊部脊柱左边的大杼穴位上，罐子即被吸在上面。再用此法将第二、第三个火罐分别扣在背部脊柱左边上的心俞和肝俞穴位上。然后，用同法将另三个罐子分别扣在背部脊柱右边的大杼、心俞和肝俞三个穴位上。过15分钟取下火罐后，扣罐口处的皮肤会有点微痛，只要轻轻抚摸几下，痛觉即可消失。

拔火罐疗法的作用原理主要是刺激局部周围的神经及血管、肌肉等，使血管扩张，血流加快，新陈代谢旺盛，营养充足，脏器功能活跃，活血散淤，消炎镇痛，促使炎症吸收和消散。因此，对由于供血不足造成的冠心病心绞痛有较好的疗效。

事实证明，平时定期拔火罐，对心绞痛和心肌梗死的发作有预防作用。如能结合练气功、太极拳和服用必要的药物，则效果会更佳。

硬币按摩，让你不再心如刀绞

夏天气温高，人体血液集于体表，供应心脏、大脑的血液减少，会加重心脑血管患者的缺血、缺氧反应。另外，天热易让人烦躁，也会加重心脏负担。加上昼长夜短，睡眠质量打折扣，心脑血管患者更容易发病。尤其早晨是心脑血管疾病发病高峰，这时人刚从睡眠中醒来，交感神经兴奋，心率和血压也随之加快和升高，心脏负担加重。所以心脏不好的人不宜晨练，最好在晚饭后一小时再锻炼，锻炼方式不可过于激烈，最好选择散步、打太极拳等。

夏天出汗多，心脏病患者可以喝些淡盐水和果汁补充钾。不要喝大量冰镇饮品，因为冰镇食品经食道到胃，心脏遇冷收缩，容易发生心绞痛、心肌梗死；冷食还容易升高血压。

心绞痛如果突然发作，手头又没有急救药品时，建议家属或他人及时按压患者的至阳穴，几分钟后患者心绞痛的症状就能得到缓解。

操作手法是：左手扶住患者的肩部，右手拇指和食指持5分硬币一枚，将硬币边缘横放于至阳穴（在背部，在脊背正中线第七、八胸椎棘突之间）适当用力按压，局部可有酸胀感，一般半分钟到1分钟就可缓解疼痛。

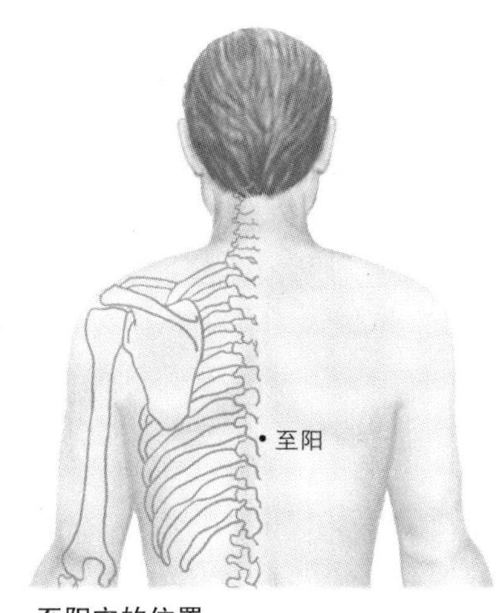

至阳穴的位置

如果找不准至阳穴，比较简单的是让患者低头，颈后隆起的骨突即为第七颈椎，由此往下数到第七个骨突即第七胸椎，其下方凹陷处就是至阳穴。按压4分钟以上，可维持作用时间达20分钟左右，这与舌下含服硝酸甘油片和速效救心丸有类似的效果。

按压至阳穴还有预防心绞痛发作的作用，一般每天按压3次，或者是在从事较重体力劳动前、情绪不佳时按压至阳穴，可以有效防止心绞痛发作。

老榕树根控制非典型心绞痛

说到非典型心绞痛，可能大家都会一头雾水。说得直白一点就是，不同于一般心绞痛症状的心绞痛。

我们生活中常见的心绞痛都比较容易诊断，而且发病原因多是由于劳累、受寒、饱餐或情绪激动，而且多伴有肢体疼痛。但这里要说的非典型心绞痛无论是常见症状还是治疗方式都与前者有很大的区别。虽然是心绞痛，但会出现咽部、下颌部、胃部等处疼痛，也因为疼痛部位特殊，所以很多时候发病了也会被误诊。

这种心绞痛的诱发因素以体力劳累为主，其次为情绪激动。登楼、平地快步走、饱餐后步行、逆风行走，甚至用力大便或将臂举过头部的轻微动作，暴露于寒冷环境、进冷饮、身体其他部位的疼痛，以及恐怖、紧张、发怒、烦恼等情绪变化，都可诱发。

今年57岁的老汪，10年前出现不明原因的咽部疼痛，他以为是慢性咽炎，医生为他开了些止痛药，症状有所缓解。

10年来，老汪的咽部疼痛经常发作，每次他都是吃些止痛药。最近一次发作，老汪的咽部疼痛剧烈，被家人送到医院。内科主任通过仔细询问及检查发现，老汪所患疾病并非咽炎，而是非典型心绞痛，有三支血管病变严重，随时都有猝死的可能。医生立即为其进行了冠状动脉支架植入术，之后老汪出院。但术后，他的身体修复状况一直不是很理想。心口有时还是会隐隐作痛，因为做过手术了也不敢乱吃药，只能找一些副作用小的偏方试试。

在这个过程中，他发现一个朋友的推荐方很有用，取材也很方便。这个偏方的具体方法是：准备老榕树根30克，蒿草根15克，余甘根30克。将三药共入锅煎水。饭后服用，每周服药6天，连服4周为一疗程，主治心绞痛。此方花钱不多，自做方便，有上症状的朋友不妨试一试。

现代医学已经证实，蒿草对心血管系统的作用是：可减慢心率，抑制心肌收缩力，降低冠脉流量。榕树根入药也是自古就有的古方。所以说，上述治疗方对治疗心绞痛有一定的疗效。如果使用得当，恢复健康指日可待。

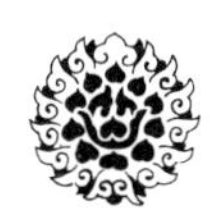

心慌心悸

关心你的心，从心俞穴开始

现代社会竞争压力越来越大，很多人为了保住“饭碗”，不得不放弃休息时间而拼命工作，又没有时间锻炼身体，导致身体健康状况越来越差，常常感到心慌、心烦、头晕耳鸣、工作时不能集中精力、睡眠质量也很差，这些都是典型的亚健康状态。而在中医看来，亚健康的根源就是心阴不足，也就是心阴虚了。

心悸是指在心前区感到心脏“咚咚”的跳动。通常正常人在静息状态下感觉不到心跳，但在剧烈的运动后或高度兴奋时，= 会感觉到心跳。

在五行中，心属火，火属阳，五脏又属阴，所以心是阴中之阳。在心阴心阳中，心阴的力量更为薄弱，也就更容易受到侵袭。现代人在工作和生活的重压下，极易耗费心血。血属阴，心血就是心阴，所以，心血耗费的多了，就会导致一些我们前面说的“虚热”症状。

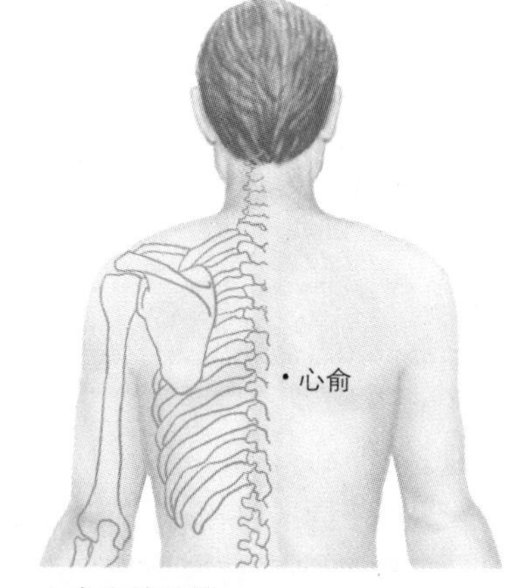

心俞穴的位置

气为血之帅，血为气之母，血在经络中的流通要靠气的推动，而气也要靠血来当它的运载工具，二者是相辅相成、不可分割的。所以，当心血阴虚的时候，气就没有可以搭载的工具了，不能运行到全身各处，出现诸如心慌、气短等症状也就不奇怪了。另外，“心主神明”，在心气血两虚的情况下，心脏的功能必然会下降，那么它就没有足够的力量去控制人的精神意志了，人也就会相应地出现精神恍惚、注意力不集中等症状。

所以，当出现心阴虚的症状时，一定要注意补心血。在人体的经穴中，补心血的最佳穴位是心俞。

心俞位于人体背部，当第五胸椎棘突下，左右旁开二指宽处（或左右约1.5寸），是足太阳膀胱经上的重要穴位，还是心的背俞穴，具有宽胸理气、宁心安神、通调气血的功效。因此，当心血阴虚时，每天晚上坚持在两侧心俞穴上拔罐10分钟，就可以补足心神气血，也就不会有心慌意乱、精神恍惚的症状发生了。

为配合经络疗法，我们还可以采用食补的方式来补心血，桂圆莲子粥就是不错的选择。取莲子、桂圆肉各30克，百合15克，麦冬10克，冰糖适量，加水适量，煮到莲子酥烂时即可。其中，百合和麦冬最好先用水泡上一两个小时，这样更容易煮烂。此粥在睡前一小时喝最好。

最后，还要注意加强锻炼，内外结合，才能更好更快地恢复健康活力。

心悸不再，草药方的神奇功效

心悸是许多疾病的一个共同表现，其中有一部分心悸的患者并无器质性病变，因而病史对于心悸的诊断尤为重要，应仔细询问患者心悸的发生是否与体力活动、精神状态以及应用药物等因素有关。若心悸常在轻度体力活动后产生，则病变多为器质性的，应进一步询问既往有无器质性心脏病的病史，若心悸发生在剧烈运动之后，或在应用阿托品等药物之后，则为机体的一种生理反应。

距退休还有10年光景，王粲然就患上了心悸、怔忡症。也许是在下岗潮的压力下患上的吧，他常自觉心中悸动、惊恐不安，有时竟不能控制自己的情绪，且伴有失眠、健忘、眩晕、耳鸣等症。为了工作，他对治疗特别积极。最近他脸色红润，一改工作丢三落四的毛病，做事也越发有信心了。原来他用益气温阳活血汤治好了他的心悸、怔忡症，其具体方法是：取党参、黄芪、丹参各30克，补骨脂、附子各9克，川芎12克，桂枝、甘草各6克。每日1剂水煎服。

引发心悸的原因有很多，比较常见的有体质虚弱，久病体虚，饮食不当，七情刺激，感受外邪、药物过量等。

体质虚弱：素体不强，久病或劳欲过度，或各种失血，造成气血阴阳的亏虚，以致心失所养，发为心悸。

久病体虚：热病伤阴或房事过度，均可导致肾阴亏损，心火妄动，扰乱心神，形成心悸。

饮食劳逸不当：劳倦太过伤脾，或久坐久卧伤气，引起生化之源不足，而致心血虚少，心失所养，神不潜藏，引起心悸。

七情刺激：平素心虚胆怯之人，如骤遇惊恐，或情怀不适，悲哀过极，忧思不解等致七情扰动，忤犯心神，不能自主而心悸。或长期忧思惊恐，精神情绪过度紧张，心气虚怯，阴血暗耗，不能养心；或心气郁结，生痰动火，痰火扰心，心神失宁而为心悸。或大怒伤肝，大恐伤肾，怒则气逆，恐则精却，阴虚于下，火逆于上，亦可动撼心神而发惊悸。若郁热内蕴，复加恚怒，变生肝火，肝火扰心；或痰火扰动心神，心神失宁，也易导致心悸。

感受外邪：风、寒、湿三气杂至，合而为痹。

药物过量：药物过量，可以损害心气，甚则损伤心体，引起心悸。

心悸患者应保持精神乐观，情绪稳定，坚持治疗，坚定信心。应避免惊恐刺激及忧思恼怒等。生活作息要有规律。饮食有节，宜进食营养丰富而易消化吸收的食物，宜低脂、低盐饮食，忌烟酒、浓茶。轻证可从事适当体力活动，以不觉劳累、不加重症状为度，避免剧烈活动。重症心悸应卧床休息，还应及早发现变证、坏病先兆症状，做好急救准备。

夏季心悸吃龙眼，安神又舒心

夏季到了，天气逐渐转热，传统中医认为，“暑易伤气”、“暑易入心”。心律失常病人要格外注意养心。如果出现心悸、胸部扑动、头晕目眩、突发气急、阵发性虚弱、晕厥或突然意识丧失等症状，需要警惕心律失常发生。

由于夏天出汗多，血液相对黏稠，这都会加重心律失常患者的心脏缺血缺氧反应，导致心律失常的高发。此外，炎热的天气容易让人急躁，烦躁不安、情绪激动，如果控制不好情绪，极易诱发心律失常，再加上夏季昼长夜短，夜间的睡眠时间减少，睡眠质量会大打折扣，也是心律失常容易复发的诱因之一。

这里为大家推荐的食疗偏方是龙眼肉炖鸡汤。通过多方验证之后被证实对于心悸、心慌有突出疗效。其主要的制作方法是：准备肥母鸡1只，桂圆肉150克，盐、料酒、胡椒粉、味精、葱、姜适量。先将鸡宰杀，清洗干净，入开水锅内焯水后捞出，洗去血沫放入砂锅内。再放桂圆肉及辅料，用大火烧开，后改用小火炖2小时左右，除去葱、姜，加味精调味即可食用，可以补气健脾，养血安神，适宜心脾虚弱、气血不足、失眠头晕者调补，也可用于久病体虚、产后进补。

此方一般人都可以食用，尤其适合心悸、失眠、神经衰弱、记忆力低下、贫血等患者食用；也很适宜于老年人气血亏虚及妇女产后虚弱乏力者食用。

龙眼之所以能发挥治疗效果是因为其营养丰富，故自古以来被视为滋补佳品。其中含有丰富的水分、维生素C、胡萝卜素、维生素B_1、维生素B_2、维生素B_3，还含有有机酸、腺嘌呤和胆碱等成分，糖、蛋白质以及磷、铁、钙多种矿物质等营养成分。最重要的是，龙眼具有健脑益智、补益心脾、养血安神之功效，可以治疗贫血、气短、心悸、失眠、健忘、神经衰弱等症，又可治疗病后或产后身体虚弱、肠风下血、脾虚泄泻、产后水肿等。

在服用此治疗方的同时，需要注意以下几点：

由于龙眼属于温热食物，多吃易滞气，因此一次不宜吃得太多。

因含糖分较高，糖尿病患者当少食或不食；凡外感未清，或内有郁火、痰饮气滞及湿阻中满者忌食龙眼。又因龙眼肉中含有嘌呤类物质，故痛风患者不宜食用。

此外，在夏季出现心律失常的病人养心应该注意以下几点：

首先是要睡眠好。高质量的睡眠可以预防疾病的发作。俯卧是最不宜采取的睡姿，因为俯卧会压迫心脏和肺部，影响呼吸。心律失常患者以及心脏病患者，应采取右侧卧的睡姿，保持身体自然屈曲，因为这种姿势有利于血液的回流，以减轻心脏的负担。如果出现胸闷、呼吸困难，可采取半卧位或30度角坡度卧位，从而减少心律失常的发生。在睡前不宜观看令人兴奋、激动的比赛或节目，不喝茶和咖啡等刺激性饮料。

其次，避免做剧烈运动。因为剧烈运动时，心脏的负担大大加重，致使心脏不能承受突然的刺激，而加重心律失常或心力衰竭，甚至会引起脑血管病变或突然死亡。心律失常患者应坚持动静结合原则。适合心律失常病人做的运动有：散步、慢跑、太极拳、保健操等。运动中应感觉良好，不伴有头晕、胸闷、胸痛、气慌、气短和咳嗽、疲劳等现象，若有上述不适出现，则应立即停止运动。

最后，饮食要清淡。可以多喝一些汤粥，如苦瓜粥、菊花粥等，既能补充水分，又能解暑消夏。

心慌、头晕按劳宫，让心养养神

《黄帝内经》中说：“心痹者，脉不通，烦则心下鼓，暴上气而喘，嗌干善噫，厥气上则恐。”意思是说，心痹的人，血脉不通，容易心烦，气喘，咽喉干燥。中医没有明确的“心悸”一说，但这里的心痹与心悸症状大同小异。引起心痹的原因有很多，但最重要的一点还是离不开心，心情郁闷，心失所养，心气不足，都会导致心痹。这时候应该怎么办呢？

我们知道，心包经是代替心脏主持问题的，心的问题首先就找心包经。《黄帝内经·

灵枢·邪客》中说："心者，五脏六腑之大主也，精神之所舍也，其脏坚固，邪勿能容也。……故诸邪之在于心者，皆在于心之包络。"意思是说心脏受邪，问题都由心包经来承受。

在心包经上有一个穴位叫劳宫穴，有人将劳宫称作心脏休息的宫殿，确实是简单明确地概括了这一含义。人工作了一天，最想做的事就是回家好好休息。心脏也是这样，日日夜夜不停地运送血液，时间久了也会疲劳，这时候，就应该让它好好休息。所以，古代医家一直将劳宫穴的主治症状放在神志病以及心病方面，是临床解决神志疾病的常用穴、特效穴。

劳宫穴在我们的手心，位置很好找，将手握拳，中指尖所指向的位置就是了。心包经的工作时间是晚上7～9点，也就是我们常说的电视黄金档，这时候最好停下所有的工作，和家人一起看看电视，一边看一边按摩劳宫穴，刺激10分钟是最好的。如果用手觉得很累的话，也可以找个钝一点的硬物，如筷子、笔头，但一定不要伤到手。如果这段时间实在抽不开身的话，其他的时间想起来按摩一下，效果也是不错的，只不过打个折扣而已。

几乎所有的养生书都会告诫人们，少动心，保持心境平和。道理谁都知道，可要想做到，对于尘世之人来说几乎是天方夜谭。每天晚上回到家里，好好地按摩一下劳宫穴，就好像为心脏打开了一盏"心灯"，胡思乱想了一天之后，在这温暖的"灯光"之下好好休息一番，又何愁心脏会受到伤害，会因为疲惫、惊恐、紧张或者其他情绪而跳动不停，消极怠工呢？

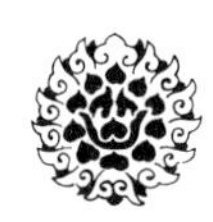

脑淤血、脑血栓

枸杞当归妙治血栓性麻木

于世宏，今年55岁，是某学校的一名普通教师。患有高血压病史9年，2009年7月的一天，突发意识障碍伴右侧肢体活动困难，到医院救治，经头颅CT、MRI等检查明确病情为左侧脑血栓形成，血脂、血糖等检查均示正常，经治疗后患者病情好转出院。为求进一步康复，他的老伴四处为其寻医问药。

后经朋友推荐，他尝试服用了枸杞当归为主药的中草药调养方，连续服药1个月后，能自行下床活动，言语较以往清晰，大便2日1次，基本恢复正常。综合治疗3个月后，他的意识和言语都比较清晰，肢体麻木现象也有明显的缓解。

这个方子的制作方法如下：先准备生黄芪50克，当归20克，枸杞果20克，山萸肉10克，生乳香9克，生没药9克，鹿角胶（捣碎）18克。将上药（除鹿角胶外）用水浸泡半小时后大火煮开，再小火煎煮20分钟即为头煎药，再如法煎煮为二煎药，将头煎、二煎混合，将上药分2～3次，兑入鹿角胶，饭后半小时冲服，每日1剂。

本方具有益气养血，祛淤通经作用，常用于治疗肢体痿废，或偏枯，气短懒言，多汗，小便频数或遗尿，舌紫暗，脉极微细无力。方中生黄芪益气升阳；当归补血润燥；枸杞果、山萸肉补益肝肾；鹿角胶填精益髓；乳香、没药祛淤通经。该方常用于现代医学的脑血管意外后遗症（半身不遂）等病症。根据现代药理研究：黄芪能改善贫血，扩张冠状动脉及外周血管，提高机体抗病能力；当归有明显抗血栓作用，能促进血红蛋白和红细胞的生成，下降冠脉和总外周阻力；山茱萸能抑制血小板聚集、抗血栓形成；枸杞子对造血系统有促进作用。诸药共同作用达到抗血栓、扩张血管及促进造血等目的，所以可以治肢体痿废或偏枯等病症。

银杏叶巧治心脑病

王大海的父亲患脑血栓病9年了，久治不愈，用银杏叶法治疗3个半月病就好了。病基本痊愈后，可延至5～7天喝1次；完全好后7～10天服1次，以巩固疗效。

具体的做法是：将银杏叶撕碎放入暖瓶内（用茶缸浸泡也行），然后倒入100℃白开水约500毫升，浸泡15分钟即可。在早饭后服头遍，午饭后服二遍。一般每天1次，每次用干叶5克。第1个月服5天停3天，以后服5天停5天，5天为1疗程。停5天的目的是让各个器官特别是胃得到休息。脑血栓兼有胃病的人，不宜喝银杏叶水，因对胃不利。服银杏叶水期间，不喝茶，不饮酒。按规定服用无任何副作用，但超量就可能有腹泻、头痛或胃不适的感觉，停药即好。在首次用银杏叶之前，必须请医生对病人进行检查，确定是否是高血压、脑血栓类的病，不可盲目用药。

那么对于脑血管病，我们该怎么去预防呢？

首先要做到"三个半分钟，三个半小时"。

"三个半分钟"就是醒过来不要马上起床，在床上躺半分钟；坐起来后再坐半分钟；两条腿垂在床沿又等半分钟。经过这三个半分钟，不花一分钱，脑缺血没有了，心脏很安全，减少了很多不必要的猝死、不必要的心肌梗死、不必要的脑中风。

"三个半小时"，就是早上起来运动半小时，打打太极拳，跑跑步，但不能少于3千米，或者进行其他运动，但要因人而异，运动适量；中午睡半小时，这是人生物钟的需要，老年人更是需要补充睡眠，因为晚上老人睡得早，早上起得早，中午非常需要休息；晚上6～7时慢步行走半小时。

其次要经常活动双手。指尖是最容易产生堵塞的地方，平时只要我们把指尖这个地方疏通开，就能减缓头部的一些压力。这里教大家一个方法：用双手指腹点击式按摩头部，每天两次，一次50下，这样不仅活动了手，也可有效治疗头昏脑涨。

再者就是节制情绪，少生气。注重饮食，多吃性温平的食物，少吃寒凉之物，避免体温降低，血管收缩。

菊花药枕，心脑保健的偏方

道路如果堵塞，交通运输会瘫痪；人的血管如果堵了，其结果则是致命的。近年来，脑血栓、心肌梗死、周围动脉血栓、深静脉血栓、肺栓塞等一系列血栓栓塞疾病严重威胁着人类健康。据统计，其导致的死亡已达全球总死亡人数的51%。因此，血栓，这个血管中的幽灵，已成为人类健康最大的敌人。

人体血液中有凝血与抗凝两大系统。正常情况下，二者处于动态平衡状态，当这种平衡局面被打破，且凝血系统占优势时，血栓便应运而生。具体来说，血栓是血液成分在血管或心脏内膜表面形成的血液凝块或沉积物，它可以发生在血管中的任何地方，导致血液流动停止。

取菊花1500克，拣去杂质，装入类似枕头大小的布袋，扎紧袋口，再配以枕套，睡觉时做枕头用。

药枕用来很方便，睡眠时药物通过鼻、舌、皮肤、穴位的吸收发挥药效，达到防病、治病及保健作用。菊花具有雅淡的清香，并含有腺嘌呤、胆碱、小苏碱和菊甙等有效成分，具有抗菌消炎、降压、明目和防治冠心病的作用。故常用此枕可辅助治疗高血压病、神经性头痛、脑动脉硬化等疾病。

心脑血管病患者按中医辨证可有多种症型，属于阴虚阳亢型者用菊花最好。属于阴阳两虚型者则不宜用寒凉的菊花，只宜用培补阳气，滋养肾阴的药。

另外，有研究对脑血栓形成的病人，通过与其他疾病患者配比对照，采集年龄、性别、民族、婚姻状况、吸烟、饮酒、饮食、精神刺激、体育锻炼、体重、血压、血糖、心电图、血清胆固醇等30多个成分进行分析，发现高血压病史、心电图异常、心脏病、糖尿病、高脂血症、高血压家族史、超重和喜食肥肉等与脑血栓形成的发病有关，其顺序为高血压病史、收缩压升高、体重指数和高密度脂蛋白减少，是影响脑血栓形成的主要因素。体育锻炼可减少脑血栓形成的发生。

因此，应积极控制高血压，降低血脂，降低血黏度，积极治疗血栓相关性疾病，如动脉粥样硬化、糖尿病、风湿性心脏瓣膜病、房颤等。平时多饮水，防止血液淤滞。还应养成低盐低脂的饮食习惯，多食蔬菜水果及豆制品，适当多吃能辅助预防血栓形成的食物，如大蒜、洋葱、番茄、芹菜、海带、黑木耳等。避免精神紧张及身体过于劳累，适当进行体育锻炼，保持身心健康。

老年痴呆

煲三仁粥，为老人找回记忆

老年痴呆，已经成为不少老年人的遗憾和儿女心中的伤。因为这是一种进行性发展的致死性神经退行性疾病，所以，进程缓慢，老年人会逐渐呈现记忆功能不断恶化，日常生活能力进行性减退，行为障碍，最终生活不能自理的症状。

冯大爷是某公司的退休员工，今年已经67岁了。家中有一双儿女，生活美满。但是随着年纪的增长，冯大爷的记忆力不断下降，经常失落物品，忘记重要的约会及许诺的事，记不住新邻居的姓名；学习新事物困难，看书读报后不能表述其中的内容，就连给小孙子讲老故事都出现了突然想不起来的状况。大女儿觉得有必要带老人去看看医生，经过诊断发现，冯大爷属于大脑功能退化期，呈现了痴呆的初期症状。医生建议以药物治疗和食疗相结合的方法来治疗疾病。

为了避免自己的父亲出现后期重度痴呆的症状，儿女们找到了一款颇为有效的食疗方——三仁粥，平日里坚持让冯大爷服用，服用5个月后，冯大爷的语言表达能力比较清晰了，虽然还是会出现忘记东西的症状，但语言功能的恢复效果较为明显。坚持服用一段时间后记忆力也有了较好的恢复。

三仁粥的具体做法是：准备柏子仁25克，松子仁20克，郁李仁25克，粳米100克。然后将郁李仁打碎，放入锅中加水煮，约20分钟后取汁备用。粳米淘净与打碎的柏子仁、松子仁一起放入锅中，加郁李仁汁和适量的水，煮至粥稠即可。此款食疗方具有安神养心、通便润肠的功效。

这里需要注意的是，不要选用存放时间较长的松子，因为这样的松子会产生“油哈喇”味，已经开始变质，不宜食用。

用松子来治疗脑部疾病是有根据可依的。松子又名罗松子、海松子、红松果等，人们一直把它视为“长寿果”“坚果中的精品”。唐代的《海药本草》中有这样的记载：“海松子间胃肠，久服轻身，延年益寿。”每100克松子中含蛋白质16.7克，脂肪63.5克，碳水化合物9.8克，粗纤维4.6克，钙78毫克，磷236毫克，铁67毫克。其脂肪大部分为油酸和亚油酸等不饱和脂肪酸，并含掌叶防己碱、挥发油等。

现代医学认为：松子中的磷和锰含量丰富，对大脑和神经有补益作用，是学生和脑力劳动者的健脑佳品，对老年痴呆症也有很好的预防作用；松子中的脂肪成分是油酸、亚油酸等不饱和脂肪酸，有很好的软化血管的作用，是中老年人保护血管的理想食物；松子含有丰富的油脂，有润肠通便之功，并且有很好的润肤美容功效，能延缓衰老；经常食用松子有强身健体、提高机体抗病能力、增进性欲、使体重增加等作用。

和很多补养品一样，再好的东西也不见得人人可用。对于此款粥品，最适合老年人和脑力工作者，最不适宜有严重腹泻、脾虚、肾虚、湿痰的人服用。

中药秘制方，促进老人脑功能

所谓的老年痴呆症，指的是一种持续性高级神经功能活动障碍，即在没有意识障碍的状态下，记忆、思维、分析判断、视空间辨认、情绪等方面的障碍。随着老龄化社会的到来，老年痴呆症的患者逐步增加，对它的治疗显得尤为重要，在此提供几个秘方，患者不妨一试。

秘方一：何首乌6克，远志3克，石菖蒲1.9克，白茯苓3克，莲藕6克，桔梗3克，鹿角胶6克。水三碗煎八分，一服药可煎2～3次，温服，忌用糖。如严重的痴呆症，则每次加“生桃花”60克，同药一起煎服，效果更佳。

秘方二：紫菜10克，鸡蛋2个，炖汤。适用于老年痴呆患者辅助治疗。

上述偏方中的成分可通过提高血细胞的携氧能力，起到改善脑神经细胞氧合代谢的作用。

在目前条件下，有轻度痴呆症状（如易忘事、经常丢失东西等）的老年人不妨每天服一些维生素E丸外加银杏叶片作为一种治疗手段。这类药物对人体十分安全，可以常服。

此外，以下几种传统中草药也对轻度痴呆有所帮助：人参、刺五加、银杏、石杉等均具有一定的益智和提高记忆效果。一些中成药在抗痴呆方面的作用也引起专家的关注，如对补中益气汤、归脾汤、天王补心丹四种传统补肾中药研究后证实，都具有抗衰老及抗氧化作用，对于早老性痴呆、神经衰弱及健忘均有疗效。

老年人预防痴呆症要注重精神之调养，注意保持乐观情绪，应节思虑、去忧愁、防惊恐，做到宁静无惧，恬淡虚无，与世无争，知足常乐，清心寡欲；注意维持人际关系，避免长期陷入忧郁的情绪及患上忧郁症；避免精神刺激，以防止大脑组织功能的损害；另外，家庭和睦可以令老年人保持心情愉快，能增强抗病能力。

最后，不要忘记鼓励老年人多参加社会活动，有轻度症状的患者应进行力所能及的体力活动运动，多动手动脑，稳定情绪，减少不良刺激。

送老人开心果，健康又开心

一项科学研究结果表明，忧郁症是触发老年痴呆症的一个可能原因。在这项最新研究中，科学家对4000人进行了调查，其中有一半患有老年痴呆症。研究发现，老年痴呆症与患者的忧郁症、过去头部受伤和教育程度有关系。

在被研究的对象中，有14%的老年痴呆病患者有着长达25年的忧郁症历史。研究发现，当忧郁症患者病情变得比较严重时，容易加速老年痴呆病的发生。因此，年轻时就开始患上忧郁症的人容易在进入老年后发生老年痴呆症，因为持久的忧郁症会损害大脑，而且人在步入晚年后大脑也变得比较脆弱。

研究人员介绍说，老年痴呆症是一种渐进性的大脑退化疾病，可以使患者容易忘记刚发生过的事情。常见的症状为记忆损失程度影响工作能力，完成自己所熟悉的工作有困难，出现语言障碍，时间和空间概念模糊，判断能力降低，不能进行抽象思维，常把东西放错地方，喜怒无常，性格发生明显变化等。尽管这种病的发展速度因人而异，但最终都会导致人变得糊涂，发生交流上的困难，常常是说不出要讲的话，话不成句，不辨方向等，最后达到不能自理的程度。

近些年来，尽管人们的生活水准在不断提高，但是老年痴呆症患者的人数也在迅速增多。尽管到目前为止，人们尚未找出老年痴呆症的发病原因，但大多数科学家认为这种病是由多种因素造成的，如高龄、家族史，还有基因在引起该病中的作用等。

开心果富含纤维、维生素、矿物质和抗氧化元素，具有低脂肪、低热量、高纤维的显著特点，是健康的明智选择，它能给健康带来三个功效：心脏“保镖”。开心果富含精氨酸，它不仅可以缓解动脉硬化的发生，有助于降低血脂，还能降低心脏病发作危险，降低胆固醇，缓解急性精神压力反应等。

在食疗上，有老年痴呆现象的老人应该多吃富含纤维素的食物，如谷类，麦类，特别是含有丰富纤维素的燕麦；蔬菜中芹菜、黄花菜都有益于大脑的健康保护，苹果等富含维生素的水果也是被推荐的食品；富含卵磷脂的食物，如大豆类制品、蘑菇。卵磷脂是神经细胞代谢修复的重要物质；各类坚果，花生、核桃、松子、榛子、葵花籽也含丰富的亚油酸，对神经细胞有保护作用。

此外，老年痴呆症患者的日常饮食宜多样化，不宜过饱。要做到高蛋白，高维生素，高纤维，低胆固醇，低脂肪，低糖，低盐饮食。

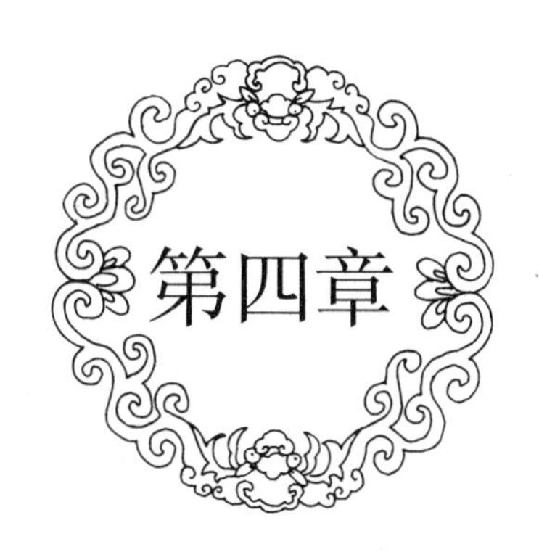

第四章

外科老偏方，巧治日常伤痛

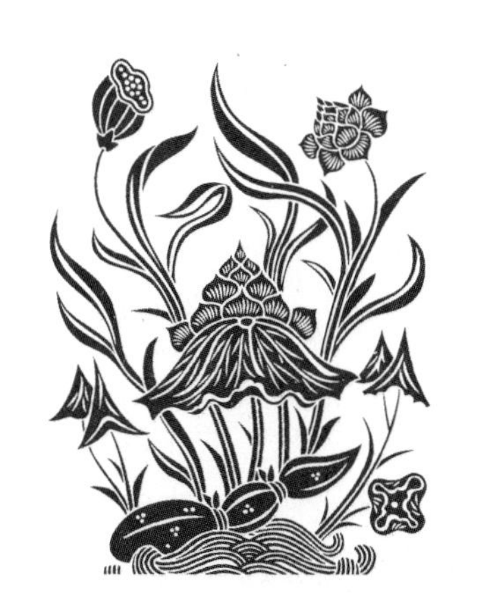

疖子

生土豆治疖子，土方也是妙方

疖子，中医认为是热毒侵入皮肤而发病，属于疮疡热证，所以又称“热疖”。细小如钉而反应较重的疖子，则称为“疔疮”。疖子以出现在头、面、颈、背、臀等处最为多见；疔疮主要见于颜面及手指、足趾。疖子虽小，但也不可忽视对它的预防和治疗。

赵女士因为身上经常长疖子而深感困扰，她的疖子主要集中在臀部和两腿内侧，而且经常是复发在原来就有疖子的部位，疼痛难忍。但一般几天工夫就下去了，然后再长，总也不间断。但是这样反复的好了治，治了又得，实在让她苦不堪言。在一次老同学的聚会中，无意间得到了用生土豆治疗疖子的偏方。谁料想，一用就灵，这简直让她喜出望外。

具体的用法很简单，就是用生土豆捣烂，涂患处用布包好，每日换一次，一般一周（7天）即可痊愈。土豆有很好的呵护肌肤、保养容颜的功效。新鲜土豆汁液直接涂敷于面部，增白作用十分显著。也正是因为这种对肌肤快速有效的修复能力，使其在治疖子方向有祛除红肿，驱脓的效果。

其实，反复长疖子主要是因为细菌感染，以金黄色葡萄球菌最为常见。总的来说，主要是由于对葡萄球菌的抵抗力比较差所致，患者可能存在以下几种情况：一是血糖高，二是局部经常出汗，三是肥胖，四是可能伴有免疫功能低下的疾病。

为了最大限度地避免疖子，生活中应遵循下面五点建议：

第一，要保证每天7～8小时的良好睡眠。

第二，调整好饮食结构，以清淡、易消化、富营养的食物为宜。

第三，多喝水，以凉开水和淡茶水为宜。

第四，勤洗澡，注意用弱酸性肥皂或洗浴液；温水洗澡，不要冲冷水，避免刺激皮肤。特别是洗澡时不要把皮肤搓得通红，这样会使皮肤易受感染。浴后用柔软的毛巾轻轻擦干皮肤即可。

第五，穿透气、吸汗、宽松的棉质衣服，一旦被汗湿透，要及时更换。平时要注意饮食，少吃辣椒并少喝酒，尽量避免肠胃刺激。

另外，注意不要太劳累，因为太疲劳会使抵抗力下降。

良药苦口，苦瓜治火疖子

中医认为疖子是毒侵入皮肤而发病，属于疮疡热证，所以又称“热疖”，其发病总与热毒有关。风热之邪客于皮肤，气血郁结，发为疖肿；夏秋之交长夏多湿之令，气候炎热或在强烈日光下暴晒，感受为暑毒而发为疖肿；天气闷热，汗出不畅，遂使汗液不能外泄，暑湿热毒蕴蒸肌肤致发痱子，反复搔抓，破伤染毒，转化为疖肿。或湿渴之人，阴虚湿热内蕴，感受热毒之邪，淤滞肌肤，发为本病。

2010年的夏天，戚光的臂部长了一个火疖子，因为在比较明显的部位所以别人看见就问，让他十分尴尬。为了治好这个火疖子他还尝试了引流手术。可是，没想到在手术结束后大约半年后又复发了。而且以前犯病的时间隔得长，现在却是经常犯，贴完膏药还是一样没效果。每次发病的时候都只能用抗生素来暂时压制，真是痛苦万分。后来他的一位曾患过此病的朋友向他介绍了苦瓜外敷这个偏方。他尝试了几次之后发现，真的很管用。

具体做法是用苦瓜捣烂，不仅有良好的保湿效果，更能预防皮肤病的发生。而对于已经长出疖子的人，将苦瓜切成块以切面擦拭患处，每天3~6次，一般1~2天疖子就能消退。

苦瓜因其苦寒而被中医认为是清热祛暑解毒、明目清心的经典食材，老百姓也多熟悉它的各种吃法，但是对于其外敷的作用却不甚了解。其实，苦瓜捣烂外敷，不仅能护肤，对于痈肿、丹毒、恶疮等夏季常见的皮肤病也有很好的辅助治疗作用。

除了外敷，喝苦瓜茶也是消暑解毒的好饮品。制作方法很简单：苦瓜去瓤，放一些绿茶在挖空处，放通风处阴干，然后切碎泡水代茶常饮，每天不超过10克。苦瓜茶苦中带香，解暑怡心。而把苦瓜切成细丝，煮熟后加少许食盐，吃菜喝汤，每天2次还能泻火明目，治疗暴发性火眼。

苦瓜的有效成分主要在“苦”里，如果不习惯苦味，烹饪时可先将切好的苦瓜用盐腌片刻，可除去大部分苦味。

蛋清治疮疖，绝对不比软膏差

疖其实就是细菌侵入毛囊引起的急性化脓性疾病，主要是金黄色葡萄球菌感染引起的。虽然现有的治愈方中，有不少治疗方法都可行，但是究其治疗效果却往往是差距很大。

王磊是某大学一年级的新生。因为喜欢探险所以经常一个人去爬山，去荒凉地或者乡野游玩。有一次去偏远山区游玩，他住的是个家庭旅馆，房东大叔是村里的赤脚医生。他和大叔两人十分聊得来，就在他们聊得尽兴的时候，进来一个村民找大叔看病。看病的村民说，他的身上和头上都长了疮疖，一碰就疼，特别是长在背上的疮疖，使尽浑身解数也挠不到，痛苦不堪。

在偏远山区，连个像样的诊所都没有，药品就更缺乏了，房东大叔到底会怎么给患者治病呢？出于好奇，王磊没有进屋休息，而是站在一边看大叔治病。

房东大叔检查了村民的身体，然后径直去鸡窝里拿了几个新鲜鸡蛋，用水洗干净后，放在一只倒了白酒的碗里浸泡，15分钟后取出来。房东大叔让村民把上衣脱掉，他发现那个村民背后长了两个很大的疮疖，他找来脱脂棉，在疮疖上铺一层，略大于疮疖的范围；然后，他把鸡蛋的两端各打破一个小孔，摇了摇鸡蛋，蛋清很快流了出来，滴在脱脂棉上，不一会儿脱脂棉就吸饱了蛋清，他就用胶布把脱脂棉固定好。至于村民头上的疖子，房东大叔则是先剪去疖子周围的头发，露出头皮，再用以上步骤处理。

这整个过程都让王磊感觉很神奇，但是，房东大叔却十分认真地告诉他，他用的虽然是民间偏方，却能治病救人，而且往往效果很好。

这件事对于一个尚未踏进社会的学生而言，是不可理解的。不过王磊还是禁不住好奇心向房东大叔请教。大叔说这个方法是上一代村医传下来的，一代传一代，已经有些年头了。那位已去世的老前辈当时是这样跟他说的：鸡蛋可以放上很多天都不坏，里面肯定有些抗菌的东西，拿鸡蛋治疖子自然有效。至于先把鸡蛋泡在白酒里15分钟，是为了杀灭蛋壳上的细菌，避免在打破蛋壳倒蛋清的时候细菌混入蛋清里。

第二天晚上那位村民又来房东大叔家里换药，揭开疖子上的棉片，王磊看到前一天晚上又红又肿的疖子果然小了很多，房东大叔给他换了药，说再过一天疮疖就会好。第三天下午王磊就要离开村子了，路上碰到那位村民，特意拦住他，要求查看他的疖子，正如房东大叔所说，疖子痊愈了。

后来，王磊在学校的图书馆里彻底解除了疑问，明白了为什么蛋清有治疖子的效果了。原因是新鲜蛋清中含有溶菌酶，它能溶解破坏细菌的细胞壁，从而杀死细菌。怪不得外敷上去，能很快地治好疖子，而且不比医用软膏差。

便秘

红薯飘香，让如厕更轻松

便秘是指大便次数减少，或排出困难，也指粪便坚硬或排便不尽的感觉，一般老年患者较多。许多老年患者的排便次数每周少于2次，严重者长达2～4周才排便一次，排便时间可长达30分钟以上，或每日排便多次，但排出困难，粪便硬结如羊粪状，且数量很少。老年人过分用力排便时，可导致冠状动脉和脑血流的改变，由于脑血流量的降低，排便时可发生昏厥，冠状动脉供血不足者可能发生心绞痛、心肌梗死，高血压者可引起脑血管意外，还可引起动脉瘤或室壁瘤的破裂、心脏附壁血栓脱落、心律失常，甚至发生猝死。

便秘可以发生在人生的任何一个年龄段，它与我们的饮食不均衡、运动不足、压力过大、生活不规律等有着密不可分的关系。

王丹红过去常患便秘，到厕所一蹲就是半天，她为此极其苦恼。后来听中医院大夫说常吃红薯可防便秘，她便抱着试试看的态度，开始吃红薯，一试果然灵验，便秘很快好了。以后，王丹红每天坚持吃一两块，这一年多来再没有出现便秘的毛病。

这就是红薯治便秘的偏方。不过，要想发挥最好的治疗效果，可以用红薯300克、粳米或小米150克为1剂，加水煮至薯烂、米开花、汤稠时，放少许糖，趁温热服，早、晚各1次，一般1～3天即可缓解或痊愈。

红薯能治疗便秘，这其中的道理其实并不复杂。因为红薯性平味甘，可入脾、肝两经，具有补虚益气、健肾阴、消积滞的功效。

红薯除富含糖类和纤维素外，还含有蛋白质、脂肪、钙、铁、磷、胡萝卜素，以及维生素C与B族维生素等多种人体所需物质。其富含的纤维素，可生津开胃、润肠通便、增加肠胃蠕动，加速肠内积物排出体外，从而有利于便秘和胃肠道其他疾病的防治。同时，红薯还有软和、好吃、好嚼、好消化等优点，尤其适宜老年人食用。

日常生活中，若患了便秘，除多锻炼、饮足水外，可以买点红薯，按照上述方法试用几次。相信，下次如厕的时候就不会愁眉不展了。

治便秘少不了芦荟

这里向大家推荐的治疗便秘的偏方是芦荟方。芦荟是一种很有名的草药，历史悠久，公元前2～3世纪，北非地方就用它来治疗便秘。

在具体操作的时候，建议把芦荟汁作为主要的药用偏方，因为这种形式下，能保留更多的营养物质。所以，一旦有人出现了便秘症状，就可以直接买来鲜芦荟，榨汁饮用。一般在 8 ~ 12 个小时候就能有所效用。

芦荟性寒味苦，和大黄一样，有泻下作用，对于慢性肠胃病、消化不良和便秘等很有效。如果把芦荟的叶子切一切可以和其他蔬菜一起煮来吃，或和茶叶一起泡来喝，对于胃痛或胃病很有效。另外，芦荟还有治疗创伤、抗癌等作用。芦荟还可用作泻下剂来治疗经常性的便秘，芦荟中所含的芦荟大黄素等蒽醌衍生物，为其泻下的主要成分。芦荟的味道极苦，它的苦味能提高肠胃的功能，所以它还可以当作健胃药来使用。

此外，还要注意，无论是使用那种形式的芦荟治病防病，首先要鉴别是否是药用芦荟品种，不是随便什么芦荟都可以使用的。另外只有正确使用芦荟，才能取得最佳效果，切忌过量服用或急于求成。体质虚弱的小儿注意不要过量服用，以免发生过敏，出现皮肤红肿、粗糙等现象。因为芦荟能导致腹部疝痛，使女性骨盆和内脏器官充血，故而孕妇或经期妇女严禁服用。

一粥一汤，通宿便排肠毒

便秘是指大便秘结不通，排便时间延长（隔两日以上排便一次）或虽无时间延长而粪质干燥坚硬排便困难。

张迪是某工矿企业的会计。最近，因为感觉便秘严重，所以她总是反复吃药，同时也增加了运动量，但是情况没有丝毫好转。后来经朋友推荐采用了两个对清宿便排肠毒很有效的食疗方，使用一段时间后，便秘顽疾竟渐渐痊愈了。

这两个方子是经过前人的总结和经验，被证实确实对便秘有明显的治疗效果。它们分别是蜂蜜麻油汤和香蕉粥。

1.蜂蜜麻油汤

材料：蜂蜜 50 克，麻油 25 毫升。

制法：将蜂蜜放入碗内搅拌起泡沫，边搅边将麻油缓缓掺入蜂蜜中，再搅匀即可。用开水冲饮（可冲开水约 1000 毫升），代茶饮，可对治肠燥便秘。

2.香蕉粥

材料：香蕉 200 克，粳米 50 克。

制法：将香蕉切成薄片，粳米淘洗干净后煮粥，粥成时加入香蕉皮再煮约 10 分钟即可。此方适用于大便干结，小便短赤，身热，心烦，腹胀腹痛，口干口臭。忌同时食用大量的鱼、肉、蛋等高蛋白食物，以免形成胃石症。

预防便秘，饮食中必须有适量的纤维素。主食不要过于精细，要适当吃些粗粮；每天要吃一定量的蔬菜与水果，早晚空腹吃苹果一个，或每餐前吃香蕉 1 ~ 3 个，都有助于增加体内纤维素。晨起空腹饮一杯淡盐水或蜂蜜水，可配合腹部按摩或转腰，让水在肠胃振动，加强通便作用。全天都应多饮凉开水以助润肠通便。

按揉天枢穴，便秘不见，轻快每一天

天枢穴是集中了五脏六腑之气的胸腹部穴位，内外的病邪侵犯，天枢都会出现异常反应，起着脏腑疾病“信号灯”的作用。而且，天枢穴的位置正好对应着肠道，经常按揉此穴，能促进肠道的良性蠕动，增强胃动力。

天枢穴在肚脐两旁，是上下腹的分界，处于人体的中间地带。上半身为阳，下半身为阴，天枢同时也是阴阳转换的枢纽。可见，天枢穴在人体当中也是一个“交通要道”。

天枢穴是胃经上的重要穴位，是大肠的“募穴”。所谓募穴，就是集中了五脏六腑之气的胸腹部穴位。因为与脏腑是“近邻”，所以内外的病邪侵犯，天枢都会出现异常反应。从位置

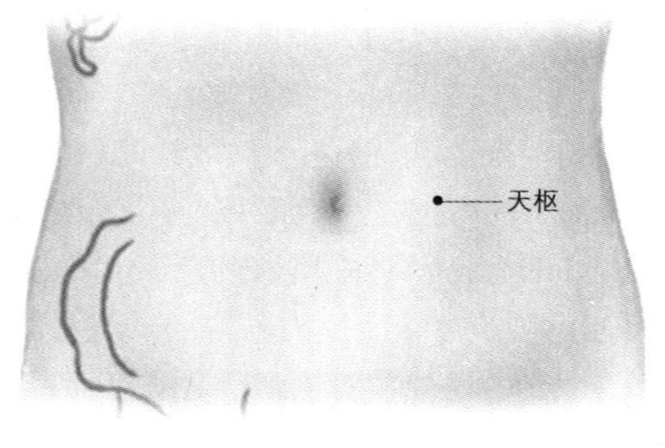

天枢穴的位置

上看，天枢正好对应着肠道，因此对此穴的按揉，能够有效地促进肠道的蠕动，避免便秘的发生。

便秘者每天坚持在两边的天枢穴处按揉50~100下，过段时间就能见到效果。

如果是腹泻者，那么应先排便，然后仰卧或取坐位，解开腰带，露出肚脐部，全身尽量放松，分别用拇指指腹压在天枢穴上，力度由轻渐重，缓缓下压（指力以患者能耐受为度），持续4~6分钟，将手指慢慢抬起（但不要离开皮肤），再在原处按揉片刻。经过治疗，患者很快就会感觉舒适，腹痛、腹泻停止。

因为天枢穴能通肠道、排宿便，而肠道通，脂肪便不会堆积，顺畅代谢，所以天枢穴还有减肥的功能。

多吃玉竹猪心，不易得便秘

山东青岛的苗老太今年60岁，被便秘困扰将近一年，后得到一个偏方，试用之后的第5天，大便开始变软，之后又坚持用了半年，便秘症状全部消失。这个方子也要注意个人体质的不同而选择添加不同的配搭药品。比如：气虚体质的病人可以加些太子参，血虚的人可以加首乌；若体内有虚火又有炎症的患者，可以加肉桂引火归源。根据自身大便的质地适当增减用量，以不稀薄为宜。

苗老太使用的偏方名字叫作玉竹猪心方，具体制作方法如下。

材料：玉竹20克，猪心500克，罐头荸荠50克，韭黄、植物油、精盐、水淀粉、料酒、醋、香油、酱油、白糖、味精、胡椒粉、鸡粉、葱末、姜末、蒜末各适量。

做法：玉竹洗净切片，加水煎煮二次，去渣合并二次煎液，浓缩至20毫升。猪心切薄片，放在碗内用精盐、水淀粉抓一抓。韭黄择洗干净切成寸段。荸荠切片，葱、姜、蒜分别切成细末。料酒、酱油各15毫升，白糖、味精、精盐各15克，与胡椒粉、鸡汤、水淀粉、玉竹液浓缩汁调匀，兑成芡汁，备用。然后取锅置旺火上，倒入植物油烧热，下入猪心滑透，倒在漏勺中控油。锅内留少许油，重新上火烧热，先放蒜末，再放葱、姜末炸出香味，然后放入荸荠片煸透，倒入猪心，继而烹入兑好的芡汁，撒上韭黄段，翻炒均匀，淋醋、香油少许，离火盛装盘内。

经过证实，此方具有养阴生津，对因糖尿病胃阴不足所致的多食易饥，形体消瘦，小便量多，大便干结等有良好的作用。

好的治疗法固然重要，也需要良好的生活习惯加以支持。就便秘而言，养成良好的排便习惯十分必要。每个人都有各种习惯，大便也不例外，到一定的时间就要排便，如果经常拖延大便时间，破坏良好的排便习惯，就可使排便反射减弱，引起便秘，所以不要人为地控制排便感。

如果没有便秘仍旧感觉如厕费力，很可能是身体太虚的原因，应积极锻炼身体。散步、跑步，做深呼吸运动、练气功、打太极拳、转腰抬腿、参加文体活动和体力劳动等可使胃肠活动加强、食欲增加，膈肌、腹肌、肛门肌得到锻炼，提高排便动力，预防便秘。

治便秘吃麻子仁最管用

便秘虽然看起来很麻烦，但其实关于便秘的治疗早在几千年前就已经有所研究。而且，不少经典的食疗偏方流传至今，麻子仁粥就是其中之一。

麻子仁粥

材料：取麻子仁20克，大米100克，白糖适量。

制法：先用清水将麻子仁洗干净，然后放入加了清水的锅中。第一步，浸泡10分钟。第二步取其汁，加大米煮粥。第三步，粥煮好之后放入白糖。第四步，再煮直到煮沸二次之后熄火。

用法：每天服用一碗，连续服用一周（7天）即可有效。

我国古代医学著作《伤寒论》中对麻子仁的医学药用就已经有所记载，其中提及，麻子仁制成丸剂之后，可以润肠泄热，行气通便。《本草纲目》中记载，麻子仁可以润肠通便，滋养补虚，适用于邪热伤阴，或素体火旺，津枯肠燥所致的大便秘结，脘腹胀满，恶心欲呕等。

其实，除了麻子仁，无花果、蕨菜、红薯、蜂蜜等都可以促进排便。

需要注意的是，便秘主要分为两类：热秘和虚秘，虚秘又分为气虚和血虚。热秘是由体内热毒引起的，需要润肠通便。而气虚则是大肠传导无力，血虚则因津枯不能滋润大肠。症状虽然差不多，但病因不同，因此对于体内毒素，切忌不可“一泻了之”，用食物泻法来清肠就比较安全。

告别便秘，还需拜求些民间偏方

在民间，很多让医生束手无策的疑难杂症用一些民间土方却能药到病除。便秘自然也不在话下，这里介绍一些历来民间解决便秘的中药偏方，你可以在中医的指点下酌情选用。

（1）白术散治疗便秘。取生白术适量，粉碎成极细末，每次服用白术散10克，每天3次。此法对虚性便秘疗效颇佳，一般用药3～5天，大便即可恢复正常。大便正常后即可停药，以后每星期服药2～3天，即可长期保持大便正常。

（2）芍甘汤加味治便秘。取生白芍30克，生甘草20克，枳实15克，加水2碗煎成大半碗，每天1剂，分两次服用。此方治疗各种原因所致的便秘95例，疗效满意。此法特别适用于老年、久病体弱的成人便秘患者，孕妇慎用。

（3）连翘治疗便秘。取连翘15～30克，煎沸当茶饮，每日1剂。小儿可兑白糖或冰糖（不兑糖效果更好）服用。持续服用1～2周，即可停服。此方特别适用于手术后便秘、妇女（妊期、经期、产后）便秘、外伤后（颅脑损伤、腰椎骨折、截瘫）便秘、高血压便秘、习惯性便秘、老年无力性便秘、脑血管病便秘及癌症便秘等。

（4）车前子治疗便秘。每日取车前子30克，加水煎煮成150毫升，每日3次，饭前服，1周为1个疗程。一般治疗1～4个疗程即可痊愈。服药期间停服其他药物。本方不仅可以治疗便秘，而且还有降血压作用，特别适用于高血压而兼便秘患者。另外，以车前子为主治疗糖尿病便秘患者，均有明显的近期、远期疗效。

（5）昆布治疗便秘。取昆布60克，温水浸泡几分钟，加水煮熟后，取出昆布待温度适宜，拌入少许姜、葱末，加盐、醋、酱油适量，1次吃完，每天1次。

（6）生甘草治疗便秘。取生甘草2克，用15～20毫升开水冲泡服用。每日1剂。本法专治婴幼儿便秘，效果满意，一般用药7～15天即可防止复发。

（7）胖大海治疗便秘。取胖大海5枚，放在茶杯或碗里，用沸水约150毫升冲泡15分钟，待其发大后，少量分次频频饮服，并且将涨大的胖大海也慢慢吃下，胖大海的核仁勿吃，一般饮服1天大便即可通畅。

（8）蒲公英治疗便秘。取蒲公英干品或鲜品60～90克，加水煎至100～200毫升，鲜品煮20分钟，干品煮30分钟，每日1剂饮服，年龄小服药困难者，可分次服用，可加适量的白糖或蜂蜜以调味。

（9）桑葚子治疗便秘。取桑葚子50克，加水500毫升，煎煮成250毫升，加适量冰糖，以上为1日量，1日服1次，5天为1个疗程。

（10）决明子治疗便秘。取决明子20克，放置茶杯内，以白开水冲浸，如泡茶叶一样，20分钟后，水渐成淡黄色，香味四溢，即可饮用。喝完药液后，再加1次开水泡饮。

便秘双治法：淡盐水+缩肛

女性要小心便秘的危害，因为虽说便秘不是什么大病，但它的危害是不可忽视的。便秘会增加女性体内毒素，导致机体新陈代谢紊乱、内分泌失调及微量元素不均衡，从而出现皮肤色素沉着、瘙痒、面色无华、毛发枯干，并产生黄褐斑、青春痘及痤疮等。

便秘还会引起轻度毒血症症状，如食欲减退、精神萎靡、头晕乏力，久之又会导致贫血和营养不良。经常排便用力，还会促使痔疮的形成。虽然便秘本身并不会产生致命的危险，但是如果你年龄较大，患有心脑血管疾病，那便秘可能就是一个致命的危险因素。

下面为大家介绍一种简单易行的淡盐水+缩肛配合疗法。

先来看看淡盐开水法。每晚临睡前向茶杯里投少许盐，冲2/3杯开水，盖上茶杯。第二天早上起床洗漱后，再向茶杯冲满开水，就成了一满杯温淡盐开水，接着大口大口喝完。只要坚持天天如此，不间断，不久就会形成条件反射，喝完水就要上厕所，一二分钟顺利完成“任务”。此法可使盐开水冲洗肠胃，有消炎、杀菌、补肾、健肠胃之功效，能大开胃口，增进食欲，通畅大便，确保健康。此法还有双向效应，大便常稀不成形者，亦可治愈。

再来了解一下提肛缩肾法。

提肛，与急需大便而找不到厕所时缩紧肛门相同。缩肾，是将外阴与双肾往肚脐位置缩。往上提时鼻子吸气，小腹内收；放下时呼气，小腹鼓起。这样一呼一吸、一提一收为一次，连做20次。每日早晚都做效果更佳。此法可使腹部内脏得到很好的锻炼，加强肠胃蠕动，增进肛门的收缩功能，滋补两肾，不仅能畅通二便，还能减轻痔疮病，达到强身健体之目的。

另外，很多人的便秘都属于特发性便秘，他们都是因经常服用某些药物而引起。生活中很多人是因服用某些药物引起的便秘，如止痛剂、抗惊厥剂、抗抑郁剂、抗帕金森病药、神经节阻滞剂、某些降压药、利尿剂等。

紫归散可治便秘

北宋年间，蔡京还未成为大奸臣之时，有一次患了大便秘结的病症。有医要大黄攻下，蔡京惧药性猛烈而拒之。医生只好改用他法，但总不见效验。痛苦异常，无可奈何，求之于皇上，皇上命国医替他治疗，但仍不见效。正巧四川有一医生名叫史载之的在汴京听到此事，他凭着自己的医术，有把握治好蔡京的病，便想到蔡府去看看。遂来到了蔡府门口，门官见他衣着平平，貌不惊人，不让进去，等了很大一会儿，蔡京知道了，才得进去。史载之诊过脉后，心想这些人都是目中无人，今天，一定要来个出奇制胜的治法，使人们佩服。便向蔡京说道：“此疾容易治疗，只需二十文钱即可。”蔡京忙问道：“我病深日久，痛苦不堪，先生准备用何药，竟有如此价贱之品可以见效，莫非是戏言？”载之答道：“医贵识别症候，药贵平中见奇，何得戏言相待？”遂开一味紫菀，嘱令研末服下，蔡京半信半疑，因苦无他法，勉强依法服用。谁知不久，果然大便通畅，痛苦皆去。

蔡京见载之药到病除，惊问其故。载之说："此理并不深奥，只是人们忽视而已。因为大便秘结是脏腑不通的缘故，肺为脏，大肠为腑，肺与大肠相表里，肺失肃降，影响大肠，致腑气不通，故大便秘结。紫菀能肃降肺气，为治咳嗽妙药，今借用其降肺通腑，故而大便也就得以通畅了，又有什么可奇怪的呢？"众人听了，无不点头称是。从此，史载之医名大振。

此偏方的配方及用法如下：

紫菀60克，当归30克。将上药共为细末，每日早、晚各服6克，温开水送下。

痔疮

痔疮滴血用葡萄糖水来治

在现实生活中，大部分人都有被痔疮滋扰的经历，让人们承受着巨大的痛苦和折磨。关于痔疮的得病原因，可以概括为以下几点：

痔疮和饱食有关，如果总吃撑着的话，就较容易得痔疮。正所谓饱食则"筋脉横解"，筋脉横解是指肝经松弛。常吃膏粱厚味和喝酒也可能会引发痔疮。肥肉类或者辛辣类的食物，容易使人火旺，人体当中燥火很旺就会往外逼，火气凝结就会形成痔疮。得痔疮的人通常比较喜欢喝冷饮，同时还会出现大便硬、小便难的问题。

人身体里的筋，功能就像牛蹄筋一样，具有弹性。肛门本身是束约肌，也是有弹性的。凡是有弹性的都由肝所主。肝主筋所生病，当肝出现病症后，筋就会出现问题，约束的力量就会减弱、约束不住。痔疮就属于肝经的病。

王伟奇是一名货车司机。20多年来，王伟奇常常大便时痔疮出血。近2年更为严重，每次大便都出很多血，卫生纸得用上好几块。失血引起心情紧张，头昏目眩，打针服药效果甚微。一次，实在难受难忍，他去医院就医，医生却没有给他开什么药，只是嘱咐他多喝葡萄糖水，说是保证令他满意。王伟奇半信半疑按照他的意见办了，果见奇效。在见效后，他又继续按上述用量将1袋（500克）葡萄糖用完，至今已3个多月未复发。即使便秘数日，便结如硬土，也未见一滴血。

这个方法很简单，即每日早晚空腹喝一盅葡萄糖水，浓度以2汤匙糖拌大半茶盅温开水为宜。坚持喝3～5日，方能见效。

要想早日摆脱痔疮困扰，平时应该多吃清淡的食物，特别是粗粮，同时注意休息，不生气，不着急。

治痔疮，效果不错的三个小偏方

俗话说"十人九痔"，痔疮是现代人特有的常见病，很多人都会有或轻或重的肛门疾病。所谓无痔疮，只不过是无症状而已。由于痔疮长在肛门，便成为很多人的"难言之隐"。

痔疮是生长在肛门部位的一种疾病，它的生长、发展与人们的生活习惯、工作学习环境、行走劳累、饮食睡眠有很大关系。容易得痔疮的人群有司机、厨师、生意人、网民。

司机因工作性质总是坐着，长期久坐不动容易加重肛门的淤血状态，引发和加重痔疮的发生。

厨师这一行的弊病是久站。从解剖学层面看，人体直肠上的静脉及其分支没有静脉瓣，血液由下向上穿过直肠肌层向心脏回流时，在地心吸引力的影响下，容易产生血液淤积。而厨师工作期间经常站立，加大了痔疮发作的可能。

生意人饮食不规律、应酬饭局多是这个人群的特点。饭局上人们进食蛋白质、高脂肪、高胆固醇的精细食物多，但粗纤维食物则吃得少，容易便秘，从而导致直肠肛门部位充血，久而久之肛垫组织就会松弛。

整天操作电脑的人多数久坐不动，长时间保持一个固定姿势，很多人甚至通宵玩电脑打游戏，也极易诱发痔疮。

痔疮最主要的症状是便血和脱出，大便时反复多次出血，会使体内丢失大量的铁，引起缺铁性贫血。用脚尖走路可以减轻痔疮的困扰，让身体进入健康的“良性轨道”。具体做法如下：走路时，双脚后跟抬起，只用双脚尖走路。在家中早晚2次，每次各走100米左右。长期坚持下去有利于提肛收气，还能让肛门静脉淤血难以形成痔疮。上班族由于久坐的原因，患痔疮的比例非常大，这种方法也很适合此类人群。

冷敷也是个不错的方法。具体操作方法是：每天大便后，用毛巾或手指蘸水敷或清洗肛门。冷水洗不但能清洁肛门，还能使肛门收缩，防止大便引起肛门发胀和下垂。坚持这个简单的方法，可有效预防痔疮，得了痔疮的人坚持使用这个方法也能减轻痛苦。

此外，民间还有一个独特的妙方，对外痔疗效极佳：将无花果叶放入瓷盆中，盖上锅盖熬煮20分钟，趁热熏洗患处，每日3次。

柿子做汤，轻松解决痔疮问题

在日本，柿子是第三种重要的水果（仅次于柑橘和葡萄），而且柿饼、柿霜、柿叶皆可入药，故柿子又有“天然药库”之称。柿子含有丰富的蔗糖、葡萄糖、果糖、蛋白质、脂肪、瓜氨酸、果胶、胡萝卜素、维生素C、钙、磷、铁、钾、镁、碘等，营养价值很高。

中医认为柿子性寒，味甘、涩，具有补虚健胃、润肺化痰、生津止渴、清热解酒之功效，可以治疗高血压、痔疮出血、便秘、肺痨咳嗽、虚热肺痨、咳嗽痰多、咯血、水胀、气胀、黄疸、便血等症。

下面推荐一款专门对治痔疮的柿子食疗方，已经被很多人验证，可以放心试用。具体的制作方法是：准备新鲜柿子1个，黑小豆30克。柿子洗净去柿蒂，切成柿丁，黑小豆洗净，两者同放入瓦罐中，加清水300毫升、食盐少许，共煎20分钟后沥出汤汁，趁热饮用，每日1剂。此方具有清热止血的功效，可用于治疗尿血、痔疮出血等病症。

此外，不同形态部位的柿子食品其食疗的效果也是不一样的。具体说来，有以下几方面的药用效果。

柿饼：味甘，性平，具有润肺化痰、补脾润肠、止血等功效，用于燥痰咳嗽、腹泻、便血、痔疮出血等症。

柿霜：味甘，性凉，具有清热、润燥、止咳等功效，适用于口舌生疮、咽干喉痛、咯血等。

柿蒂：味甘，性平，具有降气止呃功效，适用于呃逆不止等症。

柿叶：嫩柿叶以开水泡，代茶饮，能软化血管、降低血压、防止动脉硬化，并有清热健胃、助消化的作用，对高血压、冠心病有一定的疗效。由于嫩柿叶有利尿作用，所以柿叶茶还可以用来解酒。

此外，需要注意的是，有的人适合此食疗方，有人则不能使用。

宜食者：对于痔疮出血、大便燥结、热病烦渴、肺热咳嗽、高血压、甲状腺病、咯血、便血等患者及醉酒之人很适合使用此方。

忌食者：凡脾胃虚寒、便溏、腹泻、体弱多病、妇女月经期与产后以及糖尿病患者，均忌食柿子。贫血患者也应少吃为好。

需要注意的是，柿子中含有单宁，单宁主收敛，遇酸则凝集成块，并与蛋白质结合而产生沉淀，故切忌空腹食用鲜柿子，否则胃酸与柿子内的单宁相结合最易形成“柿石”，随即产生腹胀、腹痛。

此外，柿子忌与红薯同食，因食用红薯后会产生大量胃酸，再吃柿子就会沉淀成块，既难以消化，又难以排出，对人体非常有害。柿子也不可与螃蟹同食，因为蟹肉富含蛋白质，遇柿子中的单宁则凝结成块而不易消化，多食必然引起胃肠疾病。

点穴手治痔疮，一点一个准

痔疮虽不是什么大毛病，但得了可真够麻烦的，坐也不是，站也不是。这不，好友东子来田少军家做客，让了好几次都不坐，田少军问他为什么，他又不好意思说。扭捏了一阵，他终于吐露了实情，原来是痔疮惹的祸。

田少军便笑着说：“有毛病你都藏着掖着的，怎么能治好？最近酒喝多了吧？”他连忙点头说：“最近应酬比较多，和这也有关系吗？”

“那是当然，水往低处流，酒性湿热，湿热的特点也是往下跑，这叫‘湿热下注’。而肛门位于身体比较靠下的部位，所以湿热最喜欢聚在那里。痔疮就是湿与热凝结成的产物，一旦成形就会影响到内分泌，而且会让你的脾气变得焦躁。所以痔疮越严重的人，情绪往往越不好。”

“原来如此，那以后尽量少喝点酒。”

田少军说：“光少喝酒还不行，这跟日常习惯也有很大的关系。比如说，有些人的痔疮就是肛门静脉充血导致的，每天蹲厕所超过5分钟，肛门总处在充血状态就容易得痔疮。所以很多人上厕所习惯看书看报，一坐就是半天，这是不好的习惯。还有些人不喜欢运动，总爱坐着，坐久了也容易得痔疮。另外，饮食不当，比如说吃油腻、辛辣的东西多了，或者是便秘久了也容易得痔疮。”

他一听，说道：“这几样我全占了呀，难怪有这个问题，那该怎么办呢？”

“‘治痔疮，点长强。’这句话学过中医的人都知道。长强这个穴位好找，就在尾骨间后面凹陷的位置。”

他往后摸了摸，有点为难地说：“找倒是好找，可自己不方便点呀，而且这个部位也不好意思让别人帮忙呀。”

“那就教你一招点长强不求人的瑜伽。”田少军让他按照下面几个步骤来做：

坐在地上，双腿弯曲，把重心落稳在尾骨上；双脚抬起来，双手轻轻地放在小腿上，坚持半分钟，脚放下来，休息一下再练。三次为一组，每天早晚各练一组。练完后起身，双手半握拳，敲打长强位置5分钟。只要坚持下去，很快就会见到效果。

刚坚持这个体式没多长时间，东子就嚷嚷屁股疼，坚持不了。田少军说：“那是地面太硬，垫个软垫子能舒服些。”垫上一个薄坐垫以后，他感觉舒服多了。屁股刚好受点，他又嚷嚷肚子吃力，抖得厉害。田少军就让他把腿放低一点。

点了一段时间以后，田少军问他的感受。他说：“不错，长强穴这个位置热热的，很舒服。就是腿有点酸，小腹有点累，这应该不光治痔疮呀。”

田少军说：“当然不只这点效果，这个体式能锻炼到腹部的核心肌群，坚持下去，你这‘将军肚’说不准也跟着痔疮一块儿消失了。”

其实，此法还能增强腰腿的力量，对不爱运动的人来说，这是个比较适合的体式。在做这个体式的过程中，只有尾骨一个支点，全身都处在收紧的状态之中，可以按摩到腹部的内脏。尤其是以腰腹肌为中心的区域能得到很好的锻炼，相当于跑步的效果。

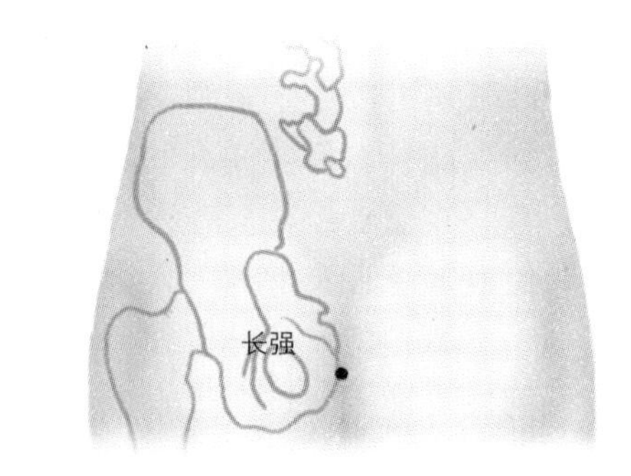

长强穴的位置

香烟治痔，辨证治疗有良效

王贺是一名电工，饱受痔疮之苦。最近在一次工友聚会时，因长期坐着，痔疮痛得无法忍受，便跑到厕所，刚一蹲下竟如排尿般泻出大量的血。于是他请教了单位的医生，老医生教他一种即使坐在餐桌上也能简单地刺激穴道的治疗方法。后来，这种方法的确令他舒服多了，即使连续喝两三天的酒，也不会引起痔疮出血。

这个方法中治疗的关键穴道是小指中关节上的会阴点。顾名思义，它相当于会阴的位置。除了可治疗痔疮外，对因前列腺肥大引起的阴部疼痛也有奇效。尤其对痔疮出血特别有效。

寻找会阴点的方法：首先将小指弯曲成钩状，然后用指甲按压小指中关节内侧（靠无名指侧），如压到痛点，就是会阴点。建议两只手都找找看，疼痛地方就是穴道所在。

具体的操作方法是：用香烟灸治或指尖按压、搓揉皆可。香烟灸治时，将烟头逼近穴道，有灼热感即可。可在闲暇之余或等汽车时施行，在会餐时也不妨多利用此按摩法。

治痔疮，从猪身上取到宝

痔疮长在人的私密部位，很多痔疮患者羞于让医生看到患处而耽误病情，时间越长病情就越严重。

某市高三学生李俊说：“我妹妹患痔疮20多年。长期服药不愈，先后花费5000余元，行走都很困难，十分痛苦。后来用猪苦胆汁治疗，服用2剂药，只花5.6元钱，痔疮就好了，至今也未复发。”

具体方法是每次喝1个猪苦胆汁，隔5天喝1次，连续喝4个猪苦胆汁后会显效，如果想加强效果，可以在喝猪胆汁的同时，外涂胆汁。

对于痔疮的预防，我们在生活中应当注意以下几点：

（1）方便时要专心。上厕时下蹲位看书看报，造成下蹲和大便时间延长，容易造成肛门盲肠内淤血而引发疾病。大便时用力过猛，一些人不管大便感受是否强烈，盲目不停地用力，只能使盲肠肛门和盆底肌肉增加不必要的负担与局部淤血，致使疾病发生和蔓延。

（2）减少腹泻和秘结。腹泻和大便秘结均是痔疮的重要致病原因。大便秘结是最大的祸根，盲肠内长期滞留有毒物质不仅可引发盲肠癌，且粪便堆积，影响血液循环。

（3）早点治愈慢性病。如长期营养不好者，体质虚弱，导致肛门括约肌松弛无力。长期患慢性支气管炎、肺气肿者，由咳喘造成腹压上升，盆腔淤血。慢性肝炎、肝硬变、腹泻、结肠炎等均是肛肠疾病发生的诱因。

（4）食品注重粗精搭配。蔬菜种类的变化与量的增减，蛋白质、脂肪、淀粉、纤维素等含量的多少，水分摄入情形，都能直接影响粪便成分，导致肛门盲肠疾病。

此外，长期的心理障碍会引发一些其他的问题，比如避讳一些集体活动像游泳、集体旅游等，其实在人解除疲劳和释放压力过程中集体活动是最好的一种调整方法，在交流和玩耍的过程中会抒发一些感情，大脑神经就会很容易的解除疲劳感从而得到放松，但是缺乏了生活交际上的沟通，人的大脑总是处于思考或者停滞的状态，时间长了，大脑长时间得不到放松，缺乏愉悦感，抑郁的可能性就会增高。

大黄、鸡蛋帮你缓解外痔的痛

痔疮是人体直肠末端黏膜下和肛管皮肤下静脉丛发生扩张和屈曲所形成的柔软静脉团。多见于经常站立者和久坐者。如果患有痔疮，肛门内肿大扭曲的静脉壁就会变得很薄，因此排便时极易破裂。内痔是长在肛门管起始处的痔，如果膨胀的静脉位于更下方，几乎是在肛管口上，这种曲张的静脉就叫外痔。

痔一般不对机体健康造成严重危害，但痔的存在容易造成其他疾病的误诊。

王家恒是某房地产公司的中介，2010年初的时候得了痔疮，严重影响工作，试过不少药都无济于事。都来无意中得知了大黄、鸡蛋的外治偏方，从此得到了解救。

方子的具体内容是：准备大黄50克、鸡蛋2个。先把大黄放入200毫升的开水中煮一两分钟，随即放入鸡蛋再同煮20分钟。煮熟的鸡蛋，每天早晚各吃一个；煮过鸡蛋的水，晚上用来洗痔疮。

大黄是峻泻之药，对泻肛门部位之热有特效，以大黄与鸡蛋合煮食之，直下中下焦之热；大黄泻中下焦之内热，再辅以大黄汁液洗肛门，内外结合使用，效果显著。

当然，此方虽好也不是人人都适用的。对于虚劳、妇人产后虚弱而至痔疮出血的情形就不适用此方。这一点是需要女性患者特别注意的。

此外须注意的是，平常要注意排便卫生。便后清洗肛门，最好便后用自来水冲洗肛门。

冷水浴“冻”走痔疮

陈小姐在一家外贸公司里面当人事，近几个月来，她早晨排大便时有血滴，肛门处有疼痛感，用手摸就觉得有块肉团。但是如果不吃刺激性食物，平时多坐硬座，这些不适感会好一些。后来，吃药就好一点不吃就又犯，而且一次比一次厉害。有一次，家中无热水，只得用冷自来水洗肛门。谁知洗后，竟觉格外清爽。以后，一直坚持便后用冷水洗肛门，这个土办法竟治愈了她的痔疮和便后出血。

这是因为，冷水浴肛有增强肛部血液循环的作用。冷水洗时，肛部肌肉受冷的刺激会收缩，继而又“复原”。如此经常地刺激，自然可保持肛肌充满“活力”，富于弹性，血流畅通，有利于痔疮痊愈。像文员、会计、电脑操作员、编辑等这样的职业女性，由于长时间保持坐姿而很少运动，会导致腹部血流速度减慢，下肢静脉血回流受阻，从而使直肠静脉丛发生曲张，血液淤积，这正是痔疮的发病因素。

此外，约九成的职业女性都偏爱坐软坐椅或沙发。当人长时间坐在过软的坐椅里时，身体陷在椅子里面，血液循环会受到阻碍，从而诱发或加重痔疮病情。

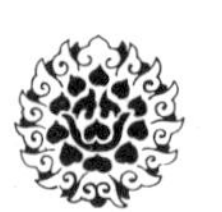

肛裂

屁股开花，白及蜂蜜伸援手

肛裂是一种肛管齿线以下皮肤全层皲裂的疾患。此病多发于肛管后方正中线上。由于肛管解剖上的特点，此处皮肤在排便时因肛管扩张极易受创伤而造成全层撕裂。若齿线邻近发生慢性炎症，因纤维化而失去弹性更易受损。撕裂创面常因继发感染而形成溃疡，创面较平硬，灰白色，溃疡下端呈一袋状皮赘，酷似外痔，俗称“哨兵痔”。且伴有后肛门疼痛的特征。患者因惧怕疼痛不敢排便，使粪便在肠腔积存过久，变干变硬，下次排便时疼痛更加剧烈，如此形成恶性循环，甚至身感极为痛苦，严重影响工作和学习。

张女士今年35岁，是某连锁美容机构的店长，肛裂已经困扰她将近半年的时间，这给她的生活和工作带来很大的痛苦与不便。其症状是间断性大便时肛门剧痛伴有滴血，大便干燥且3～4天方排便一次，大便较粗，每次排便均需20～30分钟，大便一次极其痛苦，来医院检查后，明确诊断为陈旧性肛裂，实行了微创治疗。为了尽快恢复医生还给她开了短期口服润肠通便药物，但是她很反感吃药，所以一直没有服用，结果，病情在不久之后又有反复迹象。后来发现并服用了一味偏方，效果不错，也没有副作用，一年后，大便湿润通畅、粗细正常、无出血。

这个偏方的具体内容是：准备白及150克，蜂蜜40克。将白及入锅，加水适量，煮沸至汁稠，除去白及，用文火将药汁浓缩至糊状，离火，与煮沸的蜂蜜混合均匀，冷后入瓶制成白及膏。便后涂患处，敷料固定，每日1次。治肛裂。

此外，肛裂病人应多食用含丰富纤维素和维生素的水果、蔬菜，防治便秘。苹果、桃、杏、梨、香蕉、瓜类等水果，芹菜、菠菜、韭菜、苜蓿、黄花菜、茭白、竹笋等蔬菜，含有丰富的纤维素和维生素，应每日进食，可使大便柔软易于排出，减少干硬粪块对肛裂创面的刺激，促进创面愈合。

芝麻、蜂蜜、植物油、胡桃仁能润肠通便，肛裂患者应适当多食用。还可多吃具有补血润肠作用的食物如桂圆、大枣、胡桃、胡麻、木耳、桑仁、松仁等食物。

肛裂患者应忌食或少食刺激性饮食，如白酒、黄酒、辣椒、生姜、蒜、葱等，这些饮食可以导致便秘，并使肛门直肠部充血明显，诱发或加重肛裂。

汤药内服治好肛裂

小柯是一杆标准的“老烟枪”，年龄不大却已经有近20年烟龄了，为此女朋友没少跟他吵架，可每次都不了了之。小柯的主要工作是创作剧本，如果遇到改剧本，一个晚上要报销四五包烟。加上饮食也不规律，小柯一直就有便秘的毛病，经常两三天才大便一次，而且每次都比较困难，后来因用力过猛竟得了肛裂。

一次偶然的机会，小柯得到一个小偏方，试用时间不久便治好了肛裂。

这个偏方的具体用法是：取生地、白芍各30克，槐花、汉防己、甘草各15克，大黄、延胡索各10克。每日1剂，水煎，分2次服。主治清热凉血，活血止痛。主治肛裂。

宜忌：禁食辛辣等助火之品，禁烟酒。出血重者，加仙鹤草30克，茜草根10克；疼痛剧烈者，加田七末3～5克（冲服）；嗜酒者，加葛花10克或葛根15克；气虚者，加黄芪15克，白术5克。

小柯长期大量吸烟和饮食生活不规律都是造成肛裂的原因之一，吸烟容易上火，有时还会损害肝功能，使肝脏疏泄功能下降，造成大便秘结。临床证实，吸烟还会加重肛裂的病情。

对于肛裂的预防，应当做到以下几点：

要养成每天定时排便的习惯，发现大便燥结时，切忌努力排便，而要用温盐水灌肠或开塞露注入肛内润肠通便；及时治疗肛隐窝炎症，以防止感染后形成溃疡和皮下瘘；用肛门窥器作检查时，切忌使用窥器粗暴操作，损伤肛管；及时治疗引起肛裂的各种疾病，如溃疡性结肠炎等病症，防止肛裂发生；少喝酒，不吃辛辣刺激食物，食不可过精，要粗细粮搭配，蔬菜等富含纤维的食物尽量多摄入，可使大便保持正常；皮炎、瘙痒等病要积极治疗，防止肛周皮肤硬化。

乳香、没药膏，肛裂这就好

何女士，24岁患痔疮、肛裂一年，今年上半年旧病复发。内痔脱出嵌顿肿胀，大便后下鲜血，排便时疼痛，呈痉挛、间歇性痛。行坐困难、食欲缺乏。诊断结果为内痔嵌顿，肛裂并外痔。

因为自身体质的原因，经过慎重的考虑，何女士决定用中医疗法治疗。她所选择的方子是这样的：乳香、没药各20克，丹参10克，冰片5克，蜂蜜30克。具体的制作方法是，先将前四味药研为极细粉末，用75%乙醇适量，浸泡5天左右后，加入蜂蜜调匀，即行煎熬加工成膏状，然后贮于消毒玻璃瓶备用。用时，先排尽大便，以1：5000高锰酸钾溶液坐浴10分钟左右，再用过氧化氢溶液清洗裂口创面，并以干棉签吸干泡沫，将药膏适量敷于创面，然后覆盖无菌纱布，用胶布固定。每天换药1次，直至裂口愈合。

何女士应用此方后终获痊愈，其身边不少朋友也都在打听这个方子。

其实，很多患者都是因为对自己不够关心才会拖到不得不治疗的时候才四处寻找良方。试想一下，如果我们每个人都能将保健养生的观念放在心上，体现在生活细节中，疾病自然会离我们遥远。

还有的患者因为不能确定自己的症状是都属于肛裂，而又因部位敏感所以拖延。肛裂的临床表现主要有疼痛、出血、便秘、肛门瘙痒等症状，我们可以通过这些肛裂的症状进行家中的自我检查，如果你有了这些症状，那么快去医院治疗吧。一要看是否疼痛：其主要表现为疼痛剧烈，持续性剧疼，可持续加剧，数小时后可自动缓解。二要看是否出血：排便时，损伤创面，可致裂口出血。

尿失禁

尿失禁，鸡肠解决难言之隐

尿失禁是一种症状，指尿液失去控制而不由自主地流出。人正常的储尿及排尿都是在膀胱压力与尿道压力相互协调下进行的，所以，任何原因造成储尿期的膀胱压力过高或尿道阻力下降，都会造成尿失禁。

36岁的少妇余某是某外企的财务总监，有一个6岁的女儿。某个周日，她带女儿去逛超市，在收银处付款时，女儿在她身后大声叫："妈妈，你尿裤子啦！"顿时引来周围一片好奇的目光，令余女士不知所措，好不尴尬。

这事得从6年前说起。当年余女士分娩时，因生产困难，用了产钳引产，从那以后，她便总有些控制不住尿的感觉。逐渐的，咳嗽、大笑、打喷嚏，甚至上街行走时，尿液都会不由自主地溢出，运动时更加厉害。一年前余女士做了一次人流，从此之后情况愈来愈严重。由于"尿裤子"，她不敢参加应酬和室外活动，连见外籍老板时也提心吊胆。这导致余女士开朗的性格发生变化，经常无缘无故地发脾气。

余女士曾经到过神经科、中医科、妇科检查治疗，但效果不明显，"尿裤子"情况依然如故。后来在家人帮助下，她试用了一个偏方，效果不错，现已不影响其正常的工作和生活了。

具体做法是：取鸡肠一副，洗净晒干，炒黄研成粉末，用黄酒送服，每次5克，每日三次，在服用过程中忌食姜和辣味食物。

尿失禁患者常对饮水有顾虑，往往自动减少饮水量，这样宜增加尿路感染的机会。其实这种做法是非常错误的，尿失禁患者应保持摄入液体2000～2500毫升/日。此外，在生活中还应该注意以下几个方面：

（1）要保持乐观、豁达的心情，以积极平和的心态，笑对生活和工作中的成功、失败、压力和烦恼，学会自己调节心境和情绪。

（2）尽量采用蹲式排便。蹲式排便有益于盆底肌张力的维持或提高。

（3）防止尿道感染。勿憋尿，睡觉前克制水分摄取，避免酒精、咖啡因等利尿性饮料，并将尿液排尽。

（4）养成大小便后由前往后擦手纸的习惯，避免尿路感染。性生活前，夫妻先用温开水洗净外阴，性交后女方立即排空尿液，清洗外阴。若性交后发生尿痛、尿频，可服抗尿路感染药物3～5天，在炎症初期快速治愈。

（5）保持有规律的性生活。

（6）加强体育锻炼，积极治疗各种慢性疾病。

（7）饮食要清淡，多食含纤维素丰富的食物，防止因便秘而引起的腹压增高。

穴位艾灸治失禁，传统方的精华

尿失禁可由精神因素、神经系统疾病、分娩、外伤等引起，大多是因膀胱、尿道功能失调所致如张力性尿失禁、紧迫性尿失禁、溢出性尿失禁等。其中又以张力性尿失禁居多，因患者骨盆底部肌肉对尿道的控制能力下降，尿道括约肌的力量变得薄弱，抵挡不住膀胱积尿后增高的压力的冲击，使尿液不经意地流出，尤其在笑、哭、咳嗽、打喷嚏、站立、行走时易发生，安静或平卧时稍见缓解。故这种尿失禁又称压力性尿失禁。

对于压力性尿失禁，药物治疗通常无济于事，一般采取保守治疗。中医认为人之所以会出现尿失禁的情况，是因为肾气虚，中气下陷导致。因此，治疗时多采用补益肾气、提升中气为主。

民间常用艾灸神阙、关元、中极、涌泉等穴位。

其具体方法是：点燃艾条，在以上诸穴位轮换熏，每个穴位处感到灼热难忍时换穴再灸，一般一次需要

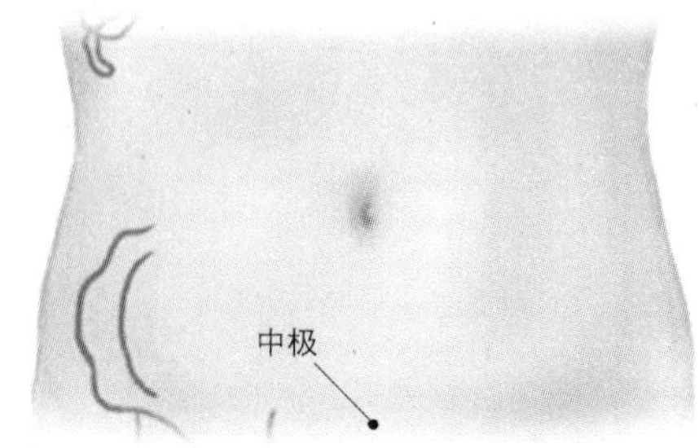

中极穴的位置

半小时。一日一次，连续灸一周，如果症状消失，即可停灸。再次复发时，如法再灸一周。如此反复施灸，可很快控制病情。

阴虚型尿失禁，狗肉黑豆来帮忙

张绍祺于2008年11月5日左右出现尿频、尿急现象，之前有尿失禁病史3年，在此期间病情呈现逐渐加重的趋势。2009年5月去医院就诊，当时他面色淡白，四肢水肿，腰、髋、腿疼，并且无力，行走不便，经常失眠，被诊断为阴虚型尿失禁。试过很多种药物治疗方法，都没有收到显著的疗效。后来，在一次老友聚会时，吃了狗肉炖黑豆，第二天发现，自己的精神状态变好了，而且，一天下来都没有出现失禁现象。他回想起来可能是这个菜发生了作用。于是，学会之后自己在家做，时不时吃一次，结果半年之后，病症痊愈。

后来，他才知道，这是一款药膳，古时候就有。其具体的制作方法是这样的：准备狗肉200克，黑豆100克，加水炖至熟烂，吃肉喝汤，每日1剂，可治成人尿失禁。

我国古书《本草求真》中记载狗肉的药用功能："入脾、胃、肾。"狗肉可补中益气，温肾助阳，治脾肾气虚，胸腹胀满，鼓胀，水肿，腰膝软弱，寒疟，败疮久不收敛，畏寒肢冷，腰膝酸软，阳痿不举，遗精遗尿，小便清长。

黑豆性平、味甘，归脾、肾经，具有消肿下气、润肺燥热、活血利水、祛风除痹、补血安神、明目健脾、补肾益阴、解毒的作用。《灵枢》一书中曰"中气不足，溲便为之变"，中气不足，固摄无权而致尿失禁。因此用此方颇为对症。

有了食疗方，老人如厕不尴尬

患有尿失禁者无法自行控制膀胱，在受寒、有大动作或情绪有大波动时，常无法控制尿液排出。此外，患者常会有要去小解的冲动，尿失禁患者每天上厕所的次数可高达8次。

据医学临床统计，尿失禁患者中女性是男性的3.2倍，40岁以上曾经怀孕生产过的妇女，就有6成以上的人曾经有尿失禁问题。尿失禁除了会给患者带来不便和异样眼光，也会增加患者的经济负担，因为患者要购买大量的吸收片和内裤。

尿失禁可通过药物、骨盆运动和手术进行治疗。用蹲式马桶对患者有益，可以预防使用者患上尿失禁，因为蹲着能运动骨盆周围的肌肉，对尿失禁患者有益。

尿失禁患者也可以通过饮食疗法进行预防和治愈，以下就为你介绍几种饮食疗法：

（1）荔枝肉炖猪脬：荔枝肉30克，糯米30克，猪脬（猪膀胱）1只。先将猪脬清洗干净去尿臊味，切成丝；将荔枝肉择洗干净，与淘洗干净的糯米同放入砂锅，加水适量，大火煮沸，加猪脬丝及料酒，改用小火煨炖至猪脬熟烂、糯米酥烂、汤汁黏稠即成。每晚温热服食之。对肺脾气虚型老年性尿失禁及夜间多尿者尤为适宜。

（2）黄芪桑螵蛸粥：黄芪30克，桑螵蛸15克，糯米100克。先将黄芪、桑螵蛸分别择洗干净，黄芪切成片，桑螵蛸切碎，同放入纱布袋中，扎口，与淘洗干净的糯米同放入砂锅，加水适量，大火煮沸，改用小火煨煮30分钟，取出药袋，继续用小火煨煮至糯米酥烂即成。早晚2次分服。对肺脾气虚型老年性尿失禁适宜。

尿失禁患者要避免酒精，少喝葡萄柚汁，戒烟；要避免摄入咖啡因，咖啡因也是一种利尿剂；要克制水分摄取，尤其是睡前。

老年性尿失禁是指尿液不能控制，不随人意地自行流出，多为张力性失禁。饮食上可适当服食酸涩的果品固缩小便，如芡实、莲子、山楂、石榴、乌梅、樱桃等，应常服羊肉、狗肉、雀卵、虾、韭菜、红枣、核桃仁、白果等食物，不宜多饮茶水、汤、果汁、咖啡等饮料。将银杏叶泡茶饮用，可预防因寒引起的尿频。另外，具有补肾功效的食物对尿频的防治有益，如虾，核桃，年糕等。其中，虾可治疗夜间尿频，核桃可治疗衰老引起的尿频。

烧烫伤

小妙方及时处理烧烫伤

烧烫伤是生活中常见的意外伤害，沸水、滚粥、热油、热蒸气的烧烫是常会发生的事。对某些烧烫伤，如果处理及时，不会导致不良的后果。

如果烧烫伤比较轻，应立即将伤处浸在凉水中或者用冰决敷于伤处，这样30分钟左右就能完全止痛。随后用万花油或烫伤膏涂于烫伤部位，这样只需3~5天便可自愈。

需要注意的是，这种方法要在烧烫伤后立即进行，如过了5分钟后才浸泡在冷水中，则只能起止痛作用，不能保证不起水泡。

除了上述方法外，我们还可以将鲜姜洗净，捣烂成汁，用棉签蘸姜汁涂于患处，能立即止痛、消炎、退肿，无刺激，不溃烂。轻者敷药一次即可，严重者可时常滴姜汁，保持湿润。40小时左右即可停药。

也可采用以下方法：用水将鸡蛋壳洗净，浸泡于75%酒精中消毒15分钟，然后打破鸡蛋壳，倒出蛋清及蛋黄。用注射器将水注入蛋壳和蛋膜之间，使其分离，此时用手指将蛋膜顺利剥出，并用水将蛋膜上残留的蛋清漂洗干净，最后将蛋膜置于95%酒精中备用。烧伤创面洗净消毒后，将蛋膜紧密贴附于创面即可。

此外，如果是穿着衣服或鞋袜部位被烫伤时，不要急忙脱去被烫部位的衣裤或鞋袜，最好的方法就是马上用食醋（食醋有收敛、消肿、杀菌、止痛作用）或冷水隔着衣裤或鞋袜浇到伤处及周围，然后再脱去鞋袜或衣裤，这样可以防止揭掉表皮，发生水肿和感染，同时又能止痛。接着，再将伤处进行冷却，涂抹鸡蛋清、万花油或烫伤膏。

对于烧烫伤相对比较严重者，或者起了水泡的，最好到医院治疗。如果实在没条件，民间还有这样一个方法：将盐酸小檗碱片，研细末，用香油调匀，注意不要太稀。把伤口清洗干净，消毒，然后用上述药物涂抹，用无菌纱布包扎，2天1次，2~3次就可以愈合。

风油精可治轻度烫伤

风油精含有薄荷脑、樟脑、桉叶油、丁香酚、水杨酸甲酯等成分，有消炎止痛、清凉止痒、杀菌、抗真菌等功效，所以常用于蚊虫叮咬及伤风感冒引起的头痛、头晕、晕车等症状。其实，它还可以用于轻度烫伤的治疗。

烫伤最危险的情况是损伤部位由于细菌侵入而引起感染，而风油精中的薄荷脑、樟脑、桉叶油成分恰好对细菌有较好的杀灭作用，所以当受到小范围烫伤时，不妨试试风油精。

具体的使用方法：将风油精直接滴敷在烫伤部位，每隔3~4小时滴敷一次，不仅止痛效果明显，且不易发生感染，无结痂，愈后一般不会留下瘢痕。

烧烫伤患者由于体内新陈代谢速率增加，会加速身体蛋白质的耗损，初期若营养给的不够，会造成体重急速减轻，进而影响伤口愈合能力，免疫力降低。患者应维持均衡饮食，广泛摄取六大类食物，即根茎类、奶类、蛋豆鱼肉类、蔬菜类、水果类及油脂类。

20天内注意尽量不吃发物，包括海鲜、牛羊鸡肉、韭菜、香菜等。

冰水加浓糖浆，治好小烫伤

一天傍晚，方方的邻居领着他的孩子雯雯来找她。原来雯雯吃饭时打翻了一锅热汤，结果胳膊被烫到了，孩子号啕大哭了起来，家里又没有烫伤膏，邻居连忙来方方这里问问看是否有烫伤膏。

方方看了一下小雯雯的胳膊，幸好只是几处小面积的皮肤被烫到。方方从冰箱里拿出一大瓶冰水，把冰水倒进盆里后，让小雯雯把胳膊完全浸泡在冰水里，一会儿小雯雯就放低了哭声。

邻居于是向方方请教这个方法的奥妙。方方告诉他，皮肤烫伤后第一时间的处理原则不是找膏药涂，而是进行冷却和散热。有冰水的话，就用冰水浸泡烫伤的地方，也可以用冰水浸湿的毛巾敷在上面，至少要敷半个小时。如果一时找不到冰水，用自来水不停地冲洗也行，这样可以通过水流带走局部的热量，达到冷却降温的效果。

这种冷疗的方法是欧洲冰岛的渔民们最早发现的，与足球运动员受伤后，队医喷液态氯乙烷让局部迅速冷却是同一个道理。通过降低温度使伤口处的血管收缩和组织代谢速度减慢，从而抑制炎症反应，并减轻水肿。另外，低温下皮肤的感受器会变得麻木，因而会起到迅速止痛的效果。

半个小时后，方方让小雯雯把胳膊从冰水里拿出来。因为方方家里也没有准备烫伤膏，就用碗装了大概一两白糖，倒了30毫升左右的冰水，调成一碗浓浓的白糖浆，然后用棉签把糖浆轻轻涂抹在小雯雯的患部，再裹上纱布固定。

邻居看了很是惊讶，不太相信这么简单的土方法就能治烫伤。方方告诉他烫伤治疗在冷疗处理之后，接下来的工作就是促进伤口愈合以及防止伤口感染，而浓糖浆就完全可以达到这些效果。由于糖浆浓度很高，所以细菌一粘上去，很快就会脱水死亡。另外，浓糖浆里含有大量的糖分，在伤口组织生长、修复的过程中能提供足够的营养，使伤口加快愈合。

金樱根煎液，帮你抹去烧伤的痛

早在几千年前，在苗族地区的苗寨人家就悟出了治疗水火烫伤的方法。由于苗族早期迁徙频繁，所到之处大多是人迹罕至的荒僻山区和瘴疠之乡，自然条件十分恶劣，苗族民间多以火耕水种为主，终日劳作，在这些特定的条件下，不免会遇到水火烫伤的情况，因此几乎人人都掌握了一些治疗水烫火伤的方法。下面介绍一种常用的烧伤疗法。

金樱根2000克，冰片10克，薄荷脑2克。将金樱根切片，水煎1~2小时，倒出药液，药渣可复煎2~3次。将数次药液混合后煎缩至10000毫升，用数层纱布过滤后放入冰片和薄荷脑，煮沸即可。药液凉后装瓶，再连瓶煮沸消毒密封，放置阴凉处。用时根据烧烫伤创面大小，用灭菌的棉垫或较薄的药棉均匀摊开，蘸上药液湿敷患处。当药棉敷料干燥后，要及时添加药液，保持湿润，每天敷2~3次，每次4小时。胸部烧烫伤，每次只需敷2小时左右，以避免肺脏受凉过度引起不良反应。

金樱根的功效：固精涩肠，治滑精，遗尿，痢疾泄泻，崩漏带下，子宫脱垂，痔疾，烫伤。冰片的功效：通诸窍，散郁火，去翳明目，消肿止痛。

烧烫伤后若能在4小时内用药，效果更好。若创面有小水疱，可不必剪破，敷药后自行吸收；对于过大的水疱，敷药后2~3天后再无菌操作剪破水疱，继续敷药。

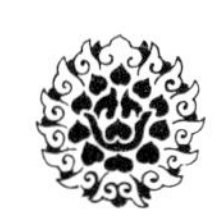

跌打损伤

从生活小物品中寻找“邦迪”

如果你的手指或者身体其他地方被外物划伤，创口不大，你的第一反应是什么呢？

可能十个人中有七个人会回答：创可贴。如果身边一时没有创可贴的话，那还有什么办法可以促进伤口尽快愈合呢？

这样的情形我们每个人都可能会遇到，所以，很有必要了解一下。下面就给大家介绍几个生活中治疗小伤口的小偏方：

第一个方法是用鱼肝油。先按常规清洗处埋伤口，再把鱼肝油丸剪破，将里面的油液倒在伤口上，将其完全覆盖即可。将鱼肝油里面的油性成分覆盖在伤口上，就相当于加了一层保护膜，能起到类似创可贴的保护作用。此外鱼肝油里含有的丰富维生素，能给伤口局部细胞提供营养，促进组织生长和修复，这是创可贴无法具备的作用。

第二个方法是用鸡蛋膜。先把一个鸡蛋洗干净，有条件的话，用75%的酒精给外壳消毒，或在白酒里泡上一会儿。然后敲开鸡蛋，轻轻扯下蛋壳里附着的那层鸡蛋膜，并贴在经常规清洁后的伤口上，再挤掉蛋膜与伤口之间的空气，使之贴紧。注意在贴膜的时候，应该把鸡蛋膜中沾有蛋清的那一面贴在伤口上。

鸡蛋膜是一种生物半透膜，有像创可贴一样的保护作用。另外，新取下来的鸡蛋膜上的蛋清含有溶菌酶，能起到杀菌作用，其营养成分也可促进伤口组织的生长、愈合。

大蒜膜也可以用于治疗小外伤。取一瓣大蒜，剥去外皮，可以看到有一层晶莹透亮的薄膜附着在上面。小心将这层膜取下，然后轻轻贴在经常规清洁后的伤口上。跟鸡蛋膜一样，注意用大蒜膜紧贴蒜瓣的那一面贴在伤口上，其作用和鸡蛋膜相似，因为大蒜膜所含的大蒜素成分也能杀菌消毒。

透骨草治愈运动伤害有绝招

李明是某大学篮球队的队员。一天，他在打篮球的时候扭到脚踝，起初当成普通的扭伤来看待，并未重视。但1个月下来，脚踝内部仍感疼痛，且稍走路疼痛感便加重，睡眠也差。遂又至多家医院就诊，但均诊断为“韧带损伤”而非“骨折”。但为何韧带损伤以往每次均很快能恢复，这次却迟迟不见好转？

后来去就诊时才了解到，原来李明近年来曾因运动先后导致韧带损伤2次，骨裂1次。现在这种小的扭伤持久不愈多是由于新疾旧伤加在一起所致。

这在中医上属于淤血痹阻，筋络失和。可以选择民间的熏洗方来治疗。本方具有舒展筋脉，畅通气血的作用，常用于治疗骨折后期关节功能恢复不良。

李明尝试了这种熏洗的治疗方法后，感觉很好，一周不到，痛感减轻，睡觉也睡得着了。

这个熏洗方主要是用中药水煎后，趁热熏洗患处。具体方法是：准备透骨草30克，海桐皮20克，伸筋草30克，鸡血藤30克，红花10克，川芎15克，桂枝15克，牛膝15克。将此8种物品加水煎30分钟左右，趁热熏洗患处，每日可以进行2～3次，每次30分钟。

与一般市面上出售的防止运动伤害的喷剂相比，此方的构成更为天然，副作用更小，且不易出现过敏症状。

方中透骨草有祛除风湿、活血止痛的功效；海桐皮、伸筋草祛风除湿，舒筋活络；鸡血藤活血通络；红花活血通经，散淤止痛；川芎具有活血行气、祛风止痛、开郁燥湿等功效；桂枝有发汗解肌、温经通脉、化气行水的功用；牛膝活血化淤，补肝肾，强筋骨，利尿通淋，引血下行。

可见，此方中的多味药材均有改善局部血液循环，促进新陈代谢，松解粘连，止痛作用。而且，红花、川芎、鸡血藤活血化淤，舒筋活络的作用更为明显。它们可以帮助受伤的韧带在较短的时间内恢复健康状态。诸药共同作用达到祛风散寒、温通经络、活血化淤、舒筋活络、滑利关节的作用，对治疗骨折后期关节功能有着显著效果。

当然，骨折后如果出现久病不愈的情况就要提起注意。因为这一发病机制可能与骨折后长期不动，患部血流减慢、组织水肿，肌肉与周围软组织粘连，肌肉的伸缩性减弱等因素有关。

栀子入药，扭挫伤痛小菜一碟

这里为大家介绍一个治疗扭挫伤痛的栀子外敷方，其具体操作步骤是：四肢部位跌打损伤，取栀子10克（用量可视面积大小加减），鸡蛋清适量，将栀子捣碎后用蛋清调和敷于患处即可。

为什么栀子能起到这样的对治作用呢？

栀子为茜草科植物栀子的干燥成熟果实。本品味苦，性寒，能泻火除烦，清热利尿，凉血解毒。内服用于热病心烦，黄疸尿赤，血淋涩痛，血热吐衄，目赤肿痛，火毒疮疡；外用治疗扭挫伤痛。

栀子治疗扭挫伤痛，古今史献均有记载。《本草纲目》谓其能治“损伤淤血”，《濒湖集简方》记载“栀子、白面同捣，涂之”，能治“折伤肿痛”。本品是民间常用的“吊筋药”，治伤、消肿、止痛效果肯定，尤其适用于四肢关节附近的肌肉、肌腱损伤。

栀子含栀子苷、山栀苷、栀子新苷、栀予苷酸、栀子黄素、番红花苷等，因其浸入水中，可使水染成鲜黄色，在食品及烹饪中也常用作天然增黄色素。

但是，在选用此推荐方的时候一定要注意，栀子有引起皮肤过敏反应的可能，使用时宜注意观察。而对于那些体质本来就敏感的人，一开始就不要试用，以免让病情更复杂。

外敷偏方，缩短骨折修复期

陈卓是一名极限运动爱好者，他技巧过人，曾多次参加专业比赛。但是，这种运动难免会有受伤的时候。一次练习中，他不小心使右手腕骨折，经过基础治疗，拆除石膏之后两个月，手腕还是感觉隐隐作痛，这让他心里很不舒服。马上新的比赛就要到了，自己这样的状态会给伙伴拖后腿。为了尽快痊愈，他找到了亲戚家一个学中医的姐姐。

姐姐向他推荐了两种外敷偏方，说是对这种情形的骨折修复十分管用。陈卓试用了几次之后，痛感消失了，这让他十分高兴。

他所试用的外敷法叫罗汉根外敷剂。具体的使用方法是：准备罗汉松根500克，续断、小接骨丹各30～60克，75%酒精15毫升，松节油5毫升，仙人掌适量。然后将上面几种药捣碎，并将其混合成糊状，外敷患处0.5厘米厚，5～7天更换一次。

还有一种效用类似的红花二黄外敷剂：主要取材自红花、元胡、牛膝。此三种物品各15克，然后再取大黄、血竭、龙骨各18克，黄柏、续断各30克。将上药研成末，再用蜜或开水调成糊状敷在骨折处，隔日一换。

俗话说："伤筋动骨一百天。"外伤引起的失血使体内营养损失，骨折的愈合及软组织的修复都需要充足的营养物质供应，一旦饮食调节不好、营养跟不上，不仅会影响病人对骨折软组织损伤的耐受力，而且还会影响骨骼和伤口的愈合及病体的康复。

所以说，骨折病人最好多吃一些容易消化，且营养清淡的食物。高热量、高蛋白、高维生素类的饮食是最佳选择，如动物的肝脏、排骨汤、鸡蛋、鱼肉及豆制品、牛奶。多吃些蔬菜水果等，对骨折病人身体的康复，也能起到很好的作用。

黄枝子、乌药治跌打损伤

张建虽然只有16岁，却已经是学校网球队的主力。有一次他打球时不慎扭伤右脚，当时感到右脚疼痛剧烈，肿胀明显，压痛剧烈，活动受限。经拍片，证实无骨折。为了使自己的经脉尽快畅通，他尝试了不少方法，最后还是几个简单的中草药外敷帮了他的忙。5天后肿胀消失，活动自如。

此方的具体操作方法为：准备黄枝子2份，乌药1份，桃树枝心1份，樟树枝心1份。将上药分别晒干，研成细粉，分装保存备用。用时，取适量药粉，用水及50%的酒精调成糊状，再加上适当的面粉混合搅匀，然后摊在塑料布上，厚约0.3厘米，外敷于伤处，用绷带包扎固定，以防药液外溢。冬季可以2～3天换1药，夏季1～2天换1次，以保持其湿润。

想要有效预防运动损伤，就要做到以下几点：

（1）运动前充分做好准备活动。运动前必须做好准备活动，可升高身体和肌肉温度，提高肌肉灵活性，从而提高肌肉抵抗损伤的能力。

（2）运动前不要空腹，运动的前中后要饮足够的水。

（3）在运动和劳动中学会护腕、护膝、护踝等是很有必要的。

（4）参加一些力量和柔韧练习以防止受伤，动作幅度不宜过大，不要锻炼过度。

（5）学会摔倒时的各种自我保护方法，如落地时用适当的滚翻动作以缓冲外力等。

（6）平时加强锻炼，提高肌肉力量。

（7）除工作及不得已情况外，尽量不要爬高。

（8）在运动及游戏中注意安全，加强自我保护意识。

（9）天气不好（如有雨雪时）及黑夜外出时，走路骑车都要加以注意。

治腿抽筋特效方

某汽车厂的李严是厂里的一名普通工人，最近不知什么原因，夜里睡觉睡到一半，小腿总是会抽筋。后来他向别人请教治疗的方法，没想到一下子集合了很多，在试用了之后发现，有的有效，有的效果不明显，最后，他总结了三种比较有效的治疗小腿抽筋的方法，在此一一和大家分享：

（1）补钙法：这种方法多适用于上了年纪的老人。老年人腿抽筋主要是由于年龄大了，身体缺钙所致。而且需要注意的是，补钙可以直接选择钙片，但服用的剂量最好遵循医嘱。在急性发作时，应到医院注射氯化钙、葡萄糖酸钙，但最好是先做一下血中的含钙量和骨X线片检查。

（2）针灸法：这种方法效果不错，选用的穴位在小腿的承山穴和委中穴。

（3）腿足部保温法：治疗的原理是以热驱寒。实施的方法也很简单，只需要在夜间睡觉时，用一热水袋盛上热水，置于足部，使其整夜受热。久之，自然可治好腿抽筋病。这个小偏方比较经济实用，而且老少皆宜，多用来应对风寒性抽筋。

预防腿抽筋的办法有很多，只要稍微改变一下生活习惯即可：

（1）穿舒服的鞋子。平足和其他身体构造的问题使一些人特别容易发生腿抽筋。合适的鞋是弥补的方法之一。

（2）拉松被褥。很多人睡觉时喜欢把被子捂得紧紧的。但是特别在仰卧的时候，被子可能压住足部，这样使腓肠肌和足底肌肉紧绷。紧绷的肌肉很容易发生痉挛。只要将被褥拉松一些就可以了。

（3）伸展肌肉。睡前伸展腓肠肌和足部肌肉可有助于预防抽筋。伸展方法和腿抽筋时伸展腓肠肌和足部肌肉的方法相同。还可以将足前部置于楼梯踏步的第一阶，慢慢下压脚跟使脚跟位置低于阶梯位置。

（4）大量饮水。如果平时人比较勤快，活动量比较大，需要补充液体以避免脱水，但是不要过量。大量液体能稀释血液中钠的浓度，这样可能导致各种问题，包括肌肉抽筋。

韭菜泥外敷专治脚踝扭伤

柏某因为生活在一线城市，每天都要挤地铁上下班，本来已经习以为常的他却遭遇了之前未曾经历的倒霉事。这天，正当他在车厢门口“浴血奋战”的时候，一个不小心把脚崴了。当即左踝关节连同整个足背肿胀、青紫，无法站立，疼痛剧烈，面色苍白。

因为不想因此请假回去，耽误工作，所以就一直忍着。晚上回家之后，妻子看到他的样子心疼极了，赶紧拿来鲜韭菜根糊为他治疗，4小时之后柏某感觉疼痛基本消失，3日后恢复正常，可以正常行走了。

这个韭菜泥敷的偏方具体的制作方法是：取韭菜入土部位的新鲜根须（数量视损伤部位大小而定）洗净，捣烂，不可去汁，加入适量面粉，用黄酒（也可用白酒）调成稠糊状，敷在扭伤部位，厚1～1.5毫米。然后用纱布覆盖，再用绷带包扎好。每日换药1次。

这个偏方虽然来自民间，却也是已经被反复证实的有效良方，对跌打刀伤肿痛都很有效，可以放心使用。

平时主动预防运动损伤与损伤后及时、正确的处理是非常重要的，这不仅能保护我们自身不受到外力的伤害，也能免除病痛给生活和工作带来的困扰。那么，如何有效预防呢？主要有以下几个方面：

（1）要掌握正确的训练方法和运动技术，科学地增加运动量。

（2）准备活动要充分。在实际工作中，我们发现不少运动损伤是由于准备活动不足造成的。因此，在训练前做好准备活动十分必要。

（3）注意间隔放松。在训练中，每组练习之后为了更快地消除肌肉疲劳，防止由于局部负担过重而出现的运动损伤，组与组之间的间隔放松非常重要。

（4）防止局部负担过重。训练中运动量过分集中，会造成机体局部负担过重而引起运动伤。

（5）加强易伤部位肌肉力量练习。据统计，在运动实践中，肌肉、韧带等软组织的运动伤最为多见。因此，加强易伤部位的肌肉练习，对于防止损伤的发生具有十分重要的意义。

动物咬伤

土升麻，治毒伤的特效药

韩辉是某地质局的员工，因为要经常外出勘测，所以难免会到荒凉地段。一次外出到郊外勘测的时候，不小心被毒蛇咬伤，做过紧急处理之后处于半晕厥状态。就在他觉得自己快没救的时候，一位颇有经验的同事以最快的速度找到了一种草药，来帮其治疗。几分钟之后，他感觉自己的伤处有点发凉，意识却比刚才清醒了许多。后来接手治疗的医生看到这个情形，情不自禁地说："这是谁做的？幸亏了这个土升麻！不然，小伙子，你可能撑不到医院就危险了。"

韩辉同事所用的急救偏方就是一种叫土升麻的植物，其株高约1米，叶似麻，对生，叶边缘有齿，叶上有毛；茎菱形，皮青绿色，有细毛；多分枝，对生；全国各地均有分布；多生于山坡、灌木丛中，路边、旱地边；其味甘、苦，性平、无毒。

了解了这种草药的神奇妙用，我们一起来看用它急救毒蛇咬伤的操作步骤：首先，取土升麻鲜叶500克左右，捣烂后以80～150克榨汁内服，余下的榨汁外擦。外擦要从患者中毒的上部（近心端）往下（远心端）擦，直至伤口。经验证明，用药之后，患者会感觉到中毒的上部有一股类似于液流的毒气向体外流去，并伴有麻、痒、冷的感觉。这种感觉在20分钟内产生，说明药已起作用，患者此时就可以把心放下了。

在对于土升麻的使用过程中可能遇到患者中毒面积较大而土升麻叶较干的情形。这时，可用150～200克浓淘米水（糯米）掺土升麻叶捣烂，取混合汁外擦，效果与只用土升麻叶汁一样；也可用更多的叶子，以捣取足够的汁液，外擦用量不限。

如果想要加快治愈效果，还可以在有条件的前提下，待药起效后，取鲜鸡蛋一个煮至老熟，剥取完整的蛋黄，将蛋黄切成若干片，在薄片中央穿一小孔，然后小孔对准伤口将蛋黄薄片置于伤口上。经10～20分钟，蛋黄薄片就会因吸了毒而由黄变绿，再变成紫黑，质干而脆。接着以同样的方法换上新的一块，如此反复。这样，一驱（土升麻）一吸（蛋黄）会大大加快治愈速度。

此外，有的蛇伤患者的伤口封闭而起黄水疱，应在用药时用干净的锐物黄水疱刺破，放出黄水，打开伤口以利排毒。

用铁角凤尾草应对虫螫

任何人都不希望自己受到伤害。尤其是在心情舒畅的时候。试想一下，如果你正在利用好不容易得到的假期，和家人朋友在一起，却被虫子或者别的动物蜇了，心情岂不是会一落千丈？

余中立是一个摄影爱好者，前些日子和几位朋友外出郊游采风的时候，不小心被一种马蜂蜇伤了。原想没什么大不了的，不料又痛又肿。正当他手足无措的时候，有个同伴不知从哪儿弄来一把铁角凤尾草，用随身带的水洗净后，放入口中咀嚼，然后将汁连同唾液一起擦到余中立伤口上，其痛处很快就好了很多。

等大家都安全回到休息场所的时候，余中立惊喜地发现，伤处已完全消肿了。

为什么这个铁角凤尾草这么管用呢？

铁角凤尾草是铁角蕨多年生草本，全国各地均有分布，以全草入药，四季可采，洗净，鲜用或晒干。其味淡，性凉，叶含黏液质，具有清热解毒、渗湿、调经止血、散淤等功效。外用可治烧烫伤、外伤出血、毒蛇咬伤等。外用可取适量鲜品捣烂敷患处。如果像例子中的伤者那样将其放在口中充分咀嚼，将汁连同唾液涂在伤口上，其涩味与唾液都具有止血、消毒、消炎的作用。

蚯蚓掺红糖快速治蛇咬伤

生活在城市里的现代人或许早已忘记了毒蛇的威胁，但不断见诸报端的蛇咬人事件依旧触目惊心。俗话说“居安思危”，我们必须有所防备。

胡大爷是一个园艺师，做园艺工作二十多年了，也遇到过不少蛇虫叮咬的事。但是，这一次，被毒蛇咬伤后，多家医院都没有抗蛇毒血清。他的老伴想到用家乡的土方治疗。将蚯蚓和红糖拌在一起，沿着伤口出现的红线往回敷，一个小时之后，红肿已经消了不少。

如今喜欢野外活动的人越来越多了，但对野外危险，特别是动植物造成的危险往往估计不足，这些危险，尤以毒蛇最具代表性。在此提醒大家，到外地旅游，人地生疏，如遇突发的身体毛病往往会手足无措，所以外出野游时一定要做好相应的防范措施，特别要注意竹叶青、烙铁头、眼镜蛇及银环蛇这4种毒蛇。对不同的毒蛇，防治的方法也有所区别。

进入秋初，“驴友”们到野外远足时最好带上一些蛇伤药，夏天雨前、雨后、洪水过后更应该特别注意防蛇。蛇种不同，活动时间也不同，蛇伤主要集中在一天的9～15点和18～22点。远足时要避开人迹罕至的草丛、密林等，可以带上软质的长棍或竹竿，边走边打一打路边的草丛，蛇会迅速逃跑，一般不会主动攻击。在有毒蛇活动的环境中行走时，更要提高警惕，穿高帮鞋、长裤，因为蛇的攻击点一般都集中在腿部。尽量避免在草丛里休息，露营时一定要将帐篷拉链完全合上，在收拾地席或帐篷时，要小心查看。在翻转石块、采摘野果时也要小心观察，一些蛇类经常栖息于树上（比如竹叶青）。经验告诉我们：迫不得已要在野外休息时，可在周围撒雄黄、石灰粉或水浸湿了的烟叶；另外，蛇讨厌风油精。见到毒蛇后要保持镇定安静，不要突然移动或奔跑，没有十足把握不要发起攻击，应绕行或退后，其实蛇更怕你。被蛇追逐切勿直跑或径直向下坡跑。

虽然一般情况下被大蛇咬伤症状更严重，但很多时候，刚孵化出来的小蛇比蛇妈妈毒性更大，蛇的种类不同，毒性强弱也不同，如银环蛇的个头通常较小，但毒性极强。所以遇到小蛇，也不要掉以轻心。记住这些常识，许多蛇伤是可以避免的。

腰椎疼痛

腰痛病用拉单杠法治愈

正确的姿势不仅能够省时省力，减少人体骨关节、肌肉、韧带的磨损，又可避免不良姿势造成的各种损伤。在工作、学习和生活中应防止长时间地保持单一姿势，纠正不良姿势，防止过度劳累。特别是腰部的超负荷使用必然会造成腰部肌肉、韧带和关节等的损伤而出现腰痛、腿痛。

退休职工蒋必军今年72岁了，他是腰椎骨质增生患者，自20多年前开始发病，经多方治疗，有一定的效果，但不太理想。病情经常反复，有时莫名其妙地复发，不能动，睡不下，即使睡下了，也不能翻身。拍片后医生诊断为腰3、4椎间盘突出，无特效药，曾动员他做手术。

一次蒋必军因腰痛复发又到中医院去针灸推拿、拔火罐，一位年轻的医师介绍说："挺腰杆、拉单杠可能对你的病症有好处，你不妨试试。"碰巧他家旁边有一单杠——篮球架的横档，他便开始坚持练习。1年多后，腰病从未复发过，而且把原来的颈椎痛、肩周炎也治好了。

这个拉单杠治疗腰痛病的方法具体要按照下面的步骤来进行：

第一步，手拉单杠，脚尖固定踏地，将腰部前后摆动16~20次；

第二步，再手拉单杠，靠手臂上下屈伸，使脚脱离地面，身体悬空，做16~20次。

这里需要注意，除了采用此法之后，肥胖的人还应有意识地控制自己的体重。肥胖的人往往易于发生腰背痛，因为体重增加了相应肌肉、韧带和骨关节的负担。

爬行模仿，治疗腰椎间盘突出

腰椎间盘突出症，也称为髓核突出或腰椎间盘纤维破裂症，是临床上较为常见的腰部疾患之一。腰间盘存在于腰椎的各个椎体之间，为腰椎关节的组成部分，对腰椎椎体起着支撑、连接和缓冲的作用，它的形状像个压扁的算盘珠，由髓核、软骨板、纤维环三部分组成。当由于外伤、退变等原因造成纤维环后凸或断裂，髓核脱出，就称为腰椎间盘突出。

本病的发生是因年龄增长，使韧带松弛、椎间盘老化、弹性降低，由外伤、劳累或风湿寒邪等因素所诱发，多见于40岁以上的中老年人。中医学认为腰椎间盘突出属"腰腿痛，痹证"范畴。

运动医学专家指出，四肢爬行的动物比直立行走的动物血液更流畅，而且很少患腰椎疾病。椎间盘突出基本痊愈后可以进行简单的爬行锻炼，来帮助松解粘连的组织，促进局部血液循环，有利于更好的康复。另外，还可经常锻炼脊柱两侧的肌肉韧带，预防椎间盘突出的复发。

魏敏的妈妈患腰椎间盘突出1年多了，开始只能遵医嘱，老老实实在床上休养。到病情稳定后开始尝试爬行法，坚持了2个月，觉得腰部轻松了很多，腿也不像原来那样疼了。

具体运动方法是：双手、双膝着地着床，头部自然上抬，腰部自然下垂，爬行长度为20米左右。爬完之后为了增加效果，可以适当做几个俯卧撑，然后仰卧位双膝屈曲，手抱膝使其尽量靠近胸部，然后放下，一上一下为一个动作，连续作20～30个。做完再取仰卧位，双膝屈曲，以足跟、双肘、头部当支点，抬起骨盆，尽量把腹部与膝关节抬平，然后缓慢放下，一起一落为一个动作，连续20～30个。

这套动作简便易行，每天只需抽出10分钟时间，每晚睡前一次，连续2个月。注意一定要在病情基本痊愈后，处在恢复期才能练习此方法。此病应在年轻时即加以预防，以免到中老年时受病痛折磨，具体有：

（1）寒冷潮湿的季节应注意保暖。

（2）定期进行健康检查。发生腰椎退变、出现腰背痛时要及时治疗。

（3）改善姿势，劳逸结合。注意平时的站姿、坐姿、劳动的姿势以及睡姿的合理性，纠正不良姿势和习惯。需要长时间弯腰或伏案工作的人，可以通过不断调整坐椅和桌面的高度来改变坐姿，活动一下身躯、上肢和头颈部等。坚持工间操，使疲劳的肌肉得以恢复。

（4）加强脊柱锻炼。运动对骨骼肌肉系统有良好的作用，能改善骨、关节、韧带功能。

腰椎间盘突出不用愁，草药帮你解忧

随着生活方式的多样化改变，患者呈现出增多的趋势，严重影响他们的正常工作和日常生活。患上此病后虽需药物或手术治疗，但平时的护理更加重要。

谈某，患腰痛已经2年多，经某医院证实为“腰椎间盘突出症”。曾用中西药及针灸、理疗，皆不见效，病情日见加重，近2个月来腰酸频发，双腿无力，不能久站，伴有头痛眩晕、耳鸣、夜间睡眠差、梦多烦躁。

后来决定采取内外兼治的办法治疗，外治用丹火透热法，取双侧肾俞穴及压痛点，每日1次。内治选择了一个传世已久的中草药药方。内与外结合，综合调理一个半月下来，患者腰痛较初诊时明显缓解，生活起居已不受影响，饮食睡眠皆正常。

这里，他所选择的内治方的具体内容为：准备桑寄生10克，狗脊10克，丹参20克，熟地10克，党参10克，当归10克，全蝎6克，川牛膝10克，制川乌6克。本方具有补益肝肾，祛风通络作用。常用于治疗腰椎间盘突出症。将上药共研细末装入胶囊，每粒1克，每次4粒，每日3次。3日即可初见疗效。

方中桑寄生、狗脊是主药，有补益肝肾、强筋骨、祛风湿作用；当归、党参、熟地起益气养血，补精填髓作用；佐以丹参、川牛膝以活血化淤、引血下行；全蝎、制川乌温经散寒、通络止痛。该方主要用于治疗腰椎间盘突出症，涉及颈椎病。

腰椎间盘突出症患者由于生病而减少了一定的活动量，所以饮食的摄入量也应适当减少，胃肠蠕动慢，消化功能降低，故应合理安排饮食，注意少食多餐，多吃蔬菜水果及豆类食品，多吃一些含钙量高的食物，如牛奶、奶制品、虾皮、海带、芝麻酱、豆制品等，有利于钙的补充，但是腰椎已经长出骨刺（骨质增生）的病人则不宜摄取太多钙质。尽量少吃肉及脂肪量较高的食物，因其易引起大便干燥，排便用力而导致病情加重。

此外，此类患者还要注意卧具和卧位。

过软的床铺在人体重量压迫下可形成中间低、四边高的形状，很容易影响腰椎的生理曲线，使椎间盘受力不均。因此，从治疗和预防腰椎间盘突出症的角度出发，选用木板床较为合适，一般使用时应将被褥铺垫得松软合适，这样才能在很大程度上维持腰椎的平衡状态。

在条件允许的情况下，还可以选择佩戴护腰来防寒保暖。佩戴护腰对腰椎间盘突出症患者来说，主要目的是制动，就是限制腰椎的屈曲等运动，特别是协助背肌限制一些不必要的前屈动作，以保证损伤的腰椎间盘可以局部充分休息。

颈椎病

电吹风温熨法，吹走颈椎病

颈椎病一旦找上你，就可能会引起头痛、眩晕、耳鸣、视物模糊、记忆力差、反应迟钝等症状，让人浑身难受。患颈椎病的人90%以上有更年期综合征、自主神经功能紊乱的各种附加症状。

颈椎病属中医“痹证”范畴，电吹风为理发、美容的必备工具，似乎二者毫无瓜葛，但采用电吹风发出的热量，取代中医外治的“温熨”疗法，用于治疗颈椎病疗效甚佳。

小陈是某大学大四学生，最近经常感觉自己脖子僵硬，而且稍微动一下就感觉疼痛，到医院检查才发现是颈椎肌肉劳损！怎么年纪轻轻就得了这个病呢？

虽然颈椎肌肉劳损还不是真正意义的颈椎病，但冰冻三尺非一日之寒，若颈椎肌肉一次不注意出现炎症水肿，尚未待其恢复又再次损伤发生炎症渗出，长此以往肌肉粘连变硬甚至骨质增生，颈椎病就发生了。因此，颈椎病需要我们早期有效地去养护，防止其恶化。

用电吹风温熨法治颈椎病，方法十分简便，患者可自诊自治。

自己以正坐位姿势，用左手先在颈部扪及压痛点，随后将右手握着的吹风机接通电源，将热风对着压痛点频频温熨，并使颈部做左右旋转。前后俯仰动作，再用左手指轻轻按摩压痛点。如熨时局部有灼热感，则可能是因为电压偏高，或熨时过长，或吹风机距皮肤太近。为防皮肤灼伤，可关上开关，暂停操作，待灼热感消失后，续用前法，感到热风作用于皮肤的温度适宜，持续一刻钟左右即可。除炎热天气外，每天早、晚按上法分别操作一次。

脊椎病的罪魁祸首是肌肉损伤，因此防治颈椎病最根本的要求是要纠正长期的不良姿势，定时工作。工作的视角要正确，电视、电脑中点与眼睛的高度以15°以内为宜。椅子的高度要适中，保持膝盖与臀部同高，脚板能平踩地面（必要时脚下可加垫）。开车的司机应保持膝盖与腰部同高，坐直，两手同握方向盘开车，切莫让脖子和身体长时间前俯。“定时换一个姿势很重要”，隔20～30分钟稍微换一个姿势。坐的时间长了，应该稍微休息一下，喝杯水，走一走。同时，良好的睡眠对颈背大有助益，要保持正确的睡姿。无论平躺、侧卧，枕头都必不可少。

此外，还要注意要保持舒适的温度，空调温度不要过低，同时避免空调风直对着人体。

后溪穴，助你摆脱颈椎病困扰

现在得颈椎病的人非常多，患者的年龄也越来越小，甚至有小学生也得了颈椎病，原因很简单：伏案久了，压力大了，自己又不懂得怎么调理，所以颈椎病提前光临了。不仅仅得颈椎病，腰也弯了，背也驼了，眼睛也花了，脾气也糟了，未老先衰，没有足够的阳刚之气。这是当今多数人面临的一个严重问题。

很多人认为这些都是脑力劳动的结果，脑力劳动也是很消耗人的，其实不尽然，当长期保持同一姿势伏案工作或学习的时候，上体前倾，颈椎紧张了，首先压抑了督脉，督脉总督一身的阳气，压抑了督脉也就是压抑了全身的阳气，久而久之，整个脊柱就弯了，人的精神也没了。人体的精神，不是被脑力劳动所消耗掉的，而是被错误的姿势消耗掉的。

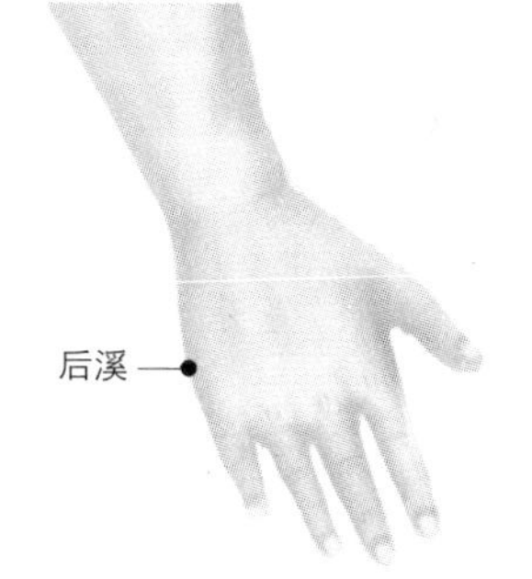

后溪穴的位置

这些问题通过一个穴位就能全部解决，这就是后溪穴。

后溪穴是小肠经上的一个穴，奇经八脉的交会穴，最早见于《黄帝内经·灵枢·本输篇》，有舒经利窍、宁神之功，能泻心火，壮阳气，调颈椎，利眼目，正脊柱。临床上，颈椎出问题了，腰椎出问题了，眼睛出问题了，都要用到这个穴，效果非常明显。它可以消除长期伏案或在电脑前学习和工作对身体带来的不利影响，只要坚持，即可见效。

对后溪穴的刺激不用刻意进行，如果你坐在电脑面前，可以双手握拳，把后溪穴的部位放在桌沿上，用腕关节带动双手，轻松地来回滚动，就可达到刺激效果。在滚动当中，它会有一种轻微的酸痛感。每天抽出三五分钟，随手动一下，坚持下来，对颈椎、腰椎有非常好的疗效，对保护视力也很好。

另外，我们从颈椎病的致病过程来看，预防它最主要的方法还是避风寒。有的人喜欢把空调调到最低，结果出门以后便浑身发僵、脖颈发紧，慢慢地也会形成颈椎病。所以天冷的时候，出门要穿高领的衣服或者围个围巾，不要让风寒轻易地袭击到人体，这也是预防颈椎病的方法。

小枕头睡一宿，颈椎病好很多

高天，今年58岁，10多年前就患了颈椎病，整天头晕，两手及肩都发麻，严重时晚上整夜不能睡觉，身体向左卧左侧手臂发麻，向右睡右侧手臂发麻，仰脸睡两侧均麻。早上起来，双手不能握拳。高天到医院去检查，拍了颈部X片，诊断为颈部骨质增生，颈椎弯曲消失，医生让高天做牵引治疗。那时每天工作很忙，哪有时间天天去医院做牵引！一次偶然的机会，高天在一份医学报刊上看到一篇关于用小枕头防治颈椎病的文章，抱着试试看的心理，照着做了一个小枕头，试用后效果真不错，不到1个月，高天的颈椎病就好了不少，再过1个月双手基本不麻了，现在基本痊愈了。据说颈椎病在老年朋友中发病不少，高天曾将此法介绍给好几位病友，疗效均不错。

其具体方法是：病人仰面朝天，在颈下部放置一个20厘米×40厘米大小的圆筒状枕头，使头稍向下垂，颈部过伸，起到牵引作用。可用棉花或木棉做芯，亦可用稻糠壳或荞麦壳做芯。如同时患有高血压，可购买川芎、白芷、丹参、菊花等量（够一个枕芯量），用槌将药搓捶碎一些，然后装入枕中。用棉花做的枕芯一定要包紧，不宜太软。开始使用时可能会觉得不舒服，只要坚持每晚使用，逐渐就会适应了。在发病时，用此法可使症状减轻，以至消失，无症状时可预防发病。

点穴法治颈椎病，做个“正直”的人

有的“上班一族”夜间没睡好，早上在车上打瞌睡，这是非常不好的习惯，因为睡眠状态下人体肌肉处于放松状态，各个系统机能暂时下降，如果此时车内空调温度过低或者冷风直吹，很容易发病；刹车时很容易出现颈部损伤，若原先就有颈椎病，极易诱发或加重此病，甚至有诱发瘫痪的可能。

这绝对不是杞人忧天，年轻人如果患上颈椎病，经过治疗后在短期内症状消失，则不会有太严重的问题；但若是经常发病或是久治不能痊愈，就很可能已定性为“颈型颈椎病”。

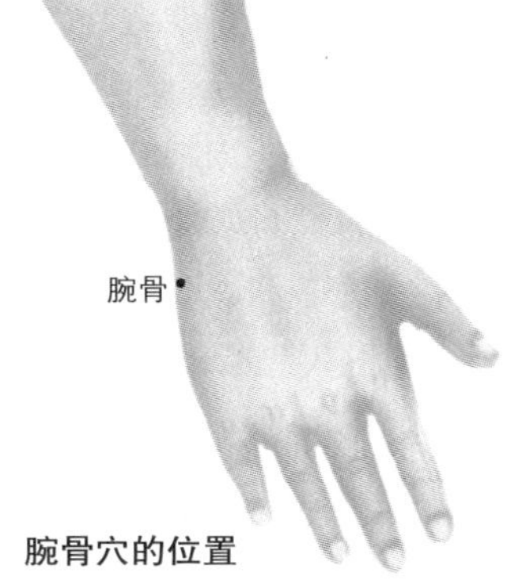

腕骨穴的位置

临床上治疗颈椎病的方法很多，如服药、牵引、理疗、按摩和针灸等。下面为大家推荐的这个治疗颈椎病的点穴疗法，效果不错，供大家参考。

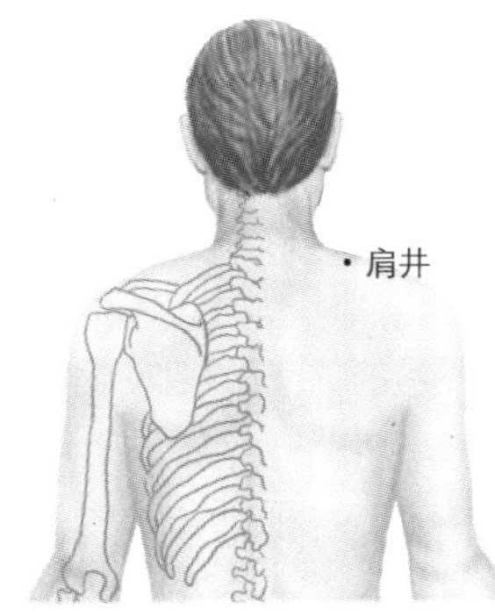

肩井穴的位置

此法可选择的穴位有4对：

（1）腕骨穴，位于两手掌的外侧第五掌指关节和腕关节之间。

（2）外关穴，位于两小臂的腕关节后三指，尺、桡骨的正中骨缝处。

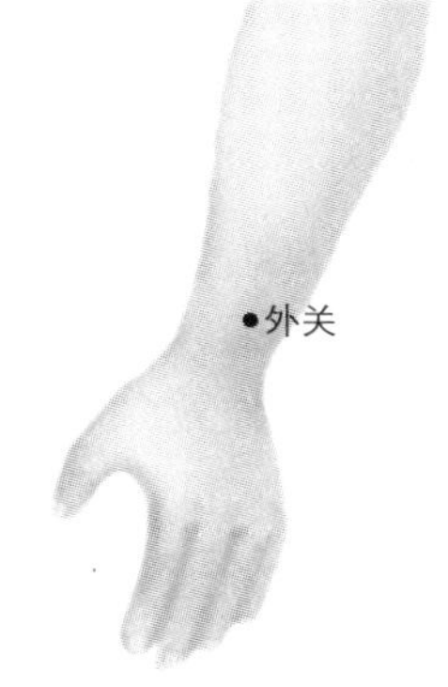

外关穴的位置

（3）肩井穴，位于两侧肩峰与第一胸椎棘突连线的1/2处。

（4）风池穴，位于头后枕骨下方两旁的凹陷处。上述4对8个穴位在点穴时都有明显的酸胀感，可用此感觉寻找和定准穴位。

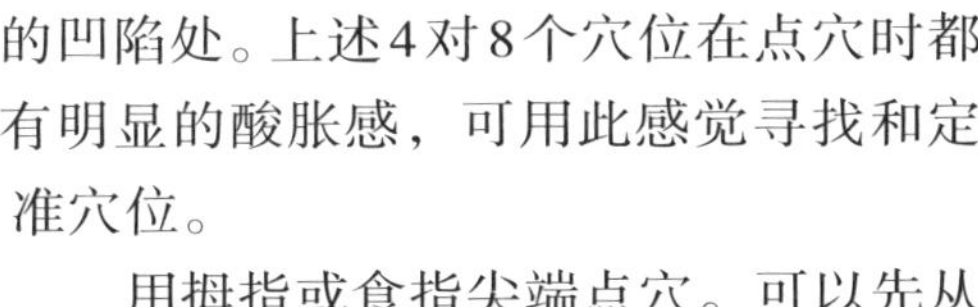

用拇指或食指尖端点穴。可以先从腕骨穴开始，依次至外关、肩井、风池穴。在穴位上先施行由轻渐重的点穴按压法5～10分钟，再在穴位上做顺时针揉按10～15分钟。在进行点穴操作的同时，轻轻转动颈部，以增强点穴力度。

风池穴

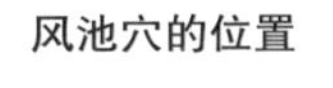
风池穴的位置

点穴疗法依据中医经络学说制定，具有活血行气、舒筋通络和祛风镇痛的良好功效。此法好掌握，易操作，只要找准穴位，熟悉手法，不需求助他人，自己便可为自己施治。

风湿病

醋蛋液治好关节类风湿

类风湿性关节炎素有“不死的癌症”之说，两年致残率高达50%，已经成为人们自由生活的重大杀手。类风湿性关节炎，是一种病因尚未明了的慢性全身性炎症性疾病，以慢性、对称性、多滑膜关节炎和关节外病变为主要临床表现，属于自身免疫炎性疾病。该病好发于手、腕、足等小关节，反复发作，呈对称分布。

徐熙因为关节类风湿，住院3个疗程不见好转，而且肩膀也开始痛，严重时手抬不起来，甚至到了生活不能自理的程度，起居、大小便都需要别人协助。后来尝试服用了新的西药，起到了暂时缓和病情的效果，但是在服药期间医生和有经验的人都说常服此药不好，一停药就出现剧痛。没有别的办法，只好按维持量每天服用1片，共服用了一年半。在服此药期间虽然止了痛、能活动，但全身不舒服，心情急躁，感觉有一种骨头和肉脱节似的难受。

2007年徐熙开始服醋蛋液，服醋蛋液的第一天关节没痛，第二天也没痛，第三天还是没有痛，他高兴极了。以后坚持服用，结果不但关节不痛了，全身也特别轻松舒服。服用一段时间后，双手各关节前部由白变粉红、深红色，总感觉关节内像有小虫往外钻似的。后来，双手颜色正常了，各关节也不痛了；双手在早晨或劳累时有些发硬，但活动一下就好了；双肘及手活动也灵活了，一般的家务活也都能干了。

醋蛋液的具体做法如下：陈醋100毫升，放入带盖容器中，容器内再放一个新鲜鸡蛋，盖上盖密封4天后，将鸡蛋壳取出，把鸡蛋和醋搅匀，再盖上盖密封3天即可服用。每剂可用7天，每一剂药服到第3天可制下一剂。每次口服5毫升，每日3次。

平时在饮食方面的调理需要注意饭菜清淡、搭配合理，营养健康的饮食可以使类风湿关节炎患者保持较好的食欲和脾胃运力，从而增强抗病能力。

有些食物会明显加重病人症状，若能稍加注意便可避免不必要的痛苦与恶化，如高脂肪类、海产类、过酸、过咸、辛辣、生冷类等食物都很容易加重患者的病情，要少吃。

妙用茜草，关节活血又止痛

何超是机械修理师，每天都会用到手指。有一天，右手的拇指和小指的关节部位开始疼痛，只要稍微动一下手指，关节便会作响，到医院看了3个月也不见好，公司里的同事建议何超试一试他家的一个家传秘方，就是用茜草粉混合一些面粉涂在患部。何超用后发现效果果然很好，大约1周后手关节就不痛了。

经此方治疗，何超腿不疼了，腰不凉了，肩也好了。以后又有几位多年的风湿病患者试用此方，都称其为灵丹妙药。为什么茜草会有这么好的治疗效果呢？

茜草是茜草科植物，药用部位是根及根茎，是很有名的活血化淤草药，其味苦，性寒，有凉血止血、通经活络、止咳祛痰的功效，可用于吐血、衄血、崩漏下血、外伤出血、经闭淤阻、关节痹痛、跌扑肿痛。另外跌打损伤、月经不调（周期不顺畅）及体质虚弱的人服用后效果也很好。

茜草根中含多种羟基蒽醌衍生物，如茜草素、异茜草素、羟基茜草素、伪羟基茜草素、茜草酸、茜草苷、大黄素甲醚等，以及具有升高白细胞作用的茜草萘酸苷等。茜草能治疗的筋骨痛，即因筋骨发炎或关节发炎所引的疼痛。

这个偏方的治疗过程是：将茜草捣碎成粉末，与适量面粉混合均匀，加酒调成糊状，涂抹于疼痛部位，每天换1次。或者取鲜茜草根120克，白酒50毫升。将茜草根洗净捣烂，浸入酒内1周，取酒温炖，空腹饮。第一天饮到八成醉，然后睡觉。覆被取汗，每天1次，服药后7天不能下水。

平时在饮食上，对过去曾明显诱发和加重自己病情的食物应该避免食用，其他食物都可以吃，要吃得丰富多彩，才能保证营养全面、合理。当然，不要过多吃肥腻食物、海产品及过酸、过咸的食品。

由于类风湿性关节炎是慢性的，病人处于长时间的慢性消耗中，因此，要注意改善病人的营养摄入，促进病人食欲。要注意选择高蛋白、高维生素和易消化的食物，还应注意菜的色香味，也可以增加餐饮量或次数，以供给足够的热能。

坚持外治方，关节不再痛

风湿性关节炎，又称为“风寒湿性关节痛”，在发病初期治疗及时较容易根治，只需一些祛风、燥湿、通络的药物即可，如果病程冗长、反复发作，则必须辨证论治，审证发药，“扶正培本、益肾壮督治其本，钻透剔邪、蠲痹通络治其标”。

风湿性关节炎易在潮湿、寒冷的环境下或劳累过度时发作，所以，迅速缓解疼痛的关键在于驱寒、除湿、放松关节。要想达到这种效果，外治法不可忽视，下面我们就为大家介绍几种简单的外治法。

（1）热水泡澡或泡脚。风湿性关节炎患者，在40℃左右的热水中泡澡，会感觉身体完全放松，压迫随之减少，疼痛也可获得缓解。也可以在晚上用热水泡个脚，水温同样在40℃左右即可，但热水应能浸至踝关节以上，时间在15分钟左右，以促进下肢血液循环。

（2）药酒浴。饮辣椒酒，并用清洁棉球蘸酒擦抹患病关节，至发红、发热为止，每日2次。

（3）关节保健操。放松颈部，头向上下运动；慢慢向左右转动；向两侧屈，耳朵尽量贴向肩部。肩关节向前后、左右、上下各方向活动一次，做圆形运动；双手握在一起放在头后，双肘尽量向后拉。手腕上下、左右活动。双腿自然站立，分别向前、后、左、右活动髋关节、膝关节、踝关节、趾关节。

叉手操治关节炎，治疗保健两不误

自我保健按摩是一种简便易行、安全性高的能起到缓解风湿性关节炎症状及促进康复作用的好办法。

王和一55岁时，小指关节突然肿痛，经治疗无效，结果关节僵直、扭曲。两年后，王和一已有四个手指活动不灵，到医院就诊，医生说可能是类风湿，但检查结果是阴性，否认了此病。因王和一患有牛皮癣，医生又判断是牛皮癣型关节炎，这等于给王和一的手判了死刑。从此，他每次一摸冷水就犯病。

后来王和一听一位老同事讲，经常叉手对治疗关节炎有好处，从此王和一便每天做叉手操。

具体的操作方法是：十个手指自然张开，用力交叉插入手指缝中，共做32遍。再一个一个手指相交叉，即先将左手心向下，右手掌与左手成垂直状，手心向内，然后右手拇指与左手拇指相叉，做32遍，食指、中指、无名指、小指再做同样的动作。五个手指各做32遍。接着换手，右手在上，手心朝下，左手手心朝内，做同样动作，每天做一次此操。

坚持1个月后，王和一的关节痛明显好转，3个月后用冷水洗手也不犯病了。想不到，简单易行的叉手疗法治好了王和一的手关节炎。

在进行这一保健按摩时，应注意以下问题：

（1）局部存在急性静脉炎、淋巴管炎及各种皮肤病（如皮炎、湿疹、痤疮、局部化脓及感染等）时，禁用自我保健按摩。

（2）在过饥、过饱的情况下，不宜使用本法。

（3）自我按摩时必须在身心安静、肌肉与关节松弛的状态中进行。

（4）自我按摩时最好选用手及腕、肘关节无病变的上肢。如果双上肢均有病变，自我按摩时一定要注意病变关节的活动幅度及活动量，不可过大，以防加重损伤。

（5）自我按摩可与物理疗法和练功体操相结合，其效果更佳，一般先行理疗，再进行自我按摩，最后做练功体操。适当的娱乐活动对缓解关节痛有实际的助益作用。

娱乐一般包括文娱、文艺、体育三方面的内容。唱歌、跳舞、下棋、打牌、听音乐、看戏、看电影、看电视等属于文娱活动；写诗、绘画、咏诗、读书、看报等属于文艺活动；体操、太极拳、太极剑、气功、各种球类运动、田径运动、游戏、骑马、骑自行车、参观、旅游、打猎等属于体育活动。

适度的娱乐活动，可以开阔患者的视野，转移患者的注意力以减轻疾病带来的心理压力；有助于患者树立正确的人生观，恢复良好的心理状态，增强战胜疾病的信心；有助于增进人际关系，建立与社会环境之间的正常关系，克服逃避环境、孤僻、衰退、离群独处等病状，减少生活的单调和苦闷，提高病人的兴趣和热情，陶冶情操；有助于恢复健康的心理状态，从而促进疾病的康复。此外，适度运动可以改善血液循环及代谢，增强体质与毅力，利于改善和恢复关节的运动功能，预防关节骨质疏松与强直、挛缩和肌肉萎缩。

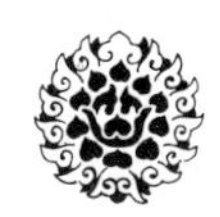

肩周炎

懒人肩周炎，想好就学健身操

肩周炎是以肩关节疼痛和活动不便为主要症状的常见病症，本病的好发年龄在50岁左右，女性发病率略高于男性，多见于体力劳动者。如得不到有效的治疗，有可能严重影响肩关节的功能活动。

2004年，李霞患了肩周炎和颈椎骨质增生病，脖子疼得不能转动，双臂不能抬，经常头晕。李霞多次服用中西药及理疗和按摩治疗，但效果不佳。后来跟一位朋友学会了一套转体摆臂往后瞧健身操，经过半年的锻炼，肩关节疼痛明显减轻，头晕也见轻了。后来她又坚持锻炼半年，肩关节疼痛消失了，脖子也不痛了，头晕也好了，现在她仍坚持练这种操。

转体摆臂往后瞧健身操的动作要领：

第一节：两脚左右开立与肩同宽。第一拍右臂向左上方摆，同时上体向左转体，左臂向右后下方摆，两眼往后瞧。第二拍，左臂经体前向右上方摆，同时上体向右转体，右臂经体后向左后下方摆，两眼往后瞧。这样连续向左右转体摆臂往后瞧做24拍为第一组。

第二节：第一拍，上体向左转体时，右臂向左上方摆拳击左肩，同时左臂向右后上方摆拳击右后背，两眼往后瞧。第二拍，上体向右转体时，左臂经体后向右上方摆拳击右肩，同时右臂经体后向左后上方摆拳击左后背，两眼往后瞧。这样连续向左右转体摆臂拳击（肩和背），两眼往后瞧做24拍为第二组。

第三组动作同第一组，第四组动作同第二组。每组做完后应休息1分钟再练下一组。体质好的人可多做几组。

本病时间拖得越长，痛苦越大，功能恢复不全，有20%至30%的肩周炎者会同时患有颈椎病。因此平时注意肩部保暖，以防受风寒湿邪；坚持体育锻炼，如打太极拳、做操等均能有效防止肩部慢性劳损。

悬挂疗法，地心引力妙治肩周炎

得过肩周炎或者家里有肩周炎患者的人都知道，此病早期肩关节呈阵发性疼痛，常因天气变化及劳累而诱发，以后逐渐发展为持续性疼痛，并逐渐加重，昼轻夜重，肩关节向各个方向的主动和被动活动均受限。肩部受到牵拉时，可引起剧烈疼痛。肩关节可有广泛压痛，十分难受。但是，患者也不用过于着急，因为肩周炎并不是什么大病，治疗方也很多，下面为大家推荐的悬挂法就是其中较为有效的一个治疗偏方。

周耀华是一个肩周炎患者。右肩周疼痛2个月，无明显诱因发生右肩疼痛并逐渐加重，活动极度受限，右手不能梳头，不能上举、后旋、外展，如一不小心碰一下则剧痛难忍，尤其是夜间剧痛影响睡眠。在当地医院治疗无效而放弃治疗，导致病情加剧。

一连三四年，每到秋凉以后，她都得在右肩上套个棉套袖，以防风寒侵入加剧疼痛，这样夜里稍感好受一点，而第二天起来照常疼痛。

后来听说做功能性的体育锻炼能治肩周炎，她就跟别人学了鹤翔庄气功，轻轻地活动双肩，练了一段时间，疼痛逐渐减轻，右手能抬高了但未痊愈。没过多久，她又在一本《新体育》杂志上看到一种能治肩痛、腰痛的悬挂疗法，就试着照上面说的方法练起来，效果还不错。方法如下：

找一根较粗的毛竹杠子，架在一人多高的地方，双手攀住杠子，使身体悬空，脚尖略能碰到地面。这样，由于地心引力作用，全身重量大部分由两臂承担，肩部感到得力。起初一次只能悬挂两分钟，后来能延长到四五分钟。每天早、晚各练一次，每次悬吊三回。就这样练到年底，她的右肩一点也不疼了，能和左臂一样向上和向后伸得很高。

连吃樱桃，消炎胜过阿司匹林

丛磊是某高中的毕业生，高考结束当日，他和许多考生一样选择了彻底放松一下。下午和朋友聚餐之后，回到家里就上网打游戏，由于复习的那段日子着实辛苦，父母也就由着他放松，但是没有想到丛磊竟然通宵玩起了游戏。然而，当他打完游戏想回床上睡觉时，忽然发现自己的右肩活动起来比较困难，还有阵发性的疼痛，连洗脸抬手都疼。在母亲的催促下，他来到医院骨科就诊，检查结果为肩周炎。

后来经邻居推荐，他开始把樱桃当零食，每天吃上30粒，没想到，肩周炎竟然在半个月后痊愈了。

为什么樱桃有如此功效？

樱桃为蔷薇科植物，全身皆可入药，鲜果具有发汗益气、祛风的功效，适用于四肢麻和风湿性腰腿痛的食疗。美国密西根大学研究发现，樱桃中的花青素，能降低发炎的概率，吃20粒樱桃比吃阿司匹林更安全有效。一般痛风或关节炎病人，食用樱桃几天之内就能消肿、减轻疼痛。长期面对电脑工作的人常常会有头痛、肌肉酸痛等毛病，多吃些樱桃可以缓解或消除这些症状。

樱桃中含有丰富的铁、花青素、花色素及维生素E等，均是很有效的抗氧化剂，可以促进血液循环，有助尿酸的排泄，能缓解因痛风、关节炎所引起的不适。特别是樱桃中的花青素，对消除肌肉酸痛和炎症十分有效。

樱桃虽好，但也要注意不能多吃，因为其中除了含铁多之外，还含有一定量的氰苷，若食用过多会引起铁中毒或氰化物中毒。一旦吃多了樱桃发生不适，可用甘蔗汁清热解毒。同时，樱桃性温热，热性病及虚热咳嗽患者要忌食。

除了这个吃樱桃的小偏方外，想要肩周炎尽快好起来还要注意预防：

（1）加强体育锻炼是预防和治疗肩周炎的有效方法，但贵在坚持。如果不坚持锻炼，不坚持做康复治疗，则肩关节的功能难以恢复正常。

（2）营养不良可导致体质虚弱，而体质虚弱又常导致肩周炎。如果营养补充得比较充分，加上适当锻炼，肩周炎常可不药而愈。

（3）受凉常是肩周炎的诱发因素，因此，为了预防肩周炎，中老年人应重视保暖防寒，勿使肩部受凉。一旦着凉要及时治疗，切忌拖延不治。

（4）加强肩关节肌肉的锻炼可以预防和延缓肩周炎的发生和发展。据调查，肩关节肌肉发达，力量大的人群中，肩周炎发作的概率下降了很多，所以，肩关节周围韧带，肌肉的锻炼强大，对于肩周炎的治疗恢复有着重要的意义。

穿山甲入药，缓解你的关节痛

王致鹤是某奶牛养殖基地的管理员。已经52岁的他从事奶牛饲养和管理工作30余年，一向身体硬朗。但是，最近却不得不找人代班。因为肩周炎发作了，疼痛难忍，尤其是到了晚上，痛感更强，甚至夜不能眠。他试用过不少办法，大都只能暂时缓解疼痛，却无法起到根本的治疗作用。后来，有一个学中医的朋友建议他试用一款内服调养方。两个月后，其疼痛消失，半年后，病情也没有出现反复症状。

这个方子的主要构成和使用方法是：先准备穿山甲15克，当归9克，川芎6克，羌独活6克，防风6克，威灵仙9克。然后将这些药放在一起，用水浸泡，全部泡透大概需要40分钟，泡透之后开大火煮沸，煮沸后再转换成文火，文火状态下再次沸腾后即可。像很多中药一样，此方也要经历重复煎煮的过程。按照上述方法重新煎煮一次之后，把两次的药合为一处，每次饭后服用一小碗，每天一碗即可。本方具有养血散寒、通络止痛作用，常用于治疗产后关节痛。

方中穿山甲性善走窜，活血通经；当归养血活血；羌活、防风祛风散寒，通络止痛；独活、威灵仙祛风湿，通经络，止痹痛。诸药合用，则养血散寒，通络止痛，适用于产后感受风寒，而见周身疼痛，体虚畏寒者。

穿山甲为脊椎动物鲮鲤科食蚁兽，它是一种古老、构造独特的珍稀哺乳动物，为国家二级珍稀保护动物，穿山甲全身有600多块覆瓦状的角质鳞，质地坚硬，可以起到很强的保护作用。

穿山甲入药始见于南朝齐梁陶弘景《名医别录》。穿山甲咸能软坚，性善走窜，可透达经络直达病所。治疗乳汁不通可单用为末，每次6克，每日2次，黄酒送服，或与王不留行、瞿麦等同用，方如涌泉散，有俗语云此方："穿山甲，王不留，妇人服了乳常流。"

药粥偏方赶走肩周炎

肩周炎，俗称凝肩，又称漏肩风、五十肩、冻结肩，全称肩关节周围炎，是肩周肌、肌腱、滑囊及关节囊的慢性损伤性炎症，主要的病因是增生、粗糙及关节内、外粘连，从而导致肩关节疼痛和活动不便。本病的高发年龄在50岁左右，女性发病率略高于男性，多见于体力劳动者。其典型症状为肩部疼痛和关节活动受限，严重影响中老年人的日常生活。肩周炎除了药物治疗、运动疗法外，也可用药膳食疗法予以改善。

下面为大家推荐两款药粥偏方——川乌粥和白芍桃仁粥。

1.川乌粥

材料：生川乌头约5克，粳米50克，姜汁约10滴，蜂蜜适量。

做法：把川乌头捣碎，研为极细粉末。先煮粳米，粥快成时加入川乌末，改用小火慢煎，待熟后加入姜汁及蜂蜜，搅匀，稍煮即可。

功效：坚持服用此粥3～6个月，会对关节痛、肩周炎有良好效果。

2.白芍桃仁粥

材料：白芍20克，桃仁15克，粳米60克。

做法：将白芍水煎取液，约500毫升；再把桃仁去皮尖，捣烂如泥，加水研汁，去渣；用二味汁液同粳米煮为稀粥，即可食用。

功效：此方具有养血化淤、通络止痛之效。适用于肩周炎晚期淤血阻络的患者。

此外，在饮食上，预防和治疗肩周炎都要多吃具有理气、活血、通络作用的食品和强壮筋骨的食物。

具体说来，肩周炎患者的饮食宜温，不宜生冷。可少量饮低度酒或黄酒。比如选择玉米、粳米等为主食，副食则可选择山楂、丝瓜、油菜、西瓜子、芝麻、羊肉、猪腰、韭菜、虾、核桃、黑芝麻、木瓜、当归等可调理气血、舒筋活络的食物，但要注意少吃生冷寒凉食物。

骨质疏松

鲜为人知的草药方，治好骨质疏松

骨质疏松症就是指骨骼中的骨质流失，令骨结构变得稀疏，致使骨的脆性增加及容易骨折的全身性骨骼疾病。它的严重后果在于一些不经意的活动或创伤都可能引起骨折，给患者造成极大的痛苦。

为此，我们为大家推荐一个中草药传统偏方，可以有效防治骨质疏松症。

组成：淫羊藿10克，鹿角胶10克，肉桂10克，生地10克，山萸肉10克，茯苓10克，巴戟天10克，骨碎补10克，三棱10克，水蛭10克。

用法：先泡发后煎煮，一次煎煮过后，二次煎煮，两次煎煮的药混合在一处饮用。每次煎煮的总时长不超过50分钟。将成药先后分为三等份，饭后服用最好。每次服用1份即可。

功效：本方具有补肾健脾、活血化淤作用，常用于治疗老年性骨质疏松症。

一般认为本病的发生与先天的遗传和后天的环境因素有关，而营养失衡、不良嗜好和缺乏体育锻炼是诱发此病的重要可控环境因素。

积极预防骨质疏松症应从三个方面着手：

（1）平时要多晒太阳，多做户外活动，注意体育锻炼，通过饮食补充必需的钙。

（2）要养成良好的生活习惯。不抽烟，少喝酒，不喝浓茶，不食用过多的高蛋白食品。

（3）要加强对骨质疏松高危人群的监测。遗传因素者、过于消瘦者、行子宫卵巢切除术者、绝经年龄过早者、嗜好烟酒者、患有内分泌疾病以及长期服用皮质激素者等，都属高危人群，要定期监测骨密度。

热水泡脚，从根上防治骨质增生

骨质增生是中老年的常见病和多发病，40岁以上的中老年人发病率为50%，60岁以上为100%，也就是说，每个人进入老年阶段都将罹患此病。而且，近年来骨质增生发病趋向年轻化，30岁左右的青年患有骨质增生的已为数不少。

严格说来，骨质增生不是一种病，而是一种生理现象，属中医的“痹证”范畴，亦称“骨痹”，是人体自身代偿、再生、修复和重建的正常功能，属于保护性的生理反应。单纯有骨质增生而临床上无相应症状和体征者，不能诊断为骨质增生症。只有在骨质增生的同时，又有相应的临床症状和体征，且两者之间存在必然的因果关系，才可诊断为骨质增生症。

中医认为“肾主藏精，主骨生髓”，若肾经精气充足则身体强健，骨骼外形和内部结构正常，而且不怕累，还可防止小磕小碰的外伤。而“肝主藏血，主筋束骨利关节”，肝经气血充足则筋脉强劲有力，休息松弛时可保护所有骨骼，充实滋养骨髓；运动时可约束所有骨骼，避免关节过度活动屈伸，防止关节错位、脱位。如果肾经精气亏虚，肝经气血不足，就会造成骨髓发育不良甚至异常，更厉害的会导致筋脉韧性差、肌肉不能丰满健硕。没有了营养源泉，既无力保护骨质、充养骨髓，又不能约束诸骨，防止脱位，久之，关节在反复的活动过程中，便会渐渐老化，并受到损害而过早、过快地出现增生病变，所以防治骨质增生就要常敲肝肾两经。

骨质增生是肾经所主的范围，肾经起点在足底。中医认为热则行，冷则凝，温通经络，气血畅通，通则愈也。敲肾经及热水泡脚就可以产生温通经络、行气活血、祛湿散寒的功效，从而达到补虚泻实、促进阴阳平衡的作用。所以敲肾经及热水泡脚是预防和辅助治疗骨质增生的好方法。

另外，除了常敲经络，平时还要注意避免长期剧烈运动。因为，外伤是造成人体组织增生的重要因素。人体有了外伤，其外伤部位的软骨组织同样会受到伤害，并有可能导致软骨组织的病变或坏死，致使骨端裸露而增生。走路是预防骨质增生症的主要举措，走路可以加强关节腔内压力，有利于关节液向软骨部位的渗透，以减轻、延缓关节软骨组织的退行性病变，以达到预防骨质增生症的目的。但应避免做以两条腿为主的下蹲运动，对于老年人膝关节来说，摩擦力太大，易于使骨刺形成，骨刺刺激关节囊，很容易引起关节肿胀。

还要注重日常饮食，平衡人体营养的需要。专家认为，阴阳平衡、气血通畅是人体进行正常生理性新陈代谢的基础。人体正气虚弱，经络不畅，势必导致气血凝涩而成病变。

此外还要预防寒凉，《黄帝内经·痹论篇》说：“风寒湿杂至，而为痹也……以冬遇此病为痹也。”所以，保暖对预防骨质增生也是非常重要的。

要想身强骨健，就多吃白菜

这里为大家推荐的食疗方是绿豆白菜心粥。

材料：白菜心500克，绿豆100克。

做法：先洗净绿豆，然后放入锅中加入适量的水煮粥，粥快成时，放入洗净的白菜心熬煮，待粥熟即可。

功效：此方有清热解渴、清利肠胃，补充维生素及钙质，可有效改善习惯性便秘、骨质疏松的功效。

需要注意的是，切大白菜时，宜顺其纹理切，这样白菜易熟，维生素流失少。烹调时不宜用煮、烫后挤汁等方法，以避免营养成分的大量损失，影响疗效。

之所以选择大白菜是因为其含有多种营养物质，是人体生理活动所必需的维生素、无机盐及食用纤维素的重要来源。它含有丰富的钙，性温，味甘，无毒，有清热解毒、消肿止痛、调和肠胃、通利大小二便等功效。

大白菜中的钼能抑制人体对亚硝胺的吸收和合成，起到抗癌作用，能预防食管癌和肝癌；其中的硒能保护细胞膜，可以将致癌物质排出体外，提高人体免疫功能，亦可起到防癌作用。

大白菜所含各种微量元素有多种保健功效，如其中的锌可促进儿童的生长发育，促进创伤面的愈合，增强男性精子的活力。大白菜所含大量膳食纤维，可加快胃肠蠕动，防止便秘，缩短废物在肠道内存留的时间，可降低肠癌的发病率。

最后需要提醒的是，本方适宜脾胃气虚、大小便不利，尤其是大便燥结之人食用。不适宜肺寒咳嗽者，脾虚中寒者使用。

芝麻妙用，让你的骨架更结实

骨质疏松症是一种多因素所致的慢性疾病，通常在骨折发生之前，基本没有什么特殊临床表现。患上骨质疏松的女性多于男性，常见于绝经后妇女和老年人，不过近年来有研究表明年轻人也成为骨质疏松的强大后备军。

下面为大家推荐几款以芝麻为主的治疗骨质疏松的偏方疗法，希望能够对大家有所帮助。

1.红糖芝麻核桃糊

材料：取红糖、黑白芝麻、核桃仁粉各25克，藕粉100克。

做法：先将黑白芝麻炒熟后，再加核桃仁粉、藕粉，用沸水冲匀后再放入红糖搅匀即可食用。

用法：每日1次冲饮。

功效：能补钙，适用于中老年缺钙者。

2.芝麻核桃仁

材料：取黑芝麻250克，核桃仁250克，白砂糖50克。

做法：将黑芝麻拣去杂质，晒干，炒熟，与核桃仁同研为细末，加入白糖，拌匀后装瓶备用。

用法：每日2次，每次25克，温开水调服。

功效：能滋补肾阴，抗骨质疏松。

3.桃酥豆泥

材料：取扁豆150克，黑芝麻25克，核桃仁5克，白糖适量。

做法：将扁豆入沸水煮30分钟后去外皮，再将豆仁蒸烂熟，取水捣成泥。炒香芝麻，研末待用。油热后将扁豆泥翻炒至水分将尽，放入白糖炒匀，再放入芝麻、白糖、核桃仁溶化炒匀即可。

功效：能健脾益肾，抗骨质疏松。

《神农本草经》说，芝麻主治“伤中虚羸，补五内、益气力、长肌肉、填精益髓”。以上食疗方主要取芝麻补肝肾以健筋骨，可用于肝肾两虚、筋骨不健、四肢酸软无力等。

一提到骨骼健康，多数人会想到补钙和维生素D。其实，若想健壮骨骼需要的“保养”远远不止这些，以下一些物质也需要及时补充：

1. 蛋白质

骨骼虽然看起来不够“活泼”，其实它们非常“忙碌”，一直处在不断的分解和合成过程中。骨骼合成需要的一种关键营养素就是蛋白质。事实上，骨骼22%的成分都是蛋白质。每千克体重大约需要补充1克蛋白质，但也不能补太多。

推荐食品：低脂奶制品、无皮家禽肉、鱼肉，各种豆类、豆腐等。

2. 钾

水果和蔬菜含有大量钾，能中和酸。研究也发现，常吃含钾多的食品，骨骼更硬朗。每天从食物中摄取4700毫克即可。不过钾的补充剂可能对心脏不利，服用前请咨询医生。

推荐食品：香蕉、橙子、烤土豆、李子、葡萄干和西红柿。

3. 维生素K

建造骨骼的蛋白质，如骨钙素、蛋白质都需要维生素K才能发挥作用。维生素K水平低的人，跑步时髋骨骨折的概率增加30%。女性和男性每日应分别补充90微克和120微克。

推荐食品：西蓝花、菠菜、甘蓝、西芹等绿叶蔬菜。

4. 维生素B_{12}

维生素B_{12}摄入不足的人，骨质更容易流失。维生素B_{12}能控制血液中的高半胱氨酸水平，该代谢物质和心脏病、髋骨骨折均有一定联系。健康人每天摄入2.4微克的维生素B_{12}即可。

推荐食品：贝类、瘦牛肉和低脂奶制品。

坐骨神经痛

按摩尺泽穴，坐骨神经不再痛

坐骨神经痛在体内各种神经痛中居于首位，是常见病。坐骨神经痛患者往往表现在右腿疼痛，从大腿外侧到脚部，疼得厉害的时候一秒钟都坐不下去。

坐骨神经痛是由经络不通造成的。大腿外侧只有胆经一条经络，所以可以说，胆经经络不通是造成坐骨神经痛的原因。

那么坐骨神经痛患者该如何缓解和调养呢？

当胆经发生疼痛时，按摩肺经的尺泽穴会感觉非常痛，压住正确的穴位后，停留在穴位一分钟可以立即止住疼痛。为减少发病的概率，平时可以经常按摩尺泽穴。每日睡前用热毛巾或布包的热盐热敷腰部或臀部，温度不可太高，以舒适为宜。

坐骨神经痛是身体排除寒气时的症状之一。当肺排除寒气时，会使胆的功能受阻，当胆经受阻的情形严重时，就造成了胆经疼痛，也就是坐骨神经痛。由于疼痛是由肺热引起的，因此，按摩肺经可以疏解肺热，肺热消除了，胆经也就不痛了。

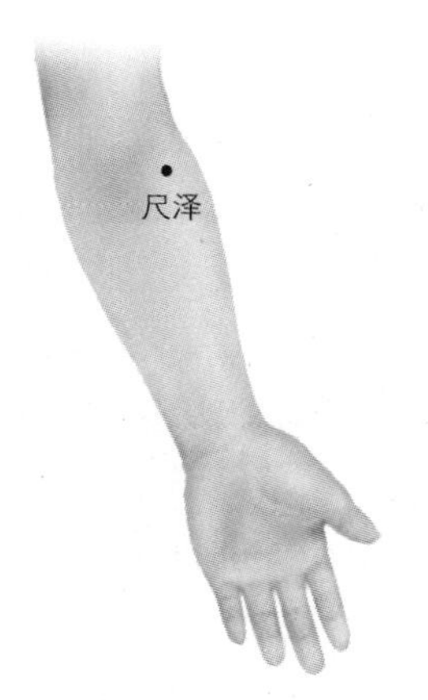

尺泽穴的位置

此外，坐骨神经痛患者还要注意以下事项：工作时坐硬板凳，休息时睡硬板床。要劳逸结合，生活有规律，适当参加各种体育活动。

运动后要注意保护腰部和右腿，内衣湿后要及时换洗，防止潮湿的衣服在身上被焐干。出汗后也不宜立即洗澡，待落汗后再洗，以防受凉、受风。

坐骨神经痛的饮食治疗

坐骨神经痛分为原发性和继发性的坐骨神经痛，都是由于突出脊髓压迫神经所致，该病患者最好选择比较温和的治疗方。这里为大家推荐的就是流传于民间多年的一种食疗方。希望可以帮助患者早日恢复健康。

这个坐骨神经痛的饮食治疗方的具体内容是：

（1）川断25克，杜促30克，与1条猪尾共煮，调味服用。

（2）桑寄生15克与1个鸡蛋煲熟服用。

（3）老桑枝6克，与500克重的雌鸡共炖，饮汤食用。

对于川断的药用功能，早在古代医学著作《滇南本草》中就有记载："补肝，强筋骨，定经络，止经中（筋骨）酸痛，安胎，治妇人白带，生新血，破淤血，落死胎，止咳嗽咯血，治赤白便浊。"

桑寄生的主要医学效用是补肝肾，强筋骨，祛风湿，安胎元。用于风湿痹痛，腰膝酸软，筋骨无力。

老桑枝的主要功效是用于风湿热痹、四肢关节疼痛。本品能祛风通络利关节，可单独重用本品（以老桑枝为宜）治疗关节红肿热痛等属热痹的关节病变，亦可配合其他药物同用。

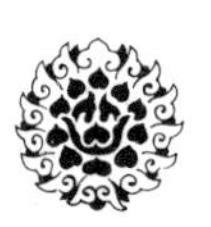

足跟痛

皂荚外洗，有效缓解足跟痛

生活中，不少人都会发现，走的久了脚疼。这是很自然的现象，但是，如果休息之后不见好转，而且，走很短一段路也会感觉脚步疼痛的话，就很可能是得了足跟痛。

足跟痛是因为钙质在体内不断沉淀而引起的尖形小突起，多发生于40～60岁之间的中老年人和体重超重的人。

张爱文是某购物中心的楼层经理，今年41岁，2008年10月发现患上了足跟痛。病程将近2年的时候，走路不能超过半小时，休息后痛缓，步行时稍有疼痛感。经用中药熏洗、内服中药、针灸等法治疗，效果都不是很好。后来，在好友的推荐下，尝试使用了皂荚泡洗的方法治疗。坚持使用2个疗程之后，疗效明显，足底疼痛明显减轻。连续走动的时间也从半小时延长至45分钟左右。后来，又坚持食用了2个疗程，主要症状皆消失。

这个方法的具体操作过程是：先准备皂荚、血余（布包）各100克。然后将上药加水

2000毫升，煎至1500毫升，烫洗浸泡患处。此时要注意水温，以不会被烫伤的程度为宜。每日进行1～2次，10日为1疗程。一般来说，1～2个疗程即可见效。

皂荚的作用在古代医书中就有记载：腰脚风痛、不能履地，用皂角子1200个，洗净，以酥少许熬香，研为末，加蜜做成丸子，如梧子大。每服三十丸，空腹服，以蒺藜子、酸仁汤送下。血余的功用在《药性论》中的记载是消淤血。由此可见，此两味药材对治疗足底疼痛均能起到一定效果。

用本方治疗各种原因引起的足跟痛，对于无骨刺形成的足跟痛可以彻底治愈，对于有骨刺形成的足跟痛，虽然根治不了骨刺，但可以缓解疼痛，改善症状。

足跟痛的饮食预防策略是多补充维生素B_6。维生素B_6可帮助钙质吸收和预防骨刺形成，它多存在于肉、蛋、奶类和蔬菜中，例如胡萝卜、菠菜、黄豆、玉米等。还要补充维生素C，维生素C具有抗炎功效，对胶原蛋白质结缔组织有利。多食含钙的食物，钙主要分布于水产品、奶类、蛋类及豆类中。此外，也要多食含镁的食物，如蔬菜、谷类。这些食物可以有效减缓钙质的沉淀速度，补充人体所需的营养物质，提高患者身体的修复能力。

石蜡疗法，中老年患者的养足方

骨质增生（又称骨刺、骨赘）是中老年人的常见病、多发病，多见于颈、腰、膝、足后跟部。下面主要介绍足跟骨刺的蜡疗。

石蜡（固体）是一种多分子碳氢化合物，是石油蒸馏的产物，为白色半透明固体。城市各大医院理疗科均有蜡疗。老人行动不便，最好自己购蜡在家里蜡疗。选购蜡时，外观要洁白无杂质，要注意不能买黄蜡。

（1）把石蜡加温：加温时用大铝锅加水适量，小铝锅放入适量石蜡（约1500克），将小铝锅放进大铝锅中加温，借水温的升高而间接加热使蜡熔化（若直接加热，易使蜡氧化变质、失去黏稠性，降低治疗效果）。

（2）将石蜡加温时，要注意大铝锅不要加水过多，加水没过小铝锅锅底略高出0.5厘米即可。蜡锅要盖严，防止水滴溅入蜡锅中，一般加热到70～80℃即可。

（3）将熔化的蜡倒入瓷盆（洗脚盆）中，待温度下降到52～60℃时，可在足跟部先涮上一层薄蜡，然后将足浸入盛蜡液的容器内，并迅速提出（防止过热忍受不了，但不会发生烫伤），稍等片刻，再将足浸入。蜡盆内，蜡液要淹没足后跟，如此反复多次，使蜡的厚度增加到0.2～0.3厘米时，可将足后跟部或整个足部浸入容器内治疗10～15分钟，最长20分钟（夏天可治疗30分钟）。当蜡温降低凝固时，可将足部的蜡剥脱于容器内，完全冷却后，将蜡用冷水冲洗干净，以备下次用。每日1次，10～15次为1疗程，一般做3～7次疼痛、肿胀、麻木等现象便会减轻或显著减轻。此疗法也适用于治疗跟骨下黏液囊炎、脂肪垫肥厚、跖腿膜劳损等。

石蜡疗法治疗中老年足跟骨刺疗效颇佳。因罹患足跟骨刺的患者，由于骨刺刺激周围软组织及血管，引起局部肿胀疼痛、麻木不适，走路时症状尤为明显。做蜡疗后，因蜡具有较强而持久的热作用，能使局部血管扩张，促进血液循环，加强新陈代谢，有利于局部水肿的吸收与消散，从而使疼痛麻木减轻或消失。

此外，蜡疗尚具有良好的可塑性及黏稠性，能与皮肤紧贴，故具有机械压迫的“按摩”作用。

萝卜皮外敷，治愈足跟痛

读中学时因为家里穷，郭峰连一双鞋都买不起，经常赤脚上学。每当剧烈运动，如打球、跑步或较长时间地走路时，郭峰的右脚跟就疼痛得不能着地。奇怪的是，右脚跟很疼，但看上去不红也不肿。母亲偶然听一位老人讲，郭峰这个病有一个偏方可以试试。母亲如获至宝，千恩万谢，回家便急不可待帮郭峰治疗。

方法是：用白萝卜皮，在锅里煮熟，之后用布把萝卜皮敷在病患的脚跟上，萝卜皮凉了之后，再将萝卜皮加温，再包敷，每天1次，每次大约半小时即可。如此反复，大约持续用了10天，脚跟的疼痛竟然奇迹般地减轻了，母亲特别高兴，接着给郭峰敷治，直到后来脚彻底不疼为止。

李时珍在《本草纲目》中说："萝卜化积滞，解酒毒，散淤血甚效。煎汤可洗脚气，生捣涂可治火伤。"中医认为，萝卜有利关节，行风气、散淤血、疗脚气和外伤的作用。郭峰用萝卜皮外敷法治好了脚跟痛，正是由于它的这个药性。

预防脚跟痛，重在日常生活中注意对足部的保护，可以参考以下方法：

（1）多参加户外活动，如慢跑、散步、骑车、打乒乓球等，使足跟部关节、韧带保持良好的弹性和韧性。

（2）减轻挤压。要参加较长距离的远足，如旅游、爬山时，最好穿软底、弹性较好的胶鞋或加厚鞋垫的布鞋。

（3）自我按摩。经常做自我按摩。可以盘腿而坐，以手掌推脚底板，从跟部向脚尖按摩。

鲜苍耳治足痛，重在坚持

足跟痛多属肝肾阴虚、痰湿、血热等因所致。肝主筋、肾主骨，肝肾亏虚，筋骨失养，复感风寒湿邪或慢性劳损便导致经络淤滞，气血运行受阻，使筋骨肌肉失养而发病。

王立伟被足跟痛纠缠已经有一年多了，刚开始被他误以为是骨质增生，服用了一些药，毫无效果。后来被确诊后，一位曾有相同困扰的老伙计给他推荐一个偏方，用后效果不错。

这个偏方的具体做法是：取鲜苍耳叶适量，捣烂敷患处，然后用塑料薄膜覆盖加胶布固定，干后及时换药。反复几次，千万不要怕麻烦。如果出现起泡，可按烫伤处理，千万不要因此而退缩，要继续使用。坚持的话，6～7天后可见效。再多敷2～3天，可以巩固疗效。

苍耳之所以会有如此疗效，是因为苍耳叶具有散风除湿，通窍止痛之功效，主要用于治风湿痹症，四肢拘挛。

特别提醒大家注意的是，皮肤溃烂、破损、对本品过敏者禁用此方，药贴不可沾水，洗澡，泡脚时可取下再贴，而且脚一定要擦干。并且，用药期间晚上睡觉最好穿上旧袜子以免弄脏衣被，足跟痛好后应坚持用热的淡盐水泡脚。

第五章

男科老偏方，还男人自尊

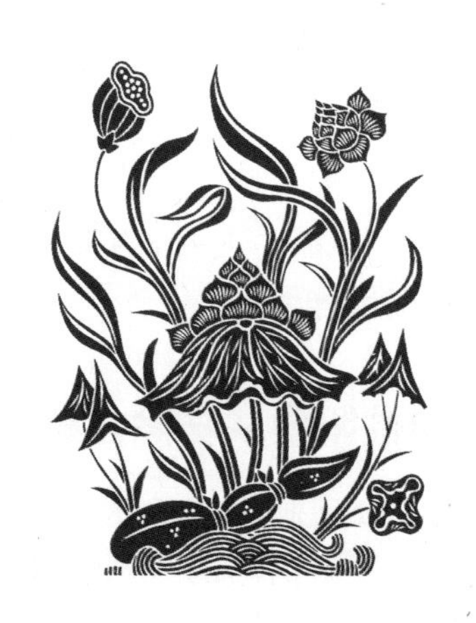

阳痿

韭菜炒鲜虾，让男人更阳刚

在性功能障碍中，阳痿是最常见的男子性功能障碍。它是指阴茎不能勃起，或硬度不足，无法插入阴道进行性交。因为阳痿的主要表现为阴茎痿软，所以中医又称其为阳痿。阳痿分为功能性和器质性两大类，临床上绝大多数为功能性病变，属于器质性病变者极少。

中医认为，青壮年发生阳痿多是因为本身相火偏旺，又经常纵欲或者严重手淫所致。有的男人因为偶尔一次的阳痿，在心理上留下了阴影，本来身体可以完成的事，却因为过度紧张而屡次失败。这种情况下除了药物治疗外，还要采取适当的心理疗法，一般都能获得不错的恢复。

下面为大家推荐一款食疗方，以供参考选用。

取鲜虾250克，鲜嫩韭菜1000克，醋适量，植物油、黄酒、酱油、生姜丝各少许。虾洗净取仁，韭菜洗净切段；先用热油锅煸炒虾仁后，然后放醋等其余调味品，稍烹即可。将韭菜煸炒至嫩熟的程度，烩入虾仁即成。每日1剂，连服3个月。

同时注意性生活要适可而止，如果过度追求床笫的乐趣，反倒会引起阳具不举。那么，男人的性生活应该坚持怎样的频率呢？一般认为，20～30岁的人，性活动处于旺盛时期，每周可3次左右；31～40岁的人，每周不超过2次；41～50岁的人每月4～6次；51～60岁的人，每月可2～3次左右；60岁以后，进入老年期，每月也应起码保持1次以上。这是从总体而言，各人可视具体情况适当加减。

精神性阳痿从祛除焦躁开始

现代生活中的人们，每天都会面临很多的压力性问题，压力一大，脾气暴躁的人就容易变得更加焦虑、愤怒，性格内向的人则会变得更加郁郁寡欢。我们身体上的很多不适都可以归为心理问题，有些疾病看似与情绪无关，但是在调治的过程中，如果只关注药物治疗而不从心病入手，疾病可能就会久治不愈。心理性阳痿就是典型的例子。

有这么一对年轻夫妻，小伙子才27岁，但结婚后的数月一直无法在夫妻生活中勃起。经过医院的检查也没发现什么问题，他体质不错，饮食和睡眠也很好。按理说，年纪轻轻正是身强力壮之时，他怎么就不行了呢？原来，这个小伙子看着人高马大的，但是很容易精神紧张。新婚之夜本来就很让人激动，而他的妻子对性生活表现得又过于紧张，小伙子唯恐性生活不行，心理压力很大。没想到心理负担过重，当夜他真的不行了，以后的几个月也无法同房。

俩人因为这事没少生气，可生气归生气，得了病就得赶紧治啊。听别人介绍，就在他们住的小区有一家针灸大师开的门诊，治病效果不错。这对年轻的夫妻心想在医院没治好的病，去看看老中医也是个办法，到了下午了俩人就一起去了门诊。坐诊的是一位姓贺的老中医。在聊天中，大夫知道俩人新婚之夜便没能“洞房”成功，确定小伙子是因为心理太紧张所致。便让妻子回家后，为丈夫按摩肩外俞、手三里两个穴位。小伙子走出诊室时，大夫悄悄地告诉他的妻子，小伙子的阳痿，很大程度上是因为新婚紧张和抑郁造成的，所以此后不得与丈夫生气，而应处处宽慰，以女人的温柔和微笑化解丈夫的心结。若能坚持，一周后定好。

妻子认真听了老中医的话，回家后果然细心照顾丈夫，每天为丈夫按摩、谈心，也不乏说些甜蜜情话。一周后，果然顺利完成了性生活。

像小伙子这样的精神性阳痿，在青壮年中比较普遍，通常城市人比农村人的患病概率高，三四十岁的人又高于20几岁的青年。这是因为这两种类型的男人，因为生活中的各种压力之下，更容易造成气郁、气滞，于是在进行性生活过程中，血液无法聚集起来，造成阳痿。与此同时，男人会因阳痿而更加产生失败感，反过来更加抑郁，成为一个恶性循环。上例中的大夫所介绍的按摩方法，主要作用也是去除人的紧张、焦躁感，使身体的气血畅通无阻，精神都舒畅。

肩外俞和手三里的按摩，采用指压的方式就可以奏效。指压肩外俞对体内血液流畅、肩膀僵硬、耳鸣非常有效。指压要领是保持深吸气状态，用手刀劈。在劈的同时，由口、鼻吐气，如此重复20次。指压手三里穴除对精神镇定有效之外，对齿痛、喉肿也很有效。具体方法同前，重复10次。另外，指压上述两穴时，最好先将手搓热，以便收到更好的效果。

在身体恢复后，男人一定要记得保持乐观的生活态度，多交好友，避免因情绪因素导致的疾病。平时也要重视心理、情绪因素的作用。

车前子降血压，阳痿也没了

王先生40多岁了，阳痿都快半年多了，有次在路上看到了一小卖店里关于壮阳的宣传，便兴冲冲地买了一盒药。可刚吃完没多久，他就觉得身体不舒服，先是恶心，后来就头晕，险些昏倒过去。

家里的人赶紧将王先生送进了医院，原来王先生本身就有高血压，如果再吃些壮阳之药，必然引起急性发病，好在医院将他抢救了过来。一气之下，王先生将这家小卖店告上了法庭。一次与同为高血压的好友聊及此事时，朋友笑说，自己曾经也有阳痿，不过后来看过中医后，用车前子泡水把血压降下去了，没想到阳痿的困扰也解除了。听了朋友的话，王先生有些心动，次日便在药店买了车前子泡水喝，数月后，他的血压降了不少，性生活也终于能如愿以偿。

其实，高血压和阳痿一直是一对“难兄难弟”，血压一旦高起来，男人的性功能肯定会受到影响。这种因高血压引起的阳痿很好解决，正如王先生那样，只要用一些药物把血压降下来，性功能障碍自然而然就会解决了。这在医学上有个专门的术语，叫“联合治疗”。用车前子降血压，可每日煎服9克的车前子，如果服用一个月效果不明显，可增加至30克。三个月为一个疗程。

车前子能够降压，主要在于它的三个特点。第一，它可以利尿。其二，车前子中含有的车前子酸、琥珀酸等物能让人体的某些组织产生组织胺或者直接作用于组织胺，从而使血管扩张，血压降低。第三，车前子中的车前草素能兴奋副交感神经，阻抑交感神经，使末梢血管扩张，从而导致血压下降。

草药疗法，让阳痿不再困扰男性

男人们很害怕自己在“性”方面出问题，很多药物也就是抓住了男人的这种心理，在广告上大做文章，将疗效吹得神乎其神。其实，男人的阳痿，就像我们感冒了会打喷嚏一样，都是身体的自我保护功能。不过多数人阳痿后，只是想着如何重振雄风，盲目吃些壮阳药。其实，身体是非常科学的，它不想这么做了，一定有它的理由。它可能是身体虚弱或者其他病症引起的，此时的根本问题是治好病，养好身体，这样一来性功能自会恢复。而服用壮阳药物，就好比病马走不动了，你不但不治病，却还要用鞭子使劲抽打，使它快跑。

所以，男人在出现阳痿之后，要好好休息养身体，不要给自己太大的压力。同时，可以利用草药的滋补功效，补足元气，使自己尽快恢复。

如果是因为性生活中过于紧张，造成的阳痿，可以试试燕麦秆，直接服用其药片，或者把它制成药酒饮用，每次饮用25毫升，每日2次。

如果是因为太过疲劳或者抑郁引起的阳痿，不妨用达米阿那或迷迭香泡茶喝。他们都具有滋补的功效，尤其是达米阿那，是很好的壮阳药。另外一种药是人参，它能够帮助我们的身体承受更大的压力，不过有高血压病的人没有医生的允许不能使用人参。

需要注意的是，草药偏方只能在短时间内用，也就是说3周之后，阳痿若还没有好转，就要停止使用，去医院接受专业的治疗。

在服用草药的同时，男人还要注意一些生活细节。比如，因精神紧张造成的阳痿，应该对性知识有充分的了解，正确对待“性欲”，不能因为一两次性交失败而沮丧担忧，缺乏信心，也不能看做是见不得人的事而厌恶和恐惧；夫妻双方之间要增加感情交流，消除两人间的不和谐因素，女方应尽量避免不满情绪流露，避免给丈夫造成精神压力。

此外，还可以从饮食上进行调理。多吃壮阳食物，如羊肉、核桃、牛鞭、羊肾等，动物的内脏含有大量的性激素和肾上腺皮质激素，能增强精子活力，提高性欲，也属壮阳之品。

5种食疗方防治阳痿

阳痿是指性交时阴茎不能有效地勃起致性交不能满足。中医学则认为：阴茎不能勃起、勃起不坚或坚而不持久（含已进入阴道内旋即疲软），以致不能性交者，称为阳痿。

阳痿是很常见的男性病。从病理上来说，阳痿一方面是因为肝血虚，另一方面是阳气不足，膀胱经气不足导致的。现在很多人都长期吃六味地黄丸，这是纯阴的药，如果是用来治疗阳痿，不一定管用。如果从食物的角度出发，平时多吃些温阳补肾、益精壮阳的食物，则会收到很好的效果。

据《本草纲目》记载，如果是由于湿热引起的阳痿，则可用丝瓜汁调五倍子末敷于阴部，加柴胡、黄连水煎服。如果是由于虚弱造成的阳痿，则可用鲤鱼胆加雄鸡肝制成丸服，或者用虾米加蛤蚧、茴香及盐煮食。

此外，李时珍认为阳痿者应该多吃一些补肾壮阳的食物，而不宜吃油腻的食物。那么，哪些食物符合这个标准呢？常见的有狗肉、羊肉、驴肉、猪腰、甲鱼、鹌鹑、大枣、芝麻、花生等。此外，虾、海参、泥鳅、黄瓜、豆腐等食物都有利于防治男子性功能早衰。

那么，怎样用食疗来对付阳痿呢？

1.甲鱼炖鸡

材料：甲鱼1只，母鸡1只，料酒、葱段、姜片、盐、清水各适量。

制法：甲鱼活杀，去内脏，洗净，切成小块。母鸡去毛及内脏，洗净，切块。甲鱼块、鸡块同置锅中，加清水500克，加料酒、葱段、姜片、盐，隔水清炖约1小时至熟即可。

功效：滋阴降火。

适应证：阳痿，属阴虚火旺，伴五心烦热、小便短赤、大便干结、耳鸣腰酸者。

2.莲子桂圆饮

材料：莲子、桂圆各30克。

制法：莲子、桂圆分别洗净，置锅中，加清水，大火煮沸约3分钟，改小火煨约30分钟即可。

功效：益肾宁神。

适应证：阳痿。

3.麻雀方

材料：麻雀3～5只。

制法：将麻雀去内脏，洗净，加水煮食，或煮食麻雀蛋10只。每日1剂。

功效：壮阳益精。

适应证：肾阳不足型阳痿。

4.枸杞山药茶

材料：枸杞子30克，生山药200克。

制法：将枸杞子、生山药加水煎汤，代茶饮用。每日1剂。

功效：滋补肾阴，益气补脾。

适应证：阳痿。

5.虾酒

材料：鲜活河虾60克，黄酒半杯。

制法：将河虾洗净，以滚热黄酒烫死，吃虾、喝酒。每日1剂。

功效：补肾壮阳。

适应证：肾阳不足型阳痿。

早泄

韭菜子，让你不再轻易缴“泄”投降

韭菜子被医学家认为补肾壮阳中的小人参。韭菜子，即我们日常食用的韭菜种子。据《本草纲目》记载，韭菜子的功效为补肝肾、暖腰膝、助阳、固精，主要用于阳痿、早泄、遗精、遗尿、小便频数、腰膝酸软、冷痛、白带过多等症的治疗。据现代医学分析，韭菜子具有如下保健功效：

（1）补肾温阳。韭菜子性温，味辛，具有补肾温阳作用，故可用于治疗阳痿、遗精、早泄等病症。

（2）益肝健胃。韭菜子含有挥发性精油及硫化物等特殊成分，散发出一种独特的辛香气味，有助于疏调肝气，增进食欲，增强消化功能。

（3）行气理血。韭菜子的辛辣气味有散淤活血、行气导滞作用，适用于跌打损伤、反胃、肠炎、吐血、胸痛等症。

（4）润肠通便。韭菜子含有大量维生素和粗纤维，能增进胃肠蠕动，治疗便秘，预防肠癌。

早泄的男人在服用韭菜子时，即可以单独服用，也可以研末蜜丸服，每次5～10克为宜。但要注意，阴虚火旺者忌服。这里，再向大家介绍一种以韭菜子为主的药膳——韭菜粥。

材料：韭菜子10克，粳米50克，盐少许。

做法：将韭菜子用文火烧熟，与粳米、细盐少许，同放砂锅内加水500毫升，米开粥熟即可。

用法：每日温服2次。

功效：此方有补肾壮阳、固精止遗、健脾暖胃的功效。

不仅韭菜子能够补益肝肾，韭菜本身也具有同等的功效，因而被现代人称为蔬菜中的“伟哥”，肾虚阳痿的患者可以适当多吃。这里，我们为大家总结了几条韭菜的食用建议，以供参考。

首先，注意韭菜的食用时间，春天食用有益于肝。初春时节的韭菜品质最佳，晚秋的次之，夏季的最差，有“春食则香，夏食则臭”之说。另要注意，隔夜的熟韭菜不宜再吃。其次，如果早泄的男人兼有便秘，非常适宜多吃韭菜，因为韭菜含有大量的膳食纤维，能改善肠道，润肠通便。最后，韭菜用于食疗作用，可与虾仁配菜，能为早泄的男人补充优质蛋白质。

辛香酊外涂法，满足男人的持久梦

吕梁是一名年轻的销售员，主要负责向一些煤矿产业销售机械零件。他经常出差，短则半月，常则月余才能回一趟家。回家待不了两天又得急匆匆地出差。他与妻子的感情很好，不过俩人之间也有不太如意的事情。原来吕梁长时间见不到妻子，每次回家同房时精神紧张，导致早泄，以致夫妻俩结婚3年未能生育，吕梁自己十分苦恼。他跑遍了全国各地很多医院，病情未见好转，后来一次偶然的机会，经同事介绍得知一中医门诊处，就抱着试试看的心情来求诊。医生认为，吕梁经常出差在外，工作压力过大，烦心过度，经常出现体倦疲乏，力不从心的感觉，考虑属于中医理论中的心脾两虚的征兆，于是从健脾养心的角度开了方药。服药2个星期后，吕梁体倦疲乏似有好转，但就是射精过快的症状不见起色。于是医生推荐了辛香酊治疗法，同房时局部外用。结果吕梁用药后效果不错，经用辛香酊5次后，弃药而愈。1年后，育有一子。

辛香酊治疗法的具体做法是：用细辛20克，丁香20克，乙醇100毫升，将两药浸泡于乙醇半月，去渣留液，同房前取少量药液局部涂抹龟头。这种方法具有固涩止精作用，帮助男人解开早泄难题。

锁阳，让男人在爱的路上多跑一会

张先生40多岁，奋斗了半生，终于也开了家自己的公司。平时生意忙，也仗着自己年轻，不怎么在意养生方面的事。不过，这段时间他常觉自己腰膝酸软，没什么力气，还出现了便秘，几天才一次大便。关键的是，往日在性生活中能坚持20多分钟，最近几次却只能坚持七八分钟，让他对自己的能力产生了严重怀疑。于是，他时常躲在书房里，在网络上搜索着养生保健方面的事情。

后经朋友推荐了一个食疗小偏方——锁阳粥。经过调理，张先生最直接的变化是便秘消失了，此后的一段时间身上的其他不适也逐渐缓解。

提到锁阳，首先要说的应该是它的外形，锁阳的外形非常类似男性的阳根，其名称也是因此得来。依照中国人以像补像的观点，锁阳补肾壮阳的功效应该是毫无疑问了。锁阳的食用方法很多，可泡酒、煲汤、炖肉、做菜、泡茶、入药等。做药粥也是较好的食用方式，怎么做呢？

材料：锁阳10克，精羊肉100克，大米100克。

做法：将羊肉洗净切细，先煎锁阳，去渣，后入羊肉与米同煮为粥，空腹食用。

功效：适用于平素体阳虚、腰膝酸软、肢冷畏寒、早泄、老年便秘等症，大便溏泻及早泄者慎用。

用锁阳泡酒的方法也很简单，只要将30克的锁阳洗净切片后，放入500克白酒内浸泡7日，每日摇一摇，即可饮用。

早泄别泄气，做做保健操

有医学家认为，早泄基本属于一种心理问题，广义上来讲，早泄其实就是指无法控制达到高潮的时间。大陆很多人不习惯讨论性的问题，这就使得像早泄类的问题因得不到及时沟通和解决，反倒进一步加重了问题的严重性。通过互相沟通，一对夫妇可能会成为他们自己的性心理医生。所以，男人们要抛弃传统观点的束缚，同自己的妻子多交流，讨论哪些地方是双方都满意，哪些地方有不适感。当然，男人也可以直接告诉对方自己为早泄问题而苦恼，将这些感受憋在心里只会让问题变得更糟糕。

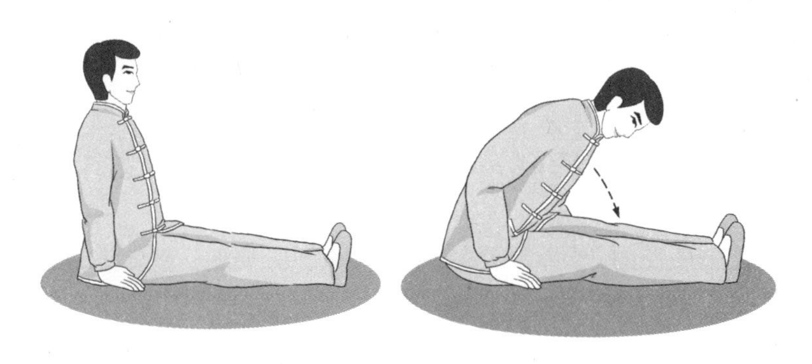

心理的问题解决后，男人可以做一些保健类运动，帮助自己更好地恢复信心。在这里为大家推荐“阳痿早泄医疗体操”，可以帮助男人益精补肾。动作一共就三步，非常容易操作。

第一步：起势

坐在床上，双手自然垂放两边，两条腿向前伸直，这是基本动作。此时，你的脑子里最好什么都不要想，把一切杂念都统统地赶跑，一定要保证头颈部的放松。

第二步：伸腰前屈动作

稍微低点儿下巴，同时一边呼吸一边做前屈动作，注意一定要尽量伸展腰部，这样才能达到保健的作用。这个动作可以多做几次。

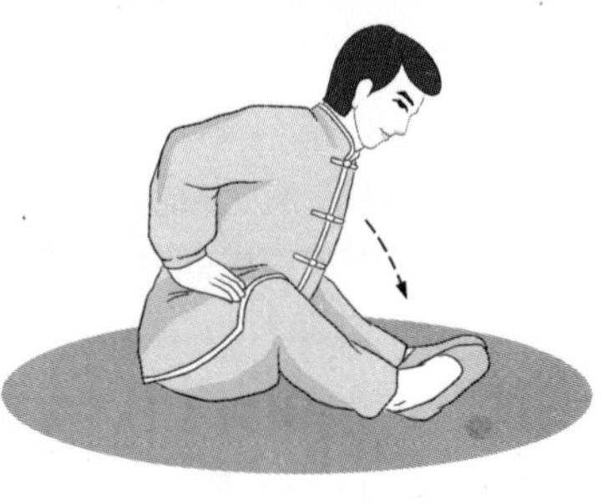

第三步：盘坐前屈动作

盘腿坐在床上，把自己的双脚对在一起，两条大腿尽量分开，双手要做成叉腰状。然后继续做向前屈体动作。一边做，一边要用力收缩肛门的括约肌，呼吸频率要慢。同上个动作一样，前屈动作可以反复做数次，该体操每天要做一两次，早上起床和晚上睡觉的时候，都可以抽出十几分钟的时间做一下。

穴位疗法从根本上治愈男性早泄

中医学认为，早泄的原因虽然很多，不过最根本的原因还是虚损（肾、心、脾虚）和肝胆湿热。当然，如果是心理性早泄，则不在这个范围之内，因此中医提倡的穴位疗法其实也是针对这些早泄的根本原因入手的。

1.针刺穴位疗法

（1）针刺足少阴肾经的穴位和督任二脉的穴位，比如涌泉、肾腧、气海、关元、三阴交、命门。由于针刺有比较明显的痛感，因此每日即可，也可以隔日1次，每次留针30分钟。以上穴位可轮流应用，10～14次为1疗程。

（2）耳针疗法。耳针可取肾、神门、精宫、内分泌等穴，每次选用2～3穴，用皮内针埋藏，3～5天更换1次。耳针早泄疗法不如第一种有效，不过也推荐早泄患者尝试。

2.家庭穴位按摩法

（1）自我保健疗法。点按两侧三阴交，轮流进行，点按时做收腹提肛动作。每日1～2次，每次30～40分钟。

（2）坐式疗法。患者取坐式，闭目放松，取上星、百会、通天、肩井、中府、神门、劳宫等，手法采用点、按、揉、拿、震颤等手法，每次30～40分钟。

（3）俯卧式疗法。患者取俯卧式，腰带松开，闭目，全身放松。取穴为心腧、肝腧、肾腧、命门、阳关、环跳、昆仑、委中。手法应用点、按、揉搓、拍打、震颤等手法。每日治疗30～40分钟，每周5次，坚持治疗1个月。

（4）仰卧式疗法。患者取仰卧式，闭目，全身放松。取穴为中脘、气海、关元、中极、天枢、足三里、三阴交、涌泉。采取点按、点揉、搓拿、点切等手法。每次30～40分钟，每周5次，1个月为1疗程。

早泄，无论是功能性的还是器质性的，治疗都重在预防。夫妻双方要加强性知识的教育，了解女性性高潮较男性出现较晚的生理性差异。偶然发生早泄，不要埋怨男方，夫妻之间要互相体谅，积极治疗。

另外，在日常生活中要积极参加体育锻炼，以提高身心素质；调整情绪，消除各种不良心理，性生活时要做到放松；切忌纵欲，勿疲劳后行房，勿勉强交媾；多食一些具有补肾固精作用的食物，如牡蛎、胡桃肉、芡实、栗子、甲鱼、文蛤、鸽蛋、猪腰等。但阴虚火亢型早泄患者，不宜食用过于辛热的食品，如羊肉，狗肉，麻雀，牛、羊鞭等，以免加重病情。

5种食疗方防治早泄

恣情纵欲、房事过度而使精气损伤、命门大衰，会导致早泄。早泄的治疗要注重两方面：一是节制性欲，二是益肾补精。在日常饮食中应合理选择有温肾壮阳作用的食物。《本草纲目》中记载了以下几种治疗早泄的常用食物。

（1）芡实。《本草纲目》中说，芡实“益肾，治遗精”。芡实性平，味甘涩，具有固肾涩精、补脾止泄之功效。可用芡实与山药并用，研末，日日米饭调服。

（2）莲子。李时珍认为：“莲肉清心固精，安靖上下君相火邪，使心肾交而成既济之妙。”莲子性平，味甘涩，具有养心、益肾、补脾、固涩的作用，体虚、遗精、早泄的人都可使用，尤其是心肾不交而遗精者，更适合吃莲子。

（3）豇豆。《本草纲目》中说：“豇豆理中益气，补肾健胃，和五脏，生精髓。”可见，豇豆具有补肾健脾之功效，凡是肾虚遗精的人都可以选择豇豆。

（4）羊骨。《本草纲目》是这样说羊骨的："胫骨，主脾弱，肾虚不能摄精。"因此，医生常用羊骨来治疗早泄，一般是用羊骨熬粥。羊骨对身体羸弱早泄之人最适合。

（5）韭菜子。《本草纲目》中说："韭子之治遗精漏泄者，补下焦肝及命门之不足，命门者藏精之府。"韭菜子有补益肝肾、壮阳固精的作用。

早泄之人可多吃韭菜、核桃、蜂蜜、蜂王浆、狗肉、羊肉、羊肾、猪腰、鹿肉、牛鞭等食物，多吃新鲜的蔬菜和水果。像遗精滑精的患者一样，早泄的人不能吃辛辣香燥、温热助火的食物，也不能吃生冷滑利、性属寒凉之物，例如冷饮、苦瓜等。

下面给大家介绍一些治疗早泄的食疗方。

1.枸杞炖鹌鹑

材料：枸杞子20克，鹌鹑2只，料酒、葱段、姜片、盐各适量。

制法：枸杞子洗净；鹌鹑去毛、头爪，内脏洗净。枸杞子、鹌鹑同置炖盅里，加料酒、葱段、姜片、盐、少量清水，隔水清炖约30分钟至熟即可。

功效：温补中气。适用于早泄，属心脾两虚型，伴失眠多梦、身倦乏力者。

2.山药羊肉羹

材料：山药50克，羊腿肉50克，料酒、姜末、葱花、盐、味精、菱粉（或淀粉）各适量。

制法：山药去皮洗净，切丝；羊腿肉洗净，开水浸泡约2小时，去浮沫，切丝。山药丝、羊肉丝同置锅中，加料酒、姜末、葱花、盐、味精，大火煮沸约10分钟至熟，加菱粉或淀粉调成羹即成。

功效：适用于早泄，属肝经湿热型，伴胁痛烦闷、小便赤黄、淋浊尿痛者。

除了上述两种食疗方外，根据食物的属性，民间还流传着以下治疗早泄的食疗方。

（1）取韭菜子50克，米酒2500毫升浸泡7天后服用。每次饮2匙，每日2次。

（2）鲜虾250克，清爽韭菜100克，醋、植物油、黄酒、酱油、生姜丝各适量。虾洗净取仁，韭菜洗净切段。先用热油锅煸炒虾仁，然后放入醋等余下调味品，将韭菜煸炒至嫩熟为度，烩入虾仁即成。每日1剂，经常食用。

（3）取金樱子500克，党参、续断、淫羊藿、蛇床子各50克，白酒2500毫升。将上述材料浸泡在酒中，半个月后服用。

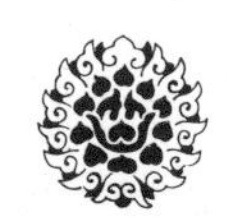

遗精

睡前泡泡脚，遗精快点好

李大夫是一名医生，有一次他回乡探亲，很多乡亲都跑来找他看病。其中还有位他的小学同学，两人一见面很开心，人到中年总是喜欢回忆往事。两人还聊起了小时候上树掏鸟蛋的趣事，传来阵阵笑声。最初，李大夫还以为同学只是来看望自己，唠唠家常呢，后来临走之际，看其吞吞吐吐的样子，知道可能有什么事情要说。

果然不出他所料，同学告诉他，自己最近晚上休息不好，神经衰弱，并且在白天还会出现遗精现象。因为怕人笑话，所以一直也没去医院看。李大夫听了狠狠地批评了他一顿，现如今很多医院都开设有男科门诊，男人去看病又不是只看性病，居然会为了面子不顾健康，实在是不应该。看同学一直低着头没说话，李大夫仔细替他把了把脉，确认他的身体并无大碍，只是因为最近工作压力大所致的神经衰弱引起了遗精。他告诉同学每天晚上用水泡泡脚就能缓解遗精。

临睡前，取适量的水加热到50～60℃后倒入桶内或者较深的瓷盆内。然后开始泡脚，每次坚持20分钟左右，以身上出汗为宜。另外，在睡觉前要保持心情平静，不要看刺激性欲的小说或电影。这个办法对于因神经衰弱引起的遗精症效果较好，是李大夫的经验方。还有一个按摩的方法，效果也不错。先把自己的两手掌心互相摩擦至掌热。再将右手的掌心贴在脐下1寸半的部位（食指和中指合并后的宽度），旋转81次。之后，同样把手掌擦热，换左手心贴在脐下1寸半的部位，再旋转81次。做完这些，就可以睡觉了。

李大夫的同学得到偏方后，将信将疑地走了。这两种办法可以说一分钱也不花，真的能治病吗？在很多人眼里，越贵的药疗效越好，其实用药讲究辨证论治，再贵的药如果不是从病情本身出发，不但起不到应有的作用，反倒会让病情越来越重。但有的药一分钱也不用花，就因为对症，所以能较快地起到作用。第一次使用泡脚和按摩的方法后，李大夫的同学很快就入睡了，后来的几天里，遗精出现的频率明显变少。

在此提醒各位男性朋友，在出现遗精现象后，不要把生理现象视为疾病，以免增加精神负担。得病之后，应该尽快去医院检查，找出致病原因，及时治疗。遗精后不要受凉，更不要用冷水洗涤，以防寒邪乘虚而入。睡觉时宜采取屈膝侧卧位，被褥不要盖得太厚。

滑遗后，五倍子和茯苓显神功

男性在进入青春期后，从15岁左右起睾丸开始产生精子，睾丸的生精作用一旦开始，可以维持到老年。中年以后，生精能力虽然会减少，但是从不会间断。睾丸所生成的精子，首先会进入附睾和输精管等处暂时贮存起来。不过因为睾丸的生精作用是持续不断的，所以贮存精子的地方很快就会充满起来，于是就会出现精子过剩的情况。这时的外在表现就是呈周期性的遗精了。

下面介绍一款药剂，以供参考。

可以在中药店买30克的五倍子、60克的茯苓，可让药店帮忙研成细末。每天空腹服6克，用温水送服，早晨和晚上各服用一次就可以。

茯苓不仅有开泄之功，还有静心宁神之效，而五倍子可以固涩闭阖，且入肾经敛浮火，正可以应肾脏动静开阖之机、心肾交通之制。所以，能在短时间内收到不错的效果。值得注意的是，在服用此药时应忌辛辣之物。相火旺者，可加知母、黄檗，虚甚者，再酌加补品。

此外，如果发现自己遗精次数过多，一定要远离一些色情信息的诱惑，饮食清淡，不去跟自己的伙伴出去喝酒，吃辛辣肥甘之物。做到这些，再配合五倍子与茯苓的功效，遗精的现象慢慢就会得到缓解。

螳螂子帮你留住男人的“精”华

民间有“十滴血一滴精”之说，认为遗精会耗损人的元气，使人体虚弱。所以，有些男性尤其是青少年在首次遗精以后，忧心忡忡，其实，这是完全不必要的。精液并不那么珍贵，它的主要成分是水、蛋白质和一些糖分，而且，蛋白质、糖分占的比例很小。当然，如果属于病态性的遗精，那就真的需要尽快治愈了。

那什么时候属于正常的生理现象，什么时候又属于疾病的范畴呢？总体而言，如果男子在没有正常夫妻生活的前提下，每月有1～2次的遗精属于正常的生理现象。不过，若是每周有2次以上的遗精则属于病态性的遗精。已婚男子在有正常夫妻生活的前提下，每月有2次以上的遗精也属于病态性的遗精。遗精次数过多，会令人头晕耳鸣，腰膝酸软，精神不振，严重地影响到男人的工作和学习。

调治遗精有的时候很简单，简单到只用一味药就能够取得满意效果，桑螵蛸就是这样一味能显“神功”的药。

这个方法很简单：先在药店中购得桑螵蛸，将其研末，早晚各用盐汤送服1次，每天服5～10克，连服2～3天就能收到良好效果。

桑螵蛸别名螳螂子、刀螂子、团螵蛸，生在桑树上，秋末至来春均可采收。虽然桑螵蛸对遗精患者的调治效果很好，但也不是每个人都能使用的。因其有补肾助阳之功，所以阴虚有火或下焦湿热而致之小便短数，阳强梦遗者要忌用。

为了预防遗精，男人在日常生活中应尽量穿宽松衣物，夜晚不要过饱进食，被褥也不宜过重。性生活中勿纵欲，也要戒除手淫的恶习，不迷恋色情淫秽书刊和影视音像制品，减轻思想负担，使心理逐渐康复。如果因为包皮过长引起的遗精，应该手术切除，经常清洗阴茎包皮处。已患遗精的男人，更要注意以上的日常保健。当然，也可以按摩会阴，或进行提肛锻炼，对遗精的防治也不错。

艾灸一出手，遗精就会“逃之夭夭”

遗精可以分为梦遗和滑遗两种。梦遗，顾名思义，是指遗精行为发生在梦中，一觉醒来，白色的床单上已经痕迹斑斑。滑遗是指无梦而发生遗精的情况，甚至一动色念，精液就会流出。

偶尔的一次遗精并不会给身体带来什么伤害。当男孩子步入青春期后，若出现遗精并不一定是件坏事，这说明他已经是一个大男孩儿了。不过，若因此过度手淫，这种对肾精的过度消耗，往往会导致头晕、头痛、记忆力下降、身体虚弱等，严重的还会影响到生殖器的大小。

赵锐是一个单亲家庭的孩子，16岁那年便出现遗精的现象，他几乎天天把被子弄脏，开始父亲还训他几句，最后，父亲似乎默许了。

后来，他总是夜梦纷纷，早上醒来总是遗精。最短的时候，曾经每天晚上都遗精一次，最长的每隔四日一次，以至于他在白天时头昏脑涨，学习都无法集中精力。除了身体上的不适之外，遗精还让他在心理上产生了阴影，自惭形秽。

赵锐的父亲特别关注养生的知识，家中更是买了很多养生保健的书籍。赵锐特意去父亲的那堆书中寻找治疗遗精的妙方，在《中国民间疗法》一书中，他还真发现了一个艾灸的方法。于是，他在父亲的帮助下，开始体验艾灸疗法。每天灸完，他都感觉自己的腰部暖暖的，特别舒服。就这么坚持了一段时间，他的遗精情况完全消失，睡眠情况安稳，精力充沛。

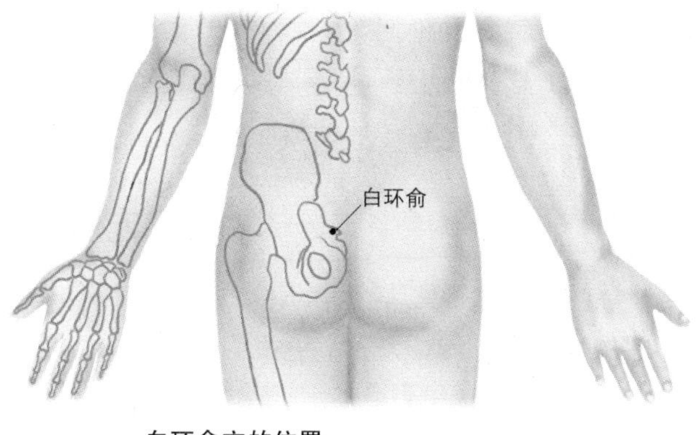

白环俞穴的位置

究竟如何艾灸呢？要找到心俞、肾俞、白环俞、命门和关元穴，然后将灸盒无底的一面盖住要灸的部位，并点燃艾条（3厘米左右），一般需要

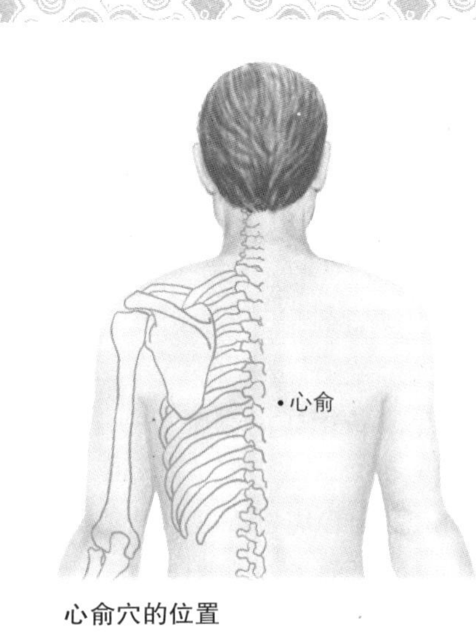

心俞穴的位置

命门穴的位置

5、6根艾灸。艾条要横放于盒中网上，最后盖上盒盖，每天灸1次，每次10分钟。10天之后休息两天，再继续。

为了避免滑精现象，饮食上宜吃补肾温阳、收涩止遗的食物。肝胆火盛、湿热内蕴者，宜吃清热利湿的食物，如山药、豇豆、黑豆、大枣、莲子。忌食辛辣香燥、温热助火的食物，如葱、姜、蒜、辣椒、胡椒等。肾虚不固者，忌生冷滑利、性属寒凉之物，如各种冷饮、田螺、柿子、绿豆等。

站桩补精，学会方法才有效

几乎每个男人都有手淫的经历，如果控制得当，偶尔一次，可能身体并没有多大损伤。手淫过度，再强壮的身体也会变得不堪一击。有这么一位大学生，就因为手淫深受其害，不但身体虚弱，还出现了遗精的现象。后来机缘巧合下开始学习站桩功。先是只站儿分钟，后来增到了30~40分钟，身体和精神都有了很大的好转。

站桩功，究竟要怎么练呢?

练前先净二便，松开领扣，腰带不宜过紧，两脚分开平行与肩同宽，两膝关节微屈，头向前微倾，身体自然挺直，含胸拔背，松肩垂肘，小臂抬起，两手心相对或对胸如弧形，置于胸前10~15厘米，排除杂念，思想集中，心情愉快，全身放松，以舒适为度。两目垂帘，微露一线之光，注视准头（鼻尖），意守丹田或足心（涌泉穴），自然呼吸，不可憋气，逐渐调息至细，腹式呼吸要慢、深、长，舌抵上腭，俟唾液不断增多，可缓缓咽下，时而提气缩肛。练功时间，开始以10~15分钟为宜，稍得要领后，再逐渐增加至30分钟，适可而止，不宜太过。

现代人的压力都很大，站桩功其实也是一种放松的方式。平时，欲望、情绪等一些杂念总会不自觉地在脑海中盘旋，每一天，我们的大脑都做了很多无用功，而这些无用功必然会消耗身体自身的营养和能量。杂念不可能完全消失，但减少总还是可以的。当杂念减少了，我们大脑工作起来就会更有效率。站桩的时候，不只是在那站着，自己还要静下心来感受身体，看看身体给了自己什么样的反馈。当大脑安静下来不再被杂念烦扰，不再多做无用功时，人体的自我修复能力就能得到很好的发挥。

站桩的时间不宜选择饭后，身体里血的恒量其实都是相对的，吃饱后，血液会集中在肠胃中帮助消化，大脑的血量就会减少，所以人吃饱后常会感到很困。如果这个时候练站桩功，血液就会重新分配，虽然人的精神会好一点，但是影响了消化功能。晚上吃晚饭两个小时后，在20:30~22:00间可以练习，这时人比较容易进入安静状态。或者选择在早上，先喝杯糖水，然后再练习，练习完了吃早餐。

7种食疗方防治遗精滑精

《黄帝内经》中说："男子二八，肾气盛，天癸至，精气溢泻。"意思是成年男子在无正常性生活时偶尔出现遗精，属于正常现象，但次数过多过频就要治疗了。

那么，《本草纲目》中是怎么说的呢？据《本草纲目》记载，莲子有"交心肾，厚肠胃，固精气，强筋骨，补虚损，利耳目，除寒湿"的功能。这说明莲子甘涩性平，有补脾止泻，清心养神益肾的作用，因此可用于治疗男子遗精滑精。

韭菜，民间也叫壮阳草、起阳草。顾名思义，它是一种补肾良药。韭菜粥是《本草纲目》中所记载的治疗男子遗精滑精的食疗方。韭菜粥是以新鲜韭菜60克、粳米100克入锅，加清水做成。韭菜粥可以补肾壮阳，固精止遗，因此对男子阳痿、早泄、遗精、滑精都有非常好的效果。

羊肉是常用的补肾壮阳的食物，而苁蓉是中医最常用的壮肾的药物。《本草纲目》里的苁蓉羊肉粥，具有增强性功能的作用。它以苁蓉15克，羊肉100克，大米150克，葱白2根，生姜3片，细盐少许组成。做法如下：先将苁蓉、羊肉洗净后切细，再用砂锅煎苁蓉取汁，去渣，放入羊肉和适量水，与大米同煮，待煮沸后，再加细盐、生姜、葱白即为稀粥。苁蓉羊肉粥对男子遗精滑精也有不错疗效。

遗精滑精的男子，宜吃补肾温阳、收涩止遗的食物。肝胆火盛、湿热内蕴者，宜吃清热利湿的食物，如山药、豇豆、黑豆、大枣、莲子、狗肉、羊骨、鸡肉、泥鳅、甲鱼、蚕蛹、韭菜、银耳等。

还应注意不要吃辛辣香燥、温热助火的食物，如葱、姜、蒜、辣椒、胡椒等。肾虚不固者，忌生冷滑利、性属寒凉之物，如冷饮、田螺、柿子、绿豆等。

除了上面介绍的几种办法，以下食疗方也是不错的选择。

1.甲鱼枸杞百合汤

材料：甲鱼500克，莲子60克，芡实60克，枸杞子20克，百合30克，米酒15毫升，盐、味精、香菜各适量。

制法：莲子、芡实、枸杞子、百合洗净；甲鱼生宰，去肠杂洗净，切成小块。将上述材料共入锅中，加清水，大火煮沸，加入米酒和盐，改小火煮约3小时，至甲鱼肉熟烂，调入味精、香菜即可。

功效：补脾益肾，滋阴祛湿。

适应证：遗精滑精、脾虚腹泻等。

2.桃仁炒腰花

材料：核桃仁20克，猪腰1只，料酒、姜片、葱段、盐各适量。

制法：核桃仁洗净，猪腰去筋膜洗净，切片，开水浸泡约2小时，去浮沫。锅中放油烧热，放入核桃仁、猪腰片同炒，加料酒、姜片、葱段、盐煸炒片刻至熟即可。

功效：补肾益气，涩精。

适应证：遗精，属肾气虚损、精关不固、遗精频作、耳鸣腰酸者。

3.黑豆青蒿汤

材料：黑豆、青蒿各30克。

制法：将黑豆、青蒿加水煎服。每日1剂，2次分服。

功效：清热利湿，滋补肝肾。

适应证：湿热下注型遗精，症见梦遗，有时伴有热刺痛，小便赤涩不爽、或见混浊、口干口苦等。

4.核桃仁蒸蚕蛹

材料：核桃仁、蚕蛹各50克。

制法：将核桃仁捣碎，蚕蛹洗净，共置碗内，加水少许，上笼蒸熟食用。每日1剂。

功效：补气益血，滋肾涩精。

适应证：阳虚不固型遗精，症见患者常滑精繁作、精液清冷、阴茎寒凉、腰腿酸软、背寒肢冷、精神委靡、面色苍白、夜尿频繁、余沥不尽、大便溏薄等。

5.蚕豆汤

材料：鲜蚕豆粒250～300克，调料适量。

制法：按常法煮汤食用。每日1剂。

功效：清热利湿，健脾涩精。

适应证：湿热下注型遗精。

精液病

精子太少，蒸碗蛋羹

一个健康的成熟男性，每次的精液排出量大约有8毫升，如果数日未排精或精液量少于1.5毫升，就是精液过少症。

32岁的岳先生是从事于IT行业的职员，结婚一年多了，老婆的肚子一直都没动静。这可急坏了这对夫妻，他们二人本来结婚就晚，想趁着现在还不算太晚，赶紧生一个宝宝，可偏偏怀不上。岳先生焦急万分，认为是妻子的问题，双方就一起去了医院。后来，经过医生的检查，岳先生才知道原来问题并不在妻子那里，而是在自己身上。医生认为，岳先生的精子属于少精症造成的不育。这个结论让他很意外，自己的精液并不少，怎么会有少精症呢？医生解释说，精液中的主要组成物质是精浆，60%来自精囊腺，30%来自前列腺，还有一部分来自尿道球腺和其他腺体，精子只占极小一部分，大约只有0.1%。所以，只要这些腺体的分泌功能正常，即便睾丸生精功能很差或没有，精液量也可能是正常的。

此后将近两年的时间，岳先生一直处于同“少精症”的较量中，功夫不负有心人，最后在食用了医生朋友介绍的蛋羹后，精子的数量终于有所增加。岳先生食用的是鹌鹑蛋羹，它能养血滋阴壮阳，适用于男人的少精症。

材料：阿胶粉8克，蛤蚧粉3克，黄酒5毫升，味精1克，精盐1克，鹌鹑蛋10个。

做法：将鹌鹑蛋去壳，蛋汁入碗，用竹筷搅散，加入阿胶粉、蛤蚧粉、黄酒、味精、精盐，再用竹筷搅匀，将蛋碗入蒸笼，用中火蒸5～20分钟，取出即成。可以佐餐食用。

男性要注意在平时养成良好的个人卫生习惯。因为一些传染性疾病也有可能让少精症死灰复燃，如流行性腮腺炎、性传播疾病等；此外，还要戒烟戒酒，不要吃过于油腻的食物，内裤不宜过紧，从干洗店拿回来的衣服最好放几天再穿，因为干洗剂会影响男性的性功能。总之，生活中多留心一些，对于少精症的预防很有好处。

熏熏洗洗，精子也能起死回生

姜博一个人在外地打拼，直到今天做到主管的职位上，其中的艰辛不是三言两语就能概括的。他的妻子也是个很要强的女人，每当他的妻子看到不少女同事回家生了孩子后，再回公司时位子就被别人顶替了，她就非常有危机感。于是，一结婚便跟老公商量做丁克一族，姜博本来也是个拼命三郎，两人一拍即合。

年龄过三十的时候，妻子眼看同学、同事的孩子满地乱跑，这才明白自己真正想要的是什么。姜博是个好脾气，哪儿能不懂妻子的想法，便说，如果妻子想要孩子，自己完全没有意见。于是，两人养精蓄锐了大半年，但是却没有半点成果。最后去医院检查的时候才发现，姜博患上了死精症。西医在这方面没有好的办法，只是让他加强营养和锻炼，等体质养好了，孕育孩子也就水到渠成了。

两个人知道结果后都非常着急，公公和婆婆比他们还急，四处求医问药，后来在一个著名中医家那里求得一方，几个月后，一举成功。

这个方法属于中医养生中的坐浴法，准备当归、苦参、蛇床子、知母、黄柏各20克，红花、甘草各10克，临睡前，将这些药煎汤后熏洗会阴部，或者直接坐浴。值得注意的是，坐浴的温度要掌握好，不宜超过35℃，时间也不宜过长。以免影响到睾丸的生精能力。另外，可以根据医生的辩证诊断，配合口服知柏地黄丸或者大补阴丸。

这种病多发于20～35岁的成年男子，占男性不育的3%左右。现代研究发现，食用粗制棉籽油可导致死精子症。长期热水浴或高温作业、持续发热、常穿紧身裤及隐睾症等均可影响精子的活动力而形成死精子症，所以若想避免死精症，就要忌食粗制棉籽油，忌长期坐热水浴，忌长期在高温下作业，忌穿紧身裤，及时治疗隐睾症等。当然还要积极治疗原发疾病，性生活应有规律性，适当节制房事，以蓄锐气，养精子。

精子畸形，枸杞来帮忙

下面介绍一道对治精子畸形的食疗方——天杞凤翅汤，其做法如下：

材料：鸡翅10支，天麻10克，枸杞子15克，油菜400克，香菇50克，食盐、蒜、葱、料酒、醋、味精、食用油各适量。

做法：先将鸡翅用热水烫过，再加清水、葱姜、枸杞子、料酒、醋，用文火煮熟。然后，洗净天麻并切片，同香菇和油菜一起放入鸡翅汤中烧开，加适量的盐和味精等调味品即可出锅食用。

每天嚼食枸杞也可起到一定的助益。嚼食枸杞的时候，一般每天2～3次，每次10克枸杞即可。枸杞算是比较好吃的中药了，味道甘美，大家在咀嚼的时候，要慢慢嚼，尽量享受这个过程，不要像猪八戒吃人参果似的，还未尝出味道，就囫囵地吞了下去。另外，咀嚼的时间一长，还会产生更多津液，更有利于人体吸收。

天杞凤翅汤可以隔两天喝一次，而枸杞子则可以天天吃。一般坚持1～3个月精子的数量和质量都会有不错的提升。

最后还是要提醒一下，夫妻二人在决定要孩子之前，不仅要做正规的体检，也不仅要考虑有无遗传病史，最重要的一点，一定要检查准父亲的精子，如果活力不够，甚至畸形精子过多，应暂缓要孩子。等将偏颇的体质调整过来，能够培育出优质的精子后，才可以“播种”一个健康的后代。

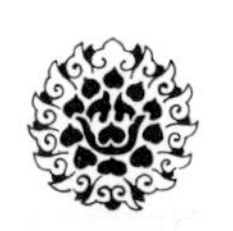

淋症

小便赤涩，淡竹叶给你最大的安慰

黄强是一家公司的业务员，部门的业绩节节高升，出去应酬的机会也越发地多了起来。既然是酒桌，当然免不了喝酒吃肉，每次陪客户谈完生意，都已经到半夜了。黄强也知道，喝酒对身体不好，可是很多生意只有在酒场上才能谈成，这是一个恶习，自己却又无能为力，只能随波逐流。

听学中医的朋友讲，经常喝酒身体容易变成湿热体质，他对照着湿热体质的症状发现自己90%的都符合。前年开始，他发现自己每天换下的内裤上总是占有一些白色的粘状物，小便的频率也多了。去医院检查后，诊断为淋症，服药后症状虽然没有了，但是一到盛夏，小便赤涩症就会时不时地发作。为这事，黄强没少受罪。后来朋友告诉了他一个方法：饮淡竹叶茶。黄强第二天就让妻子张罗着弄了一些干燥的淡竹叶，煎汤饮用。一剂下去，小便时的赤涩感减轻了不少。而且，自己原本疼痛的口疮似乎也不那么痛了。

淡竹叶又叫做长竹叶，中医认为，它味甘淡，性寒凉，归心、胃、小肠经。最大的作用在于能清热除烦，利尿，对于因热病烦渴，小便赤涩淋痛有不错的疗效。另外，有的人因为内热容易口舌生疮，不妨试试淡竹叶茶，效果也很好。关于它的这一作用，还有一个典故。

相传，建安19年，曹刘相争。在诸葛亮的建议下，刘备派张飞发兵声讨曹操。张飞一路兵马到巴西城后，与曹操派来的大将张郃相遇。张郃智勇双全，筑寨拒敌，张飞久攻不下，便指使军士在阵前骂阵。张郃坚守不战，并大吹大擂饮酒，直气得张飞七窍生烟，口舌生疮，众兵士也多因骂阵而热病烦渴。诸葛亮闻知后，便派人送来了50瓮佳酿。张郃登高一看，见张飞军士饮酒作乐，传令当夜下山劫寨，结果遭到惨败。原来他们白天在阵前喝的不是什么“佳酿美酒”，而是诸葛亮送来的淡竹叶汤，既诱张郃上当，又可为张飞和众军士们解火治病。

尿多尿痛，不妨煮点白花蛇舌草

何某有一段时间常感尿频、尿急、尿痛，排尿后，尿道口还有小量的黄白色分泌物流出，虽然用过青霉素、诺氟沙星治疗，症状的确有所改善。可是过一段时间后，病情又开始发作了。

每天总是频繁去厕所，还要忍受着尿道的疼痛，实在太痛苦了。他这次特意去了家大医院检查，医生诊断为“淋症”。为他诊病的是位老中医，见他舌质红、苔黄腻，脉滑，于是便给他开了一味很简单的药：白花蛇舌草。医生告诉他，每次用25克的白花蛇舌草，加清水2500毫升，水煎30分钟后，去渣，分3次服，每日1剂。

何先生根据这一方法，每天煎水喝，坚持了10天后，身体上的症状全部消失了。为了巩固疗效，又继续服用7天。复查的时候，各项指标转为阴性，之后月余未见复发，心中甚喜。

白花蛇舌草是近年来使用广泛的中草药，中医认为，其性凉，味甘、淡，具有清热解毒、消痈散淤的功效。所以，适用于尿道炎、膀胱炎、盆腔炎、急性肾炎、急性阑尾炎、蛇咬伤以及癌肿的防治。

男人在患有淋症后，会发现夏天湿热天气时，自己尿频的情况会越发地严重。这时候可以用白花蛇舌草与滋阴生津、消炎解毒的玄参，清热消食、生津益胃的马蹄煲田鸡，能够清热、养阴、解暑热毒，对男人健康舒适地度过夏季颇有益。

白花蛇舌草田鸡汤的做法是：

材料：白花蛇舌草30克（如无鲜品可用干品15克）、玄参15克、马蹄8个、田鸡2只、生姜3片。

做法：先将白花蛇舌草、玄参洗净，浸泡；马蹄去皮、洗净；田鸡宰净、去肠杂、切块。一起与生姜放进瓦煲，加入清水2000毫升（约8碗量），武火煲沸改文火煲1个半小时，加盐便可。

按摩脚心除尿频，做“爽快”男人

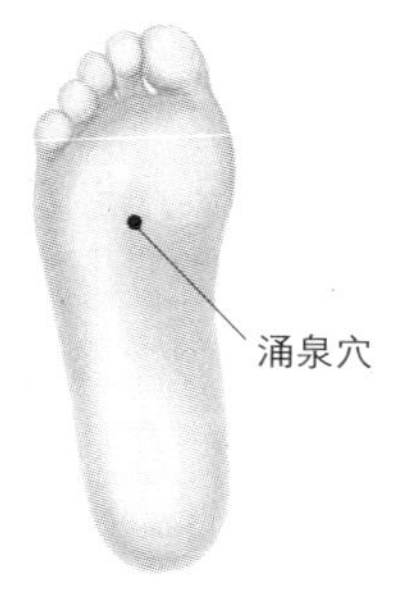

涌泉穴的位置

朱峰会老人深为尿频困扰。自从患上尿频后，他一夜至少小便五六次。如果天凉或者喝水的次数多了点，厕所去得就更频繁了。常常是刚睡安稳，就被尿憋醒了，每次自己起床的时候，还常常把老伴折腾醒。朱老伯的老伴本来就有轻微失眠，晚上不宜入睡，这一折腾就更睡不着了。因为休息不好，两人白天都非常疲倦，常常昏昏欲睡。后来，朱老伯听说了一个效果很好的治法，那就是按摩脚心。按摩的时候，先用热水泡一会儿脚，擦干后就反复按摩双脚心至少30分钟。后来，朱老伯的尿频就大有好转，现在一夜最多去2次厕所。睡觉足了，他和老伴的精神也比以往好了很多。

脚心处一直都是人们的保健要穴，这里有涌泉穴，位于足底总长1/3的地方，是肾经的首穴。

《黄帝内经》中说：“肾出于涌泉，涌泉者足心也。”意思说，肾经之气犹如源泉之水，来源于足下，涌出灌溉周身四肢各处。经常按摩刺激涌泉穴，俗称“搓脚心”，对肾虚肾亏所靠造成失眠多梦、尿频均有良好的疗效。

朱老伯除了按摩脚心之外，还时常做些对调治尿频有益的药膳，在享受美味的同时，还守护了身体的健康。下面几个就是他经常用的食疗方。

（1）狗肉1000克，肉桂20克（用布包好），同放陶制容器中煮至烂熟捞出，再放入铁锅中用素油炒，加入盐及其他佐料，再将原汁倒入煮沸，连吃数日。

（2）香菇、红枣、冰糖各40克，同蒸熟后于每日早晚服食，连吃1周为1个疗程。

（3）糯米120克，拌入冰糖30克，再以文火蒸5分钟即成，每日1次，连吃1周。

（4）小茴香适量，加盐炒后研粉，将糯米蒸熟后，佐茴香粉食用，每日食50克左右。

（5）羊肚1个，洗净后加水煮汤，用食盐调味空腹食用，每日1次，连服4～5日。

（6）大枣3枚，每晚8点生吃，9点准时睡觉，食后不饮水，连服1个月。

在吃这些食物的同时，还要注意避免吃辛辣刺激性食物。同时要注意，晚上睡觉前1～2小时内少喝水，以减少夜间上厕所的次数。保证睡眠充足，睡觉时尽量多左侧卧，以减少到膀胱的压力。一旦有了尿意应及时排尿，切不可憋尿。很多人就是因为憋尿时间太长而影响膀胱功能，以至于最后不能自行排尿，造成尿潴留的严重后果。

尿出血来莫惊慌，酸酸甜甜能治病

人们常说“气大伤身”，的确，一个人如果长期处于生气、抑郁的状态，很难健康，更难长寿。但在日常生活中，人们免不了要生闲气、生怨气、生怒气，关键在于要学会散气，如果气散不掉，很多疾病都会由此而发。

贺先生是一名IT公司的精英，拿着不菲的薪水，不过他并不喜欢自己的行业，纯粹只是为了能拿高薪不得已做的选择。他真正的梦想是当一名小说家，所以晚上一有时间他就会在各大论坛上更新自己的小说，可惜他的小说并不像电脑技术那样出色，网络更新虽说有一段时间了，点击率依然不高。就这样，白天他在公司闷闷不乐地干着自己不喜欢的工作，晚上则在电脑前郁郁寡欢地继续着自己小说家的梦想。

受这件事的影响，贺先生的脾气变得很暴躁，稍不如意就会跟妻子大吵一架。一次，在跟妻子生完气后，小便时居然出现了血尿。看电视中，生气后的人还有吐血的呢，贺先生心里虽有担心，但还是怀着侥幸的心理，将血尿看成一件偶然。不过，在第二次依然尿血之后，他就不那么淡定了，主动跟身为医生的妻子承认自己的错误，并且告知自己尿血的事情。妻子本来还生气，看丈夫生了病，早就忘了那些。急忙进厨房将一片山楂糕夹在两个熟藕片间，做成了一个“三明治”，（可用50克山楂糕、150克鲜藕）晚饭时让老公吃了三四个。

次日，老婆还带着他一起去了趟郊区，挖了些新鲜的白茅根，买了点儿青皮的甘蔗。做成了汤让贺先生饮。具体做法为：鲜白茅根100克，青皮甘蔗300克，把茅根洗净剪短，甘蔗切碎，水煎代茶饮。

这两个小偏方都很善于止尿血，酸甜藕片中，藕性寒，具有凉血止血作用，配以山楂祛淤，适合尿血的患者；白茅根甘寒渗泄，利尿通淋，长于清热凉血止血，尤善止尿血，配以鲜甘蔗泄火气。

在妻子的帮助下，贺先生的血尿算是止住了。这件事给他的最大教训倒不是两个偏方的作用，因为近两三年的内心郁闷对健康的重要影响。此后的时间里，他开始试着寻找排解情绪的方法，每当心中再闷闷不乐的时候，他总会想办法将坏情绪发泄出去。

其实，如果一个人对自己不满，那多半会活得很累很痛苦。所谓的抑郁症，说穿了不过是对财富、地位、能力的贪念，对梦想尚未完成，但身已老的不甘，对人生诸多遗憾的不满。很多男人明明有十分的能力，却偏要顶着巨大的压力做十二分的事，总感觉事业和梦想不够圆满，在忧愁恐惧中患上了抑郁症。说白了，男人的抑郁，大部分是没有找对自己的位置，找着了，就能活得轻松快乐一些。古人就曾经告诫过人们要“量力而行”，做事顺应天意和自己的能力。

睾丸附睾疾病

睾丸疼痛，艾灸阳池快速止痛

研究表明，在男人的“弹丸之地”，竟然就有163种专属疾病，所谓的专属也就是只有男人才会患上的病。尤其是被喻为男人身体“钻石”的睾丸更是脆弱地带，睾丸炎的发病率是非常高的，在12%~18%。患上这种病以后，男人常会出现睾丸疼痛、肿大，有明显的下坠感觉，同时还伴有高热、恶寒等症状。

如果在医院确定自己的睾丸肿痛是因急性睾丸炎引起的，大家可以在家用艾灸阳池穴的疗法自我调治。先在阳池穴的穴位表面涂上凡士林，再将绿豆大的艾柱直接放到穴位上灸治。每次灸三炷，每天灸一次，连灸一周就可以了。直接灸很容易起灸泡，对于灸泡要注意保护，防止感染。

阳池穴在手背的横纹处，先用右手大拇指按在左手腕背横纹上，然后左手伸直翘起来，这时右手拇指能摸到一根筋挺了起来，阳池穴就位于这根筋的外侧缘，与无名指在一条线

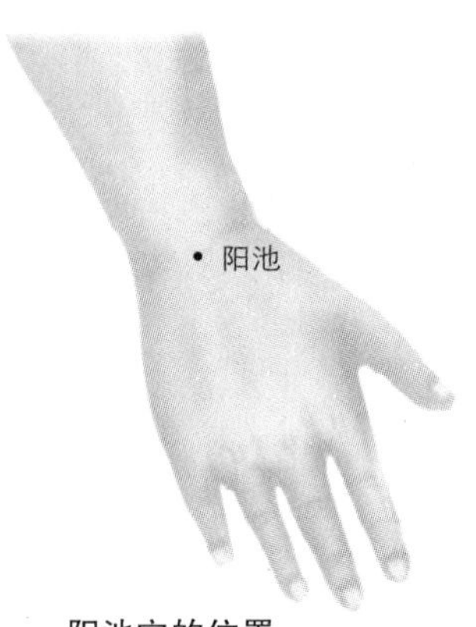

阳池穴的位置

上。阳池穴是三焦经上的原穴。原穴是元气经过和留止的地方，元气是人体的根本之气，是人体生命活动的主要原动力，也是脏腑阴阳的根本。《黄帝内经》中就曾明确地指出“五脏有疾，当取十二原”。也就是说脏腑上的疾病，都可以从原穴入手治疗。而三焦能通行元气，将元气运送到全身的脏腑经络中去，激发和推动脏腑的功能活动。三焦通，那么身体的内外左右上下皆通。此外，三焦还具有疏通水道、运行水液的作用，是水液升降出入的通路。如果三焦气化失职，水道不能通利，就会出现肿胀的情况。

急性睾丸炎在中医中归于“疝气”“偏坠”的范畴，大多因为湿热下注蕴结于睾丸所致。我们艾灸三焦经上的原穴阳池，能够使元气通达，发挥元气维护正气、抗御病邪的功能，并且具有清利湿热、疏通水道的作用。当湿热去除，肿胀消退，元气通畅无阻的时候，身体就可以痊愈了。

总之，睾丸是男人制造精液的地方，其重要性自是不言而喻。因此，男人平时就有必要做一下睾丸的自我检测。健康的睾丸摸起来应该像一个坚实的煮鸡蛋，光滑而结实，但不坚硬，任何肿块和坚硬区都可能意味着疾病的发生。一旦发现绝对不可忽视，应该立即去医院做更为细致的检查，切莫因为羞怯或者不在乎的心理，让病情进一步恶化。

灯芯草告诉你，痄腮会让睾丸生病

如果您是一位家长，家里的孩子是个男孩，那么当孩子因为痄腮引起发热时，一定要特别注意。痄腮的学名叫做“腮腺炎”，多发于5～10岁的孩童。一般家长在孩子得了痄腮之后，就赶紧将孩子送进医院，只是针对痄腮打点滴、消炎。很少有家长注意到，发生在腮腺上的疾病居然还会令男孩子的睾丸生病。实际上，男孩子在得了痄腮后，常常伴随着病毒性睾丸炎的并发症。如果睾丸炎没有得到及时的治疗，大约有30%的男孩子会发生睾丸萎缩。严重的还会发展成精子生成障碍，也许十几年过后，当男孩子娶妻之后，却发现自己患上了不育症。可能谁也想不到，多年前的痄腮正是造成现状的祸根。

当痄腮刚开始发作的时候，如果能得到及时的治愈，可以避免引发睾丸炎症。选取灯芯草一根，蘸食用油后在纸上轻轻一搓，使其含油适量，点燃后，对准角孙穴一点，灯火在穴位上瞬间爆开，发出“啪”的响声后火灭，便是一燋。如果没有响亮，可以点烧第二次，这就是灯芯火燋治疗腮腺炎的办法。

灯芯草很便宜，药店里都有售。这个办法宜及早用，当孩子脸的一侧初起痄腮时，立即在那一侧的角孙穴上用灯火一燋，只燋一次即可，这样另外一侧通常也不会发病。如果两侧齐发痄腮，那就需要在两边的角孙穴上各一燋。为了火燋方便，家长在操作时，可以将该穴上的头发剪剃干净，并做上记号。不过，如果孩子的高热不退，并且还有一些严重的并发症，应该赶紧将孩子送入医院，切不可耽误。

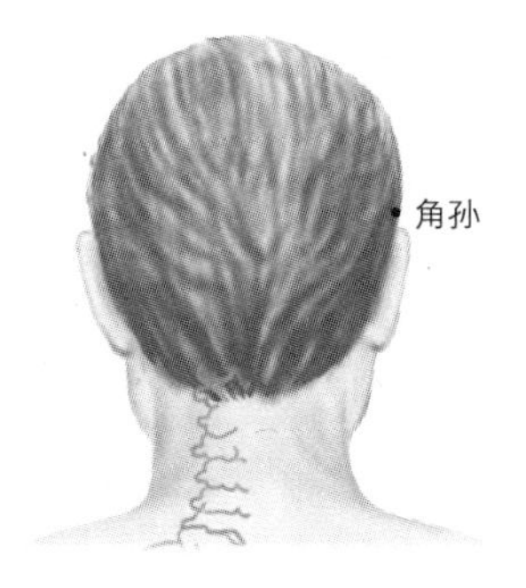

角孙穴的位置

很多人可能都会有疑问，“痄腮”上的病怎么会跑到睾丸上去呢？

痄腮是由风湿热毒所致。耳朵后面是足少阳胆经循行的路线，胆经和肝经互为表里，如果胆经上的湿热邪气没有及时散掉，就会跑到肝经上。肝经正好在经过小腹时，绕过外生殖器，所以当湿邪从胆经跑到肝经时，睾丸也会因受到湿热之气的侵袭，发生疼痛和肿胀。

知道了这一原理，当男孩子出现痄腮症状时，父母一定要提高警惕。看看孩子除了发热、怕冷之外，睾丸是不是也会胀痛。观察孩子的阴囊皮肤是否会出现红肿。只要父母悉心观察照顾，才能避免男孩子的精室受到损伤。

在温水里泡泡澡，识别真假隐睾症

小飞是一个两岁的小朋友，生长在一个富裕的家庭，他的父亲和母亲都是独生子女，所以这个家庭中的宝贝一出生就被父母和爷爷奶奶当成了稀世的宝贝来看待。每天晚上的洗澡时刻，更是一家人争抢小飞的时候，小飞自从会站立以后，洗澡时从来不喜欢坐在浴盆中，常常都是他在浴室里站着，几双大手，有洗头的，有洗身子的，有洗脚的，特别热闹。

有次冬天下雪后，小飞被爸爸带着去外面堆雪人，虽然玩得挺高兴，不过天气太冷，不长时间就回家了。妈妈这天给小飞洗澡的时候，突然发现儿子睾丸的位置瘪瘪的，摸上去就好像水泡一样空，这可把他的妈妈吓坏了，以为儿子跟着老公出去玩把“蛋蛋”摔坏了呢。于是赶紧对有经验的婆婆说了此事，她婆婆让自己的儿媳准备了一盆不太烫的热水，并且拿了几天前新买的玩具放到水中，骗着小飞也坐到了热水盆里。俩人陪着小飞玩了五六分钟，再一摸，睾丸又回到了阴囊中。

原来，这睾丸是非常脆弱的，虽然它在婴儿出生7～8个月的时候，降到阴囊内。但是如果遇到寒冷、恐惧、紧张等因素时，就有可能再缩回原来的“巢”里。等觉得安全了、温暖了，心情舒畅的时候就又会按着原来的路径返回到阴囊中。上面小飞奶奶采取的温水坐浴法，其实就是检查真假隐睾症的常用之法，如果睾丸在男孩子一岁之后还没能降下来，这就得考虑隐睾症的可能了，家长应尽快带着孩子去儿科医院做专门的检查。

关于隐睾症，国际上统计表明：足月生产的婴儿，体重大于5斤的成熟儿，隐睾症的发病率为3.4%；不足月就出生，或者是足月生产但体重不足5斤的男孩儿，隐睾症的发病率为30.3%。睾丸本是喜凉恶热的，如果长期“缩”在腹腔或腹股沟的地方，就有发生癌变的可能，概率比健康的男人要高出30～50倍。所以，身为父母在给孩子洗澡的时候，一定要及时观察孩子的身体变化，两岁之内是隐睾症手术治疗的最佳时间，超过这个岁数，手术的效果就会大打折扣。最坏的结果，是将睾丸切除，预防癌变。

青黛和芒硝，让肿大乖乖离开睾丸

男人身体上最脆弱的部位莫过于整个外阴部了，包括阴茎和睾丸，尤其是睾丸更是碰不得。因为睾丸的神经分布及其外面的那层又厚又韧的白膜，使它的体积受到严格限制而不能轻易变形，所以他们对于外在的压力非常敏感。比如，你可以随便捏捏自己腿部、手上的肌肉，但若用相同的力度或更小的力气去碰触睾丸，它绝对会疼的令你失声大叫。所以，男人平时对于这块宝地总是倍加小心，不过，有时候也有一些意外会使睾丸直接受到打击。

伏原跟大多数年青的男人一样，喜欢踢足球，常常在周末与一帮朋友在球场上尽情地挥洒着汗水，球场上抢球时免不了磕着碰着，受伤的事情也时有发生。不过，伏原还是没想到自己一直精心保护的“私处”，居然被对方的人一球射中，整个睾丸都变成了紫红色，还伴随着疼痛和牵拉感，之后经过医生的治疗才消除了疼痛。经历过这样的事情之后，伏原踢球时就更加呵护自己的私密宝地了。

一年后，他又感到自己的睾丸疼痛，同时阴茎和睾丸都出现了肿大，刚结婚的他还没生育孩子，担心自己因此而影响生育，于是尽快去了医院，检查得知自己患上了睾丸炎。医生见他面容黄瘦，舌质淡，舌苔白腻，睾丸肿大严重，于是立即为他配了清芒散，消除疼痛，并告知他了具体方法：取青黛30克，芒硝60克，把这两种药研成细末拌匀，再加入适量的面粉，用开水调和。加入面粉的目的是令药具有黏性。做完这些之后，就可以把黏黏的青芒散敷在洗净的肿大的阴囊上。

伏原如此操作后，仅一次，睾丸就不似前几日那么肿大了，第二天又敷一次，肿胀和疼痛几乎消失。青芒散的消肿去痛作用很明显，所以一些医生常用这种方式调治睾丸肿大的患者。祖国医学认为，足厥阴肝经经过阴器，睾丸肿大，多因肝经湿热引起的。在青芒散中，青黛寒咸，能够凉血散肿，而芒硝苦咸，具有软坚清热的作用，两味药联合能清热利湿，化解壅滞，外用在阴囊处，更是可以直达病所而消肿。

当患上睾丸炎时，男人一定要及时治疗，以免贻误病情影响自己的生育能力和身体健康。在治愈阶段要避免性生活，如果引起附睾的充血水肿就会加重病情。在护理阶段，男人要卧床休息，可用布袋将阴囊托起，减轻阴囊的坠涨感。急性疼痛发作时，可以拿冰块冷敷，在一定程度上也能缓解下疼痛。另外，常喝赤小豆或绿豆汤等有清热利湿解毒功效的饮品，也有助于本病的康复。

按摩加外敷，和附睾炎说拜拜

在男人的弹丸之地内，除了两个睾丸之外，还有两个附睾与其做伴。附睾紧挨着睾丸生长，分头、体、尾三部分，头部与睾丸相通，尾部连着输精管。附睾既是精子的必经之路，又是精子发育、成熟的“摇篮”。有时候阴囊出现了肿大，不一定是睾丸的问题，还有可能是患上了附睾炎。

陈川喜好打牌，常常一个晚上都在牌桌上度过。今年5月份，他在熬了一个通宵后，突然感觉阴囊处不太舒服，不过因为没有疼痛感也就没在意。三天后，在洗澡的时候，突然发现睾丸的上方有绿豆那么大的结点。后来赶紧跑到县医院，医生诊断为附睾炎，并给他开了点消炎类的药。但是，陈川吃药后并无多大好转。他怕医院误诊，于是又连续去了两家医院，三家医院的结论是一致的，都说是附睾炎。

最后，陈川决定在第三家医院进行输液治疗，谁曾想，在治疗期间他的病情一点都没有好转，硬块依然在。又过了一个月，他在一次性生活后，左侧的阴囊出现了肿大，下垂，无论坐卧都有明显的胀痛感。而且晚上睡觉，再也不能像以前那样侧卧了，非常痛苦。就在他对自己的病快失去信心的时候，偶然间看见电视中介绍足疗养生的办法，便也跟着进行自我足疗。人体脚跟处的中心附近是生殖区，因是左侧阴囊肿大，所以陈川用牛角按摩棒按摩了左脚后跟中心偏左的位置。这个位置很好找，若是附睾炎患者，触碰时会有明显的胀痛感。

按摩效果很明显，几次后陈川的阴囊就不痛了，肿大处也消除了不少。按摩的方法很重要，先上下按压，再用推法从脚心向后脚跟方向用力。每次10～20分钟，每日可进行3～4次。

除了这个足底按摩的方法之外，附睾炎患者还可以配合生姜外敷的偏方。取一些肥大的老生姜，用清水洗净后，横着切成大约0.2厘米厚的均匀薄片，每次使用6～10片外敷到患侧的阴囊。再用纱布盖上，整个兜起阴囊。每天更换姜片1～2次，直到痊愈为止。在这一过程中，不用抗生素，如果疼痛难忍可适当使用镇痛剂。虽然生姜外敷方属于民间偏方，但是治愈率很高。不过，如果附睾局部皮肤有创口，则不宜使用。

治病不如防病，男人应该怎样保养自己的“弹丸之地”呢？首先，内裤宜穿宽松通气的款式，外面的牛仔裤也要避免瘦紧款式。其次，经常坐着的男士，会令睾丸处于被挤压的状态，所以要常站起来走动走动。再次，饮食中还要减少脂肪性食物。脂肪含量高的饮食会干扰睾丸激素的产生，不利于睾丸的正常发育。最后，男人尽量不要吸烟喝酒，少熬夜，更要注意保持身体的清洁，这些都是睾丸的保养之道。

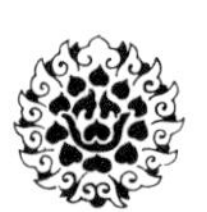

前列腺疾病

肚脐里装妙药，巧治前列腺炎

前列腺是男性特有的器官，也是男性最大的附属性腺，参与生殖代谢。然而，前列腺是个“多事”的地方，很多青壮年男性都有不同程度的前列腺炎。

前列腺疾病的产生原因，往往要从肾和膀胱上寻找原因。中医认为，本病多是因为湿热下注，影响到肾和膀胱的功能造成的。肾主水，而膀胱司气化，如果它们的功能失调，身体的水液代谢就会出现阻滞。当水液停留在人体的下部，比如尿道、阴茎部位，前列腺就会出现肥大；大家都知道，如果一个池子里的水没有流动性，时间一长就会出现各种细菌，变成腐水，人体也如此，所以前列腺“发炎”了；另外，水液的代谢出现了问题，泌尿系统的功能也会失调，所以男人才会出现多尿、尿不尽等症状。

王先生从去年开始发现自己多了尿频的症状，每次小便完了都不能立即离开厕所，总觉得还有余尿，可就是尿不出来。在医院看病后，知道自己患的是前列腺炎，虽然吃过了药，还用了一些栓剂，但是治疗都未能去根。隔一段时间，尿频的症状就会死灰复燃，对治病，他都快失去信心了。王先生是一个喜欢看书、看报的人，一次偶然间在报纸上看到一个治前列腺炎的偏方，心想不妨试试，就照着坚持了一个月，以前尿频、尿不尽的症状几乎完全消失了。

其具体做法是：准备细辛和白胡椒适量，把它们都捣成末，并均匀分成10份。取其中的一份放入肚脐眼中，然后再用风湿止痛膏贴牢。为了避免药溢出来，他还特意扎了一条护腹的腰带。就这么连续用过了五六天，他夜里尿频的毛病开始减轻，又继续用了几天，小肚子也不疼了。

前列腺炎给男人带来了痛苦和烦恼，因此在治愈后更应注意防治。从饮食上来看，有四点注意事项，第一，禁饮烈酒，少食辛辣肥甘之品，少饮咖啡，少食柑橘、橘汁等酸性强的食品，并少食白糖及精制面粉。第二，可以多吃种子类食物，比如南瓜子、葵花子等，每日食用，数量不拘。第三，平时可以用绿豆做成烂粥或者熬水喝，对于膀胱有热，排尿涩痛的人有辅助作用。最后，在喝水的时候，男人不能因为尿频而限制自己的饮水量，多饮水放到可以稀释尿液，防止引起泌尿系感染及形成膀胱结石。水应以凉开水为主，少饮浓茶。

从起居生活来看，应该排尿有节。养成及时排尿的习惯，因为憋尿可使尿液反流进入前列腺。不宜长时间的坐着或和骑自行车，以免前列腺血流不畅。另外，还要注意自己的情绪调节，多谈心，广交友，使心胸豁达，乐观向上。

尿液频频，求助中封和蠡沟

当你感觉自己很难憋住尿，一旦有尿意，就需要急急忙忙地找厕所。不过，到了厕所之后，没想到却要自己使劲儿才能排出小便，中间有时还会出现“断流”现象。除此之外，排尿频率也成倍增长，以前每天排尿五六次，现在几乎增加到了20次。最痛苦的是，每次排完小便尿道还有刺痛或者灼热感，而且就算尿完，也总有“意犹未尽”的感觉。

如果有以上症状，那么你的前列腺可能出现了问题。

金先生曾经也是一位“尿液频频”的受害者。两年前的一天，当他在小便的时候，突然出现了尿痛，还常常有种灼热的感觉。每次他跟朋友聊天或者与客户谈生意的时候，总是要往返厕所几次，但每次尿量极少，总觉得尚未排尽。这样频繁地进出厕所，让他觉得很难为情。后来去医院检查后，才知道自己患上了“慢性前列腺炎”。

从此以后，金先生就中药西药不离口了。最近这段时间，他感觉比以前还乏力，白天上班时明显感觉体力不足。夜尿频多，一晚上不得不睁着惺忪的眼睛，挣扎着起床去厕所。当他去找针灸师看病的时候，脸呈黄色，精神委靡不振。针灸师通过切脉和后来的询问，判断出金先生是因为肝肾不足，气化运行不利，淤滞于内造成的。

治疗时，针灸师选用了中封和蠡沟两穴，采用的是毫针刺法，施用补法为金先生调补肝肾之气，每次留针30～40分钟，每周治疗2～3次。在第三次治疗后，就有了效果。15次诊疗后，金先生的尿频明显好转，每天在七八次左右，白浊的尿液也逐渐变清。

大家可以去专门的中医院针灸科进行治疗，自己操作时最好用艾灸或者按摩的方式，虽然疗效不如针灸，但是更为安全。

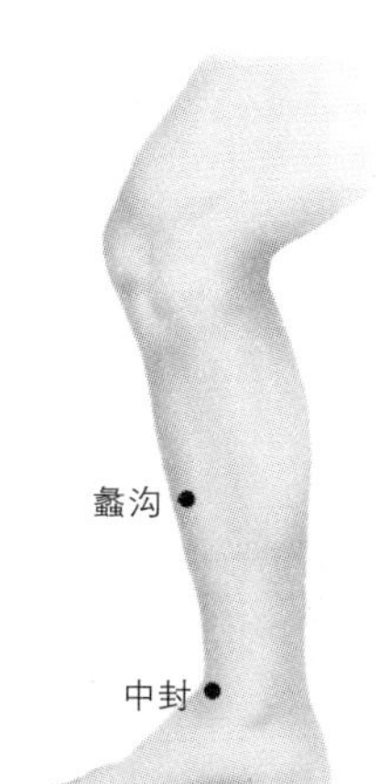

蠡沟、中封两穴的位置

中封和蠡沟都是足厥阴肝经上的穴位。中，正中也，封，封堵也，中封的意思是指肝经上的急性风在此势弱缓行，并且化为了凉性水汽。蠡，瓠瓢也，沟，沟渠也，蠡沟处流经的是三阴交穴分配而来的温湿水汽，这种水汽能够分别飘行于肝胆二经，所以蠡沟穴能够联络肝胆。肝主疏泄，主藏血，所以刺激中封和蠡沟穴，能够疏通气血，这样一来湿热下注的现象也会消失。

另外，《黄帝内经》中说过“经络所过，主治所及”，足厥阴肝经的循行路线是“阴段，入手中、过阴器、抵小腹”，围绕着男人的生殖部位。因此，当男人的“下水道”出现问题时，我们可以求助于中封、蠡沟两穴。

揉揉小腹，甩开前列腺炎

前列腺炎在中医学属于“白浊”“精浊”等范畴。由于前列腺扼守着尿道上口，一旦发炎，首先排尿便会受到影响，从而导致尿频、尿急、尿痛、尿线细、尿等待、尿分叉、小腹胀等症状，给男性带来难以言状的痛苦。此外，前列腺炎还会导致性功能障碍，甚至可能成为癌症的帮凶。

不过，我们也不能把前列腺炎想象得那么可怕，只要不是细菌感染的，稍微有点炎症并不严重，遵循有规律的性生活完全可以使其自然痊愈。其实，对于前列腺炎，我们也可以通过自己的调节治愈。

庞先生曾患上中老年人的常见病、多发病——前列腺炎。当时，他对于前列腺一无所知，更不知道前列腺炎是什么病。只是常常感到小腹部发凉，隐疼难受，同时有尿频尿急的症状。在服用了好几种的消炎药之后，不但没有明显的疗效，因消炎药物的刺激作用，他原本就有的胃病反倒更厉害了。

后来他见到自己的一个朋友天天揉肚子，说是可以治疗前列腺炎，于是也就跟着天天做，反正每日不过是耽误一点时间，既不用吃药，也不用打针。方法是：在临睡前和起床前，排空小便，在床上平卧屈腿，先把两手搓热，然后把右手放在肚脐下部，左手则压在右手的手背上，顺时针方向慢慢转动。刚开始按摩的时候，庞先生只转了50圈，后来逐渐增至100圈、200圈，最后每次他都坚持按摩300圈。2个月后，凉凉的小腹开始有暖感，疼痛也有所减轻。在没任何药物的情况下，初见成效，庞先生得到了很大的鼓舞。于是，他坚持按摩了一年半左右，自己感觉症状完全消失了。

很多人在患病后，心情会变得非常沉重，若是久治不愈就像庞先生那样绝望，似乎自己已经被判了死刑。其实，许多时候，致人死亡的并不是疾病，而是面对疾病时的绝望和恐惧。一个人的生理和心理是相通的，愤怒、忧愁、恐惧都会使原本无形的情绪转化成有形的浊气，加重病情。所以，患有前列腺疾病的男人，更要保持愉快的心情，祥和的心态。当内心积极向上的时候，气血在全身的流动就会更加顺畅，小腹按摩的作用增强了，前列腺炎就会变成一只“纸老虎”。

6种食疗方防治前列腺炎

不少成年男性被前列腺炎所困扰，会出现尿频、尿急、尿痛、尿不尽、尿等待、血尿等症状。早期的前列腺炎会伴有少许白色液体滴出，腹部、会阴部或直肠内出现疼痛。中医认为，前列腺炎是肾虚、膀胱气化不利所致。在饮食上应选择具有补气益肾功效，营养丰富、清补的食物，例如荸荠、甘蔗、葡萄、杨梅、猕猴桃、绿豆、猪瘦肉、乌鸡等。对于煎炒油炸、辛辣燥热之物，如咖啡、可可、烈酒等应该不食或少食。

李时珍认为常吃荞麦对前列腺炎有好处。他在《本草纲目》中说：“荞麦，降气宽肠，磨积滞，消热肿风热痛，除白浊白带，脾积泄泻。”因此，现代人常用荞麦鸡蛋清来治疗前列腺炎。具体做法如下所述。

材料：荞麦、鸡蛋清各适量。

制法：将荞麦炒焦，研为末，与鸡蛋清和丸如梧桐子大。每服50丸，盐汤下，每日3次。

功效：荞麦开胃宽肠，下气消积，鸡蛋清可清热止泻，补阴润燥，对前列腺炎十分有效。

此外，还有以下几个方子对前列腺炎具有疗效：

1.车前绿豆高粱米粥

材料：车前子60克，橘皮15克，通草10克，绿豆50克，高粱米100克。

制法：绿豆、高粱米用清水浸泡4～5小时，车前子、橘皮、通草洗净，用纱布袋装好，煎汁去渣，加入泡好的绿豆和高粱米，煮粥食用。空腹喝，连服数日。

功效：利尿通淋。

适应证：老年人前列腺炎，小便淋痛。

2.双根赤豆粥

材料：白茅根、芦根各50克，赤小豆30克，粳米100克。

制法：将白茅根、芦根加水煎取浓汁，兑入赤小豆、粳米粥内，再煮一二沸即成。每日1剂，2次分服。

功效：清热解毒，利尿消肿。

适应证：湿热型前列腺炎。

3.参芪枸杞粥

材料：党参、黄芪各30克，枸杞子10克，粳米100克。

制法：将前3味加水煎取浓汁，兑入粳米粥内，再煮一二沸即成。每日1剂，2次分服。

功效：健脾补肾。

适应证：脾肾亏虚型前列腺炎，症见小便有余沥、量少而不畅，以及排尿乏力、神疲、纳呆、腰膝酸凉等。

4.南瓜子方

材料：生南瓜子 30 克。

制法：将南瓜子去壳后嚼食。每日 1 剂。

功效：驱虫，消肿。

适应证：慢性前列腺炎。

5.板栗炖乌鸡

材料：乌鸡 1 只，板栗 100 克，海马 2 只，盐、姜片各适量。

制法：乌鸡去毛及肠杂，洗净切块，与板栗、海马、姜片、盐同放碗内，隔水蒸熟。

功效：补益脾肾。

适应证：前列腺炎。

盐敷法，热热乎乎来止痛

下面为大家介绍一种治病疗疾的传统疗法——盐敷法。当身体部位出现疼痛的时候，可以将炒热的盐直接敷在疼痛的部位，比如腹痛腹胀时，直接敷在腹部即可，耳鸣耳痛头痛的时候，可以直接枕在炒热的盐上。像男人如果患了前列腺炎，感觉疼痛和小便不利的时候，就可以将炒热的盐放在前列腺部位和脐部热敷。

具体来说，盐敷法需要这样做：

先将粗盐巴放到锅里干炒，等盐巴热了之后，再将切成段的葱白一起放入锅中炒热。也可以直接将粗盐放入微波炉中加热。最后将他们倒在一块比较厚的布上，并裹成一块巴掌大小的小袋子。当然，大家也可以事先用厚布做成小袋子，到时直接将盐倒入，再把口封严就行。

敷的时候需要注意，虽然盐用厚布包裹着，但是它的蓄热力很强，觉得烫时，就移动一下，千万别把自己烫伤了。也可以在敷的部位加块小毛巾，敷上半个小时左右就可以了。

中医认为“不通则痛”，疼痛和小便不利，从某种程度上来说，都是“不通”造成的。而盐敷法，能够给身体部位一些温暖，这样血液循环就顺畅起来，一旦改善了血液的供给，缓解了肌肉的紧张，身体上的疼痛感自然也会减轻了。

而且，盐巴和艾灸有两点很相像，一是它们的穿透力都很强，二是它们的散热较慢。因此，这种温热的刺激能够持续令局部皮肤充血，毛细血管扩张，促使一些炎症、粘连等病理产物的消散和吸收。这种热敷手段属于物理疗法，通过外因的刺激引起人体的内因反应，从而达到防病治病的效果。

中医讲究辨证治疗，盐敷法的使用上也是如此，并不是每个前列腺炎的患者都适合。

首先，你如果患了前列腺炎，除了感觉到疼痛，还总是怕冷，别人都穿着薄薄的衣服，你还捂着一层厚衣服的话，这种情况用盐敷法可以缓解。实际上，只要你觉得暖和了，对于疼痛都会有一定帮助，比如用艾灸灸小腹，或者用热水泡脚等。不过，如果因湿热交接引起的尿频、尿急、尿疼痛等症时，就不能用这个办法了。

另外，如果以后还想生育孩子，不宜把盐敷在前列腺上。男人的生殖器最怕高温、高热，如果盐敷，很容易让男人的精子受伤。这时，可以只采取将热盐巴放到肚脐上的办法。当然，要是已经四五十岁，没有生育要求的，还是可以直接敷在小腹上的。

前列腺增生了，艾灸肚皮和脚趾

男人在慢慢步入老年的时候，很多人都要遭受到前列腺增生的困扰。据报道，老年男性前列腺增生症，50岁以上的国内发病率约50%，欧美国家高达75%。大家先别被这个数据吓到，因为前列腺增生，是随着男人年龄的增长，自然发生的退化行为。当男人过了35岁后，多多少少前列腺都会出现增生的现象，只要没有外在的尿频、尿急等症状，一般不需要治疗。不过，发现时，就应避免久坐、抽烟、喝酒、多食辛辣之物的恶习，以免使前列腺继续增大。

宋老伯已经72岁了，5年前，他起夜就开始变得频繁，先是一晚上三四趟厕所，那时还没有太注意，想想，老了，正常。后来次数慢慢增加，最多的时候10次，每次都要在厕所站上半天才尿得出来。宋老伯起几次夜，老伴也得跟着醒，老两口基本上没什么时间睡觉。一向爱干净的老宋，最受不了的，就是每次上完厕所，未净的尿液都会滴到裤子上。到医院检查，就查出了前列腺增生的毛病。

医院里的医生说需要开刀，他说开就开呗。可他的老伴不愿意，年纪一大把了，怎么也不让宋老伯开，而如果不开刀，尿长时间地憋在膀胱里，最后可能还会导致尿潴留、尿毒症，走哪儿都带一个尿袋子。

宋老伯的老伴一直在多方打听治疗前列腺增生，不动手术的方法。后来从一位民间中医处咨询到艾灸的方法，便决定一试。方法是：生姜切片，将姜片放在关元与中极穴上，用底径为0.8厘米，高为1.0厘米大小的艾炷进行隔姜灸5壮，宋老伯觉得有灼痛时立即更换下一炷。关元穴在下腹部，肚脐直下三寸。三寸的取法并不是要用尺子量，而是用自己的手量，将拇指之外的四指并拢，小指所在的部位即是。中极穴在肚脐直下4寸，也就是五指并拢的位置。之后，至阴穴上置同样姜片，用底径为0.5厘米，高为0.5厘米大小的艾炷进行隔姜灸5壮，至阴穴在脚的小趾末节外侧，距趾甲角0.1寸。艾灸的方法，隔日治疗一次，以一月为1个疗程。一个疗程之后，需要休息两天再继续下一次，或者出现上火情况时，也应如此。

经过一个疗程的自我调治，宋老伯夜间起夜的毛病有了很大的改观，于是一直坚持艾灸的方法，直到晚间小便降到了每日1次或两次。

看了宋老伯的事例后，可能有人想问，为什么前列腺增大后，人常会出现尿频、尿无力、憋尿的情况呢？我们先看下前列腺的位置，它正好位于膀胱“出口”的下面，像一个执勤的士兵一样守卫着膀胱。正常情况下，前列腺大小如一个尖头朝下的板栗一样，如果增生肥大了，就会变成鸡蛋大小，继续膨胀时，还会长成鸭蛋、鹅蛋甚至更大。当前列腺增生到一定程度时，就会压迫到膀胱，所以男人才会频繁地去厕所，而因为前列腺还包裹着一段尿道，小便时，尿道受到压迫就会出现排尿困难的现象。有的年轻人也会出现尿频尿急的现象，这多半是前列腺炎的征兆，如果过了50岁，就应该考虑前列腺增生的可能性。如果你也有这样的困扰，不妨学学宋老伯，试试艾灸的方法。

尿不出来，葱白、豆豉有奇功

男人在上了年纪之后，因为肾气衰弱或者前列腺增生等病，常会出现小便不利的问题。排尿困难、不畅可能只是早期的一些症状，如果膀胱中的存尿过多，小便时就更加费劲了。中医上将这样的症状统称为“癃闭”。

对于尿不出来的症状，有两种简单易用的偏方。

第一种是葱白药熨法。取葱白250克，切碎，白酒喷炒，装入布袋。布袋可以稍微大一点，将布袋置于肚脐处，上面覆盖上厚布。用熨斗或者水袋、水壶等热汤器具开始反复熨烫肚脐周围及小腹部，直到药力渗入为止。温度以身体能忍受而又不灼伤皮肤为度。

葱白用的时候，需要把须毛去掉。《本草纲目》中说葱白有“发散通气之功”，它能治因膀胱气化失司引起的小便不利，以及寒凝腹痛等症。加热是为了让药效能更好地发挥作用，而且腹部周围热了，有利于气血的流通，对小便不通的问题也有帮助。除了能缓解小便不通的问题，药熨葱白的办法对于大便干燥也有一定的作用。

第二种方法是用豆豉15克、黑山栀9克，研成细末，加上葱和盐一起捣烂成泥，贴在关元穴上。同时服用滋肾通关丸12克。

很多老年人在出现小便无力，晚上频繁起夜时，常在心理感慨：人老了，不中用了。千万不要觉得这是人体机能退化的表现，更不要觉得没关系，一旦出现首先就应该去医院检查一下自己的前列腺情况。

另外，老年人还应该熟悉前列腺增生的几个迹象，在上厕所的时候，注意观察。首先，前列腺增生会导致人体的排尿“启动”慢，也就是说，健康的人去了厕所，能够很顺畅地尿出来。不过，患有前列腺增生的人，虽有尿意，身体却迟迟接收不到排尿信号，而且尿细无力；第二，50岁之后频繁起夜，睡前若在没喝水的前提下还起夜3～4次就应该考虑前列腺增生的情况了；最后一种情况，是尿血。尿血的原因有很多，前列腺增生只是其中之一。不管是哪种信号，一旦出现，都应该尽快去医院接受治疗，同时还可以用我们提到的一些小偏方，慢慢自愈。

食疗方防治前列腺肥大

前列腺肥大也叫前列腺增生，常见于老年人。这种病的初期症状是尿频，尤其是夜间症状更明显，严重时会有排尿困难的情况出现。

据《本草纲目》记载，胡麻油可“润燥、解毒、止痛、消肿”。现代研究发现，胡麻油对前列腺肥大的预防有十分显著的效果。那么胡麻油怎么吃呢？像其他食用油一样，可以用来炒菜、做汤、拌凉菜，可以和香油、花椒油、辣椒油等油混配。不过，胡麻油吃多了也不好，每人每天不要超过25克。

此外，前列腺肥大患者还应多吃栗子、干贝、草莓、胡桃等食物，能缓解尿频、夜间尿失禁等症。注意补充具有补肾助阳和利尿作用的食物，如狗肉、鹿肉、羊肉、虾、冬瓜、赤豆、银耳等食物。尽量少吃高脂肪食物，以避免诱发老年人的心血管疾病。

黄酒糯米饼和葵菜葱白粥是常用的治疗前列腺肥大的食疗方。下面我们就来看看它们是怎么做的。

1.黄酒糯米饼

材料：黄酒、糯米粉各适量。

制法：糯米粉用温水和成面团，按常法烙饼，临睡之前以黄酒送服，连吃数日。

功效：补中益气。主治前列腺增生、尿频。

2.葵菜葱白粥

材料：葵菜500克，葱白1把（去须、切细），粳米100克，浓豉汁适量。

制法：葵菜择其叶及嫩心，切细，加水煮5～10分钟，取其浓汁。然后下米及葱白煮熟，加入少许浓豉汁为粥。每天空腹食用，3次分食。

功效：此方可温肾去湿。

阴囊疾病

鱼腥草，不给“绣球风”一点机会

“绣球风”，这三个字初听感觉很美，谁也想不到它居然是阴囊湿疹的俗称。绣球是像形，痒的时候一挠斑斑点点的癣皮好像绣球花片一般。这种疾病是男人常见的性器官皮肤疾病，而不是性病。它的发生与性传播无关，跟人们从事的职业、居住的环境等外在因素有很大的关系。比如长期在煤矿或者坑道及其他潮湿闷热的环境下生活，就比较容易患上此病。

万得全是一名的哥，有一段时间他被自己的“难言之隐”折磨得够呛，自觉下身瘙痒，一旦病发作起来，他恨不得将手伸进裤子里挠个痛快。洗澡时，可以看见阴囊的周围密集了小米大小的潮红色丘疱疹和小水疱。

他知道，阴囊处的病耽误不得，在发现病症之后的第二天就去了医院，被告知为阴囊湿疹。之所以患上此病，一是与他的司机职业有关，常常一坐几个小时，阴囊处的透气性差，另外，闷热潮湿的天气也是诱发阴囊湿疹的重要原因。正在他为疾病发愁的时候，同为的哥的小王给了他一个民间验方，据说是之间在报纸上偶然得到的。万得全如获至宝，按方使用后，效果良好，而且没有副作用。

其方法如下：把干鱼腥草15克或者鲜鱼腥草100克，放入烧开的1000毫升沸水中，煎煮3～5分钟，待凉后用纱布蘸药液洗阴囊，注意不要烫破皮。每天早晚各1次，一般连用5～7天即可治愈。

万得全的阴囊湿疹可以归为外部因素，外部因素总体而言可以归为三类：生活或者工作的环境过于潮湿，空气的湿度比较大；外界寒冷或炎热的刺激，出汗较多或过度搔抓等外部刺激的影响；穿化纤材质或偏瘦的内裤，或与异物过度摩擦都可以诱发此病。除去外部因素之外，还有一些导致疾病的内部因素。比如，过敏体质的人，精神长期紧张、情绪变化起伏较大的人易患本病；另外，一些疾病像慢性消化系统疾病、胃肠功能紊乱、内分泌失常的人，在外部因素的作用下，也易患本病。

值得重视的是，阴囊一旦出现奇痒、结痂、肥厚等情况，且久治不愈，均应想到是阴囊湿疹所致。阴囊湿疹不是癣，所以不能按癣来治。本病最忌搔抓、揉搓、摩擦、烫洗等，凡是热水、肥皂、盐水、碱水等皆不宜应用，也不宜外用碘酒、癣药水、大蒜等刺激性物品，只要能保证做到不抓痒、不刺激皮肤，很多病人都可迅速好转。另外，阴囊湿疹与情绪有关，保持愉快舒畅的心情、充分的休息及对疾病的必胜的信心，也是预防阴囊湿疹的关键环节。

阴囊湿疹，黄花蒿是你的得力助手

对于现在的年轻人而言，牛仔裤早已是他们生活中必不可少的衣物。据调查，一般青少年都会拥有2～4条牛仔裤，甚至更多。不过，备受青年青睐的牛仔裤，也是造成男性阴囊湿疹的重要原因。因为牛仔裤将阴囊紧紧地束缚了，使局部散热减少，所以阴囊处就容易长出丘疹，出现瘙痒等症。

陈浩有一次突然感觉自己的阴囊处有一阵瘙痒，去厕所一看才发现阴囊处长出几颗小丘疹。不过，因工作忙，他也并没有把此事放在心上。谁知瘙痒原来越严重，后来还把丘疹处抓破了，如今这个地方有片状结痂和糜烂面。

陈浩去医院检查后被告知，他患的是阴囊湿疹，与他经常穿紧密不透气的牛仔裤有很大关系。所以，医生给的第一条药方就是：将牛仔裤换成宽松透气类的裤子。之后，又给他开了一条简便的药方：黄花蒿100克，紫苏、艾叶各50克，冰片10克。做法是，先将前3味药加水适量，煎取药液约100毫升，再加入研细的冰片粉，混匀备用。用的时候，取纱布或者药棉蘸着药液湿敷患处30分钟。最好在洗浴后30分钟敷，这样的效果更好。每天用药液外搽患处4～6次。

陈浩用这些药液擦了一次之后，就感觉瘙痒减轻了不少。3天后皮损及瘙痒症状全部消失。祖国医学认为，阴囊湿疹是由于风湿热泄于肌肤而成，偏方中的黄花蒿、紫苏、艾叶都是芳香化湿之物，善化皮肤湿邪；冰片则具有清热止痒的作用。诸药合用，所以能起到不错的效果。

阴囊湿疹是一种顽固难于治愈的疾病，即便一次治好了，如果生活中不加注意，很容易复发。所以，男性应非常注意对它的防护，主要从三点做起：首先，内裤和裤子都应选择宽松舒适款。运动后，要及时换洗内裤；其次，饮食上不要对各种“辣”来者不拒，多吃新鲜的蔬菜和水果；最后，再次出现阴囊瘙痒时，不过度搔抓和烫洗，尤其是不用肥皂水洗。

精子房奇痒难耐，蛋黄解忧愁

方明是一个22岁的大学生，最喜欢在寒暑假的时候出去游玩。很多山区的游览景点都有家庭旅馆，游客玩累了通常就近住宿倒是方便。有年夏天他去偏远的山区游玩，住的就是一个很温馨的家庭旅馆。许是游玩时出了太多汗，或是吃了太多辣椒的缘故，晚上睡觉时，他原本已经治好的阴囊湿疹居然又犯了，等到痒得不可开交时，两手不停地挠也无法解除奇痒。

他想寻一诊所买些临时止痒药，可是这山区过于偏僻，居然连个像样的诊所都没有。正当他被自己的痛痒折磨得快崩溃时，突然想到住宿之前房东大叔介绍自己是赤脚医生。于是，方明就跟抓住一根救命稻草似的，赶紧将自己的病情告知了房东。房东大叔听了他的介绍径直去拿了两个鸡蛋，还捡了根鸡毛。将鸡蛋先煮熟后取出蛋黄，再把蛋黄用木铲压得特别碎，放入锅内开始不停地翻炒。方明注意到，炒的过程中没有加油，15分钟左右，他就闻到了焦味，后来还冒起了浓烟，可房东大叔只是翻炒的频率变低了，并未立即熄火。等到半个小时左右，蛋黄几乎都变成了黑色，他用锅铲压了下，就流出了黑色的蛋黄油。

房东大叔将油倒入一个小碟中，等着冷却了，再用鸡毛小心翼翼地将蛋黄油涂擦到患处。方明惊奇地看着这一切，他从来不知道鸡蛋还有这样的用处，房东告诉他，在这片山区中，每当有男人患上此病时，他通常用这个方法治疗，效果很好。不过，至于原因，他倒并不是很清楚。

折磨方明的奇痒在蛋黄油的作用下，终于止住了，后来回到城里，他还专门查了一下资料，终于明白蛋黄油对阴囊湿疹的治疗效果，原来蛋黄油具有清热润肤、消炎止痛、收敛生肌和保护疮面的作用。现代医学也认为蛋黄油中含有丰富的卵磷脂，卵磷脂会保护细胞，提高皮肤的再生活力。难怪涂抹上去，能很快地止痒。

痒是阴囊湿疹最大的难言之苦，其程度可以用奇痒、剧痒、刺痒来形容，痒得简直使人难以忍受。因为瘙痒引起的抓挠，常会将丘疹、丘疱疹、水疱等皮损抓破，渗出浆液形成糜烂面。为了避免这一疾病发展得更严重，一旦阴囊处有了瘙痒，大家切莫直接用手挠。不妨试试上面的特效"止痒剂"。

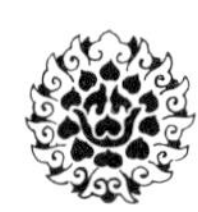

阴茎龟头疾病

"根"肿了，用点芒硝明矾散

小张在一次挨雨淋之后开始发热咳嗽，于是就去了医院看了内科，吃了医生的几味药，咳嗽很快就好了，可是阴茎却肿了起来。没办法，他只好在第二天又返回医院，去看了泌尿科。泌尿外科的医生经过检查，认为肿大可能是因药物过敏引起的，停药后又经过了抗过敏治疗，阴茎的水肿也消除了。可事情并没有结束，在一次与妻子性生活后，他突然发现阴茎又肿了起来，且迟迟未能消退。

无奈之下，小张又再次奔赴医院。这次给他看病的仍是上次的医生，医生给他开了一个在家就可以治疗的小方法，即用芒硝50克，明矾5克，加热水500毫升后冲化。拿一块干纱布浸药液后趁热敷在阴茎上，纱布凉了之后再重新浸入药液敷上。每天敷3～5次，每次大概10分钟，湿敷的时候还可以顺势将包茎下抹复位。

治疗之外，大家还要寻找造成阴茎肿大的原因。比如，小张第一次是因为药物过敏，第二次是因为性生活时阴茎充血时间太长。原因找到了，此后在生活中应尽量避免，才能防患于未然。如果阴茎被挤压或者砸伤后，也可能因为皮下充血造成肿块。包皮过长或者是吃了不常吃的食物，也会诱发阴茎肿大。

有的男性阴茎处不是整个肿大，而是仅仅某处肿了起来，而且还能见到突起物，肿块的形状不尽一致，质地也不同。比如，有的摸起来较硬，有的则比较软，还有的可能伴随着出血情况。凡是遇到了这种肿块，都不是好现象，必须尽快去医院诊治，以防是肿瘤的信号。

另外，不光大人可能患有阴茎肿块，穿着开裆裤的男童也可能出现这种情况。一般而言，如果局部出现红肿了，多半是虫类叮咬引起的，可以仔细观察阴茎是否有红点，那往往是虫子咬后的痕迹。在涂抹止痒水的时候，家长也要尽量选择对皮肤刺激小的儿童专用药水，因为孩子的皮肤较为娇嫩。

当阴茎出现了红肿时，千万当心不要擦破皮肤，一旦此处受到损伤，许多微生物就会乘虚而入造成严重感染。总之，对于这一问题，男人应该引起足够的重视。

象皮肿，三个偏方来解忧

阴茎肿大还有一种比较特殊的情况，叫做"象皮肿"，也就是阴茎和阴囊的皮肤因为肿胀增厚，使肌肤失去了弹性和收缩力，坚硬得就如大象的皮肤一样。从外表看起来，这种病很恐怖，严重影响男人们的正常工作和生活。

谁也想不到，阴囊象皮肿居然是因为蚊子传播引起的疾病后遗症。目前虽然在城市中并不多见，但是一些卫生条件较差的地发仍然存在。库蚊或按蚊叮咬人体后，感染性的丝虫就会从皮肤的伤口处进入到人体内，并且在淋巴系统中发育。最开始发病的时候，表现为为怕冷、高热，并且还会出现淋巴管炎。一旦反复发作就会令阴茎与阴囊的皮肤出现肿胀增厚现象，并且逐渐没有了弹性和收缩力，摸上去坚硬无比。

民间关于象皮肿的偏方，主要有三种：

第一个偏方：透骨草60克，鲜樟树叶、松枝各30克，生姜15克。将这些药药放入药锅中，加水适量煎煮，过滤去渣后倒入盆中，趁着热气先熏后洗患处。每天晚上清洗一次，每次15分钟。它具有除湿消肿、敛疮的作用。

第二个偏方：鲜乌桕叶、鲜樟树叶、松针各60克，生姜30克。将这三味药切碎放入药锅中，按照比例加入适当的清水，过滤后取出渣子，然后再倒入盆里，趁热先熏后洗患处，每晚1次。它具有理气活血、除湿消肿的作用。

第三个偏方：雄黄、甘草30克，明矾60克。将这些药放入药锅中，最好使用比较大的锅。然后加水比例在3000毫升左右，煎煮至2000毫升，通过过滤清除其中的渣子，再次倒入盆中，趁热熏洗患处。每次熏洗不超过半小时最好，依据病情程度，每日洗一次或者两次皆可。它具有燥湿敛疮、解毒消肿的作用。

这三种偏方均为外用熏洗疗法。中药与水所形成的蒸汽通过温热和药气作用在人的皮肤上，使此处的毛窍疏通，活血通络，药物的作用就可以通过皮肤的作用直接抵达患处。中医认为不通则痛，蒸汽疗法正是“通”之法，从某一角度而言，通也是补之义。外用法与内服法一样，正确使用时，都能达到不错的效果。不过，在此提醒各位男士，象皮肿大严重者最好还是进行手术治疗。

阴茎上长了硬结，橘子来化解

俗话说“食色性也”，意思是说性就和吃饭一样重要，都是人的天性。不过，在现实生活中，随着年龄的增大，男人总是会遇到力不从心的时候，或是身体功能的退化或是由其他疾病引起的。因为一些隐秘性的疾病，男人自己又不好意思去看医生，常处于恐惧、悲伤等负面的情绪中，这时候“性”也就没有办法像吃饭那样简单了。

步入中年和老年后，更多的男人们开始真正关心自己的身体，于是小区的广场上也就有了越来越多的人锻炼身体。杨兵和邢立就是在晨练中认识的，彼此的兴趣爱好相似，因此关系不错。有天晨练时，杨兵见邢立郁郁寡欢的样子，便关切地询问原因。他悄悄地告诉杨兵，自己最近两三年，总感觉那方面不行，这才出来锻炼身体。可谁知到这几天自己的阴茎背侧摸到了几个条索状的硬结，有绿豆那么大。心里很担心，但是又不好意思去医院看病。杨兵宽慰了朋友几句，建议他可以去自己堂哥的门诊处看下。虽然地方不大，但是他堂哥的医术还不错。

邢立正愁不知怎么办呢，听说杨兵还有一个当医生的哥哥，便决定一起过去。经过检查，杨兵的哥哥确诊邢立所患的是阴茎硬结症，也就是发生在阴茎海绵体两层筋膜之间的一种结缔组织增生性疾病。患上此病，阴茎松弛时没有不适症状，但是勃起时局部有胀痛，较大的硬结还可以阻碍阴茎勃起，使阴茎呈弯曲状，严重时可影响性生活。后来杨兵的哥哥为他推荐了一个治疗阴茎硬结症的偏方，所用之物也较常见。具体方法如下：

材料：橘红30克，橘络18克，法半夏24克。

用法：先把上面三味药捣成粗末，放到250毫升的白酒中密封浸泡7天，在此期间每天震荡数次。7天后过滤出来药液，再加入蒸馏水500毫升，放进砂锅内煮沸数分钟。冷却后，加入5克碘化钾，等溶化了便可以装瓶备用。每次用药时先振动一下，每次用2毫升药液，加3毫升白水稀释，早、晚饭后备服1次，服用后要多饮开水。服药1周休息2天，之后，可每天服3次。

服药一段时间后，邢立阴茎处的硬结终于消除了。其实，大家平时在吃橘子的时候，就可以把橘皮保存下来。橘络长在橘子的第一层果皮与第三层果皮之间，将它剥落下来剩下的橘皮晒干后就是橘红。橘红具有顺气化痰的作用，橘络可以通经络，帮助疏通身体内各处细微的管道。半夏同样也有散结消肿的功效。对于碘化钾，大家可能有些陌生，其实我们每天都会食入碘化钾，常吃的所谓加碘食用盐就是在普通的食盐中加入了碘化钾。它在皮肤科领域有一些特殊的用途，既有抗真菌活性，也增强了对坏死组织的溶解和消化作用。正因为药物的共同作用，这个小偏方才在散结化痰上具有良好的功效。

阴茎龟头溃疡，用草蜜膏治

很多人都有过口腔溃疡的烦恼，常常莫名其妙地在口腔中出现，疼起来往往让人龇牙咧嘴。如果溃疡长到了男人的私密部位，不但疼，更是让人怀疑自己是否得了性病之类的疾病，给男人造成很大的心理负担。

李锁山是一名伐木工人，刚过40的他有一次突然发现自己的龟头部痒痛难忍，于是便请假去了近处的一家医院，被诊断为过敏性皮炎。此后，他用了一些消炎类擦剂治了一周，效果很差。7天后，阴茎包皮与龟头的中间出现了2厘米大小的溃疡，在龟头上也有比这略小的三处溃疡，并且溃疡的地方还向外流脓。这可把他吓坏了，担心县医院看不好这病，这次他特意去了市区最大的一家中医院。

诊病的医生检查过他的身体后，判定他为阴疮，也就是现代医学所说的阴茎龟头溃疡。于是，医生先用生理盐水把溃疡的地方清洗干净，然后用消毒后的棉签蘸着草蜜膏涂抹有溃疡的部位。此后，李锁山便躺在病床上休息，等药液干了之后，再涂上一次，如此反复，一共涂抹药液7次后，才让李锁山回家静养。依照医生的方法，他回家后的第二天也用相同的步骤涂抹了草蜜膏，等第三天时，他发现溃疡面已经缩小了，第五天后，溃疡面终于不见了，而且没有留下任何疤痕。

草蜜膏的组成很简单，我们每个人都可以制作。准备甘草10克，蜂蜜100毫升。先将生甘草放入砂锅，再往里加入200毫升的水浸泡20分钟，之后煎煮30分钟，去除渣滓后，浓缩到20毫升的甘草水。100毫升的蜂蜜也在此时加入，煮沸后，去除浮沫，装入消毒的容器内备用。使用的时候，正如李锁山那样，第一步要用生理盐水清洗局部的患处，清拭干后再用适量的草蜜膏局部外敷，视情况敷上5～10次都可以。

优质的蜂蜜在室温下放置数年都不会腐败，说明它的防腐作用极强。研究表明，蜂蜜对链球菌、葡萄球菌、白喉等革兰阳性菌有较强的抑制作用。所以用它处理溃疡的地方，能够减少渗出液，防止感染，减轻疼痛，并能在短时间内令溃疡缩小，促进皮肤再生。甘草的作用也很多，能够清热解毒，缓解疼痛，对于多种皮肤炎症和过敏性疾病都有不错的疗效。

阴茎龟头溃疡常常因为不洁性交，感染了白色念珠菌、滴虫、衣原体、支原体、淋病双球菌或其他细菌引起，所以男人们在性生活的时候，一定要注意清洗身体，这不但是为了自己的生殖健康考虑，同时也可避免妻子感染。如果包皮过长，清洁不够，包皮和龟头之间就容易藏污纳垢，刺激局部的包皮和黏膜发生炎症，必要时，男人应该做包皮环切手术。一旦出现龟头糜烂，一定要及时救治，同时尽量避免不适的刺激。

性功能障碍

男孩儿性早熟，从食物中汲取力量

如今，吃得好，穿得暖，早已不能满足家长们对于孩子的照顾。现在的孩子多是独生子女，很多父母爱儿心切，总是喜欢把孩子爱吃的洋快餐、美味的反季水果，甚至是燕窝、冬虫夏草等大补之品一股脑地都塞给孩子的嘴里。表面上来看，这似乎体现了父母对孩子的爱，但百密一疏的是，一些食物中添加了这样或那样的促进成熟的物质，如果孩子长期进食的话，常常容易导致性早熟的出现。

预防男孩儿性早熟，及早发现是当务之急。一般认为，男孩在10岁前声音变粗，有胡须，长阴毛，阴茎变粗，或有痤疮、遗精、排精现象属于性早熟。性发育早期的表现都比较不明显，男孩子因为年龄小，对此又不甚明了，一切要靠家长细心、经常性地观察。建议当父亲的可以在每个月的固定时间检查儿子的睾丸、阴茎、阴囊的变化。有时候，一些男孩子的性早熟可能是以体毛的出现为开始的，所以家长在例行检查时发现孩子不到发育年龄，就出现了第二性征，就必须到医院找专门的儿科医生进行诊治。部分早熟的孩子可能从四五岁就开始了，这种例行检查越早开始，就越能有效防止儿童性早熟。

如果家中的男孩出现了性早熟迹象，首先要做的自然是去医院找专门的儿科医生治疗。同时，家长们也可以通过改善饮食类的小偏方作为辅助治疗。下面就介绍儿种食疗的方法，父母们可以借鉴一下。

1.薏米粥

材料：取薏苡仁100克，芡实150克，大米100克。

做法：洗净同煮粥服食。

功效：用于性早熟性情暴躁，口气秽臭，小溲短赤者。

2.鸭肉汤

材料：文旦皮30克，鸭肉500克，盐适量。

做法：文旦皮洗净，鸭肉去内脏，洗净，加盐、胃经，焖煮至烂，食鸭喝汤。

功效：用于性早熟兼消瘦颧红，口干渴饮患儿。

3.乌鸡汤

材料：鲜生地50克，百合30克，乌骨鸡1只（去毛、内脏，洗净）。

做法：上述材料文火煮汤，食鸡喝汤。

功效：这款乌鸡汤有补血养阴之功，用于性早熟兼有贫血患儿。

父母们可以根据孩子表现出来的不同症状，选择相应的食疗法，在用之前也可以咨询下医生。

性交疼痛，疏通是关键

夫妻之间的性生活应该是快乐、幸福而又能促进健康的，不过，在现实生活中，一部分的男人因为种种的原因，未能好好地享受这份快乐，射精痛便是其中一个原因。正常的射精活动不但不会出现疼痛，相反伴随着射精活动，男人会感到一种快感。但是，也有的男子在性交射精过程中，阴茎、睾丸、尿道或是小腹等部位会出现局部的灼痛、剧痛或者牵拉痛。这种疼痛会让男人在下次的性生活中产生恐惧心理，精神不能集中，甚至应引起性功能减退。

李想是一名中医师，繁忙的工作之余他很喜欢在自己的博客中向网友介绍养生、保健知识，能够帮助别人缓解身体的病痛是他最快乐的事。有次，一名叫作“无花果”的男网友给他发了一封信。原来，这名网友年纪轻轻就坐上公司副总的位置，虽然在外人看来一帆风顺，但是实际上他的压力很大，每天都担心自己的任务指标完成不了，担心公司无法赢利。另外，家庭生活也不如意，因他工作忙，常早出晚归，妻子有所不满，俩人经常在家里吵架斗嘴。最近，他发现自己的身体也出现了状况，小便困难，射精时感觉疼痛。

李想因为无法见到患者本人，所以一开始不敢贸然开药。只是让他把工作和家庭生活上的事情好好处理一下，压力太大或者抑郁的确会导致气血淤滞，致使射精时出现疼痛感。之后，又建议他可以用马前子调理一下。将制马前子研成细末，每次冲服0.3～0.6克，不要超过0.6克，因为马前子虽然具有疏通淤阻的功效，但是过多服用也有一定的毒性。过了一个月，网友告诉他，按照李想的方法试了一段时间，首先发现小便时比较顺畅了。后来与妻子解释了自己工作上的压力，双方因为彼此的理解，关系融洽了，他的心情也比以前开朗很多。至于性生活中的疼痛感，也随着抑郁心情的消失不见了。

因为马前子有一定的毒性，所以大家在使用的时候最好能咨询下当地医师。除了“无花果”网友遇到的这种情况外，射精疼痛还可能因为感染、解释或肿瘤导致，比如前列腺炎、精囊炎等。当然，也有少数人是因为性生活过于频繁引起的。因为在一次射精之后，前列腺与精囊必须有一个休息与调整的时间，为第二次射精分泌出足够的精液不可能在较短时间内完成。如果纵欲，有时甚至一夜射精几次，必然加重这些腺体的工作量而引起射精疼痛。

所以，在治病期间，应该暂时停止性生活。假如是单纯因为纵欲所致的射精痛，不用忙着用药，先“独卧”一段时间，病也许就好了。

2种食疗方防治性欲低下

男子性欲低下，表现为对性生活的要求减少或缺乏。一个没有“性趣”的人，自己和妻子都会感到缺少“性福”，长此以往，很可能影响夫妻感情。要改善这种情况，最好的办法就是美食。

如前面几节所述，要让男性“性趣盎然”，就要多吃补肾壮阳的食物。这些食物具有提高精子活性，增加精子数量的作用。例如，《本草纲目》中记载的牛肉、羊肉、兔肉、海螺、韭菜等提高男性的性欲。当然，人参、枸杞子、杜仲等补药也是提升男性性欲的食物。

羊肾粥和公鸡糯米酒对提高性欲有很好的作用。

1.羊肾粥

材料：羊肾100克，粳米200克，盐适量。

制法：粳米淘洗干净。羊肾剖开，剔去白色筋膜，洗净，放入锅内，加清水煮沸。再将粳米倒入汤内，大火煮沸，改小火熬约30分钟，米化汤稠即可。

功效：补肾益气，养精填髓。适用于肾虚劳损型性欲低下。

2.公鸡糯米酒

材料：公鸡1只，糯米酒500毫升，盐适量。

制法：公鸡去毛、去内脏，洗净剁块。锅中放油烧热，放鸡块大火炒熟，加盐调味，盛入大碗内加糯米酒，隔水蒸熟即可。

功效：补肾益精。适用于肾虚精亏型性欲低下。

酸枣仁治愈不射精症

一般男人觉得性生活是幸福的享受，而也有一部分男人虽然也向往性生活，但是真正经历的时候却可以用"煎熬"一次来形容。为什么？因为他们尽管也能正常勃起和性交，但就是不能射出精液，达到性高潮。

郭光是一名网站记者，他新婚已经七个月了，与妻子之间一直比较恩爱。不过，在夫妻生活中有一个困扰了他很久的问题，每次他虽然也能勃起正常，但无论怎么样就是不射精。由于工作需要，他经常有外出采访的任务，一次在采访完一个老中医后，悄悄向他讨教是否有些简便的偏方治疗不射精症。老中医问过他一些问题后，了解到郭光的工作压力比较大，性生活时通常较为紧张。他虽不能射精，但有过遗精史，所以不是器质性的疾病，多半跟精神因素有关。于是，便介绍他可以服用酸枣仁散，能够补肝胆，宁心神，适合曾经有遗精史的不射精症。

郭光详细地用笔记下了酸枣仁散的做法：

材料：枣仁30克，细茶末60克，人参须6克。

用法：把酸枣仁和细茶研细，每次用6克，服用时，用6克人参须煎汤送服，每日2次。

郭光服药6剂药后，射精成功。3个月后他有事去老中医所在的城市，特意登门感谢。

不射精可以分为功能性和器质性两种，郭光的症状就属于功能性不射精，也就是说在同房时不但射精，但睡眠中多有遗精现象。器质性不射精者，大多既没有射精，也没有遗精。本文所介绍的偏方，适用于功能性不射精，对于器质性不射精无效。

如果一个人长时间地忧虑过多、妄想过多、消耗过多，最后会影响到男性功能，导致不射精、无精或少精的出现。那是因为当人压抑自己的情绪，不得宣泄时，势必就会影响到肝的疏泄功能。肝经有一段是围绕着男人生殖器的，如果这条通道不通，精液在经过时就会被阻挡，所以男人在性交的时候会出现类似不射精的情况。另外，中医认为君相之火相交，肾精才克按时而写，倘若过于紧张、胆怯时，心神虚怯，不能下启相火，加上肝胆疏泄失司，即便肾气不衰也不能射精。

偏方中的酸枣仁能够补益肝胆，宁心安神；茶叶才能醒神利下窍。二药合用有调和阴阳之妙，再加上参须补心气，令人精气十足，所以能令郭光成功射精。另外，在内服中药的同时，也要注意调节情绪，尽量做些自己能力之内的事情，保持开朗、乐观的心情。

性欲减退不用愁，仙骨穴让你情欲高涨

据调查表明，现代的年轻人普遍性欲减退，尤其是那些有了孩子的夫妇们，他们的性生活由每周一次到两周一次，甚至于到一个月一次，这种对性产生倦怠感的男性有许多。这是由于现代社会压力大、工作繁忙、人际关系复杂等原因所致，可以说是文明病的一种。

但是，如果这种情况持续扩大，夫妻之间必然会亮起红灯，这并不单是夫妇之间的问题，还势必会导致家庭内部混乱，影响到孩子，并引发更多的问题。所以，夫妻间性生活的和谐对家庭的稳定、婚姻的美满具有非常重要的作用。

那么如何增强性欲呢？中医认为，提高性欲以指压仙骨穴最为有效。仙骨位于尾骨上方3厘米处，它能促进性激素分泌，增强性欲。位于仙骨上方2厘米左右之处的穴位，只

要加以指压，对消除疲劳有莫大功效。

指压仙骨穴时，一面缓缓吐气，一面强压3秒钟，如此重复10次，每日不间断，则必能使你精力复生。

除此之外，若想增强性欲，还要学会改变生活，如规律饮食，尽早消除疲劳，保持健康的情绪，等等。还可以配合着吃点金匮肾气丸和六味地黄丸。

另外，在国外，紫色代表"性"，人们将寝室的壁纸、地毯、窗帘、床单都铺成同一颜色。如果夫妇寝室独立，则偶尔变化窗帘颜色，使生活环境产生变化，这也有助于刺激性欲中枢，从而在一定程度上刺激性欲。

性欲减退，情绪也是小偏方

很多40岁以上的中年人突然间感到自己的性欲减弱或消失，为此，他们陷入了深深的苦恼之中。这种情况如处理不好，会造成恶性循环，贻害无穷。过去很多年，人们不认为情绪与健康有直接的关系，更不认为男人的情绪还会影响到他的性能力。所以，当以"伟哥"为代表，能够直接对某个器官迅速起效的西方"壮阳药"进入我国的时候，曾经掀起热潮。

尽管性欲也受到身体状况和血液中的激素影响，但是性欲减退很大一部分来自于人的心理。国内有部门统计，50%的男性阳痿和抑郁症同时并发。也就是说，很大一部分男性病人，不是他身体的某个部位出现了问题，而是压力大、情绪起伏大造成的。

张文在40岁后的一天，突然发现自己的性欲明显减退。两个多月才有一次性生活，尽管在此过程中他和妻子都有满足感，但是他仍旧很害怕，担心自己的性生活从此就结束了。真是怕什么，来什么，此后，他发现自己对性爱之事更是毫无兴趣，恐惧之心也越发严重了。最后，他在网上通过咨询才知道，性欲减退其实是中年人的正常现象，不过减退并不是消失，即便暂时消失也不意味着永久消失。如果为此背上心理包袱，性欲会被更紧迫的考虑所取代，性欲本身因为这种抑制，反倒更难出现了。

后来，张文在一位医生朋友的开导下，心情逐渐放松，丢掉了抑制性欲的情绪因素。同时，他还服用了一种可以帮助疏通肝经郁结的偏方，帮助缓解自己的性欲减退症。组成为，蜈蚣18克，当归、白芍、甘草各60克。先将当归、白芍、甘草研末，然后将蜈蚣研末（不去头足），再将两种药末混合均匀，分为40包，每次半包至1包，早、晚空腹用白酒或黄酒送服，15日为1个疗程。经过一段时间的调理，张文感觉自己好转了很多。

实际上，性欲是人的一种本能，它一般不会完全消失，但是比较容易受到情绪的抑制。而且，不论男女在性生活后，都有一段正常的性欲减退期。只是有的人没有在意，下次性欲来临时依然能享受其中，而有的人却过于敏感，因为紧张感令尚存的性欲也未能长久地得到表达。

当然，除了我们介绍的情绪因素外，性欲减退还有其他的因素。比如，一些泌尿生殖类疾病会让男人在性生活中出现不适反应，从而抑制了性欲。或者各种慢性疾病因导致雄性激激素分泌过少，而影响到熬了性欲。此外，长期服用某些药物或者喝酒、抽烟等不良嗜好也是造成性欲低下的重要原因。

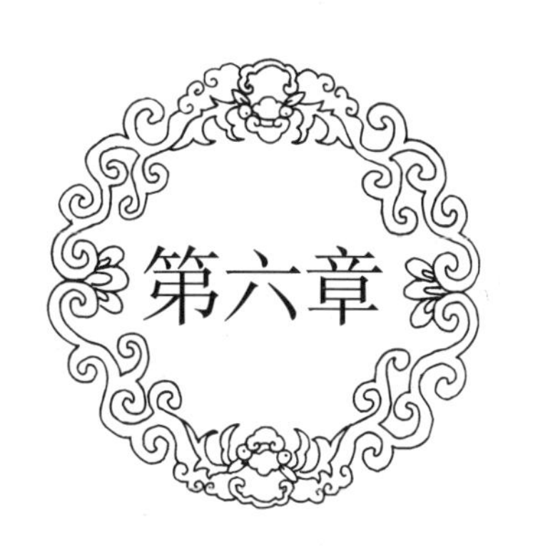

第六章

妇科老偏方，让女人安心

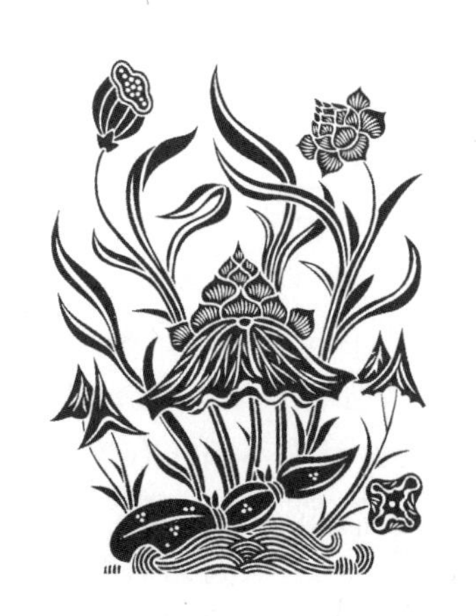

月经失调

内分泌秘方，让你的月事规矩听话

人体内分泌系统分泌的各种激素只有在平衡状态下，才能和神经系统一起调节人体的代谢和生理功能，如果这种平衡状态被打破，出现某种激素过多或过少的现象，就会造成内分泌失调。

造成激素分泌平衡被打破、内分泌失调的主要原因有情绪因素、生理因素、环境因素和营养因素。

这里为大家推荐的两个食疗偏方是海藻薏苡仁粥和药物牛肝粥。

1.海藻薏苡仁粥

材料：海藻、昆布、甜杏仁各9克，薏苡仁30克。

做法：将海藻、昆布、甜杏仁加水适量煎煮，弃渣取汁液，再与薏苡仁煮粥食用，每日1次，3周为1个疗程。

功效：活血化淤，消炎软坚，适用于痤疮。

2.药物牛肝粥

材料：牛肝500克、白菊花9克、白僵蚕9克、白芍9克、白茯苓12克、茵陈12克、生甘草3克、丝瓜30克、大米100克。

做法：把六味装入纱布包内，与米同入锅，加水2000毫升煮成稠粥，煎后捞出药包，每天服用250毫升的汤，早晚各一次。

功效：牛肝具有补肝、养血、明目的功效；白菊花，经常服用，能增强毛细血管抵抗力、抑制毛细血管的通性，起到抗炎强身作用。其余几味也均对调养血液和妇科病症有所功效。所以，本方可以说是应对女性月事不调的有效方。

其实，女性月事不调多和内分泌失调有关，而影响女性内分泌失调的因素有很多，找到病因在对治，效果会更好。常见的几个原因如下：

首先，生理因素。人体的内分泌系统分泌各种激素调节着人的生理平衡，但这种调节功能会随着年龄的增长而逐渐减弱。年纪越大，对内分泌的控制力越小，内分泌失调表现得越明显；而年龄较小时，受到内分泌失调的困扰也就较少。但也有人的内分泌失调来自于遗传。

其次，情绪因素。每一天我们都会遇到很多事情，有快乐的，也有痛苦的；也要承受着各种压力，如果经常因某些事情心情忧虑、精神紧张，就会造成激素分泌的紊乱，出现内分泌失调现象。

再次，环境因素。空气中有很多废气，如汽车尾气、燃料燃烧的烟雾等。如果这些气体进入人体，经过一系列的化学反应，就会导致内分泌失调。环境因素导致的内分泌失调，在女性身上表现得比较明显。

最后，营养因素。人体只有在摄入正常所需营养的情况下，才能维持生理平衡，即使某一种营养物质不足或过剩，也都会引起内分泌失调。

治愈月经不调的三味妙方

对处于青春期或绝经期的女性朋友来说，无论是月经的周期、经血量还是颜色质地出现明显异常，都属于月经不调。之所以强调这两类人群是因为，处于这两个阶段的女性朋友身体更为敏感。可能出现卵巢功能失调、全身性疾病或其他内分泌腺体疾病的概率更高。

本来月经不调就可能给女性的身体健康带来严重的危害，如引发月经性关节炎、月经性皮疹、月经性牙痛、月经性哮喘、子宫内膜移位、宫颈炎等症。而处于此两类敏感时期的女性就更加容易受到以上病痛的侵害，所以不得不防。

在月经不调的诸多因素中，外感寒凉是其中的一个重要原因。随着空调的广泛使用，室内室外温差增大，很容易使人体调节出现问题。很多女性往往不能很好地注意身体的保暖，导致寒邪阻滞胞宫而出现痛经、闭经等问题。因此女性在经期要注意防寒避湿，避免淋雨、涉水、游泳、喝冷饮等，尤其要防止下半身受凉，注意保暖。夏天在空调房最好外穿一件小衫；天冷时也应及时加衣，防止受凉。

刘红薇是某中学学生，13岁月经初潮，最初周期不准，半年后月经提前，每次提前10多天，量多色红，有少量血块，后又出现月经经血量过多的症状，其舌尖微红，小腿时常抽筋。在服用部分调经药物疗效不好的情况下，选择了中草药调剂。按照方子服7剂后，月经周期恢复正常。坚持服药3个周期，4个月后未再复发。

这个偏方的具体使用方法是：准备黄芩9克，地骨皮9克，椿根白皮9克。将上述药品泡发之后用水煮沸，然后再调成小火煎煮20～30分钟，再次沸腾之后即可。按照此法重复一遍。将两次所得的药剂合为一剂，每次饭后使用，每次饮用一小碗即可。

实践证明，本方对月经提前7天以上，甚至10余日的女性尤为有效。

一般说来，青春期少女由于自身黄体功能的缺陷而导致经期提前，闭经期女性多因为内分泌紊乱而经期无规律。对于此两类情形，除了按照上述方法调治之外，还要注意平日生活中的保暖。不管是春夏秋冬哪个季节，都要保证腰腹部位不受凉，杜绝寒凉的入侵，减少发病的概率就是最好的预防方。

益母草调经法，你学会了吗

自月经初潮起，女性朋友们就应学习、了解一些卫生常识，对月经来潮这一生理现象有一个正确的认识，消除恐惧及紧张心理，这样可预防原发性痛经的产生。随着年龄的增长，女性朋友要注意经期及性生活卫生，防止经、产期间上行感染，积极预防和治疗可能引起经血潴留的疾病。这也是女性生活中，对于自身健康而言，最不应该忽视的环节。

王敏敏今年19岁，经前经期疼痛已5年，初潮后几乎每次都会痛经，月经错后的现象也时有发生。每次推后5～7天不等。经前期小腹胀痛，行经第一天疼痛有所加剧，第二日消失，经量中等偏少，色紫红或淡红，有小血块，疼痛时轻时重，每遇到劳累或受凉的情形疼痛加重，并伴有胸闷烦躁，恶心呕吐。经过医生的专业诊断，确定敏敏的这种情况为血虚气滞型的原发性痛经。这种痛经在治疗起来应当侧重调养，不能一味地服用止痛药剂，或者进行简单地外敷。这些都只是“障眼法”，对疾病本身没有一点好处。王敏敏也了解这一点，所以并没有靠止痛剂过日子，而是选择了经典的治疗偏方：益母草。

通过用益母草为主要原料的调经疗法治疗后，她的病情大有好转。经期也逐渐恢复了正常。

益母草对于女性健康而言有着多方面的保健作用，这一点已经受到验证和认可。这里使用的益母草偏方具体内容为：选取益母草12克，香附9克，川芎6克。先对药材进行基础的清洗工作，然后用清水煮沸，第一次水开了之后不要着急取出，等到第二次沸腾之后再熄火。按照这样的方法，重复做一次，两次获得的药剂即为治疗所用的药剂。将所得药剂平均分成3份，饭后半小时温热服用，每月服10剂左右就能看到明显疗效。本方具有活血化淤，调经止痛作用，专门对治月经不调。

方中益母草活血调经；香附、川芎活血化淤，行气止痛。三药合用则活血化淤，调经止痛，适用于月经后期，症见月经延后7天以上，或经行腹痛者。可见，此方具有很强的对治功效。

此外，有类似症状的女性还应注意以下几方面的保健：注意休息、减少疲劳，加强营养，增强体质；应尽量控制剧烈的情绪波动，避免强烈的精神刺激，保持心情愉快；平时要防止房劳过度，经期绝对禁止性生活。

经期要注意饮食调理，经前和经期忌食生冷寒凉之品，以免寒凝血淤而痛经加重月经量多者，不宜食用辛辣香燥之物，以免热迫血行，出血更甚。而且注意别滥用药，应根据痛经的原因，辨证施治。

月经不调的营养偏方

如果你发现自己出现了经期无故提前或推后，出血量异常的现象，就要考虑是否患上了月经不调。

虽然月经不调是很常见的妇科病，但是常见病不等于小病。这种非正常的生理周期会严重影响女性整体的健康状态，降低女性身体的免疫力。所以，不少有这种情况的女性朋友都比别人更容易生病。

王佳心是某知名中学的高二学生，因为课业负担加重，接连的考试让她精神紧张。最近，更让她紧张的是，自己的月经总是不准确。每个月计算日子也白算，从来没有一次是按时到来的。而且，经血量忽多忽少，这让她更加恐慌。后来，听邻居家阿姨说可以采用食疗的方法加以调养，并推荐了一个依食疗方，经过坚持使用，三个月后，王佳心的月经恢复正常。

这里所选用的食疗方是韭菜炒羊肝，其制作方法是：先准备韭菜250克，羊肝200克，姜片10克，盐、水淀粉各适量。然后将韭菜择洗干净，切段。羊肝切片，加水淀粉挂浆。锅中放油烧热，加姜片炒香，入羊肝片爆炒，放韭菜段炒熟，加盐调味即可。此方有温肾固气、补肝明目的功效，适用于月经不调、经漏带下等症。

处于青春期的女孩子，身体吸收能力较强，但调节力较差。一旦多用药物治疗，副作用会表现地更加明显，或者就此潜藏在女孩的身体中，造成健康隐患。所以，做家长的，一定要注意这一点。本方因为是食疗偏方几乎没有副作用，所以更加安全可靠。一般每星期食用2～3次即可。

除了使用此方之外，在行经期间及经后，应该有意识地多摄取一些铁、镁、钙，同时补充维生素D、维生素C，有助于钙的吸收，锌、铜的补充量应避免高于正常水平。

另外，还要多食用一些有缓解精神压力作用的食物，如香蕉、卷心菜、土豆、虾、巧克力、火腿、玉米、西红柿等。还可以食用瘦肉、全谷类、深绿叶蔬菜、牛奶、奶酪等。

同时应减少盐的摄取，避免生冷、不易消化和刺激性食物，如辣椒、烈性酒等。

玉竹人参鸡汤可调理经期

王敏从大学毕业刚开始工作就很忙，工作压力丝毫也没有减轻，所以月经常常不是很准时。结婚后，因为丈夫是名中医，了解情况后常用玉竹人参鸡汤给她调理，这才慢慢好转起来。

材料：鸡腿1只，玉竹8克，人参片4克，辅料有盐1小匙，料酒1大匙。

做法：先将鸡腿剁块，洗净；再将玉竹以清水冲净，和鸡块、人参片一起放进炖锅内，加调味料和4碗清水，并以保鲜膜覆盖住锅口。隔水蒸约30分钟后，待鸡肉熟透即可食用。

玉竹味甘，性平，药效缓和，不适宜用于急症，但常食便可知它的妙处，它不仅能除去面部黑斑，美容增白，而且有润心肺、补五劳七伤、降血糖的作用，能抗机体老化，延缓衰老。

同时，玉竹也是治疗中风发热、头痛腰痛的常用药。不过，胃有痰湿气滞孝不宜服用。

王敏因为有个懂中医的老公而从中获益，但是，不是每个女性都有这么好的运气。正所谓自己的健康自己负责，必须从行动上改变不良的生活习惯，减轻工作压力，从生活细节的方方面面照顾好自己，才能真正拥有健康的体魄，成为幸福女人。

食疗方防治月经不调

月经不调表现为月经周期或出血量的异常，或是月经前、经期时的腹痛及全身症状，为妇科常见病。中医一般将月经失调称为月经不调，又将月经不调归纳为月经先期、月经后期、月经过多或月经过少。

月经不调与肝郁、脾虚、气滞血淤等有关。肝郁引起的内分泌紊乱，脾虚造成的营养不良等都会引起月经不调。因此，对月经不调应该以调养为主。

李时珍认为乌骨鸡对妇科病的疗效十分理想。他在《本草纲目》中记载：“乌骨鸡味甘、微温，治女人崩中带下，一切虚损诸病。”现代研究发现，乌骨鸡具有强壮机体、提高生理机能的作用，特别是对各种妇科疾病有疗效。常与枸杞子、当归配伍。能够调补肝肾，养血调经。适用于肾气不足，精血亏虚所致的月经后期、月经过少者。

当归炖乌鸡

材料：当归片20克，枸杞子20克，雌乌骨鸡1只。

制法：乌骨鸡宰后去毛皮及内脏，当归片及枸杞子洗净后放入鸡腹内，用炖盅盛好，加冷开水1碗，炖3小时即成，食盐调味。食鸡饮汤，每日1次服完。

《本草纲目》还记载了荸荠和白茅根适用于血热所致的月经先期、月经过多等症。荸荠味甘、性寒，能滋阴清热，凉血止血。《本草纲目》中记载：“治妇女血崩不止。”白茅根味甘、性寒，能清热利尿，凉血止血。荸荠、茅根两味甘而不腻，性寒而不伤胃，利水而不伤阴。

有些女性在月经周期内，一天要换5次以上的卫生巾，而且每片都是湿透的，这就属于月经量过多，这类女性多半是气虚。月经量过多的女性一定要注意补气。

1.山药薏仁茶

材料：淮山药、薏苡仁各9克。

制法：水煎代茶饮用。

功效：常饮山药薏仁茶可使中气足、精神好、脸色佳。

2.香菇泥鳅粥

材料：泥鳅、大蒜、香菇、大米、葱各适量。

制法：将泥鳅、大蒜、香菇、大米、葱共熬成粥。

功效：香菇泥鳅粥对于气虚及胃肠功能差的人极具功效。

3. 玉珍鸡

材料：母鸡1只，桂圆、荔枝干、黑枣、莲子、枸杞各30克。

制法：将母鸡洗净，鸡肚内放入桂圆、荔枝干、黑枣、莲子、枸杞，加调味蒸食。

功效：补气养精。

月经量少的女士一般是血虚，也就是我们所说的贫血。血虚的女性，生下来的孩子也会体弱多病，因此女性平时一定要多吃菠菜，因为菠菜可以有效治疗缺铁性贫血。另外，猪血也是补血的好食品。

此外，月经不调还可以根据情况选择以下食疗方。

1. 芹菜益母煮鸡蛋

材料：芹菜250克，益母草50克，鸡蛋1只，调料适量。

制法：将芹菜、益母草洗净切碎，鸡蛋洗净，共置锅内，加水同煮，鸡蛋熟后去壳再入锅煮10分钟，调味。吃蛋喝汤。每日1剂。

功效：平肝祛风，养血调经。适用于女性月经先后不定期。

2. 月季花汤

材料：月季花15克，红糖100克，甜酒2匙。

制法：将月季花加水煎汤，去渣，调入红糖、甜酒服用。每日1剂。

功效：活血，养血，调经。适用于女性月经先后不定期。

外阴瘙痒

按压穴位，帮你去除难言之痒

外阴瘙痒症系指妇女外阴部或阴道内无原发性皮肤损害，而出现瘙痒，甚则痒痛难忍的疾病，属中医“阴痒”“阴门瘙痒”等范畴，主要表现为阴部瘙痒，严重者波及会阴、肛门甚至大腿内侧，患者常伴有精神疲惫、憔悴、情绪急躁、高度神经质等症。外阴白斑所致者更是奇痒难忍，并伴有皮肤及黏膜变白、变粗或萎缩，较易引起癌变。

中医认为本病发生的病因病机，主要是肝、肾、脾功能失常，常见的如肝经湿热症。

这里我们为大家推荐一种按压疗法。它的最大特点是可以根据不同病症表现选取组穴。因为引发女性外阴瘙痒的原因不同，所以依据不同的类型采取不同的穴位疗法，对症下治，效果自然不错。

1. 肝经湿热

阴部瘙痒，胸闷不舒，口苦咽干，带下量多，色黄稠，烦躁失眠，小便黄赤。舌红苔黄腻，脉弦数。

此种类型瘙痒可以选取按压的经络是任脉、足太阴脾经、足厥阴肝经。选用穴位具体有中极、蠡沟、曲泉、曲骨、阴陵泉、行间、水道。

2.肝肾阴虚

阴部干涩奇痒，灼热疼痛，或带下量少，色黄腥臭，伴头晕耳鸣目眩、腰酸、五心烦热、口干咽燥，舌红苔少，脉细无力。

此类型瘙痒可取任脉、足少阴肾经、足太阴脾经穴进行按压治疗。可选用穴位有中极、下髎、血海、阴陵泉、三阴交、太溪、冲门。奇痒者加神门、止痒穴。

对于饱受外阴瘙痒折磨的女性来说，除了运用经络疗法外，还要注意外阴部的清洁卫生，不用肥皂清洗外阴；尽量克制搔抓和摩擦患处；饮食忌辛辣；注意避免情绪的忧郁和紧张。

中药熏洗，讲究多效果好

外阴很痒，像有小虫子在爬来爬去。不少女性都曾有过被外阴瘙痒纠缠的经历，因为位置特殊而只能选择“忍”。事实上，忍不能解决任何问题。

外阴瘙痒是外阴各种不同病变所引起的一种症状，但也可发生于外阴完全正常者，当瘙痒加重时，患者多坐卧不安，以致影响生活和工作。为了解决女人瘙痒的尴尬问题，下面为女性朋友们介绍一则外阴瘙痒的治疗偏方，希望对您有所帮助。

方小童是某大学美术系的学生，平日里也会做兼职人体模特。最近因为外阴瘙痒的关系，她拒绝了继续做人体模特的邀请。为了尽早治好这个“小”病症，她也使用了不少办法，可是疗效都不太好。后来从研究中医的姥姥那里找到一个草药熏洗的治疗方，用过两次之后，症状消失。第三次用过之后，就痊愈了。

这个治疗外阴瘙痒的偏方是一个民间偏方，已经被很多人验证，确有奇效。

材料：蚤休、土茯苓、苦参各90克，黄柏、大黄各45克，龙胆草、萆薢各30克，枯矾15克。

用法：每日1剂，水煎后去渣取液，熏洗外阴。早、中、晚各洗一次，每次30分钟。连续使用5～10天，可显效或痊愈。

有的朋友可能会有这样的疑问：外阴瘙痒能用热水清洗吗？

肛门、阴唇、阴囊三处的瘙痒统称为外阴瘙痒。导致外阴瘙痒的病原很多，如蛲虫、滴虫、疥虫、真菌和细菌等。若病因明确，此病不难治愈。但是，目前更多的外阴瘙痒与这些微生物无关，而是因物理、化学等因素长期刺激形成的慢性皮炎或湿疹。

有些人误以为外阴是污浊之地，每晚都用肥皂、热水、盐水、清洁液或消毒水烫洗，还说烫洗之后很舒服。其实，外阴并不比口鼻更脏，过分清洁、消毒，反而会使外阴的菌群失调、局部发炎，使瘙痒更重，甚至引起肛周炎、膀胱炎、逆行性肾盂肾炎等。

对于外阴瘙痒，有的医生不但不劝患者停止烫洗，反而建议其烫洗后外涂含有“松”类激素的药物，结果是临时有效，停后更痒，越治越顽固，甚至多年不愈。

要想治愈顽固的外阴瘙痒，首先要停止各种烫洗措施，其次要停用一切含“松”类激素的药物。停药之初可能更痒，这时可用叠厚的冷毛巾湿敷外阴，每3分钟清洗毛巾一次，不使其变热。持续冷敷，直到不痒，再痒再敷。不涂任何药物，终可痊愈。

最后需要注意的一点是：平日大小便或性交之后，只用冷水冲洗外阴即可，但勿将水冲入肛门或阴道内，以免影响机体组织的自洁作用。

治外阴瘙痒的民间小药方

外阴瘙痒是外阴各种不同病变所引起的一种症状。而这里所指的“不同病变”因人而异。有的时候，即使是外阴完全没有问题的人也可能会出现瘙痒的状态，但是这种情况下的瘙痒多是偶发的，不会有持久的影响。而我们这里所指的外阴瘙痒，多是症状明显且具有一定的持续性，病情加重时，足以影响其正常的起居生活的情况。

王琪是一个马上就要出嫁的准新娘，为了筹备婚礼的相关工作，她很是繁忙。为了让自己在婚礼当天能有最好的精神状态，她已经提前两个多月就开始做美容护肤的工作，还为此特意定制了一个护理课程。就在一切都已到位的时候，她突然发起愁，因为还有一个小毛病没有找到解决的办法。原来，她最近得了外阴瘙痒，虽然一直在用外阴洗液，但是都没有什么效果。如果在结婚当天还要忍受痒的话，那真是一件难以言说的苦楚。

好姐妹为她找来一个传统的治疗方，说是很有用让她试试。出于对朋友的信任她试用了两次，效果真的很不错，在婚礼之前自己就恢复了健康。

这个治疗外阴瘙痒症的偏方，制作起来并不很困难：

组成：乌桕叶 90 克，枯矾 30 克。

用法：将乌桕叶水煎，加入枯矾熏洗外阴，每日 1 次。一周即可见效。

对于乌桕叶所具有的药用效果，在《岭南草药志》中已有记载：主治脚癣、湿疹、阴道炎，有极佳的止痒作用。再加上枯矾具有祛除燥湿的功效，可以保障女性外阴的干燥洁净，从而抑制细菌的滋生。所以，此两个药剂合力产生的治疗力，是很有针对性的。

只不过，这里需要注意的是，方中单用乌桕叶亦可，同时孕妇忌用此方。

白带异常

水蒸白果，应对带下失常

带下是指妇女阴道流出白色或黄色的分泌物，绵绵不断，量多，称为带下。常与生殖器感染（如阴道炎、宫颈炎、子宫内膜炎等），肿瘤或身体虚弱等因素有关。

中医学认为，白带的主要原因是由于脾虚肝郁，湿热下注，以致带脉失约，冲任失调而为病。临床表现以阴道分泌物量多为主，同时带下色白、质稀、味腥，或色黄、质稠如涕如脓，且连绵不断。

董丽萍是一名大学老师，在讲台上的时候她一向是美丽又自信的。但是最近，因为她的内裤总是湿湿的，并且阴道中流出很多赤白夹杂的黏液，量非常的多，所以，上课之余，也难免被分散精力。

一开始她以为是在清洁上没有做到位，后来发现还出现了腰痛的症状，精神也提不起来了。每天虽然用水洗，但越洗下面的液体越多。听别人说可以吃药解决，自己就到药店里买了点药吃，刚吃的时候感觉量是少了点，可是一盒药还没吃完，症状不仅没有减轻，反而更严重了，不得已求治于一位有经验的老中医。

老中医给董丽萍开了一偏方，吃后效果不错。

这个偏方的主要制作方法是：选用鲜鸡蛋 1 个，白果 2 枚。将鸡蛋的一端开孔，白果去壳，纳入鸡蛋内，用纸封住小孔，口朝上放碟中，隔水蒸熟即成。每日 1 次，适用于妇女白带过多者。

白果对气虚或肾气不固，遗尿、尿频，脾虚或脾肾两虚，带下，白浊，腹泻等症状均有功效。再加上鸡蛋具有滋阴润燥的功效，两者共同发挥作用，对治带下异常颇有效果。

此外，女性带下病的预防需要养成良好的生活及卫生习惯，临床治疗发现，不少带下病由不洁性生活所致。另外还要做到以下几点：

注意饮食：不应食生冷及辛辣煎炸食物等。

加强锻炼：平时应积极参加体育锻炼，增强体质，增强抗病能力。

注意保暖：经期禁止游泳，下腹部要保暖，防止风冷之邪入侵。

注意卫生：经期一定要注意卫生，防止病菌感染。浴具要分开，有脚癣者，脚布与洗会阴布分开；提倡淋浴，厕所改为蹲式，以防止交叉感染。对于已婚者，夫妻每次同房前后应认真清洗外阴，可有效地预防本病。

冰糖冬瓜，甜蜜治白带

白带是由前庭大腺、子宫颈腺体、子宫内膜的分泌物和阴道黏膜的渗出液、脱落的阴道上皮细胞混合而成。白带中含有乳酸杆菌、溶菌酶和抗体，故有抑制细菌生长的作用。性行为过程中，白带会增多，对阴道有润滑作用，便于进行性生活。一般月经中期白带增多，稀薄透明；排卵后白带又变黏稠，混浊而量少。

白带对于女性健康而言有着极其重要的作用。女性朋友一旦发现自己的白带出现了异常情况，就应该意识到，自己可能生了病。虽然带下病的病因极为复杂，但以湿病为主，且湿的轻重多少，直接关系到病情的严重程度，湿重则带多，湿轻则带少。因此，治带“以治湿为主，祛湿为先”，是治疗的基本宗旨。

治湿之法也有很多种，但关键在于掌握好温化与清化二法。湿为阴邪，重浊而黏腻，只有通过温化，才能使脾得健运，肾得温煦，激活后天之生机，使水湿之清者输布全身，滋养各个脏器，浊者从膀胱排出体外，升清降浊，带脉得复。同时，湿邪又最易抑遏阳气，郁久化热，只有通过清化之法，才能使湿热分离，阳气得升，浊湿得降，湿热去而带自止。

下面为广大女性朋友推荐的这款食疗治疗方，就是针对女性白带异常的祛湿良方——冰糖冬瓜子汤。

材料：取冰糖30克，冬瓜子30克。

做法：将冬瓜子洗净捣末，加冰糖，冲入开水，放在陶罐内，用文火隔水炖好服食。

用法：每日2次，连服5～7日。

此方适用于湿热型白带增多，症见白带黄绿如脓，或挟血液，或浑浊如米泔，有秽臭气，阴中瘙痒，或少腹痛，小便短赤，口苦咽干。

此方不仅效果显著而且口感良好，所以已经被不少女性朋友当成常饮的佳品。其实，如果想要巩固疗效，还可以在饮用此方的同时进行适当的按摩。

因为带下病主要由于湿邪影响任、带二脉，以致带脉失约、任脉不应所形成。所以，治疗带下病用按摩法疏通二脉，也能收到很好的效果。

可以自己用手掌在小腹部做环形推摩法40～50次，推摩时应先将掌心搓热，最好直接在皮肤上进行。然后按压气海、大巨、阴陵泉、三阴交各1分钟。然后用手掌搓腰骶部及大腿内侧，各20～30次。以上手法，每日早晚各1次。

胡椒鸡蛋，每日一次治白带

正常的白带应该是乳白色或无色透明，略带腥味或无味；其分泌量、质地受体内雌、孕激素水平高低的影响，随月经周期而有量多量少、质稀质稠的周期性变化。正常白带对妇女的健康是有益的，因为它能起到自净的作用。但是，当白带量多、味臭、颜色改变或呈脓性状时，则可能是身体在发出警报，预示着某些妇科疾病的发生。

王欣今年31岁，是某工厂的会计，在最近的一次企业体检时，发现了自己有妇科炎症。这时她才注意到，自己的白带是黄色的，而且很稀。以往粗枝大叶的她都没有留心这个问题，现在有些后悔。为了治好这个病，她选择了某款广告做得很火的外部洁阴产品，可是，连用了半个月后发现，对病情没有丝毫帮助。后来，在一个健康杂志上发现一个治疗偏方。于是鼓起勇气使用了几次，效果还不错。

后来她才了解到，这个偏方是在民间流传很久的妇科方剂，只是自己平时对这方面没有接触，所以一点儿也不知道罢了。

她所使用的偏方是胡椒鸡蛋疗法。具体的操作步骤是：白胡椒10粒研为末，鸡蛋1个，将鸡蛋开一小孔，在蛋内加入胡椒粉，以纸封固，煨熟食之。

这里，须提醒使用者注意的是，由于胡椒的热性高，吃了很容易让人体内阳气生发，所以每次最好别多吃，在0.3克~1克比较适宜。

医学实践也证明，胡椒还有治疗痛经的作用。胡椒又是一种芳香性的调味品，服之有增加食欲的作用。

最适合使用本偏方的是胃寒腹痛、泄泻冷痢、食欲缺乏、呕吐、慢性胃炎等患者。不宜使用本偏方的是消化道溃疡、咳嗽咯血、痔疮、咽喉炎症、眼疾患者。

白带发黄有偏方

白带是妇女阴道里经常分泌的少量黏液状物质，犹如白色半透明鸡蛋清样，既无味，又无刺激性。有些人把白带视为见不得天日的淫秽之物，也有的已婚妇女把正常的白带当成病态，感到焦虑和惶惑。其实，白带也和月经一样，是女性一种正常的生理表现，它反映了女性生理健康的素质，一旦出现了白带异常的情况就要引起注意了，这里给大家简单介绍一种治疗白带异常的民间小偏方，详情来看下面的介绍。

组成：生地9克，玄参12克，当归6克，银花12克，连翘9克，黄芩9克，赤芍6克，丹皮9克，茯苓皮9克，甘草3克。

用法：用上药100倍量，浓煎3次，过滤去渣。将3次滤液混匀后浓缩即成合剂。每次服30毫升，每天2~3次。亦可以上方水煎服，每天1剂，煎2次，分2次温服。

功效：此方具有清热解毒，凉血活血的功效，对治白带异常，质稠黏有臭气，或湿热毒邪，淫伤血络颇有疗效。

这个方子由于取材天然，所以对绝大多数女性而言都不会产生副作用。对于有过敏体质或者正在处于产孕期间的女性而言，不宜使用。如果想使用要先找专业的医生，听取意见后再做决定。

在治疗女性白带困扰的时候，一定要注重私处的护理。不少女性之所以会得带下病，很重要的一个诱因就是私处卫生不达标。具体说来，应当做到以下几点：

（1）要保持局部干净，用流动的清水洗外阴，而不是用消毒液洗外阴。因为女性的生殖系统有自我保护机能，所以正常的女性没有必要频繁使用消毒液或女性私处洗液清洗外阴甚至灌洗阴道。

（2）一定要穿宽松、纯棉、吸湿的内裤，与外阴接触面不能太小，保证每天清洗。有条件的，应将内裤用开水烫，并在太阳下暴晒。

（3）平时大小便以后，一定要从前往后擦外阴，而不是从后往前擦外阴，以防将肛门处的细菌带到阴道口，引起继发感染。

（4）平时尽量少用护垫，护垫表面看是方便女性，实际是让女性偷懒。有些女性觉得分泌物多，就天天垫着护垫，而且很少更换，这样，不透气的护垫就给细菌提供了非常好的繁殖条件，从而继发感染，导致白带异常。

芡实莲子荷叶粥治白带异常

白带和阴道炎一样是让女性十分头痛的一种妇科疾病，而和阴道炎相比，白带异常比较严重，因为白带异常通常是某种比较严重的妇科疾病的表现。

王茜是某公安局的警察，因为是局里少有的女性所以平时很受大家的喜爱和照顾。最近，她却连续请假，引起了同事的关心，但是由于是妇科疾病不好开口，让她有些尴尬。原来，她最近发现自己白带增多，而且很黏稠。连带着月事也变得不再准确，所以请假去看了中医。结果诊断为带下病。

中医为她开的方子不是传统的药方，而是一个偏方。没想到，使用之后效果很好。后来，医生半开玩笑地和她说："换作别人来我还不告诉呢！"

这个偏方的具体制作方法是：取芡实60克，莲子60克，鲜荷叶一张，糯米50克。将芡实去壳，莲子去皮去心，把鲜荷叶剪成3厘米长、2厘米宽的叶片，洗干净以后，把三者加糯米一起放入砂锅里，加水500～600毫升煮熟，每日分两次服用，一般5～7天即可见效，服用时，亦可加适量砂糖调味。此方适宜于脾虚型白带增多，肠胃实热大便干燥者忌用。

我们要提醒女性朋友的是，如果出现白带异常现象，一定要先到医院就诊，明确诊断白带异常的原因后再进行治疗。如果医生诊断您的白带异常是单纯的炎症，那么可以通过上面这一食疗偏方治疗，若是某种妇科疾病，那么一定要积极进行妇科疾病本身的治疗，食疗只能作为辅助治疗。

如果想用食补治疗白带异常，则千万别吃生冷的食物，少吃白菜、白萝卜、绿茶等虚寒性的食物，可以吃些以下食品：

（1）白果仁：白果仁有补虚固涩止带的作用，适用于身体虚弱的带下病。

（2）山药、莲子：山药配莲子具有健脾益气、固涩止带的功效，可用于脾虚有湿或肾虚不固所引起的带下病。

（3）冬瓜子：冬瓜子具有利湿止带作用，适用于一般带下病。

痛经

牛奶蜂蜜，对抗痛经的强力军

痛经，是指妇女在经期及其前后，出现小腹或腰部疼痛，甚至痛及腰骶的状况，它是妇女的常见病。痛经随月经周期而发，严重者可伴恶心呕吐、冷汗淋漓、手足厥冷，甚至昏厥，给工作及生活带来一定影响。目前临床常将其分为原发性和继发性两种，原发性痛经多指生殖器官无明显病变者，故又称功能性痛经，多见于青春期少女、未婚及已婚未育者。

刘晓娴是一个很有古典气质的女人，性格也温和，在其所在的单位很有人缘。最近她遇到一件难事，平日里关心她的人都看出她的心情不太好，都来询问。可是这个难事岂能随便找人帮忙呢。一天上班时，她腹痛难忍，手捂着肚子，头上已经是大汗淋漓。同科室的同事见到之后劝她去医务室，医生诊为经痛。

她这已经是“老毛病”了，以前每个月经期都会疼痛难忍。这次发病之后，她从好朋友那里发现一个很管用的偏方。现在她坚持每晚睡前喝一杯牛奶蜂蜜水，即可缓解甚至消除痛经。

牛奶、蜂蜜和水的比例基本上按照2∶1∶3来调配即可。每天一杯，20天一个疗程。一般程度的痛经，一个月左右就会有疗效，程度重一些的45天左右会看到效果。如果一直没有效果，就不要再用，及时就医处理，此时可能不是单纯的经痛那么简单了。

为什么牛奶和蜂蜜两种如此普通的食物会有这么大的功效呢？这是因为，牛奶含钾多，而蜂蜜则含有丰富的镁，被称为镁的“亩矿”。

研究表明，钾对于神经冲动的传导、血液的凝结过程以及人体所有细胞的机能都极为重要，它能缓和情绪、抑制疼痛、防止感染，并减少经期失血量。而镁能帮助大脑中神经冲动传导以及具有神经激素作用的活性物质维持在正常水平。月经后期，镁元素还能起到心理调节作用，有助于身体放松，消除紧张心理，减轻压力。所以，牛奶蜂蜜饮对痛经的缓解作用是很好的。

痛经会影响到正常的工作和学习，给患者带来痛苦和不便。做到以下几点，可以防止或减少痛经的发生：

（1）补充矿物质。钙、钾及镁等矿物质能帮助缓解经痛。

（2）服用维生素。建议服用复合维生素及矿物质，最好是含钙并且剂量低的，一天可服用数次。

（3）经期要注意饮食调理，并尽量少食多餐。对于经血量过少的人来说，整个经期之内都不能碰触和食用生性寒凉的物品，以免寒凝血淤而痛经加重；对于经量过多的人来说，一定要远离辛辣食物，以免因为食入之后体内发热，出血更多。少食含咖啡因的食物，如咖啡、茶、巧克力等，因为其中所含的咖啡因，会使神经紧张，可能促成月经期间的不适，咖啡所含的油脂也会刺激小肠。

注意经期及性生活卫生，防止经、产期间上行感染，积极预防和治疗可能引起经血潴留的各种疾病。

美食解决痛经困扰

世界上有将近半数的妇女都有痛经的问题，当中约有近1/10的人每个月会痛上1～2天，甚至会影响到工作和其他活动。有时候这种毛病在生过孩子之后会消失，但很多时候它会一直持续下去。痛经时会伴有腹部或背部钝痛，并引起尿频和不断的排便感，有些则会出现严重的痉挛性腹痛。典型的痛经症状是月经开始时腹痛很厉害，面色苍白、手足冰冷、出冷汗、恶心、呕吐，甚至昏厥。痛经不会危害健康，但它可能是一种严重疾病的征兆。

王艳丽是一个美容专家，虽然平时从她的手下可以出现美丽无瑕的妆容，但是她也有美丽无法掩饰的痛苦。每个月总有一两天她是停工休息的，不是她事业做得大就架子大，而是因为痛经严重而不得不休息。

她的姨妈是一名养生专家，得知此事之后埋怨她不早说，于是向她推荐了两款食疗偏方。

试过几次之后，她发现自己痛经的次数变少了，又接着调理了半年，痛经症状基本消失。现在她每个月只要有工作就不会休息，敬业的口碑在业界传播开来。

这两个食疗偏方是无骨鸡汤和补血养颜黑米粥。

1.乌骨鸡汤

材料：当归、黄芪、茯苓各9克，乌骨鸡1只，红枣、枸杞、板栗各少量，盐少许。

做法：将当归、黄芪、茯苓放入洗净的乌骨鸡腹内，将鸡置于砂锅内加水煮开，然后改小火慢慢炖煮，加红枣、枸杞、板栗一起，出锅前加少许盐调味即可。

功效：此方有健脾养心、养血止痛的功效，适用于痛经体虚者。

2.补血养颜黑米粥

材料：红枣、枸杞各25克，黑米50克，红糖适量。

做法：红枣、枸杞、黑米洗净后，放入锅中，加水，用旺火煮沸后改文火煨煮，粥成时加入红糖调匀即可。

功效：此粥有养肝益血，补肾固精，丰泽肌肤的功效，适用于月经不调、缺铁性贫血者。

痛经的女性应该适当多吃些温补食物，尤其是在冬天可多吃些牛肉、鸡肉、桂圆等温补食物。中国医学认为，血得热则行，得寒则滞。月经期，饮食以烧热、温热食用为宜，忌吃生冷食品，否则易造成经血过少，甚至痛经。

妇女生理痛可服用柠檬汁

苏琪在一家广告公司担任创意总监，生活算得上一帆风顺。然而最近每月必来拜访的“好朋友”忽然闹起了别扭，时而周期不准，时而流量过多，并伴随着严重的痛经，这让苏琪吃够了苦头。几次客户看片会上不期而至的“好朋友”令苏琪又尴尬、又难过，与客户沟通也受到影响。

后来，经过朋友的介绍，苏琪选择用柠檬汁来防治痛经，效果很不错，饮用两个月后，痛感完全消失。

材料：柠檬2个，白砂糖适量，热水一壶。

做法：柠檬榨汁液，加上砂糖、热水，做成柠檬汁，在快要开始生理痛的时候饮用。

功效：常喝这种饮料，不仅能止痛还能起到预防作用。

饮用热柠檬汁解除生理痛，可能并不是对每个人都有效。但柠檬含有酸素、维生素、抗生素等，具有消炎止痛的作用，一般而言，喝热柠檬汁确实可以促进血液循环的效果，从而缓解生理痛，所以平素为寒症所困的妇女，喝热柠檬汁加蜂蜜效果会好一些。

幸福的食疗方，打破宫寒痛经

痛经的原因多种多样，但宫寒是其中最为常见的一种。当然，也不排除先天体质虚寒者。但是，绝大多数女性都是因为过食生冷、腹部受寒等原因而导致胞宫失养而生宫寒，从而引发痛经的。

如果忽视宫寒痛经，或者拖着不治疗的话，可能会导致病理性闭经；严重的还会造成不孕，或妊娠后胎儿发育迟缓等。所以，一旦发现自己受到了寒气的侵害，就要立即治疗，切勿延误。

王彩霞是某商场的总台服务员。平日里出于工作需要，经常在服务台处理事务。一到每个月的那几天她就会犯愁，因为自己经常小腹疼，月经期尤甚，经血发黑且少，有时候还有血块。一到痛经的时候，工作时就无法集中精力，因为浑身没劲，所以整个人都恨不得趴在桌子上。有不少次被领导发现，以为她又在偷懒，很是委屈。后来去中医院就诊，医生告诉她，她的情况属于宫寒。在提醒她一些注意事项之后，向她推荐了几款食疗方来调养，用后效果不错。

这些被推荐的偏方依次是：

（1）黑豆蛋酒汤：黑豆60克，鸡蛋2个，黄酒（米酒）100毫升，共煮汤喝。具有调中、下气、止痛的功效，适用于气血虚弱型痛经。

（2）姜艾薏苡仁粥：干姜、艾叶各10克，薏苡仁30克。将前两味水煎取汁，用此汁液与薏苡仁共煮粥食用，具有温经、化淤、散寒、除湿的功效，适用于寒湿凝滞型痛经。

（3）姜枣花椒汤：生姜25克，大枣30克，花椒100克。将生姜去皮、洗净、切片；大枣洗净、去核，与花椒一起放入瓦煲中，加水1碗半，用文火煎至大半碗，去渣取汁，每日1剂。具有温中止痛的功效。

对于有宫寒但是想要宝宝的女性而言，除了要按方治疗调养之外，还要在平时的生活中多加注意。

第一，注意不可过食生冷寒凉，注意保暖。

第二，可以适当服用中草药温阳化气，固本添精，调理冲任。

第三，经期要保持饮食均衡：少吃过甜或过咸的食物，因为它们会使你胀气并且行动迟缓，应多吃蔬菜、水果、鸡肉、鱼肉，并尽量多餐。

第四，还可以适当服用维生素。许多病人在每天摄取适量的维生素及矿物质之后，很少发生经痛，所以建议服用综合维生素及矿物质。虽然不是药物但也要注意适量，过量服用维生素同样会给身体带来负担。

最后提醒大家注意一点，女性应该少食含咖啡因的食物，像咖啡、茶、巧克力里面都含有的咖啡因，会使你神经紧张，可能促成月经期间的不适，咖啡所含的油脂也会刺激小肠。

红糖姜水，治愈痛经的经典偏方

艾晓辉刚开始来月经的时候，因为有妈妈在身边，在妈妈的呵护下，艾晓辉顺利地度过了这一时期。

后来，艾晓辉到了外地上学，寄宿在学校。离开了妈妈的艾晓辉，根本不懂得保护自己。每次来月经的时候，不但跟平常一样吃冰淇淋、辣味火锅，而且还用冷水洗衣服。一两次好像也没什么，只是觉得下腹部不舒服。而长期如此，艾晓辉竟然出现了痛经，连续三四次都疼得要命，还出现上吐下泻等症状。没有办法，艾晓辉只得去医院，做完B超后，医生说没什么大的问题，就是子宫内壁有点薄，受凉了。于是给艾晓辉开了元胡止痛片、补血、乌鸡白凤丸等药。第一次吃了有用，可是后来也不起作用了。

有一年冬天，单位放假，艾晓辉正好在家里时来了月经。当时艾晓辉脸色蜡黄，满头大汗，疼得艾晓辉在炕上打滚。妈妈看了心疼，却没有办法，就把奶奶叫来。奶奶一见艾晓辉这个样子，就说："孩子是凉着了，给弄碗红糖姜汤喝，暖暖身子就好了！"奶奶再三叮嘱：一定要红糖，不能用黄糖或是白糖。于是，妈妈就把红糖和姜熬上，熬了一大碗黑糊糊的东西要艾晓辉喝，艾晓辉看了都反胃，可是没有办法，硬着头皮喝下去。过了一会儿，不但肚子不疼了，而且脸色也红润了。

后来，每次来月经的时候，艾晓辉只要感觉不舒服，就熬上一碗红糖姜汤，之后再也没有出现过痛经，而且还很少感冒了。

民间流传着很多治疗痛经的偏方，其中最普遍、最常用的方法就是喝红糖姜汤，这种方法对寒性痛经非常有效。红糖，又名黑糖、赤砂糖，它是一种未经提炼的糖。中医常以红糖入药，具有补血、散淤、暖肝、祛寒等功效，尤其适合产妇、儿童贫血和月经不调时食用。生姜有补中散寒、缓解痛经的功效。二药合用，能补气养血，温经活血，适用于胞宫虚寒、小腹冷痛、量少色暗者。

现代医学研究证实，红糖中含有麦角新碱，可促进子宫收缩，帮助淤血的排出，具有暖宫的作用。同时红糖中还含有丰富的铁，是补血佳品。

双花齐下，止痛不再为难

很多女性认为痛经没什么大不了的，忍两天就过去了，却不知道痛经是很多妇科疾病的表现之一。如果蒙混过关，或者置之不理，很可能会引发更加严重的病症。

胡涟今年29岁了，过去月经一直很正常，也没有痛经问题。可是自她两年前在医院里做了剖宫产后，就开始有痛经。特别是月经开始的第一二天，下腹部同时也有坠胀。到后来，疼痛越来越剧烈，腹壁切口下段也摸到了硬块，每次来月经硬块就会逐渐增大，月经结束后硬块就会缩小。胡涟去过很多家医院，说是慢性盆腔炎，用了药也没有改善。后来使用了月季花茶这个偏方才有所好转。

夏秋季节摘月季花花朵，以紫红色半开放花蕾、不散瓣、气味清香者为佳品。将其泡之代茶，每日饮用，具有行气、活血、润肤功效，适用于月经不调，痛经等症。

除了月季花茶之外，红花酒也是不错的选择。我们可以先准备红花200克，低度酒1000毫升，红糖适量。然后再将红花洗净，晾干表面水分，与红糖同装入洁净的纱布袋内，封好袋口，放入酒坛中，加盖密封，浸泡7日即可饮用。每日1～2次，每次饮服20～30毫升，具有养血养肤，活血通经功能，适用于妇女血虚、血淤、痛经等症。

为什么会选择此两种材料来治疗痛经呢?

因为月季花有活血调经、消肿解毒之功效，行气止痛的作用很明显，所以，早在唐朝时期就被广泛应用于药材中。在古代医学书籍《金匮要略》中，已经有关于红花活血化淤、通窍止痛的记载。而且，现代医学研究发现，红花能有效抑制血小板的凝结功能。

此外，对于一些女性痛经时自行服用止痛药物的情况，专家提醒，痛经特别严重者并非不能服用止痛药来暂时缓解疼痛，但是要到医院进行检查，在医生的指导下服用药物。而不能单凭自己的感觉选择服用的剂量，这样做是十分危险的。

闭 经

闭经再开首选柏子仁、丹参

闭经，分为生理性闭经和病理性闭经两种。前者属于女性生理功能的正常现象，多在45～50岁发生，后者多是由于疾病或其他非怀孕原因而停经的现象。

张小娴19岁时无故闭经8个月，白带几乎没有。她月经初潮是在13岁的时候，自从那时候开始，每次月经的量都偏少，色红，有的时候还有血块，平时白带不多。某年因参加会考，学习紧张而致闭经。其形体稍胖，B超探查：子宫略小。平时经常感觉烦热口渴，小便颜色偏黄。后来去医院诊断为肝肾阴虚，服用一些对症药物之后，白带趋于正常，但是依旧处于闭经状态。后来使用了柏子丹参的草药偏方，才重新见红。

这个偏方的使用步骤为：

组成：柏子仁、丹参、熟地、川续断、泽兰叶、川牛膝、炒当归、赤白芍各10克，茺蔚子、生茜草各15克，炙鳖甲（先煎）9克，山楂10克。

用法：先把上面的药一起放在水里泡上30分钟。然后再用大火煮沸，换成小火后再次煮沸即可完成第一步骤。第二步就是一丝不苟地重复第一步。然后，将两次得到的药合并在一起，整个制作流程就完成了。服用的时候，饭后半小时温热服用，每日1剂。

本方主要着重在心肾子宫论治，所以方中集合了补肾、宁心、调宫三个方面的药物。方中用柏子仁、丹参者，就在于宁心安神。又集合熟地、川断、牛膝、炙鳖甲者，大补肝肾之阴，使癸水充实，肾阴足，癸水充，则月经自来。

鸡内金：治疗闭经有奇功

现代女性常常为了使身材苗条而缩减饮食，殊不知骤然间的大量减食，体重减轻，往往会造成闭经。闭经时间过长，由于内分泌调节失常，生殖器官便会发生萎缩，将影响生育功能。

对于闭经时间较长，身体消瘦，而无血色，不思饮食，属于脾胃虚弱症候的，可以在以党参、茯苓、白术、当归、甘草补气，柴胡、赤芍、川芎、香附、枳实、川牛膝等行气，桃仁、红花、熟地黄、川芎、白芍等活血补血为主的情况下，佐以鸡内金粉内服，疗效更佳。或以山楂60克，鸡内金10克，红花10克，红糖30克，水煎服，每日1剂。

凡是杀过鸡的人都知道，鸡"胃"内有一层金黄色的角质内壁. 也叫鸡肜皮、鸡盹皮。将其趁湿剥离后，洗净晒干，就是一味中药——鸡内金，研末生用或炒用都可以。当然，鸭内金、鹅内金也可以入药，但是效果都不如鸡内金好。

清代著名医家张锡纯所著的《医学衷中参西录》中载有"鸡内金为治女子干血痨要药"，这里所说的干血痨，就是一种顽固性的闭经。他认为鸡内金健脾以助生化之源，能使气血生成旺盛，血海充溢，自然就没有闭经的担忧了。并且对于淤滞不通的，还可以起到活血化淤的目的。更神奇的是，鸡内金不但能消除脾胃之积，而且脏腑经络无论何处有积，皆能消之。句号用鸡内金治疗闭经，不用担心活血通经治疗太过。

引起闭经的原因很多，除查明原因，给予对症治疗外，饮食也应遵循此原则。

闭经最好不要吃那些食物？比较常见的有大蒜、大头菜、茶叶、白萝卜、咸菜、榨菜、冬瓜等，这些食物会阻碍身体滋养经血，多食会造成精血生成受损，使经血乏源而致闭经，所以应该忌食。

此外，各种冷饮、拌凉菜、寒性水果、寒性水产品等食物用后可引起血管收缩，加重血液凝滞，使经血闭而不行，也不要吃。

再者如鸡肉、甲鱼、青鱼、草鱼、虾、带鱼、蚬子、蟹、奶油、巧克力等，这些含有较高蛋白质、胆固醇的食物，会进一步增加脂肪堆积，加重肥胖，阻塞经脉，使经血不能正常运行，所以也在少食之列。

胡萝卜也不宜吃，因为胡萝卜虽然含有较丰富的营养，但其有引起闭经和抑制卵巢排卵的副作用，欲生育的女性多食则不容易怀孕，所以说胡萝卜不仅不能吃，还是上述所列举的诸多食物中最不应该去吃的。

9种食疗方防治闭经

闭经是指女孩子年过18岁尚未来潮，或者妇女在建立了正常的月经周期后，停经6个月以上。中医认为，闭经是由以下原因引起的：肝肾不足、气血虚弱、阴虚血燥、气滞血淤、痰湿阻滞。

《本草纲目》里介绍的关于防治闭经的食物有很多，如芝麻、莲子、龙眼肉、荔枝、桑葚、蜂蜜、菠菜、金针菜、黑木耳、芦笋、番茄、牛奶、乌鸡、羊肉、猪蹄、猪血、驴肉、鹌鹑蛋、甲鱼、海参、当归、阿胶、何首乌、枸杞、白芍、熟地黄等。

下面给大家介绍几个常用闭经食疗方。

1.姜蒜炒羊肉丝

材料：净羊肉250克，嫩生姜50克，甜椒2个，青蒜苗50克。

制法：上述各味洗净置油锅煸炒，兑入芡汁，佐餐当菜，随意食用，当日吃完。

功效：滋补肾阳。

适应证：闭经，属肾阳虚弱者，症见月经后期量少逐渐至经闭，腰酸腿软，头晕耳鸣，肢冷畏寒。

2.桂圆粥

材料：桂圆25克，粳米100克，白糖少许。

制法：将桂圆同粳米共入锅中，加适量的水，熬煮成粥，调入白糖即成。

功效：补益心脾，养血安神。

适应证：尤其适用于劳伤心脾，思虑过度，身体瘦弱，健忘失虑，月经不调等症者。

注意：喝桂圆粥忌饮酒、浓茶、咖啡等物。

3.红花黑豆糖煎

材料：红花15克，黑豆250克，红糖120克。

制法：上三味水煎服，去红花后，食豆饮汤。每日1剂。

功效：活血，散淤，通经。

适应证：闭经，属气滞血淤型偏重血淤者，症见月经数月不行，小腹疼痛拒按，舌边淤点，脉沉弦或涩。

注意：红花黑豆糖煎剂对子宫有显著兴奋作用，大剂量服用可使子宫收缩率增加。

4.蒸柏子仁猪肝

材料：柏子仁10克，猪肝150克。

制法：将猪肝洗净，切口装入柏子仁，上锅蒸熟。每次以25毫升黄酒温服。每日1剂，分2次服。

功效：补气，养血，通经。

适应证：闭经，属气血虚弱型者，症见面色少华，心悸气短，发色不泽易脱落，食欲缺乏，舌红苔少。

注意：对于血虚引起闭经的患者，服用本品效果极佳。

5.清炖鳖甲白鸽

材料：鳖甲50克，白鸽1只。

制法：将白鸽洗净，鳖甲打碎，装入白鸽腹内，放入砂锅内，加水适量，炖熟后调味服用。隔1天服1次，连服1周为一疗程。

功效：养阴清热调经。

适应证：闭经，属阴虚血燥型症，症见月经量少、色淡，五心烦热，两颧潮红，夜间盗汗，舌红苔少，脉细数。

6.桃仁牛血汤

材料：桃仁10～12克，鲜牛血（血已凝固）200克，食盐少许。

制法：将牛血切块，与桃仁加清水适量煲汤，食时加食盐少许调味。

功效：破淤，行血，通经。

适应证：闭经，属气血淤滞型者，症见月经数月不行，小腹疼痛，舌紫暗，脉涩。

7.香茶菜汤

材料：香茶菜（产于江南，又名蛇通管、铁菱角）全草（包括根）30克，酒。

制法：将香茶菜洗净切碎，加水、酒各半煎汤服用。每日1剂。

功效：活血，散淤，通经。

适应证：气滞血淤型闭经。

8.山楂汤

材料：生山楂肉30克，红糖适量。

制法：水煎服。每日1剂，连服5~7剂。

功效：破气行淤，消积化滞。

适应证：气滞血淤型闭经。

9.二子红花茶

材料：枸杞30克，女贞子24克，红花10克。

制法：将上述3味放入茶壶中，用沸水冲泡，代茶饮用。每日1剂。

功效：补肾益肝，活血通经。

适应证：肝肾阴亏型闭经。

草药偏方巧搭，多样闭经不担忧

中医认为闭经是由于肝肾不足、气血亏虚、血脉失通所致，有虚实之分，虚者多因气血不足和肾虚，实者多由寒凝、气滞和血淤。治疗上，因气血不足则应补益气血；因肾虚则需补益下元；因寒凝则需温经散寒；因气滞则需疏肝理气；因血淤则需活血化淤。可根据不同症状实行辨证施治。

肝肾不足型：年逾18岁尚未行经，或月经推迟、量少渐至闭经，体质瘦弱，腰酸腿软，头晕耳鸣，舌淡红苔少，脉沉弱，治宜补肾养肝调经。

方用归肾丸加味：熟地、山药、山茱萸、茯苓、当归、枸杞、杜仲、菟丝子、何首乌、鸡血藤各12克。水煎服，每日1剂。

菟丝子辛甘微温，必缓气和，善入肾经，阴阳并补，若与鹿茸、附子、枸杞子、巴戟天等配伍，能温肾阳。与熟地、山萸肉、五味子等到同用，可滋肾阴，故常于肾虚腰痛耳鸣、阳痿遗精、消渴，不育、淋浊带下、遗尿失禁等症。

鸡血藤性温味苦甘，归肝经，有行血补血、调经、舒筋活络等功效，可治疗月经不调、经行不畅、痛经、血虚经闭等妇科病以及风湿痹痛、手足麻木、肢体瘫软、血虚萎黄等。

痰浊内阻型：闭经，形体肥胖，面色浮黄，胸闷脘胀，嗜卧多寐，头晕如裹，舌苔白腻，脉象滑而沉。治宜燥湿化痰，行滞通经。

方用苍附导痰汤加味：茯苓、丹参、牛膝各12克，苍术、香附、半夏、枳壳各10克，陈皮、甘草、生姜各6克。水煎服，每日1剂。

牛膝在《本草备要》的记载：酒蒸则益肝肾，强筋骨，治腰膝骨痛，足痿痉挛，阴痿失溺，久疟，下痢，伤中少气，生用则散恶血，破症结，治心腹诸痛，淋痛尿血，经闭难产，喉痹齿痛，痈疽恶疮。枳壳能使子宫的收缩频率增加。

气滞血淤型：闭经，精神抑郁，烦躁易怒，胸胁胀满，少腹胀痛拒按。舌边紫黯或有淤点，脉沉弦或沉涩。治宜理气活血，祛淤通经。

方用血府逐淤汤加减：当归、地黄各15克，赤芍、泽兰、牛膝各12克，桃仁、三棱各10克，红花、川芎、元胡各6克，肉桂3克。水煎服，每日1剂。

赤芍的功能主治清热凉血、散淤止痛，用于温毒发斑、吐血衄血、目赤肿痛、肝郁胁痛、经闭痛经、症瘕腹痛、跌扑损伤、痈肿疮疡。泽兰的功能主治是活血化淤、行水消肿，用于月经不调、经闭、痛经、产后淤血腹痛、水肿。

血量失常

母鸡艾叶汤，让血量变正常

女性正常的月经出血应为20～60毫升，超过80毫升为月经过多。以卫生巾的用量大概估计，正常的用量是平均一天换四五次，每个周期不超过两包（每包10片计）。假如用3包卫生巾还不够，而且差不多每片卫生巾都是湿透的，就属于经量过多。

张婕在自己的家乡开了一家小饭店，生意红火，家庭也美满。只是由于平日里过于疲累，致使她自己的身体出了一些问题。连续几个月下来，经血都不太正常，不管是白天还是晚上量都很多。这让她有些害怕。因为失血过多，所以，白天干活的时候都感觉手上没劲，腰部空空的。而且，如厕的时候还会发现小的血块。

为了改善这种情况她去看了中医。医生推荐她采用母鸡艾叶汤来调养身子，并对她的病情进行了分析。医生告诉她月经中有血块是体内分泌失调引起的周期性变化。脱落的子宫内膜和血液混合在一起，而组成了经血。如果有较大的内膜脱落，即有血块，属于正常的生理现象。但如果子宫内膜有感染的情况下，会有出血增多，腹痛等现象。

这里推荐的偏方是母鸡艾叶汤，具体的制作方法是：先准备老母鸡1只，艾叶15克。然后将老母鸡洗净，切块，同艾叶一起煮汤，分2～3次食用，月经期连服2～3剂。此方有补气摄血、健脾宁心的功效。张婕在使用此方之后两个月，经血量明显减少，基本保持在正常值的范围了。

事实证明，本方适用于体虚不能摄血而致月经过多，心悸怔忡，失眠多梦，小腹冷痛等症状。

女性如果遇到类似情形，要想让血量恢复正常，还要在生活饮食中做出努力才行：

（1）不宜多吃盐。吃盐过多会使体内盐分和水分贮量增多，月经来潮前夕会发生头痛、激动和易怒等症状，应在来潮前10天开始吃低盐食物。

（2）不宜饮浓茶。浓茶中咖啡因含量较高，会刺激神经和心血管容易产生痛经、经期延长和经血过多，同时浓茶中鞣酸会使铁吸收出现障碍引起缺铁性贫血。

（3）不宜坐浴。月经期宫颈口微开，此时采用坐浴和盆浴很容易使污水进入宫腔内从而导致生殖器官发炎。

（4）不宜穿紧身裤。如果月经期间穿臀围小的紧身裤会使局部毛细血管受压从而影响血液循环，并增加会阴摩擦，很容易造成会阴充血水肿。

经血过多不用愁，小蓟头来帮忙

月经过多又称为“经血过多”或“经水过多”，是指月经周期正常，而经量及持续时间超过正常范围。月经过多可发生在产后、人流后、置环后，也可发生在青春期、更年期，或继发于器质性疾病，如子宫肌瘤、子宫内膜异位症、子宫内膜息肉、炎症及全身性疾病等，须认真对待。

月经过多除了量多外，还指来的天数多和来的次数多，影响正常生活，对妇女来说是很麻烦、很苦恼的事。

这里向大家推荐一道控制月经经血量的小偏方，具体的治疗方法是：准备小蓟头10个、绿豆21粒。用法：绿豆破4～6瓣与小蓟头水煎，每日一剂，一次服下，连服三剂。

小蓟头，是指秋后小蓟结子部分的毛球，此方对月经过多、产后大出血有特效，古称救命方。

因月经失血，尤其是月经过多者，每次月经都会使血液的主要成分血浆蛋白、铁、钾、钙、镁等流失。因此，在月经干净后1～5日内，应补充蛋白质、矿物质及补血的食品。选用既有美容又有补血作用的食品，如牛奶、鸡蛋、鸽蛋、鹌鹑蛋、牛肉、羊肉、猪蹄、芡实、菠菜、桂圆肉、胡萝卜、苹果、荔枝肉、樱桃等。

芙蓉、牡蛎都能治经血过多

中医认为月经过多的主要原因在于冲任损伤，不能固摄所致。月经过多者要根据气候环境变化，适当增减衣被，不要过冷过凉，以免招致外邪，损伤血气，引起月经疾病。注意饮食应定时定量，不宜暴饮暴食或过食肥甘油腻、生冷寒凉辛辣香燥之品，以免损伤脾胃而至生化不足，或聚湿生痰或凉血、灼血引起月经不调。

这里为广大女性朋友推荐的偏方有两个，一个是牡蛎瘦肉粥，一个是芙蓉莲蓬饮。

1.牡蛎瘦肉粥

材料：鲜牡蛎250克，猪瘦肉100克，淀粉、精盐各适量。

做法：将牡蛎洗净切成片，猪瘦肉洗净切成薄片，然后将牡蛎片和猪瘦肉片拌上淀粉，放入开水锅中煮沸，再改用小火慢炖，至肉熟烂时加精盐调味即成。佐餐食用，饮汤吃肉。

功效：此方有滋阴健脾、益气补体的功效，适用于阴虚内热所致的月经过多。

2.芙蓉莲蓬饮

材料：木芙蓉花15克，莲蓬15克，冰糖15克。

做法：以上前2味加水煎汤，去渣取汁，加入冰糖，代茶频饮。

功效：此方具有清热凉血、消肿解毒的功效，适用于月经过多。

这两个偏方虽然主治相同，但是可以依照不同的体质状况进行选择。脾虚、肠胃不太好的女性朋友可以选择第一种，体内有湿热之气，经期内有水肿现象的女性朋友可以选择第二种，对症而治，更加有效。

枸杞炖羊肉，美味中调节月事

这里为大家推荐的偏方是枸杞炖羊肉。这个偏方始传于坝上草原，据说是明朝末年民间盛传的一款食疗秘方，对女性经血过多有很好的治疗效果。

材料：羊腿肉1000克，枸杞50克，调料适量。

做法：将羊肉整块用开水煮透，放冷水中洗净血沫，切块；锅中油热时，下羊肉整块，用开水煮，姜片煸炒，炝锅翻炒后倒入枸杞子、清汤（2000毫升），食盐、葱，烧开，去浮沫，文火煮1～1.5小时，待羊肉熟烂，去葱、姜，入味精，食肉喝汤。

此方在调解经血的同时可以起到补肾作用。有的女性朋友可能会奇怪：男人要补肾，女人也要吗？

答案是肯定的。而且女人的肾与女性的生理健康密切相关，所以，不少女性生理期内出现的很多不良症状都是由于肾虚或者肾亏而引起的。

在精神方面，由于情绪可以影响丘脑下部的内分泌调节功能，导致月经失调，经量过多。所以，如果情志不畅，肝失疏泄功能，就可引起月经过多。因此，保持情绪舒畅可防止月经失调和月经过多。

来红太少勿忧心，对症治疗效好

月经过少是指月经量少，1～2日即净，或点滴即止，经色淡红，面色无华，皮肤干燥，头晕目眩，心悸不寐，小腹空痛，手足不温，舌淡，脉虚细，多属血虚型。

这里大家推荐一款食疗偏方，其主要的制作方法为：准备砂仁20克，发酵面3000克，白糖1100克，熟猪油1000克，苏打粉20克。将砂仁去灰、壳，洗净烘干研末。白糖、砂仁末、苏打粉放入发酵面中反复揉匀后放几分钟，再进行揉匀；搓成长圆条，切成80个面剂，立放于案板上依次排好刷熟猪油做成荷叶形，入笼用旺火在开水锅内蒸10分钟。本方适用于痰湿所致之月经过少。

经量少传统理论认为辨证当分虚实，虚有肾虚、血虚、阴虚、阳虚，实有寒凝、气阻、痰凝。长期的临床经验认为月经后期，月经量少虽有虚实之分，但以虚为主，肾虚血亏，冲任不调是其主要病机。因为月经是通过肾—天癸—冲任—胞宫轴来调节的，其中任何一个环节出现异常，都会引起月经量过少。像上述偏方中所治疗的月经过少就是针对痰湿体质的女性而设计的。所以，此偏方，对于其他体质的女性可能不会收到明显的治疗效果。

还有的女性是由于多次刮宫损伤气血源，才导致月经过少。这种情况下的调养不是一两个偏方可以解决的，最好到专科医院，依据宫内的详细病症情况决定治疗方，切勿擅自做主尝试其他方剂，以免使病情变得更加复杂。

此外，月经量少的女性，在选择治疗方法之前，还要确定是卵巢还是脑垂体的激素是否出了问题。其次要制基础体温制图，以观察是否有排卵，或是否出现黄体酮不足的情形。还可进行超音波检查，检查子宫内膜厚度及是否排卵。同时减少生活上的压力也有助于月经正常。

崩漏

枸杞散治崩漏，恢复你的好气色

崩漏是月经的期与量严重紊乱的一类月经病，是指经血非时崩下不止或淋漓漏下不尽。本病主要是由于致病因素损伤冲任，固摄失职，血失统制而引起，临床以阴道出血为其主要表现。来势急，出血量多的称崩；出血量少或淋漓不断的称漏。西医的功能性子宫出血，女性生殖器炎症，肿瘤等所出现的阴道出血，皆属崩漏范畴。崩漏是妇女月经病中较为严重复杂的一个症状。

本病以青春期妇女、更年期妇女多见，多因血热、气虚、肝肾阴虚、血淤、气郁等损及冲任，冲任气虚不摄所致。治崩要以止血为先，以防晕厥虚脱，待血少或血止后，可审因论治，亦即急则治其标，缓则治其本的原则。

下面推荐一款枸杞散，以供参考。

此偏方的具体制作方法为：取枸杞叶和嫩茎适量，将其洗净，用开水稍烫，滤干水分，切细，晒干，入锅用小火炒成黄褐色，装瓶密封，备用。每次取6克，放入茶杯中，开水冲泡即可。

枸杞散可补虚益精、清热止渴、祛风明目，适用于虚劳发热、热毒疮肿、烦渴、崩漏带下等症。

平时预防崩漏，应注意身体保健。要增加营养，多吃含蛋白质丰富的食物以及蔬菜和水果。在生活上劳逸结合，不参加重体力劳动和剧烈运动，睡眠要充足，精神愉快，不要在思想上产生不必要的压力。这对于崩漏的防治很有效。

去火止血用大黄，女性健康有保障

李某是某化妆品公司的职员。因暴饮暴食出现中上腹隐痛，解柏油样便3次，量较多，送医院急诊，查大便潜血，胃镜示“急性胃黏膜病变出血”。予抗酸止血补液等对症治疗后，大便量及次数减少，黑色成形，上腹部仍有隐痛。使用了一些药物治疗之后发现没有明显效果,最后尝试了中草药的治疗偏方，效果很好。用药两周，病情稳定，又1周后，未再发现便血。之后不久病症便痊愈了。

这里所指的治疗方就是大黄。具体的使用方法是：准备生大黄30克，将其研成粉末，每次1.5克，温开水冲服，每日3次。如服药后腹泻次数较多者，可改为每日2次；明显腹痛腹泻时，则停服。同时中等量以上出血，予以补液、禁食1～2天；大量出血时予以补血。

本方具有清热泻火，凉血止血作用，常用于治疗吐血紫暗或呈咖啡色，甚则鲜红，常混有食物残渣，大便色黑如漆，口干口臭，喜冷饮，或胃脘胀闷灼痛，舌红苔黄，脉滑数。

大黄，又名川军，是抗菌、抗病毒、利胆、收敛、消炎、止血、补益、免疫双向调节、抗衰老、美容、降脂减肥、活血化淤、净化血液、抗肿瘤的良药。我国历代医家对大黄都很重视，将它与人参、熟地、附子一起，称作药苑的“四大金刚”，推为“药中张飞”。南北朝时医家陶弘景说：“大黄，其色也。将军之号，当取其骏快也。”形象地说明了大黄在防治疾病中推陈荡涤的药理作用。

此方在使用期间不宜长期食用葱白、韭白及萝卜。

三七治崩漏，经期正常不是梦

崩漏指非行经期阴道大量出血或淋漓不净，属于现代医学无排卵期子宫功能性出血，简称功血。主要症状有不规则子宫出血，月经周期紊乱，经期长短不一，出血量时多时少，甚至大量出血；或先有停经数周或数月，然后发生出血，血量往往较多，持续二至三周或更长时间，不易自止。

长期出血或经量过多可出现贫血貌，妇科检查无异常。

这里为女性朋友推荐的治疗崩漏的偏方是三七粉。具体方法是：三七研细末，每次冲服 1.5 ~ 3 克，日 2 次。功效：散淤止血，消肿定痛。

因为三七粉含止血活性成分田七氨酸，能缩短凝血时间和凝血酶原形成时间，显著降低毛细血管通透性，增加毛细血管的坚韧性。并同时存在溶血和抗溶血两类皂苷成分，有显著抗凝作用，能抑制血小板功能，促进纤溶作用，因此可用于崩漏、经期延长、吐血、衄血、二便下血等体内外各种出血症。

细读妙方两则，杜绝崩漏出血

不同年龄阶段妇女患崩漏的病机和治疗不一样，如青春期患者多属天癸初至，先天肾气不足，治疗以补肾为主，调整月经周期。育龄期患者多见肝郁血热，治疗以疏肝理气，调补肝肾为主，调节月经周期。更年期患者多因天癸渐衰，肝肾亏损，或脾肾虚弱，治疗宜补益肝肾或健脾益肾，顺利渡过更年期。因此掌握年龄与崩漏的关系，对崩漏的治疗极为重要。

下面为大家推荐两道流传甚广的食疗方，一个是荆芥穗水饮，一个是乌贼骨水饮。

前者的使用方法是：准备荆芥穗 10 ~ 25 克，水煎服；或炒炭研末冲服，每服 3 ~ 5 克。此方具有祛风解表，宣毒透疹，止血的功效。

这是因为生荆芥可缩短凝血时间，荆芥炭中挥发油成分能缩短出血和凝血时间，其中脂溶性成分止血作用最强，通过体内凝血、抑制纤溶活性双重作用和激活外源性凝血系统而起到止血作用，用于崩漏及月经过多、经间期出血、吐血、衄血、便血、尿血等，随症配伍。

后者的使用方法是：准备乌贼骨 10 ~ 20 克，水煎服；或墨囊烘干，研细末，每服 1 ~ 2 克，每日 2 次。

这个方子有收敛止血，固精止带，制酸敛疮的功效，主要用于崩漏下血、肺胃出血、外伤出血等多种出血症。

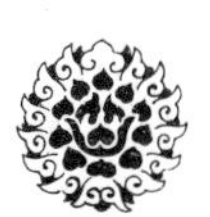

盆腔炎

想治盆腔炎，先喝暖宫汤

盆腔炎是由一种由病原体所致的混合性感染。常常会因为患者体质等多方面的原因而延长病程。而且，由于其发病初期症状多不明显，且病程较长，所以很多患者都不知道自己究竟是什么时候得了盆腔炎。

蔡琴琴今年 35 岁，自 5 年前自然流产后，时常感觉小腹疼痛，腰痛，白带量多、清稀，经妇科检查确诊为“盆腔炎”。曾经抗生素及物理治疗好转。2 年前因人工流产而症状加重，下腹发凉，伴有阴道出血。查其面色黄白，舌质暗红。考虑为寒湿凝滞，淤血内停，投以传统中草药治疗方治疗。5 剂后阴道出血停止，稍有腹痛，继服 15 剂后而愈。

她所选择使用的偏方取材天然，所以痊愈之后也没有对身体造成其他不良影响。

这个偏方的具体制作过程是：先准备橘核9克，荔枝核9克，小茴香9克，葫芦巴9克，延胡索9克，五灵脂9克，川楝子9克，制香附9克，乌药9克。将以上所列举的药品用水浸泡之后再烧开，像煮粥一样，整个煎煮的过程大概需要40分钟，得到的汁液即为药液。煎完后以同样的做法重复再做一次。前后药液倒入同一个容器中，服用时，可以将其均分为3～4份，每次饮用1份即可，饭后服用比饭前服用效果更为显著。

本方具有疏散寒湿，温暖胞宫，行气活血，化淤止痛作用。常用于治疗慢性盆腔炎属下焦寒湿，气血凝结者，或用于宫冷不孕等证。

方中橘核、荔枝核、茴香、葫芦巴温经散寒以除下焦寒湿；制香附、川楝子、乌药、延胡索、五灵脂行气活血，化淤止痛。诸药合用，则温经散寒，行气活血，化淤定痛，适用于下焦寒湿之慢性盆腔炎。

根据现代药理研究，方中橘核、香附、川楝子等均有抗菌抗炎的作用，橘核、香附还有抑制子宫的作用，乌药具有抗组胺作用。故本方除适用于下焦寒湿型慢性盆腔炎之外，对于寒湿带下，宫冷不孕等证，也有良好的治疗作用。

复方红藤煎，治愈盆腔炎

很多人都认为急性病比慢性病稍微好对付一些，其实，不管是哪种性质的发病都是不能忽略的。急性病在某种特殊情况下，更为紧急，如果耽搁了治疗的时机也许会发生不可挽回的严重后果。对于关乎女性人生幸福大事的妇科病而言，更是如此。

蒋莉莉始呈急性盆腔炎，经治未彻底，复因劳累发作，有低热，小腹疼，带下较多，色黄质黏稠，有臭气，腰酸神疲，胸闷烦躁，腹胀气多，大便多偏干，但有时溏薄，在当地卫生院用抗生素治疗没有显著效果。后经人介绍采取中医调治法治疗。前后服药10余剂，病情基本痊愈。为了巩固药效，又坚持服用了5剂，之后都没有复发。

此方的具体内容和使用方法是：先准备红藤、败酱草各20克，丹参、赤白芍各12克，蒲公英30克，广木香9克，苡仁30克，延胡12克，寄生12克，土茯苓15克，山楂10克，五灵脂10克。将上药用水浸泡半小时后大火煮开，换小火煮透之后，放置一处。再以相同材料相同作法重新制作一遍。两次得到的药品放在一起才是最终的药剂。如果不习惯药的味道也不要随便加糖之类的物品，以免影响药效。最好每天服用一碗，7天为一个疗程。

本方具有清热利湿，化淤止痛作用，常用于治疗急慢性盆腔炎，症见腰酸，少腹一侧或两侧隐隐作痛，劳累则加剧，或伴带下较多，色黄白，质黏稠，或伴低热，神疲乏力。

本方药是以复方红藤煎衍化而来，方中以红藤、败酱草为主药，红藤又名大血藤，具有明显的活血通络的作用，同时亦有一定的清利作用；败酱草清利湿热，败脓祛毒。两者结合，故为治疗急慢性阑尾炎的方剂，我们用来治疗急慢性盆腔炎，同样获效。急性盆腔炎的湿热淤毒极为明显，常伴有发热，故应加入蒲公英、土茯苓等以助清解，同时又加入丹参、赤芍、延胡、五灵脂化淤止痛；茯苓、苡仁以除湿浊。慢性盆腔炎以气滞血淤为主，湿热为次，脾弱肾虚亦逐渐上升，故治疗中红藤、败酱草虽亦为主，但应重用丹参、赤芍、五灵脂、延胡、广木香等，茯苓、苡仁等利湿浊排脓以佐之。鉴于慢性盆腔炎病程长，反复发作，脾弱肾虚者多，且逐渐上升，故应在治疗慢性盆腔炎时加入寄生，或者再加川断以补肾，广木香、茯苓以健脾利湿。本方虚实兼顾，寒热同调，为临床上治疗盆腔炎的验方。

盆腔炎的日常生活保健要点主要有以下几点，希望广大女性朋友多加留心：

首先，要注意个人卫生，加强经期、产后、流产后的个人卫生，勤换内裤及卫生巾，避免受风寒，不宜过度劳累。

其次，经期内要避免性生活。月经期忌房事，以免感染。月经垫要注意清洁卫生，最好用消毒卫生纸。

再次，要多喝水。因为盆腔炎容易导致身体发热，所以要注意多喝水以降低体温。

最后要避免不必要的妇科检查。这样是为了减少感染的机会，以免引起炎症扩散。

三七鸡能治慢性盆腔炎

在中医学中，盆腔炎为“热疝”、“带下”等病症范畴。

慢性盆腔炎是指妇女的内生殖器及其周围的结缔组织、盆腔腹膜发生的慢性炎症。一般为急性盆腔炎未能彻底治愈，或因体质较差，抵抗力低下，病程缠绵或反复感染所致。但相当多的患者无急性盆腔炎的病史，而常有流产、分娩或经期、产褥期性交史。本病是导致不孕的常见原因。

小张得了慢性盆腔炎，因为宝宝还在吃母乳，她不想服用太多的药物，后来选用了一个食疗的偏方，效果不错。

此方具体使用方法是：准备生三七5克，仔鸡1只，把鸡收拾干净，与三七同煮，加入葱、姜、食盐，吃鸡喝汤。也可以每次用鸡汤冲服三七米2克，每日2~3次，连服5~6日，此方法于经行色紫有块属产后血淤引起的慢性盆腔炎。但是要注意，经行量多色鲜、带下色黄者不宜服食。

患了慢性盆腔炎，一定要注意多吃清淡易消化的食品，如赤小豆、绿豆、冬瓜、扁豆、马齿苋等；山楂、桃仁、果丹皮、橘核、橘皮、玫瑰花、金橘食品等具有活血理气散结之功效，也可以适量食用。还要适当补充蛋白质，如瘦猪肉、鸭、鹅和鹌鹑等。

慢性盆腔炎是困扰女性的常见病之一，不仅使女性的身体受到折磨，还不断地吞噬着女人的心理健康，成为困扰女性一生的烦恼。预防慢性盆腔炎要注意以下几点：

（1）为了杜绝各种感染途径，保持会阴部清洁、干燥，最好给自己准备一个专用盆，每晚用清水清洗外阴。而且要勤换内裤，不穿紧身、化纤质地内裤。

（2）对于已经被诊为急性或亚急性盆腔炎患者，要遵医嘱积极配合治疗。患者一定要卧床休息或半卧位，以利炎症局限化和分泌物的排出。

（3）非到逼不得已的时候，不做药物流产或人工流产手术。如果非要做的话，手术中要严格无菌操作，避免病菌侵入。

（4）怀孕期间应加强营养，防止贫血，及时治疗感染。

（5）更年期女性可以适当地服用雌激素增强生殖道自然防御力，这样可以有效降低患盆腔炎症的概率。

（6）也是最为重要的一点，提醒所有患有性病和生殖炎症的女性朋友，一定要及时治疗。一旦发病应及时就医，正规治疗，坚持服药，遵从医嘱，不要因为不好意思就讳疾忌医，只有摆正心态，认真对待才可能彻底治愈炎症，重获健康。

慢性盆腔炎穴位疗法

慢性盆腔炎在女性朋友尤其是已婚女性朋友中发病率很高。该病是指女性内生殖器及其周围的结缔组织、盆腔腹膜发生慢性炎性病变所引起的症状和体征，具有病程长、病情缠绵、复发率高等特点，它对女性的生理和心理造成极大的伤害，严重的甚至可以让患者失去做母亲、女人的权利。

小雪和丈夫结婚2年了，感情一直很好。可这段日子，也不知是怎么了，她总觉得自己对丈夫的缠绵有些吃不消了。不知是从什么时候开始，下腹总是隐隐作痛，有时还腰部酸痛。晚上洗澡的时候，经常发现自己白带很多，而且还有股难闻的异味。几天后，小雪的例假来了，这次来的月经量特别多。为了应付这些，她总是累得全身乏力，晚上睡不好，精神也很委靡。最后，小雪到了医院。医生的诊断结果是：她患上了慢性盆腔炎。

慢性盆腔炎是一种较为常见的妇科疾病，临床表现为：低热，易疲乏，病程较长时，有神经衰弱症状，如精神不振、周身不适、失眠等，还有下腹部坠胀、疼痛及腰骶部酸痛等症状。常在劳累、性交后及月经前后加剧。此外，患者还可出现月经增多和白带增多。

慢性盆腔炎可以通过穴位特效疗法来缓解和治疗，具体方法是：患者仰卧，双膝屈曲，先进行常规腹部按摩数次，再点按气海、关元、血海、三阴交各半分钟，然后双手提拿小腹部数次。痛点部位多施手法。

此外，患有慢性盆腔炎的女性在生活中还要注意以下两个方面的内容：

（1）尽量避免不必要的妇科检查，以免扩大感染，引起炎症扩散。妇科检查虽然采用专业的检查设备但也不能排除细菌感染的可能。所以，对于妇科检查，定期进行即可，不要过于频繁。

（2）饮食要清淡但也要有营养。可以多吃一些鸡蛋、豆腐、赤豆、菠菜，生冷油腻的食物一律不吃不碰。

湿热炎症难熬，苦菜来解围

晓寒是某出版社编辑。结婚两年来，她和丈夫性生活和谐美满。一次因在经期与丈夫同房后，忽然出现大量流血，而且下腹剧烈疼痛，行走时还会加重，并伴有寒战发热、食欲缺乏等不适感。到医院检查后，被医生诊断为急性盆腔炎。在服用消炎药物之后，只能勉强控制病情不恶化，但未有更好的治疗效果。后来服用了长辈推荐的苦菜汤。7剂之后炎症完全消除。

这个汤的具体制作方法是：先准备苦菜100克，金银花20克，蒲公英25克，青萝卜200克（切片）。上四味共煎煮，去药后吃萝卜喝汤。每日1剂。此方具有清热解毒，消炎止痛的效果，对治盆腔炎症。

每个月都来拜访的“好朋友”，对于绝大多数的女性而言，多多少少都会造成不便。要想远离月经的困扰，一些保养方法不可少。

首先，补充钾，铁、钾能缓和情绪、抑制疼痛、防止感染，并减少经期失血量。补充含铁丰富的食物，如鱼类、各种动物肝、蛋黄等。

其次，适当控制运动量。月经期并不需要绝对禁止运动，但是高强度、大运动量的运动，会造成经血量过多或影响子宫的正常位置。

再次，经期内应避免过冷，过热的刺激（冷水淋浴和桑拿）、特别是下腹部不宜受凉，不要淋雨、涉水或游泳，不要坐在潮湿、阴凉之处以及空调、电扇的风道口。

最后一条特别说给爱美的，要风度不要温度的女性：不穿紧身裤。在月经期穿紧身内衣，会使经血流出不畅，而且在脱穿时还会使盆腹腔压力突变，很容易造成经血逆流，不要出卖你的健康来换取你的“美丽”，这样做是得不偿失的。

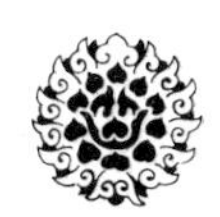

阴道炎

苦参贯众饮巧治阴道炎症

阴道炎是阴道黏膜及黏膜下结缔组织的炎症，多由病原体侵入阴道引起，临床常见的有细菌性阴道炎、滴虫性阴道炎、霉菌性阴道炎、老年性阴道炎，是妇科门诊常见的疾病。

王爱，空姐，阴道炎症。白带多，下阴处非常痒，小便时又痛又黄，还总想小便，根据症状，王爱主观判断自己可能是阴道有炎症了，就自己到药店买了一些杀菌消炎药，但就是没有效，中医院的大夫说王爱这是湿热蕴结引起的念珠菌性阴道炎，自己虽然在用药，但没有对症，用再多的药也是不会好的，后来医生用苦参贯众饮进行治疗，王爱的下阴痒很快就止住了，白带也没有那么多了。

该偏方的具体使用方法为：将苦参、贯众各 15 克加水煎煮，去渣取汁，服用时加入白糖适量，每日两次，早晚各一次，每 5 日一个疗程。一般患者 2 个疗程即可见效。

平时防护阴道炎，需要做到以下几点：

首先，要注意保持外阴清洁干燥，不与他人共享浴巾、浴盆，不穿尼龙或类似织品的内裤，患病期间用过的浴巾等均应煮沸消毒。

其次，在月经期间宜避免阴道用药及坐浴。

再次，增强体质，在条件允许的情况下坚持锻炼身体，以驱邪外出，增强免疫力。

最后，要注重自我精神调理。阴道炎患者应稳定情绪，怡养性情，并根据患者的性格和发病诱因进行心理治疗。积极消除诱发因素，及时治疗生殖器官的各种炎症。

天然饮食方应对阴道炎

从专业的角度讲，阴道炎是由于病原微生物（包括淋病双球菌、霉菌、滴虫等微生物）感染而引起的阴道炎症。之所以强调这一点，是因为不少女性朋友都觉得“阴部卫生工作不到位就会引发阴道炎”，有这样想法的女性不在少数。也因此会有人特别注重阴部的清洁，也就是我们常说的清洁成癖。具体的表现是频繁使用妇科清洁消毒剂、消毒护垫，每天都用外阴洗液清洗外阴。认为这样，时刻保持阴部的干净就可以完全摆脱阴道炎的纠缠。事实上，这样做反而会破坏阴道本身的微环境，使霉菌易于入侵而引发疾病。

阴部卫生是很重要，但也要有度，过度卫生也会引发疾病。正所谓过犹不及说的就是这个道理。

小艺非常相信一些广告商的鼓吹，那些越做越有趣的卫生护垫广告，让小艺也相信，护垫能起到更卫生的保护作用，她也就因此依赖上卫生护垫的使用。当她发现自己的阴部开始瘙痒并被查出感染阴道炎时，还一脸疑惑。

多数护垫底部都有一层塑料，透气性差，很容易造成阴部潮湿、出汗，使病原菌滋生。长时间不更换卫生护垫会使局部湿度和温度都大大增加，这样不仅给细菌和真菌的生长创造了适宜的条件，而且破坏了阴道的酸碱度，降低了局部的保护屏障作用，会造成阴道炎。加之卫生护垫的摩擦易引起局部皮肤或毛囊的损伤，发生外阴毛囊炎等疾病，所以卫生护垫不宜长期使用。日常生活中，其实只要充分保持内裤的洁净卫生就足够了，根本没必要增加什么护垫。一般而言，只要注意勤快清洗替换内裤即可。要提醒的是，内裤不要一穿就是几年，这样即使勤作清洗也不行，一般每半年至一年时间就应该把自己的全部内裤大"换血"一次，购买新的内裤使用。

这里为大家推荐的是银杏莲子冬瓜子饮和熟地黄芪芡实羹两个食疗偏方。

1.银杏莲子冬瓜子饮

材料：银杏8粒，去心莲子30克，冬瓜子40克，白糖15克。

做法：莲子先浸泡10小时左右。将银杏去壳，与洗净的莲子、冬瓜子同入锅中，加清水，用小火炖约30分钟，至莲子熟烂后加入白糖即成。

功效：此方具有健脾益气，利湿止带的功效，适用于阴道炎，证属脾虚者。

2.熟地黄芪芡实羹

材料：熟地黄、黄芪各20克，芡实粉100克，蜂王浆20克。

做法：将熟地黄、黄芪洗净，晒干，切片，放入砂锅，加清水浸泡约30分钟，以小火煎煮约1小时，去渣取汁。将芡实粉逐渐加入锅中，边加热边搅拌成羹，离火后调入蜂王浆即成，早晚各2次。

功效：此方具有益肾补脾，收涩止带的功能，主治老年性阴道炎，证属肝肾阴虚者。

与此同时，阴道炎患者在饮食上宜食用清淡而有营养的食物，如牛奶、豆类、鱼类、蔬菜、水果类。饮食宜稀软清淡，可选用粳米、糯米、山药、扁豆、莲子、薏米、百合、大枣、动物肝脏等补益脾肾的食物。忌食葱、姜、蒜、辣椒等辛辣刺激性食物；忌油腻食物和甜食、海鲜发物、腥膻之品。

阴道保养，妙用鸡冠花

正常健康女性其实并不用过度担心阴道问题。因为由于解剖学及生物化学特点，阴道对病原体的侵入有自然防御功能。只有当阴道的自然防御功能遭到破坏，才会使病原体有机可乘，从而引发阴道炎症。

那么，怎样判断是否受到了阴道炎的困扰呢？

如果你发现白带出现异常，或者外阴瘙痒且有灼热感，再或者有尿痛、尿急、尿频的症状出现，就基本可以确定为阴道炎症了。

史晓楠是个很漂亮的女孩子，也因此爱美。气温降到零下时，她反而为自己多添置了穿起来轻舞飞扬、翩翩风采的裙装。为了不挨冻，在裙子里多穿了几条紧身的裤袜，正因如此，使她患上了霉菌性阴道炎，她为此懊恼不已。

裤袜的质地通常都是化纤成分，非常不透气，一直被几层化学纤维包裹着，湿热郁积无法消散。同样的道理，不少女性喜欢穿化纤制的内裤。化纤比较粗硬，吸湿性能和通透力都很差，制成短裤，穿在里边，很不舒适。用化纤制成的裤子不吸水、通透力又差、不容易使湿气蒸散出去。女性平时外阴部受白带、尿、便等的污染，经常是湿润的，终日有些分泌物或湿气浸渍外阴部，日久自然容易引发阴道炎。

下面推荐一款食疗偏方——鸡冠花疗法。具体制作步骤是：将鸡冠花洗净；鸡蛋2只煮熟，去壳。把全部用料放至锅内，加一些清水，武火煮沸后，文火煲约1小时，调味供用。有去湿止带的功效，主治湿浊盛的滴虫性阴道炎。

阴道是女人身体上很重要的一个器官，它是女性的性交器官及月经血排出与胎儿娩出的通道，关系着女人一生的幸福。所以女人要给自己的阴道最贴心的关怀，保证它的健康。

女人的很多阴道及宫颈疾病都是由于受寒导致的，特别是下半身的寒凉会直接导致女性宫寒，不仅造成手脚冰凉、痛经，还会引起性欲淡薄。而宫寒造成的淤血，也会导致白带增多，阴道内卫生环境下降，从而引发盆腔炎、子宫内膜异位症等。

此外，不要因为阴道在身体内部就觉得自己穿什么都没有关系。紧身的塑身衣和太紧的牛仔裤会让下半身的血液循环不畅，也不利于女性私处的干爽和透气，而私处湿气太大，则容易导致霉菌性阴道炎。与此相关的还有，穿着紧身的衣裤，还缺少运动，在一个地方一坐就是一天，下半身缺乏运动会导致盆腔淤血，引发炎症，对心脏和血管也没有好处，还会导致女性乳房下垂。

最后，流产对女性伤害很大，容易给盆腔炎、不孕、子宫内膜异位症等制造发病机会，还容易打乱免疫系统，造成反复流产，因此在还不打算要宝宝的时候，请做好性生活的防护工作。

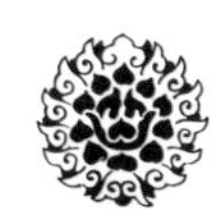

宫颈炎

鱼腥草消除宫颈炎症效果好

宫颈炎和其他妇科炎症一样也可分为急性和慢性两种。临床上以慢性宫颈炎多见。与阴道炎症相比，宫颈炎的病症表现有所不同，除了同样会出现白带增多的现象之外，宫颈炎患者的白带还可能会掺杂血丝，且会有明显的下腹肿胀感。

马平今年38岁，生过一个小孩，最近带下量非常的多又很黏，并且颜色是黄色的，闻着有点臭，下腹还胀痛，口干且苦。听人家说，女人到了一定的年龄总会有这样那样的妇科病，如果不及时治疗很容易得重大疾病，心里很是害怕，到医院做妇科检查，原来是宫颈炎。大夫说是由于湿热蕴盛引起的，应该用清利湿热的方法进行治疗。

经过朋友的推荐，她选择了鱼腥草作为治疗方。使用5剂之后，白带颜色恢复正常，腹部疼痛也明显减轻了。之后她又继续使用了2剂，发现炎症引发的大部分症状都在好转中。

这里就为大家详细介绍这款偏方的主要构成和使用方法：准备鱼腥草、蒲公英、忍冬藤各30克。然后以水煎，每日1剂，分2次服完。每5剂为一个疗程。一般说来，一个疗程病症就应该会有所减轻。重症患者如果不见其效，请暂时停用。

艾灸法治疗宫颈炎，安全又有效

现代女性患宫颈炎的比例越来越高。但是，这其中没有几个人是真正了解宫颈炎的治疗原理的，所以不少女性在治疗宫颈炎的时候走了弯路。殊不知，其实传统的疗法治疗此病会更加有效，比如艾灸关元、子宫、八髎穴和三阴交等穴，效果就不错。

张立云因为患有轻度宫颈炎，去医院看了医生，也用了药，起初的时候好了一点，但是没有全好，后来四处查找治疗资料，在一本针灸疗法的书上看到可以用艾灸关元、带脉的方法治疗，就去请教了懂得针灸的朋友，得到验证之后打算尝试。结果试过几次之后感觉病情有明显的好转。虽然，整体见效不是那么快，但是一直没有反复的现象，这让她很高兴。

这个艾灸疗法的具体步骤是：

选取带脉、三阴交、足三里。湿热下注者加行间、太冲、丰隆；脾肾亏虚者加脾俞、肾俞、关元、中极。

艾条悬灸每次选用3～4个穴位，每穴每次灸治10分钟，每日灸治1次，15次为1个疗程。艾炷无瘢痕灸每次选用3～4个穴位，每穴每次灸治5壮，每日灸治1次，7次为1个疗程。针灸每次选用3～4个穴位，每穴每次施灸15分钟，每日灸治1次，5次为1个疗程。用多眼艾灸盒在腹部大面积移动艾灸，主要在小腹部和后腰部，每天艾灸时间各不少于1个小时。轻度的宫颈炎应该在10天左右，就会看到明显的效果。

带脉：人体奇经八脉之一。带脉能约束纵行之脉，足之三阴、三阳皆受带脉之约束，以加强经脉之间的联系。带脉还有固护胎儿和主司妇女带下的作用。带脉循行起于季胁，斜向下行到带脉穴，绕身一周。并于带脉穴处再向前下方沿髋骨上缘斜行到少腹。

在使用此法的同时要注意卫生，经常保持外阴清洁。对处于月经期、产褥期和急性发病的女性而言要禁止性生活，以防子宫颈炎及其他感染性疾病发生。

对付宫颈糜烂的妙招：冰片外敷

一听到糜烂这个词，不少女性就开始头痛。其实，不要对此有什么思想负担。所谓的宫颈糜烂，简单地说就是由于宫颈炎症对治不当而转变形成的。

这种情况在已婚和体虚的妇女中更为多见。其病因大多是由于性生活或分娩时损伤宫颈，使细菌侵入而得病。也有因为体质虚弱，经期细菌感染而造成。不管是因为哪种原因造成的，都能找到对症治疗的方法，只要选对适合自己病情的治疗方，耐心的、合理地进行治疗就可以解决这个问题。

王冬雪在体检时查出是轻度宫颈糜烂，很奇怪王冬雪之前仅仅是白带略比以前多一些也没有其他的症状，医生说一般的宫颈糜烂初期是不会被发现的，若及早发现进行治疗是有好处的，他们建议王冬雪早治疗，以免发展为重度。后来，在经过系统的治疗之后，病情有所好转，但是又在一段时间内停滞不前，为了彻底治愈，王冬雪通过一个老中医的指点，开始尝试冰片外敷的方法。一个疗程结束时复查，糜烂已愈大半，继续一个疗程治疗后复查，宫颈光滑复常。

这个外敷法的具体使用方法是：准备儿茶、苦参、黄柏各25克，冰片5克。共为细末，取适量用香油调成糊状。用棉球清拭阴道后，将带线棉球蘸药糊放在糜烂面上，24小时后取出，隔两天上药1次，10次为一疗程。轻度糜烂一个疗程即可见效。

如何预防宫颈糜烂呢？主要应注意以下几点：

（1）讲究性生活卫生，坚决杜绝婚外性行为和避免经期性交。减少性传播疾病。

（2）及时有效地采取避孕措施，降低人工流产、引产的发生率，减少因为外部创伤而引发细菌感染的机会。

（3）防止分娩时器械损伤宫颈。

（4）凡月经周期过短、月经期持续较长者，应予积极治疗。

（5）产后发现宫颈裂伤应及时缝合。

（6）定期妇科检查，做到早发现、早诊断，以便及时发现宫颈炎症。

（7）首先要注意个人卫生，保持外阴清洁、干燥，经常换内裤，穿纯棉内裤。

（8）做好自我保健工作，倡导晚婚、少育、开展性卫生教育，拓宽卫生知识面，了解个人生理卫生常识。

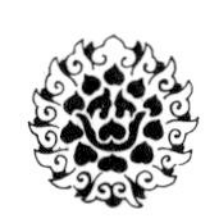

子宫肌瘤

子宫肌瘤辅助食疗方

子宫肌瘤是指由子宫平滑肌细胞增生而形成的良性肿瘤，也是女性生殖器官中最常见的肿瘤之一。其中有少量结缔组织纤维仅作为一种支持组织而存在，所以不能根据结缔组织纤维的多少而称为子宫纤维肌瘤、肌纤维瘤或纤维瘤，其确切的名称应为子宫平滑肌瘤，通称子宫肌瘤。

董洁笑是某地的公务员。平日里工作并不是很繁忙，吃得好睡得香，她怎么也没有想到自己有一天会成为子宫肌瘤患者。但是这还是发生了。一天，她突然觉得自己乳房胀痛、小腹部有隐痛，她以为是自己着凉了。后来，没过几天，经期内的经血量变多，而且淋漓不尽、腰部酸痛、眼圈发黑，她这才觉得不大对劲，去医院检查发现是子宫肌瘤，盆腔检查可摸到子宫体增大的迹象。

她四处寻医问药，在接受医院治疗的同时没有放弃一个可能治愈的希望。后来从朋友那里听到一个食疗保养方，虽然此方服用之后未必会完全治愈子宫肌瘤，但对于减轻患者的病痛，缓解症状，起到了很大的作用。

这两个方子分别是桃红鳝鱼汤和核桃仁粥。

桃红鳝鱼汤的具体做法是：准备桃仁12克，红花6克，鳝鱼丝250克，料酒、姜片、葱段、盐、味精、高汤各适量。桃仁、红花加清水煎约30分钟，去渣取汁。姜片、葱段入热油锅中爆香，加鳝鱼丝和料酒略爆炒后，加高汤及桃仁、红花煎汁同煮，熟后加盐和味精调味即可。此方具有活血消淤，补肾养血的功效。适用于子宫肌瘤、月经不畅者。

核桃仁粥的具体做法是：先准备核桃仁15克，鸡内金12克，粳米100克。然后将核桃仁、鸡内金捣成粉，加清水研汁去渣，同淘洗净的粳米煮粥食用。分顿食用，连服10天。此方具有破淤行血，通络消淤的功效，适用于子宫肌瘤，证属气滞血淤，腹中淤滞疼痛，月经量不多者。

除了必要的药物治疗之外，子宫肌瘤患者还要注重日常保健，主要有以下几点：定期参加妇科普查；有子宫肌瘤者更要做好避孕工作。一旦怀孕，对人流手术带来一定难度，易出血多；中药治疗子宫肌瘤时要定期作妇科检查和B超检查，了解子宫肌瘤变化情况，情况严重的情况，应作手术治疗。

三丝芦笋治疗子宫肌瘤

杜小涿是某机械厂的高级技师，也是厂子里的业务标兵。她对工作一心一意，但是忽略了自身的健康隐患。在一次厂里组织的体检中，被查出子宫肌瘤早期。因为发现的比较早，医生建议她抛开顾虑全身心接受治疗，还是可能痊愈的。她在积极接受治疗的同时也接受了一位中医好友的建议，服用了一个传世多年的食疗方，这就是三丝芦笋。服用这个方子一段时间之后，她感觉自己身体的修复力变强了，以往在接受医院药物治疗之后人都感觉蒙蒙的，没有精神，也许是药物在身体里产生了副作用的缘故，后来使用这个方子之后，感觉气血顺畅，心情也没那么糟糕了。

这个方子的具体制法是：先将鲜芦笋10克洗净，去粗皮，切丝；胡萝卜半个去外皮，刨丝；冬笋尖3块清漂，切丝；鸡胸肉2片去肥脂，切丝，放黄酒、生粉糊少量中浸泡5分钟。然后放上炒锅，倒入橄榄油2匙，待油八分热时，放入姜、葱各5克略爆，即倒入鸡丝急炒，再放入芦笋、胡萝卜、冬笋等3丝同炒，再放入盐、黄酒、白糖适量，调匀后起锅即可食用。

这个方子的药理原因是，芦笋可以解毒通淋；胡萝卜可以健脾，化滞；冬笋可以滋阴凉血。综合作用，益气散结，主治子宫肌瘤，证属肝气郁结，气血不畅。

此外，与其具有等同功效的食疗方还有牛蛙丹参汤。其具体制法是：将牛蛙去皮，内脏洗净。将丹参30克，党参15克用纱布包好。油锅烧热，入牛蛙250克爆炒一下，加适量水及药包，小火炖煮30分钟，加精盐，麻油适量调味即成。可食牛蛙，饮汤。每日1次，连服半月。

牛蛙可以健胃，滋补解毒，养心安神补气；党参可以补气；丹参可以活血。此方可活血化淤，补气化症，适于子宫肌瘤，证属气虚血淤，体质虚弱者。

既然，食疗具有辅助的治疗作用，那么，得了子宫肌瘤吃什么对身体好？

子宫肌瘤患者应多吃五谷杂粮如玉米、豆类，也可经常吃一些干果类食物，如花生、芝麻、瓜子等。另外日常中的茶饭准点定量，防止暴饮暴食。

子宫肌瘤患者的茶饭宜清淡，最好不要吃羊肉、狗肉、虾、蟹、鳗鱼、咸鱼、黑鱼等发物。

子宫肌瘤患者可以多吃一些食海藻类食物，如紫菜、海带、海白菜、裙带菜等，海藻含矿物质最多为钙、铁、钠、镁、磷、碘等。现代科学认为，常食海藻食品可有效地调节血液酸碱度，避免体内碱性元素（钙、锌）因酸性中和而被过多消耗。

子宫肌瘤患者还应忌食辣椒、麻椒、生葱、生蒜、酒类、冰冻等刺激性食物及饮料；禁食桂圆、红枣、阿胶、蜂王浆等热性、凝血性和含激素成分的食品。

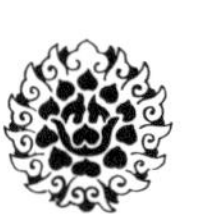

习惯性流产

固胎八珍鸡治疗习惯性流产

习惯性流产被很多女性称为“红色恐惧症”。一般说来，连续3次以上的自然流产者，称为习惯性流产。习惯性流产多发生在怀孕3个月以内，亦有发生在六七个月时的，原因与黄体功能不全、甲状腺功能低下、先天性子宫发育异常、宫颈内口闭锁不全及子宫肌瘤和全身性急、慢性传染性疾病等有关。

现代医学称“自然流产”。如在堕胎或小产之后，下次受孕，仍如期而坠，或屡孕屡坠，达三次以上者，称“滑胎”，今称“习惯性流产”。中医称习惯性流产为“滑胎”，又叫“堕胎”，“小产”。认为是由气血不足、脾肾亏虚、冲任不固所造成的。

刘芳是某航空公司的票务员，今年29岁，婚后5年间曾3次怀孕，但每次均在3～4

个月时自然流产。在第四次怀孕的时候，接受了丈夫学医的朋友的建议，采用了基础食疗方来调节身体，结果平安生下一健康宝宝。虽然，不能完全说是此食疗方产生了巨大功效，但其养气保胎的效果的确显著。有习惯性流产的女性朋友可以采用。

这里的食疗方严格的说是药膳食疗，也就是将部分具有安胎效果的中草药与养生食品组合在一起发挥功效。

具体的使用方法是：准备西党参、川杜仲各15克，茯苓12克，炙甘草5克，熟地、当归身、白芍、炒白术各10克，瘦猪肉250克，老母鸡1只，葱、姜、食盐、酒等调料各适量。然后将药配齐后，洗净，放入干净纱布袋内，扎口；母鸡宰杀整好，放沸水中烫2分钟，捞出，沥水；洗净猪肉，切块。将鸡、猪肉、药袋一起放入大砂锅中，加清水，先用旺火烧开，加调料，再以小火慢炖1小时，起锅即可。将药袋取出，喝汤，吃肉，味道极鲜可口，汁浓味香，营养丰富，可作为三餐菜肴。

此方具有益气补血，固肾安胎的功效。习惯性流产在怀孕时期还未出现先兆流产症状之前服用此菜，有很好的预防作用。当然，出于个体差异的考虑，在使用此方之前，最好询问医生。

此外，除了自我调节之外，为了防止习惯性流产，夫妇双方应做全面的体格检查，找出造成习惯性流产的原因，根据原因加以防止和治疗才能有效地控制其发生：

（1）发生流产后半年以内要避孕，待半年以后再次怀孕，可减少流产的发生。

（2）要做遗传学检查，夫妇双方同时接受染色体的检查。

（3）做血型鉴定包括RH血型系统。

（4）注意休息，避免房事（尤其是在上次流产的妊娠期内），生活规律有节。

（5）男方要做生殖系统的检查。有菌精症的要治疗彻底后再使妻子受孕。

（6）避免接触有毒物质和放射性物质的照射。

（7）孕期多休息。流产危险期应绝对卧床休息，消除紧张、焦虑的心理状态是安胎的重要措施，必要时可服镇静剂。尽量避免性生活。

红枣三用防止习惯性流产

流产为妇产科常见疾病，如果处理不当或处理不及时，可能遗留生殖器官炎症，或因大出血而危害孕妇健康，甚至威胁生命。此外，流产还易与妇科某些疾病混淆。妊娠于20周前终止，胎儿体重小于500克，称为流产。流产发生于怀孕12周前者，称为早期流产；发生于怀孕12周后者，称为晚期流产。

出现习惯性流产的女性，必须及时去医院检查，看有没有子宫或其他生殖器官疾病、是否患有严重的内科疾病，而且丈夫也应同时接受检查，确定双方是否存在染色体异常的问题。如果女性本身存在子宫发育异常、宫颈不健康、子宫肌瘤、心脏疾病、甲状腺功能低下等问题，就应先积极治疗这些疾病，痊愈后再考虑怀孕。

下面为大家推荐几个以大枣为基本材料的食疗方，与前文所推荐的食疗方相比，这里的两个方子主要侧重于补充气血，对身体较虚弱的孕妇较为适宜。

1.鸡蛋枣汤

材料：鸡蛋2个，红枣10颗，红糖3汤匙。

做法：锅内放水煮沸后打入鸡蛋，水再沸后下红枣及红糖，文火煮20分钟即可。

功效：此方具有补中益气和养血作用。适用于贫血及病后、产后气血不足的调养。

2.荔枝大枣汤

材料：干荔枝、干大枣各7枚。

做法：将干荔枝、干大枣洗净，入锅、加水煎服。每日1剂。

功效：此方适用于妇女贫血及流产后体虚的调养。

3.糖饯红枣

材料：干红枣50克，花生米100克，红糖50克。

做法：将干红枣洗净后用温水浸泡；花生米略煮，去皮备用。枣与花生米同入小铝锅内加水适量，以文火煮30分钟，捞出花生米，加红糖，待红糖溶化后收汁即成。

功效：此方具有养血、理虚作用。适用于流产后贫血或血象偏低者。

《本草纲目》中记载："大枣气味甘平，安中养脾气、平胃气、通九窍、助十二经，补少气……久服轻身延年。"李时珍认为，大枣对预防流产以及因流产引起的身体虚弱有非常好的效果。

艾草煮鸡蛋防流产

好的食疗方能够起到帮助孕妇提高身体免疫能力，保胎顺气的功效，这一点已经被诸多人验证。

何飞飞是一名高龄产妇，结婚6年间，曾经怀孕3次，但都在4个月左右流产。曾多次用过黄体酮、保胎丸，都以流产而告终。怀孕第四胎服艾叶煮鸡蛋1个月而停用，妊娠7个月又流产了。1年后在经后第三天又服艾叶煮鸡蛋，一直吃到7个月，足月生一女婴，十分健康。

艾草煮鸡蛋这个方子的具体操作方法是：先准备艾叶20克，清水洗净后放入药锅，入水300毫升，煎10分钟，放新鲜鸡蛋2个，煎10分钟取出鸡蛋，剥壳后再放入艾叶汤内煮5分钟。每天清晨吃2个艾叶鸡蛋，服15毫升艾叶汤。

此外，对于此方还有一些补充说明的地方：

（1）有习惯性流产病史者，月经超过3天就可服艾叶鸡蛋。每日2个鸡蛋，服至以前流产时间的后15天。

（2）怀孕后有下坠感、腰酸腹痛，即服艾叶鸡蛋，每日2个，服至症状消失为止。

（3）妊娠阴道有少量出血、腹痛者，立即服艾叶鸡蛋。血多者停止服用。

（4）有胎动不安、腹胀、心悸、胸闷呃逆等现象，立即服艾叶鸡蛋，服至症状消失为止。

此外，孕妇还要注意日常生活起居和饮食的保养，具体说来，起居以平和为上，既不可太逸（如过于贪睡），亦不可太劳（如提挈重物或攀高履险等）。逸则气滞，导致难产；劳则气衰，导致伤胎流产。因此，孕妇一定要养成良好的生活习惯，作息要有规律，最好每日保证睡够8小时，并适当活动。这样，才能使自己有充沛的体力和精力来应对孕期的各种情况。

另外，孕妇衣着应宽大，腰带不宜束紧，平时应穿平底鞋。要养成定时排便的习惯，还要适当多吃富含纤维素的食物，以保持大便通畅。大便秘结时，避免用泻药。

孕妇要注意选食富含各种维生素及微量元素、易于消化的食品，如各种蔬菜、水果、豆类、蛋类、肉类等。胃肠虚寒者，慎服性味寒凉的食品，如绿豆、白木耳、莲子等；体质阴虚火旺者，慎服雄鸡、牛肉、狗肉、鲤鱼等易使人上火的食品。

经典草药方，助力顺产

祖国医学虽然没有自然流产的说法，但早有"胎动不安"、"胎漏"和"滑胎"的文献记载。并认为其发生原因与脾虚、肾虚、气血虚及肝郁气滞密切相关。

现代医学研究则清楚表明，自然流产的原因非常复杂，诸如子宫发育不全、畸形、宫腔粘连、黄体功能不全、受精卵的染色体缺陷或罹患高热、重度贫血、高血压、糖尿病，以及孕期接受过放射线检查和治疗，服用过某些对胎儿有害的药物，或者孕妇有过严重精神创伤、职业性铅、汞慢性中毒等都可以引起自然流产。

伶某是某纺织厂的女工，2008年6月开始闭经82天，后来发现自己阴道少量流血；结婚12年，曾流产5次，每次皆因劳累诱发，时间均在3个月以内；本次孕后，曾服维生素E及肌注黄体酮，以及补肾安胎中药，效果不佳。诊见患者面色萎黄，肢倦乏力，心慌气短，食欲欠佳，舌质淡、苔薄白，脉细弱。辨证属气血两虚，脾肾不足，治宜补气养血，健脾益肾为主。用主方加当归、巴戟天，服6剂药后阴道流血停止，少腹坠痛与腰部酸胀明显减轻。效不更方，续进15剂，诸症皆除。为巩固疗效，再服6剂，终于足月顺产一男婴，十分可爱。

这里所使用的保胎调养方是多为草药的组合方，同时也是一个传世的经典方。

组成：党参6～20克，熟地15～20克，白术10～20克，山药、枸杞子各10～12克，炒杜仲10～15克，炙甘草6克，山萸肉10克，扁豆、阿胶各15克。

用法：水煎服，每日1剂。

加减：气血两虚型加当归、桑葚各12克，砂仁5克；脾肾亏损型加川断12～15克，巴戟10克，陈皮6克；血热伤胎型去党参、白术，加白茅根12克，紫草、马尾连各10克；跌仆伤胎型出血多者加侧柏炭、椿根白皮各10克；腹痛甚者加益母草6克，腰痛甚者加菟丝子15克，肉苁蓉10克。

方中的药材都是传统中医药材中的补气安胎常用药物，副作用极小基本可以忽略不计，对于孕妇和胎儿不会有健康威胁。因为个体差异，在使用之前，最好咨询医生意见，针对自身孕期身体状况而定。

准妈妈：养成喝豆浆的好习惯

不少女性因为对流产缺少正确的认识，所以在应对这个问题的时候显得手足无措或者根本不在乎。很多人都觉得，流产了可以再受孕，只要人还年轻一切都可以从新开始。

事实上，流产是一种病。如果不是意外事故造成的流产而是自然流产，并且不止一次的话，就可以确定这一点。这种情形就是习惯性流产。

不管是哪一种流产，如处理不当或处理不及时，都可能引发生殖器炎症，严重危害女性健康，甚至威胁生命。此外，流产易与妇科某些疾病混淆。妊娠于28周前终止，胎儿体重少于1000克，称为流产。流产发生于孕12周前者，称为早期流产。发生于12周后者，称为晚期流产。

这里为女性朋友提供的是豆浆大米粥。这个方子听起来很普通，但是疗效比较好。

其制作方法是：先准备豆浆2碗，大米50克，白糖适量。将大米淘洗净，以豆浆煮米作粥，熟后加糖调服。每日早晚空腹服食，具有调和脾胃、清热润燥作用，适用于人流后体虚的调养。

人工流产后必须对各种食物在数量上、质量上以及相互搭配上作出合理安排，以满足机体对蛋白质、碳水化合物、脂肪、维生素、无机盐、水和维生素的需要。为了促进人工流产后的康复，要对其进行必要的饮食调整。

有习惯性流产史的妇女，应在怀孕前进行必要检查，包括卵巢功能检查、夫妇双方染色体检查与血型鉴定及其丈夫的精液检查，女方尚需进行生殖道的详细检查，包括有无子宫肌瘤、宫腔粘连，并作子宫输卵管造影及子宫镜检查，以确定子宫有无畸形与病变以及检查有无宫颈口松弛等。查出原因，若能纠正者，应于怀孕前治疗。

习惯性流产，最好以预防为主，在受孕前，男女双方都应到医院做仔细的检查，包括生殖器检查及必要的化验。有条件的可做染色体检查，如能找到原因，针对原因进行治疗。已经妊娠者也要按照医生的指导针对原因进行不同的安胎处理。

不孕症

常喝山茱萸粳米粥治不孕

不孕症是指有正常性生活、未采取避孕措施1～2年尚未受孕或未能生育者，其中，从未受孕者称原发性不孕，曾有生育或流产又连续2年以上不孕者，称继发性不孕症。

安娜，33岁，婚龄6年，是一家广告公司的客户部主任，有相当不错的工资，但同时又伴有很大的压力。结婚那天她就对老公开玩笑地说，将来咱们就过二人世界，可不要“第三者”插足，结婚六年来，怀孕三次均做了人工流产。

一开始是因为她和老公经济负担重，两个人都属于北漂一族，在这个城市连个房子都没有，结婚只是领了红本本，这样的条件自然不敢奢望要小孩。等后来条件好了些，有能力买房子了，可每个月为了还贷也得紧巴巴的过日子，尽管到了生孩子的最佳年龄，可经济负担这么重，哪敢要小孩。而且身为女性，身在职场，也身不由已呀。每次流产之后，生怕老板不满，只休息两三天就赶紧上班。世间一晃，到了30多岁了，很想要个孩子。后来她狠下心来把工作给辞了，在家安心休养，可没有想到，两年了，她的肚子一点动静都没有。后来她采用了山茱萸粳米粥来调理，加上对自己生理期的合理计算，终于顺利受孕。

这其中此食疗方起到了很大的辅助作用。这个食疗方的具体制作方法是：准备山茱萸15克，粳米50克，红糖适量。将原料洗净，同入砂锅，加水450毫升，用文火煮粥，至表面有粥油为宜。每日早晨空腹温热顿服，10天为一疗程，适用于肾虚引起的不孕症。其中，山茱萸能固经止血，可用治妇女体虚、月经过多等症，可与熟地、当归、白芍等配伍应用。

减少不孕症的发生，预防极为重要。

首先，要注意采取避孕措施。很多女性认为人流是很平常的事情，有的女性一年内要进行几次人工流产。其实侵入子宫的手术，有可能引发感染、着床环境的破坏，造成无法孕育胎儿，所以事前的避孕观念是很重要的。

其次，要争取在最佳生育年龄进行生育。女性最佳的生育年龄是20～30岁，35岁就开始走下坡，而且高龄产妇在生育上危险性也较高，所以把握最佳的生理状况生育下一代，对母亲与小孩都比较好。

再次，有病尽早医治。生理状况往往是环环相扣，当身体状况有异状时，就该尽早治疗，以免引来更多后遗症。

红花鸡蛋调治不孕

李上洁，28岁。婚后5年一直不孕，经过检查，爱人身体健康，精液化验正常。但是李上洁平素胃肠虚弱，经来腹痛，妇科检查子宫及卵巢功能亦趋正常，曾服药达200余剂，对再治疗已失去信心。闻听红花鸡蛋有助于怀孕，抱着试一试的态度服了4个周期的红花鸡蛋，痛经治愈，胃肠功能也好转，于去年2月份怀孕。

红花鸡蛋的具体制作方法是：取鸡蛋1个，打一个口，放入藏红花1.5克，搅匀蒸熟即成。此又名红花孕育蛋。经期临后1天开始服红花孕育蛋，一天吃1个，连吃9个，然后等下一个月经周期的临后1天再开始服，持续3～4个月经周期。

红花鸡蛋是个治不孕症的有效偏方，在民间流传很广，此方来自山西平遥县著名中医郭智老先生。他用此方治愈儿百例不孕症患者。此方为健身强壮之佳品，无副作用，是调经安胎之妙方。

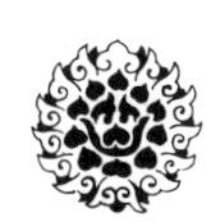

妊娠呕吐

砂仁蒸鲫鱼，制止妊娠呕吐

女性在怀孕期间出现轻度恶心、呕吐、头晕、体倦、厌食或食入即吐等反应，称为早孕反应，也称妊娠呕吐。反应轻的反复呕吐、厌食、挑食、软弱无力，有时伴有失眠和便秘；反复的呕吐除发作频繁，不能进食和进水，吐出物除食物、黏液外，可有胆汁或咖啡色血渣。同时全身乏力，明显消瘦，小便少，伴水和电解质失衡等。

王玉新2009年4月怀孕，之后妊娠呕吐症状明显，甚至影响了正常的进食。这让全家人都跟着头痛。如果这种情况持续的话，腹中胎儿可能会因为营养不良而不健康。经过产孕课程的传授，她学到了一个不错的食疗偏方——砂仁蒸鲫鱼。

幸好此时她对鱼很有胃口，所以，这个方子能够持续使用。使用之后效果比较明显，呕吐的次数明显减少，胃口也变好了。

此方的具体制作方法是：准备鲜鲫鱼250克，砂仁5克。砂仁研成细末。鲜鲫鱼去鳞和内脏，将酱油、食盐、砂仁末搅匀，放入鲫鱼腹中，用淀粉封住刀口，放入盘中盖严，上笼蒸熟。佐餐食。此方具有利湿止呕的功效，适用于妊娠呕吐。

妊娠呕吐期须注意以下几个方面：

孕妇对妊娠反应要顺其自然，保持乐观情绪。调节饮食，保证营养，满足胎儿的营养需要。

要细嚼慢咽，每一口食物的分量要少，要完全咀嚼。

少下厨，避免闻到让自己不舒服的气味。

不要以咖啡、糖果、蛋糕来提神。短暂的兴奋一过，血糖会直线下降，反而比以前更加倦怠。

要避免任何不舒服的食物，如辛辣、口味重、油腻、加工过的肉类、巧克力、酒、碳酸饮料等。

以少食多餐代替三餐，想吃就吃，多吃含蛋白质和维生素丰富的食物。

饭前少饮水，饭后足量饮水，能喝多少就喝多少。可吃流质、半流质食物。

妊娠呕吐按摩足三里

一般来说，孕妇在怀孕初期（1～3个月内），常会出现恶心、呕吐等反应，特别是在清晨或晚上易出现轻微呕吐，也有的孕妇呕吐很严重，此谓“妊娠反应”。有不少人认为，孕妇不吃东西或少吃东西就可以防治恶心呕吐，还有的孕妇因怕呕吐就不想进食。实际上不进食不但不能减轻呕吐，而且还会使孕妇缺乏营养供给，对母婴都不利。有的孕妇除了呕吐外，还有饮食习惯的改变，如喜欢吃酸性食物，厌油食，嗅觉特别灵敏，嗅到厌恶的气味后即可引起呕吐。

足三里

足三里穴的位置

怀孕的时候，为了肚子里的宝宝，孕妇的阴血都下行到冲任养胎，导致冲气偏盛，脾胃气血偏虚，胃气虚不能向下推动食物，反而会跟着冲气往上跑，所以不想吃东西，甚至厌食，营养跟不上就会发生头晕、浑身无力的症状。

孕妇要想不呕吐，吃得香，睡得好，最好健脾胃，把胃气拉下来，而健脾胃最好的办法就是按揉足三里、内关和公孙穴。

足三里是胃的下合穴，跟胃气是直接相通的，按揉这里可以将胃气往下导。所以，平时用手指按揉足三里或者艾灸都可以。

内关是手厥阴心包经的络穴，按揉它能使身体上下通畅。内关穴位于前臂内侧正中，腕横线上方两横指、两筋之间。公孙是足太阴脾经的络穴，按揉它能调理脾胃，疏通肠道。肠道通畅了，胃气也就跟着往下走了，另外，跟它相通的冲脉正是妊娠呕吐的关键所在。公孙穴位于脚内缘，第一跖骨基底的前下方，顺着大脚趾根向上捋，凹进去的地方就是。

建议每天早晨按揉足三里3分钟，17～18点按揉内关穴和公孙穴4～5分钟，长期坚持一定会得到很好的效果。

另外，在饮食上，应以易消化、清淡为主，不应进食过于油腻、滋补的食物，以免增加胃肠的刺激。富含碳水化合物、蛋白质、维生素的食物应为首选，如粥、豆浆、牛奶、藕粉、新鲜的蔬菜水果等，可少食多餐，但要有规律。

柠檬羹帮你抵制妊娠呕吐

孕吐是孕妇的常见症状，但有的孕妇因频繁呕吐、厌食等，导致脱水、电解质紊乱，由于能量摄入不足而动用体内脂肪氧化，容易发生酮症酸中毒。

这里为女性朋友们推荐的防治妊娠呕吐的食疗方是柠檬羹。

柠檬羹的主要制作过程是：准备鲜柠檬500克，白糖250克。将鲜柠檬全部去皮、核后切块，加白糖250克，渍1天，再放入锅内用小火熬至汁快干时，拌少许白糖，随意食用。

柠檬是世界上有药用价值的水果之一，它富含维生素C、糖类、钙、磷、铁、维生素B_1、维生素B_2、维生素B_3、奎宁酸、柠檬酸、苹果酸、橙皮苷、柚皮苷、香豆精、高量钾元素和低量钠元素等，对人体十分有益。维生素C能维持人体各种组织和细胞间质的生成，并保持它们正常的生理机能。

如果孕妇孕吐症状较轻，在饮食上应提供符合孕妇口味、易消化的食物。饮食要少量多餐，以清淡为主，避免让其闻到烹调食物的味道。鼓励孕妇每天至少食入250克左右的主食，以免发生酮症，吃些烤面包、烤馒头片等食物，有助于减少呕吐。

采用流食的方式，让孕妇尽量经口摄入少量食物，但不要为了满足营养需要量而强制孕妇进食。如果完全不能进食，也须补充水分，可食用果汁、水果、牛奶、菜汤等食品。寒凉的食物，比如凉菜、酸奶、冷饮、冰冻山楂水等有助于抑制胃肠的蠕动，减少呕吐。

对于任何食物都无法经口进食的孕妇，应尽早考虑给予鼻饲喂养或肠外营养支持来补充营养，以保持体内营养充足。

生姜，抵御妊娠呕吐的良方

王雪菲是一名律师，怀孕期间，吐得很厉害，吃不下东西，喝了母亲煮的生姜汤后就不再吐了；王雪菲的先生每天因应酬喝酒，第二天早上总是呕吐，王雪菲煮了一些姜汤给他喝，止呕效果也很好；平日小孩没有食欲，不肯吃饭，脸色萎黄，王雪菲就把生姜切成细丝，和红糖一起用热水泡给他喝，他就会变得有食欲起来。妙用生姜，对家中老少都有好处，能帮你解决很多生活上的不适。

生姜可以说是你在哪儿都能找到的药食两用佳品，是已知的最安全、最古老、最有效的抗恶心药。用一点点姜就能抵挡妊娠期的呕吐现象，而且不影响胎儿。

生姜中的芳香成分还具有调味和促进食欲的作用，觉得食物不足以令人垂涎时，加点姜末进去，就会大变身，令你食欲大开。

妊娠呕吐多发生于怀孕2～3个月。轻者可见食欲减退、挑食、清晨恶心及轻度呕吐等，一般在3～4周后即自行消失。但也确有少数妇女反应严重，呈持续性呕吐，甚至不能进水进食，并伴有上腹部饱闷不适，头晕乏力或喜食味酸之物等。患者宜保持情绪稳定和舒畅，避免异味刺激，注意饮食卫生，少食多餐。为防止脱水，平时宜多喝水或吃些含水分多的水果。

生姜中止吐的成分主要是挥发油（生姜醇和姜烯酚等），并且它几乎只在消化系统起作用，而不会影响到脑部的中枢神经，所以对孕妇而言是很安全的。也不会有恼人的昏昏欲睡的现象。

用法：妊娠呕吐取新鲜生姜榨汁约1汤匙，甘蔗去皮榨汁约半杯，两者混匀稍温饮服，每日2次，可以治疗妊娠期间吐食干呕。

产后恶露

杜绝产后恶露的三个小偏方

不少女性对于产后恶露没有客观正确的认识，所以，当自己生完宝宝之后发现下体不断涌出“脏东西”还会以为自己生了什么病。

事实上，产后恶露指来自产道的出血，包括由于分娩而剥落的子宫内膜，胎盘剥离面以及产道的伤口处的血性分泌物等，从分娩后会持续一个月左右。最开始为含有大量血液及坏死的脱膜组织、量多、色鲜红为红色恶露，多在产后持续一周左右，以后颜色淡红，含有少量血液，有较多坏死蜕膜、宫颈黏液、阴道排液称为浆性恶露。以后颜色变白，含有大量白细胞、退化蜕膜组织及细菌。

下面为大家推荐两个偏方——鸡子羹和桂圆红枣粥。

1. 鸡子羹

材料：鸡蛋3个，阿胶30克，甜酒100毫升，食盐1克。

做法：将鸡蛋打入碗内，用筷子搅匀，待用。阿胶打碎，在锅内炒一下，加入甜酒和少许清水，用小火煎煮，待胶化后，倒入鸡蛋，点入精盐调味，稍煮片刻即可食用。

功效：此方的功效是滋阴养血，清热宁血，调养冲任，既可养体又可止血。对产妇阴血不足、血虚生热、热迫血溢而致的产后恶露不尽很有效。

2. 桂圆红枣粥

材料：桂圆、红枣各30克，粳米适量。

做法：将红枣去核，与桂圆、粳米同煮成粥。趁热食用，每日1次。

功效：此方主要适用于气虚型产后恶露不绝。

木耳丹皮治产后恶露

一般情况下，产后恶露多在二十天内便完全排尽。如超过这段时间，仍然淋漓不断者，为恶露不绝。本病的辨证，应从恶露的量、色、质、臭气等辨别寒、热、虚、实。如色淡红、量多、质清稀、无臭气，多为气虚；色红或紫、质稠粘而臭秽，多为血热；色紫黯有块，多为血淤。治疗应遵循虚者补之，淤者攻之，热者清之的原则分别施治。

小高生完宝宝之后50天，恶露还是不绝，这让她很困扰，后来选用了具有补气效果的汤疗，效果不错。服用3剂之后，恶露消失了。这款补中益气汤，主要在于调补中气。具体的制作方法是：先取水发黑木耳30克，丹皮10克，白砂糖15克。将水发黑木耳与丹皮共入锅，加水适量煮至木耳熟，调入白砂糖服食。佐餐食用。

木耳清热凉血、止血；丹皮凉血行淤；白砂糖调和脾胃。木耳丹皮砂糖饮，对血热引起的产后恶露不绝有一定的疗效。

益母草复元汤帮你解决产后烦恼

无论是自然产还是剖宫产，会阴的护理与恶露的处理都很重要。通常自然产产妇的恶露必须等待自己排出，因此时间从一星期到一个月不等；如果是剖宫产的产妇，由于在生产后医师即会帮忙清理，因此之后恶露排出时间就会缩短许多。在等待恶露排净的时候，产妇必须时时观察恶露的情形，如果有过多、大血块、恶臭，甚至是发热、腹痛异常时就必须赶紧就医，平常只要随时更换产妇用卫生棉、保持会阴部干燥、上完厕所时用冲洗器冲洗、用温水淋浴，这些方法都可让伤口恢复正常。

下面为大家推荐一款益母草复元汤。这是一个经典偏方，正在被越来越多的人所熟知。

制作方法是：先取益母草100克，加水煎取药液服用，加入大枣5枚、红糖适量，以增强活血、养血、健脾的作用。每日1剂，2～3日为1个疗程，适用于产后恶露不净、小腹胀痛。

也可煮益母草粥。准备鲜益母草30～60克（或干品15～30克），粳米100克，红糖两汤匙。取益母草煎水取汁，加入粳米、红糖煮粥，每日分2次温服，病愈即停。此方能祛淤止血。主要用于妇女恶露不净，量少，色紫暗有块，小腹疼痛拒按。女性气血虚少引起的产后恶露不净忌用。

产后腹痛

产后腹痛，葡萄柚来解围

很多新妈妈在产后仍感到一阵阵腹痛，哺乳时更明显，甚至难以忍受，可伴有阴道流血增多，同时腹部摸到变硬的子宫，这种疼痛称为产后子宫收缩痛。

产后宫缩痛可在产后1～2日出现，持续2～3日自行消失，不需处理。如果疼痛剧烈难忍时，可给予下腹部热敷，必要时服用止痛片，疼痛即可缓解。另外，还可以选择下面的食疗修复方，一般都会有不错的效果。

这个方子的名字是葡萄柚紫苏果汁。具体的制作方法是：先准备葡萄柚2个、紫苏叶少许、蜂蜜适量。然后将葡萄柚去皮并切为几块，紫苏叶洗净，然后将两味一起放入果汁机中榨汁，最后放入蜂蜜搅匀即可。此方具有补益气血的功效，可为月经失血的妇女和孕妇补充大量的维生素和铁。

这里需要注意的是，味道太苦的葡萄柚最好不要选用。

为什么葡萄柚在这里能发挥这样的药用功效呢？

柚子，又名文旦、象皮果、泡果，是医学界公认的最具食疗效果的水果。它含有丰富的B族维生素、维生素C、水分、蛋白质及铁、钙、磷等营养成分。另外还含有有机酸、黄酮类、固醇类、香豆精类、挥发油、果胶等。

柚子具有健胃、润肺、补血、清肠、利便等功效，可促进伤口愈合，对败血病等有良好的辅助疗效。由于柚子含有生理活性物质皮苷，所以可降低血液的黏滞度，减少血栓的形成，故而对脑血管疾病，如脑血栓、中风等也有较好的预防作用。

所以说，柚子比较适宜消化不良、慢性支气管炎、咳嗽、痰多、气喘之人食用。而柚子性寒，凡脾胃虚寒泄泻者不宜食用。高血压患者不宜吃，特别是葡萄柚。

预防产后腹痛，除了需要使用正确的调养方之外，还要做到三个注意：注意保持心情愉快，避免各种精神刺激因素；注意保暖防风，尤其要保护下腹部，忌用冷水洗浴；注意随时改变体位，适当活动。

美味糕点里也有“止痛良方”

产后腹痛单单从字面的理解上看，就是指产妇生产完成之后会出现肚子痛的现象。从医学原理的角度讲，之所以会出现这种现象是因为，生产过程中损失了大量的气血，体内空虚，经脉失养。简单地说，就是因为失血而气虚，体弱。体内压力不足所以导致血流不畅，迟滞而痛。一般说来，只要注重产后护理和饮食，这种症状就可以减轻。但是，要想有较快的效果，减少产后痛楚的话，就要寻找合理有效的治疗方。

马晓飞是一名新妈妈，刚开始一切都好，腹部也不疼了，恶露也呈淡黄色了，可是在第10天的时候，突然出现血块。家里的老人叫马晓飞多喝红糖水，说排除子宫淤血，在喝了点红糖水后，恶露增多，色红，小腹及左腹也开始隐隐作痛，像筋被扯住了一样，屁股也有点胀痛，后来证实是产后腹痛。后来她选用了一款糕点疗法，也是一个食疗方：山楂糕。

也许你会奇怪，糕点也能治病吗？答案是肯定的。只不过，这里的山楂糕并不是普通的蛋糕，而是一种由特殊食材制作而成的食疗糕点。

这款食疗方的具体制作方法是：

材料：山楂糕300克，淀粉、精白面粉各50克，白糖150克，蜂蜜30克，植物油500毫升（实耗50毫升）。

做法：淀粉、面粉加水调成糊，山楂糕切成手指粗条放入糊中抓匀，将其逐个下入烧至六七成熟的植物油中（不能粘连），炸至金黄色时捞出，另锅内加少许水，加白糖、蜂蜜，文火熬至水尽将成块时，与山楂条倒入，翻炒匀，待冷装瓶，日服2～3次。

本方适用于产后淤血腹痛。一般说来，只要按照上述办法饮食就可以有效缓解产后腹痛，但是，如果痛到头晕眼花、恶露量多、心跳加快、全身无力，或有创面流血不止，那可能是分娩时失血过多，或母体原本体弱血虚所引起，必须由医师处方诊治才是正道。

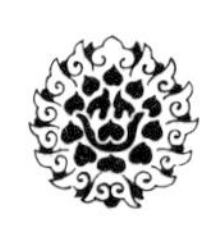

产后缺乳

木瓜猪蹄汤通乳效果好

一般地，产妇在正常情况下，产后1～2天，乳房即有乳汁分泌，可以哺乳。在产后或哺乳期乳汁少或完全无乳的现象，称为产后缺乳。这种现象多发生在产后2～3天或半个月内。

乳汁过少可能是由乳腺发育较差，产后出血过多或情绪欠佳等因素引起，感染、腹泻、便溏等也可使乳汁缺少，或因乳汁不能畅流所致。

中医认为本病有虚实之分。虚者多为气血虚弱，乳汁化源不足所致，一般以乳房柔软而无胀痛为辨证要点。实者则因肝气郁结，或气滞血凝，乳汁不行所致，一般以乳房胀硬或痛，或伴身热为辨证要点。

做了新妈妈的小李，早就打定主意要坚持母乳喂养宝宝。可是让她郁闷的是，自从生下宝宝，奶水都很少，根本不够宝宝吃。听说木瓜能丰胸、通乳，用木瓜与鲜鱼或猪蹄煮汤，能帮助产妇通乳。小李开始喝木瓜猪蹄汤，效果还真的不错。

这个偏方的具体制作方法是：准备木瓜1个，猪蹄2只，花生50克，姜、食盐适量。将猪蹄洗净剁块，并烫干去腥，花生泡半小时备用，木瓜去皮切块备用，在锅中放入所有材料，加入超过材料的水煮开后转小火，慢炖到熟为止，最后加入调料即可。

防止产后乳汁不足，也要从生活细节入手，只要调整好自己的身体状态，产后缺乳是可以预防的。

（1）注意保持良好的个人卫生习惯。产前及时纠正乳头内陷，勤用湿毛巾擦洗乳头。

孕期应坚持擦洗、按摩乳房，注意乳头卫生。

（2）加强孕妇营养。在饮食方面要多食易消化、营养丰富和含钙较多的食物，如鱼、肝、骨头汤、牛奶、羊奶等。豆类食品如大豆芽，豆腐等含丰富植物蛋白质，维生素及铁质也应适当地补充。

（3）保证充足睡眠。充足的睡眠有利于产妇机体功能迅速恢复，可以调节内分泌状态，有利于乳汁分泌。

（4）不要乱服用避孕药。避孕药会使内分泌机能紊乱，脑垂体促进泌乳功能受到限制，致使产后乳汁缺少。

（5）避免让肌肤直接接触化纤衣物。不要在乳罩外直接穿羊毛类衣服；要选用优质纯棉质料的乳罩；每次使用乳罩前，一定要仔细将其内侧的灰尘、纤维状物、毛羽等拂净；乳罩洗涤要格外精心，切勿将乳罩与其他衣物一同洗涤；孕期不要把乳罩系得过紧，尤其是在妊娠后期，更应注意。

（6）保持良好的情绪。休闲放松，张弛有度，对自己和下一代都有益处。

（7）适当活动。注意劳逸结合，促使气血流通，使乳汁正常分泌。

（8）当新生儿断脐后，于30分钟内裸体放在妈妈胸前，并帮助新生儿吸吮乳头。产后6～8小时开始喂乳，以后每3小时喂乳1次，选择正确的喂乳姿势。

乌鸡白凤尾菇汤，治产后缺乳

妇女产后乳汁分泌过少或者全无，称为缺乳。缺乳多因身体虚弱，气血生化之源不足或因肝郁气滞，乳汁运行受阻所致。

在现实生活中，很多种情况都可能造成缺乳，比如母体体质虚弱、乳腺发育不良；或产妇厌食、挑食以及营养物质摄入不足，使乳汁分泌减少；或产妇过度恐惧、忧虑，通过神经系统影响垂体功能等。通常情况下，气血虚弱的患者，除了少乳或无乳之外，还伴有乳房松软、胃纳不馨、神疲乏力、头晕心悸等症状；肝郁气滞的患者，则伴乳房胀痛、胁胀胸闷、烦躁易怒等症。

这里为缺少奶水的新妈妈们推荐一款传统食疗偏方——乌鸡白凤尾菇汤。

材料：乌鸡500克，白凤尾菇50克，料酒、大葱、食盐、生姜片各适量。

做法：乌鸡宰杀后，去毛，去内脏及爪，洗净。砂锅添入清水，加生姜片煮沸，放入已剔好的乌鸡，加料酒、大葱，用文火炖煮至酥，放入白凤尾菇，加食盐调味后煮沸3分钟即可起锅。

功效：补益肝肾，养益精髓，下乳。适用于产后缺乳、无乳。

乌鸡内含丰富的黑色素，蛋白质，B族维生素等18种氨基酸和18种微量元素，维生素B_3、维生素E、磷、铁、钾、钠的含量均高于普通鸡肉，胆固醇和脂肪含量却很低。《本草纲目》认为乌骨鸡有补虚劳羸弱，制消渴，益产妇，治妇人崩中带下及一些虚损诸病的功用。

新鲜凤尾菇含粗蛋白、碳水化合物、纤维、B族维生素、钙、铁、钾、钠、磷。其中蛋白质的含量，比目前国内栽培的平菇、双孢蘑菇、香菇和草菇都高，而且人体八种必需氨基酸全都具备，其含量占所有氨基酸总量的35%以上。所以经常食用凤尾菇，可以增强人体健康。

另据最近研究证实，凤尾菇含有的一些生理活性物质，具有诱发干扰素的合成，提高人体免疫功能，防癌、抗癌的作用。凤尾菇含脂肪、淀粉很少，是产后女性恢复体力的理想食品。

产后缺乳，吃点羊肉泡馍

经历了生宝宝的艰辛之后，本想尽自己最大的能力照顾好宝宝。可是，却发现自己没有奶水，或者奶水很少，根本无法满足宝宝的需要，这可怎么办呢？

王一文是研究院的职工，她在生下自己的宝宝之后就遇到了上面的难题。这让她很尴尬。自己的宝宝，喝不到自己的奶水，难道从小就要喂奶粉？这样委屈孩子，不是她想看到的。后来，经过家人和朋友的推荐，她尝试了食疗。吃了一些又美味又有效果的食物之后，终于可以自己喂孩子了。看着儿子在自己怀里心满意足的吃相，她心里的感觉很是幸福。

这里特别介绍的偏方就是王一文所选用的食疗方羊肉泡馍。

先要准备食材牛羊肉适量，水发粉丝、蒜苗、桂皮、草果、大红袍花椒、小茴香、干姜、良姜、八角、精盐、明矾、熟羊油各适量。具体的制作流程主要是：骨肉处理、煮肉、捞肉、掰馍、煮馍等五道工序。其中掰馍的环节要食者根据个人的饭量，将馍掰成花生粒大小的馍块，放入碗里。馍块的大小由个人喜好而定，但不宜过大或过小；太大了不宜煮透，太小又容易成糊。煮馍时比较讲究的煮馍方法是原汁肉汤和清水分盆而放，煮馍时，取肉汤一份，清水二份，用炒勺烧开，根据口味加入适量的精盐，倒入切配好的馍块，用大火煮约1分钟，淋入熟羊油，颠翻几下，撒上味精，盛入碗里即成。要求肉片在上，馍块在下。此方具有益气养血，补中强体的功效。

现在，羊肉仍然是我国人民食用的主要肉类之一，其肉质细嫩，脂肪及胆固醇的含量都比猪肉和牛肉低，并且具有丰富的营养价值。因此，它历来被人们当做冬季进补佳品。

中医认为，羊肉性温，味甘，具有补虚祛寒、温补气血、益肾补衰、开胃健脾、补益产妇、通乳治带、助元益精的功效，主治肾虚腰疼、阳痿精衰、病后虚寒、产妇产后火虚或腹痛、产后出血、产后无乳等症。

寒冬常食羊肉可益气补虚、祛寒暖身，增强血液循环，增加御寒能力；妇女产后无乳，可用羊肉和猪蹄一起炖吃，通乳效果很好；体弱者、儿童、遗尿者食羊肉颇有益。

羊肉又可保护胃壁，帮助消化，体虚胃寒者尤宜食用；羊肉含钙、铁较多，对防治肺结核、气管炎、哮喘、贫血等病症很有帮助；羊肉还有安心止惊和抗衰老作用。但羊肉属大热之品，故夏秋季节气候热燥，不宜多吃羊肉。另有发热、牙痛、口舌生疮、咳吐黄痰等上火症状的人也应该少吃羊肉，以免加重病情。还有些人不喜欢羊肉的膻味，所以吃羊肉时喜欢配食醋作为调味品，其实这种吃法是不科学的。羊肉与食醋搭配会削弱两者的食疗作用，并可产生对人体有害的物质。

6种食疗方防治缺乳

有些女性生完孩子后会面临缺奶的问题，老辈人经常用小米粥为产妇调养身体。《本草纲目》中则记载小米“治反胃热痢，煮粥食，益丹田，补虚损，开肠胃”。小米其实也是能催奶的食物，不要觉得吃多么贵重的食物才能催奶，吃点小米粥是最好的。

此外，《本草纲目》里还介绍了一种红苕粥，能解决产后缺乳的问题。民间有几个常用偏方，也十分有效。

1.红苕粥

材料：红苕200克，粳米100克。

制法：将红苕洗净，去皮，切成块，粳米淘洗净。同入锅内加水煮成稀粥。

用法：温热服食。

功效：红苕粥具有健脾养胃，益气通乳，润肠通便的作用。适用于脾胃虚弱，产后乳汁不通。但是一定要注意，糖尿病、胃溃疡及胃酸多者不宜多食。

2.乌鱼通草汤

材料：乌鱼1条，通草3克，葱、盐、黄酒等调料各适量。

制法：将乌鱼去鳞及内脏后，洗净，将通草加葱、盐、黄酒、水各适量共炖熟即可。

用法：吃鱼喝汤，每日1次。

功效：清热利湿，疏通乳腺，促进乳汁分泌。乌鱼富含优质蛋白质，还有促进产妇伤口愈合的功效。

3.蛋花羹

材料：新鲜鸡蛋4个，芝麻酱100克，海米5克，小葱、食盐、味精各适量。

制法：取温水适量，将芝麻酱和成稀水，然后打入鸡蛋搅匀，再加入适当的调料，入锅内蒸熟即可。

用法：将蒸熟后的蛋花羹1次吃完。每天2次，一般3天见效。

功效：此偏方特别适用于产后气血虚弱所致乳汁不足、无乳汁等症状。

4.酒酿蛋花

材料：酒酿1块，鸡蛋1个。

制法：将酒酿加水煮开，再打入鸡蛋，煮成蛋花状即可。

用法：每天1次，趁热服用。

功效：益气生津，活血止血，促进泌乳。

5.牛奶鲫鱼汤

材料：鲫鱼1条，牛奶50毫升，葱、盐、黄酒等调料各适量。

制法：将鲫鱼去鳞及内脏，洗净，下油锅略煎，再加葱、盐、黄酒、水各适量共炖，汤至乳白色将好时，放入牛奶，煮开即可。

用法：吃鱼喝汤，每日1次。

功效：补益气血，健脾开胃，促进乳汁分泌。鲫鱼有利尿消肿的作用，可促进产妇体内多余水分的排出。

乳房炎症

乳腺炎症的穴位治疗法

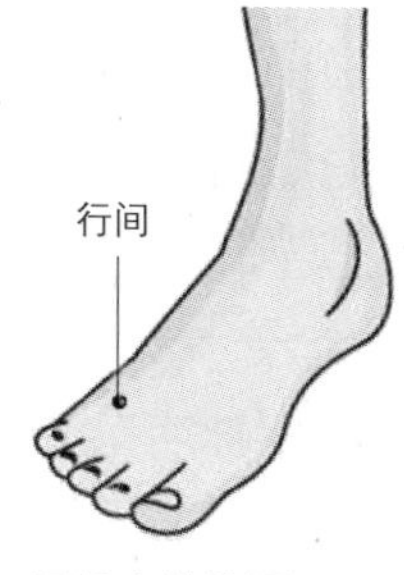

行间穴的位置

做了妈妈是女人一生莫大的幸福，但也经常会面临这样的情况：给宝宝喂奶一个月左右，乳头就开始皲裂、胀痛，感觉特别疼，不敢喂奶，一喂奶就感觉痛得不得了，严重时都不敢碰，一碰就胀疼。其实这就是乳腺炎的症状，一般以初产妇较多见，发病多在产后3～4周。如不及时处理，则易发展为蜂窝组织炎、化脓性乳腺炎。

乳腺炎在成年女性中极为常见，多见于25～45岁女性，其本质上是一种生理增生与复旧不全造成的乳腺正常结构的紊乱，症状是双侧乳房同时或相继出现肿块，经前肿痛加重，经后减轻。

很多患了乳腺炎的女士非常紧张，生怕和乳腺癌挂上钩。其实，大可不必这么紧张，只要注意调整自己的情绪，舒缓压力，再配合一些按摩治疗，乳腺增生是不会威胁健康的。

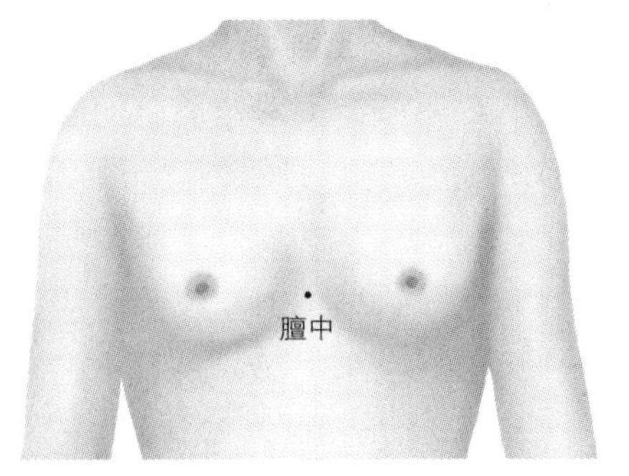

膻中穴的位置

具体操作方法是：每次月经前7天开始，每天用手指按压两侧行间穴2分钟，或者从行间向太冲推，临睡前按揉膻中2分钟，或者沿着前正中线从下向上推。月经来后停止。此按摩法可以解除乳房胀痛，防止乳腺增生。

除了按摩预防之外，还要注意改变生活中的一些环境行为因素，从根本上防止乳腺炎的进一步发展。如调整生活节奏，减轻各种压力，改善心理状态；注意建立低脂饮食、不吸烟、不喝酒、多活动等良好的生活习惯；注意防止乳房部的外伤等。

此外，提醒哺乳期的新妈妈们注意，要穿棉质内衣，因为鲜艳夺目的尼龙化纤材料的内衣，掉下的微小线头非常容易钻到乳头里面去，引起炎症。

山楂冲麦芽，缓解乳房胀痛

王飞飞每逢经前及经期两乳房胀痛2年余。近3个月来乳房胀痛加重，有时甚至痛不可触。晚上睡时不能侧睡，性格暴躁，月经先后无定期，舌质暗，舌苔白，脉弦。检查发现两侧乳腺均有肿块，乳房近红外光透照诊断为乳腺增生，经诊断这病属中医乳癖，因肝气不舒、痰凝血淤、壅结成块，积于乳房所致，治宜疏肝理气，软坚散结。后来经人介绍使用山楂麦芽饮，使用10剂之后，两乳房胀痛、肿块消失，3个月后，因感冒、咳嗽来就诊，追问月经前及经期乳房未胀痛。

此方的具体使用方法是：先准备山楂片15克，五味子15克，麦芽50克。然后将这三种成分的物品一起浸入水中，泡20分钟左右，然后将水量调整在适当位置，开大火煮，一直煮到水沸，大火改小火，在此沸之后即可关掉。同样方法，再做一遍。两回所得的药汤合在一起，分3次服用，每日一次即可。

经过多方验证，本方具有疏肝散结，补肾化痰作用，常用于治疗乳腺炎症。

山楂味甘酸，入肝经，有消积散郁，化痰止痛之效；五味子味酸、敛肺滋肾，壮水镇阳；麦芽舒肝气，退乳，麦芽与肝同气相求，故善舒之，破症结。该方主要用于现代医学的女性乳腺增生症等病症。

根据现代药理研究：山楂片有调节内分泌作用，能使患者血液中雌二醇、黄体酮、泌乳素浓度降低，并可通过抑制泌乳素分泌，减少其对促卵泡成熟激素的拮抗作用，恢复卵巢功能，五味子，麦芽有调节垂体—卵巢轴分泌，使之规律的效应。诸药共同作用达到疏肝理气，调节内分泌功能，所以可以预防和治疗乳腺增生症等病症。

其实，除了采用偏方治愈乳房疾病之外，日常的乳房保健必不可少，具体说来包括以下几个方面的内容。

（1）保持愉悦的心情，避免抑郁。中医在调理方法方面有一句很经典的话，“药补不如食补，食补不如神补”。做女人要性格开朗。所谓的神补就是调神，关键点就是要“调理神明”，使五脏的神变得更好。调神就要求女人的心要粗一点，尽可能不生气或者少生气。

培养爱好，加强修养。女人要有点事做，如果丧失了自我追求，就会使自己很容易在原本很细微的事情上想不开，从而影响情志，造成身心的伤害，患乳房疾病，所以要培养自己的爱好，让自己有事情做。

（2）营养要充足，不要忌食、偏食。遵循“低脂高纤”的饮食原则，多吃全麦食品、豆类和蔬菜，控制动物蛋白摄入，同时注意补充适当的微量元素。不要忌食和偏食，否则你的乳房就会缩水。

蒲公英，乳腺炎症不用怕

乳腺炎是乳腺的急性化脓感染性疾病，多由乳头皲裂、哺乳期婴儿吮破乳头，细菌乘机侵入，加之排乳不畅，乳汁积聚，以致细菌得以迅速繁殖而致病。本病以初产妇为多见，多发生于产褥期。

李好，26岁，生完孩子15天后，由于右乳头有些内陷，小婴儿吮吸有些困难，结果乳头烂了，就诊时，乳头已经胀痛2天，乳汁也难出，非常怕冷、高烧不退，用西药效果不显，属急性乳痈。之后，听从了长辈的建议，采用了蒲公英疗法来治疗。10天后痊愈。

这个蒲公英疗法的具体使用法是：用蒲公英60克，煎水2次，取汁，加入皮硝100克搅拌溶化，待温时用干净毛巾浸湿，捞出，以不滴水为宜，趁热覆盖于患处，不热了更换毛巾，一日3～4次，每次20分钟。连用2天疼痛即减，1周后即愈。如果加服1～2剂可巩固疗效。

其实，乳腺炎多由生活方式不当引起，如果能从生活中加以防范，就能有效降低其发生率。生活中的主要防范措施有：妊娠后期，经常用温水洗乳头；乳头内陷者，洗后可轻柔地按摩牵拉乳头，或用75%酒精擦洗乳头；养成定时哺乳的习惯，保持乳头清洁。

事实证明，产妇如果能养成自我按摩乳房的好习惯，健康就会离她更近一点。具体的按摩操作方法是：一手用热毛巾托住乳房，另一手放在乳房的上侧，以顺时针方向转向按摩。如果乳房感到胀痛，或者乳房上有肿块时，手法可以重一些。在自我按摩的同时，可稍用力挤压乳房，把乳汁从乳头挤出，反复几次后，乳腺管就通畅了。

5种食疗方防治乳腺炎

乳腺炎是产后哺乳期妇女的常见疾病，是乳管不畅通，乳汁淤积后乳腺的急性化脓性感染。哺乳期的任何时间均可发生，而哺乳刚开始最为常见。

《本草纲目》中记载了将蒲公英捣碎敷于患处的办法来治疗乳腺炎。蒲公英性平，味甘微苦，有清热解毒、消肿散结及催乳作用，对治疗乳腺炎十分有效。可以煎汁口服，也可以捣泥外敷，都十分有效。煎汁的做法是：单味蒲公英60～90克，水煎服，每日1剂。

此外，防治乳腺炎还可以考虑以下食疗方。

（1）用橘核泡水代茶饮，可预防急性乳腺炎。

（2）将橘核25克略炒，置于砂锅内，加入黄酒100毫升煎至50毫升，去渣，顿服。每日1剂。

（3）将250克羊肉洗净切成小块。黄芪、当归各25克包在纱布里，用线捆扎好，与羊肉共放砂锅里，加水适量，以文火煨煮至羊肉将烂时，放入生姜片25克，食盐少许，待羊肉煮烂即可分顿食用。

（4）取嫩豌豆250克，加水适量，煮熟，淡食并饮汤。

（5）大飞扬草15～30克（鲜者30～60克），豆腐2～3块，同入锅内，加水两碗半煎至一碗，放少许食盐调味，饮汤食豆腐。

需要注意的是，女性患乳腺炎后，患侧乳房应停止哺乳，要托起乳房以改善血液循环，乳罩不要过紧。

足底保健法治愈乳腺炎

乳腺炎是女性最常见的乳房疾病，其发病率占乳腺疾病的首位。近些年来该病发病率呈逐年上升的趋势，年龄也越来越低龄化。据调查有70%～80%的女性都有不同程度的乳腺炎，多见于25～45岁的女性。

乳腺炎是指乳腺上皮和纤维组织增生，乳腺组织导管和乳小叶在结构上的退行性病变及进行性结缔组织的生长，其发病原因主要是由于内分泌激素失调。

乳腺炎症状主要以乳房周期性疼痛为特征。起初为慢性胀痛，触痛为乳房外上侧及中上部为明显，每月月经前疼痛加剧，行经后疼痛减退或消失。严重者经前经后均呈持续性疼痛。有时疼痛向腋部、肩背部、上肢等处。

乳腺炎的发病原因也包括精神因素。精神刺激可改变人体内环境，从而影响内分泌系统功能，导致某一种或几种激素的分泌出现异常。精神过于紧张、情绪过于激动等不良精神因素，都可能使本来应该复原的乳腺炎组织得不到复原或复原不全，日子一久便形成乳腺炎，而且这些不良的精神刺激还会加重已有的乳腺炎症状。

饮食结构不合理，如脂肪摄入过多，可影响卵巢的内分泌，强化雌激素对乳腺上皮细胞的刺激从而导致乳腺炎。

下面为大家介绍一种足底按摩法，按摩的具体部位如下：

（1）足底部反射区：头部（大脑）、脑垂体、小脑及脑干、颈项、斜方肌、肺及支气管、甲状旁腺、肝、胆囊、心、脾、肾上腺、肾、输尿管、膀胱、生殖腺。

（2）足背部反射区：上身淋巴结、下身淋巴结、肋骨、膈、胸（乳房）、胸部淋巴结（胸腺）。

（3）足内侧反射区：颈椎、胸椎、腰椎、骶骨、尿道及阴道、子宫。

（4）足外侧反射区：肩胛骨、生殖腺。

足部按摩的常用手法：

（1）足底部反射区：拇指指端点法、食指指间关节点法、拇指关节刮法、钳法、按法、食指关节刮法、拇指推法、擦法、拳面叩击法等。

（2）足背部反射区：拇指指端点法、食指指间关节点法、分法、食指推法、拇指推法等。

（3）足内侧反射区：食指外侧缘刮法、按法、拇指推法、叩击法等。

（4）足外侧反射区：食指外侧缘刮法、按法、拇指推法、叩击法等。

卵巢早衰

狗肉粳米粥防治卵巢早衰

尤莉莉是保险推销员。4年前，她由一名小学老师转行成保险推销员，规律的生活一下子被打乱了，为多多访问客户创造不俗业绩，经常三顿并作两顿吃，三步并作两步走，三餐也谈不上定时定量、荤素搭配，吃了很多罐头食品和方便食品，同时花在化妆和染发上的时间明显增多。但她气色越来越不好，脸颊上都是黄褐斑，头发枯黄，耳鸣、健忘。后来，经过诊断是卵巢早衰。后经过选取适当的食疗方，感觉精气神回来了不少，皮肤也越来越好了。

这里所选取的食疗偏方是狗肉粳米粥。

具体的使用方法是：先准备狗肉（经检疫合格）80克，粳米100克，精盐、味精各适量。将狗肉放入清水中浸泡1小时，洗净后切碎，剁成狗肉糜，备用。将粳米淘洗干净，与狗肉糜同放入砂锅，加适量水，大火煮沸，改用小火煨煮成稠粥，粥成时加精盐和味精，拌和均匀即成。当菜佐餐，随意食用。

本方具有湿补脾肾的功效，适用于脾肾阳虚型卵巢早衰。

此方之所以能起到明显的治疗效果，是因为狗肉不仅蛋白质含量高，而且蛋白质质量极佳，尤以球蛋白比例大，对增强机体抗病力和细胞活力及器官功能有明显作用。《本草求真》中对此的记载："狗肉入脾、胃、肾。"

除了精神压力导致卵巢早衰外，我们从周围的环境中摄入的有毒物质被认为是导致卵巢功能走下坡的"加速剂"。女性应从衣食住行各方面远离可能导致卵巢早衰的因素，一般美发厅及小美容院所提供的染发剂及增白化妆品中普遍含有苯、汞等有害化合物，往往使女性在搞好"面子工程"的同时，伤害到最重要的卵巢；此外，操持家务的女性往往不戴手套，长期赤手接触洗涤剂，也会导致女性卵巢功能严重受损。快餐食品，饮料中添加的防腐剂、人工色素等，对卵巢也有潜在危害。

气郁型卵巢早衰偏方

于虹36岁，某电视台编导，33岁生孩子，34岁离婚。为了尽快恢复到"一流女编导"的位置，她3个月时就给孩子断了奶，且开始熬夜、自加压力和穿塑身内衣，甚至为了提神和恢复体形而主动吸烟。35岁她的母亲病逝，36岁弟弟又遭遇车祸，这对她打击很大。现在她虽然有男友，但因为工作关系很少见面。最近，她发现自己在工作场合特别容易被小事激怒，从自信满满到情绪崩溃只是一瞬间的事，此外还有潮热盗汗现象。后来，经过中医诊断为卵巢早衰，经过医生和朋友的推荐，采取了食疗的方法进行调养。调养9个月后，身体状况有明显好转，体虚盗汗的现象消失，精神状态也好了很多。

这里选用的偏方是刀豆壳橘皮饮。此方的具体制作方法是：准备刀豆壳10克，橘皮6克。将刀豆壳、橘皮洗净，入锅，加适量水，煎煮30分钟，去渣取汁即成。上下午分服。此方具有疏肝解郁，理气化痰的功效，适用于肝郁气滞型卵巢早衰。

肝郁气滞型早衰的主要症状是，妇女胸胁及小腹胀满疼痛，抑郁不乐，时欲叹息，暖气频作，或见失眠头晕，食欲缺乏，或有呕吐，舌质正常、苔薄白，脉弦。

有调查表明，具有明显精神创伤、精神脆弱，经常争吵发怒，离婚及缺乏正常性生活的女性，在35岁左右卵巢功能比同龄人明显衰退得快。当这种因"情绪病"引发的卵巢早衰达到非常严重的程度时，甚至会引发闭经。

更年期综合征

人参猪腰，特殊时期也快乐

更年期是女性生殖功能由旺盛到衰退的一个过渡阶段。这是个雌激素水平下降的阶段，是生育期向老年期的过渡阶段。更年期妇女由于卵巢功能减退，垂体功能亢进，分泌过多的促性腺激素，引起自主神经功能紊乱，会出现月经变化、生殖器官萎缩、骨质疏松、心悸、失眠、乏力、抑郁、多虑、情绪不稳定，易激动等症状，称为“更年期综合征”。

下面推荐一个适合更年期女性的饮食方子：人参猪腰子。

材料：人参15克，猪腰子1只，当归15克。

做法：将猪腰子洗净，用水750毫升煮至500毫升。将腰子切细，与参、归同煎，用文火炖至腰子熟烂即可。

用法：吃腰子，以汤汁送下，连用数日。

功效：此方对妇女更年期综合征心脾两虚、气血不足，症状为心悸怔忡、自汗频出者有效。

此外，根据食物的属性，民间也流传着一些调整中老年女性身体的食疗方，下面为大家介绍其中一个食疗方：

材料：猪蹄2只，大豆100克，熟蛋5只。

做法：猪蹄放入锅中煮至半熟，大豆提前用温水浸泡12小时，泡胀后，再淘净，文火煮至七成熟。将半熟猪蹄、大豆相合，再放入熟蛋，加水、加作料，旺火烧开后转文火，直至蹄豆酥烂。

用法：分两天连汤食用。每7～10天服用1方。

更年期综合征虽然是由于生理变化所致，但发病率高低与个人经历和心理负担有直接关系。因此，更年期妇女的心理调适十分重要。

处于更年期的女性在饮食上应多吃糙米、豆类等食物。白菜、油菜、芹菜、西红柿、柑橘、山楂、动物肝脏、奶类、蛋类等食物都是不错的选择。

对于有水肿症状的更年期妇女，要限制主食，适量饮用绿茶，以利消肿降压。对发胖的更年期妇女，要选食茄子、菠菜、瘦肉、鱼虾、豆类及植物油。

穴位按摩缓解更年期综合征

人们普遍认为更年期是女性生长的一个阶段，如同儿童、青年、中年、老年这些概念一样，女人到了这个阶段必然会呈现情绪暴躁、容易失控的状态，就像年轻人的“叛逆期”一样。但事实上，更年期综合征是一种病理反应，并非女人必经的一种状态。

现代医学认为，更年期症状是人体雌激素分泌开始减少造成的，因为身体的各个器官无法迅速适应变化，于是出现了心烦、莫名其妙地发脾气，容易急躁、失眠、盗汗、莫名其妙地想哭、月经减少、性功能下降等症状。中医认为，更年期综合征“是随着肾气渐衰，天癸将竭，冲任二脉虚衰，精血日趋不足，进而导致多个脏腑功能失调所致”。即人体伴随年龄的增长，肾气会不断衰弱，而气为血之帅，气弱则血虚。我们知道，女性是以血为本的，经、带、怀孕、生产等都离不开血，血虚就会导致一系列脏腑功能的失调，于是便出现了包括停经在内的各种病理现象。

明白了更年期综合征产生的根源，治疗也就很明确了，即郭老所说的“以补肾填冲为本，兼调心肝脾诸脏”。

2008年48岁的陈琦金去医院就诊，据她自己描述，来就医前的近半年里她每天劳累奔波，疲惫不堪，渐感月经量越来越少，经期推迟，如今已有两个月未潮，时常冲热出汗，心烦易怒，夜寐不佳，家人也不理解，经常和她争吵，于是她更加烦躁。她的文化素质较高，知道这和更年期有关，医生想用激素来调治，但她不愿意服用这类药物。经诊断，她属肝肾阴虚，冲任枯竭，所以才会经常肝热上冲，扰动心神，导致烦躁易怒，夜寐不佳。于是医生为她推荐了穴位疗法。

这个疗法可以有效缓解更年期综合征，方法很简单：每天坚持按揉太溪、太冲两个穴位，太冲要从后向前推按，每次单方向推100次；太溪顺时针按揉，每天早晚2次，每次2分钟。

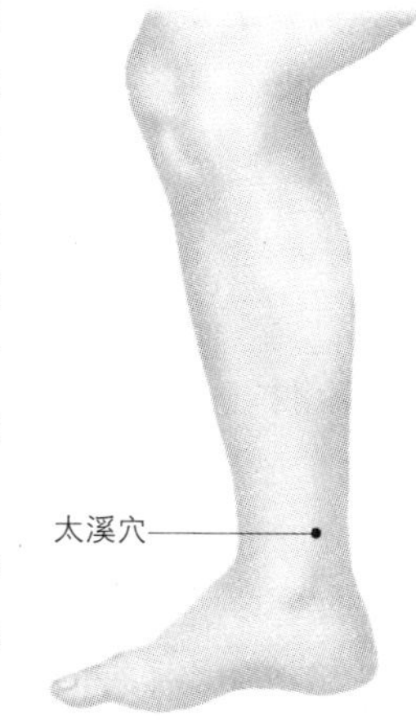

太溪穴的位置

更年期对女性来说并不是磨难，而是一个审查自己身体的好时机，只要悉心调养，就可使体内的新陈代谢在一个新的基础上达到平衡的状态。

在生活中，女性朋友可以从以下几个方面进行调养：

从饮食上讲，多食大豆及豆制品，因为豆制品都含有丰富的植物性雌激素，可有效地减轻热潮红症状，更年期女性最好每天喝一杯豆浆，以补充雌激素。油炸食品会让人感觉口干舌燥，使体内肝火更旺，更年期女性应避免食用。

从着装上讲，更年期女性平时着装最好选择宽松、吸汗、透气性好，棉、麻质地的衣服，避免穿紧身的衣服或者皮革质地的衣服。

从生活细节上讲，由于热潮红症状的发生是没有固定时间的，所以要随时准备一些小东西以备不时之需，随身带着一把小折扇和一条小毛巾。当身体发热时，可随时扇风，减轻闷热感，保持凉爽。一条棉质的小毛巾可随时解决盗汗问题，尤其在公众场合，可避免突然“汗流浃背”的尴尬。

更年期综合征按摩三阴交

更年期是女性卵巢功能从旺盛状态逐渐衰退到完全消失的一个过渡时期，包括绝经和绝经前后的一段时间。

理论上来讲，女性更年期一般出现在42岁左右，但是，由于女性在现代社会承担着不同社会角色的责任，再加上生育、流产等原因，女性早衰成为社会和医学界关注的重要问题。现在，很多女性刚过30岁，就出现面部色斑、皱纹，乳房干瘪萎缩、松弛；阴道泌液减少，性机能减退，失眠、烦躁、潮热、盗汗等症状，甚至有很多人在35岁左右就开始进入更年期。所以，要对抗女性更年期问题，首先要女人懂得好好呵护自己，调适心情减缓压力，在该生育的时候生育，要知道，女性一生中如果有一次完整的孕育过程，就能增加10年的免疫力，而一直没有生育过的女性就可能提前进入更年期。

多数妇女能够平稳地度过更年期，但也有少数妇女由于更年期生理与心理变化较大，被一系列症状所困扰，影响身心健康。因此每个到了更年期的妇女都要注意加强自我保健，保证顺利地度过人生转折的这一时期。自我保健的最佳方法就是按压三阴交穴位。

三阴交位于内踝上3寸处，胫骨后缘。女性朋友对于这个穴位应该予以高度重视，对它进行经常刺激，可以治疗月经不调、痛经等妇科常见病症。

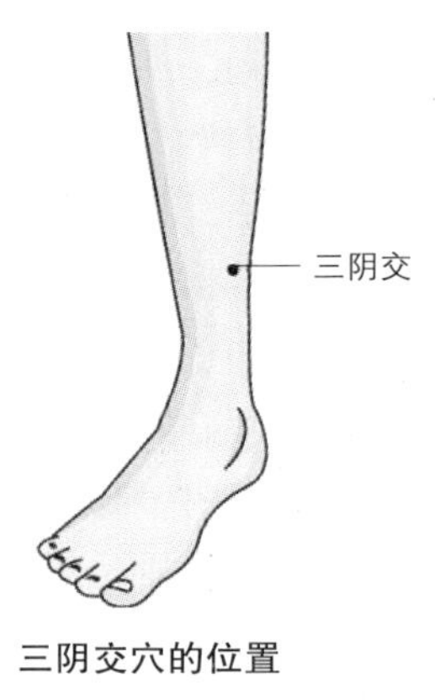

三阴交穴的位置

在饮食上，对于更年期有头昏、失眠、情绪不稳定等症状的女性，要选择富含B族维生素的食物，如粗粮（小米、麦片）、豆类和瘦肉、牛奶。牛奶中含有的色氨酸，有镇静安眠功效；绿叶菜、水果含有丰富的B族维生素。这些食品对维持神经系统的功能、促进消化有一定的作用。此外，要少吃盐（以普通盐量减半为宜），避免吃刺激性食品，如酒、咖啡、浓茶、胡椒等。

胡桃，帮你轻松安度更年期

女性更年期综合征是指妇女在绝经前后，因卵巢功能逐渐衰退或丧失，以致雌激素水平下降所引起的以自主神经功能紊乱及代谢障碍为主的一系列综合征。

每个女人都希望更年期来得越晚越好。但快节奏的生活，让女性承担着越来越重的压力，加之环境污染不断加剧，这些都对女性卵巢功能产生了巨大的威胁。但是，我们发现那些经常喝牛奶、吃鱼虾，身材在正常范围内偏胖，30岁前生育过子女，哺乳期较长以及不吸烟的女性，她们的卵巢功能不仅“状态良好”，更年期来得也相对偏晚。

由此我们不难看出，食物对女性卵巢功能的影响是很大的。而且，健康的饮食，加入正确的养生方法之后，可以有效缓解更年期症状。

这里为大家推荐的食疗偏方是胡桃莲肉猪骨粥。

材料：猪骨200克，胡桃肉50克，莲肉50克，大米100克。

做法：将胡桃肉、莲肉、大米洗净，猪骨洗净斩小块。先把胡桃肉、猪骨、莲肉一起入锅内，加水用武火煮开，改用文火煮30分钟，再加大米煮至粥成，调味温热服食。

功效：适用于更年期综合征脾肾两虚所致的头昏耳鸣、腰膝酸软、夜尿频数、面浮肢肿、月经紊乱等。

妇女生命的1/3时间将在绝经（更年期最突出的表现）后度过。因此，必须重视和做好更年期不同时期的预防和保健措施。

更年期保健应当注意以下几点：

了解更年期知识。更年期是自然的生理过程，了解必要的知识，正确认识更年期出现的症状。

保持心理平衡。调整好自己的心态，保持乐观情绪，树立与疾病作斗争的信心，消除不应有的恐惧和焦虑。

健康和睦的家庭。健康和睦的家庭，不但可使更年期妇女心情舒畅、消除烦恼，而且可以化解来自工作中和生活中的不良刺激，建立起生活的信心。

坚持适宜的运动。适当的身体锻炼，可减慢体力下降，使自己有充足的精力和体力投入工作和生活中。

注意劳逸结合。工作、生活应有规律，睡前不饮酒，不喝茶，不看惊险和悲惨的影片，以保持良好的睡眠。

合理的膳食。由于更年期妇女生理和代谢等方面会发生一定变化，胃肠功能吸收减退，应限制糖、热量、动物脂肪、胆固醇和盐的摄入，补充优质蛋白（奶类、鱼类、豆类、瘦肉、香菇、海产品、黑木耳等）、维生素、微量元素、钙和纤维素，以维持人体的正常代谢。

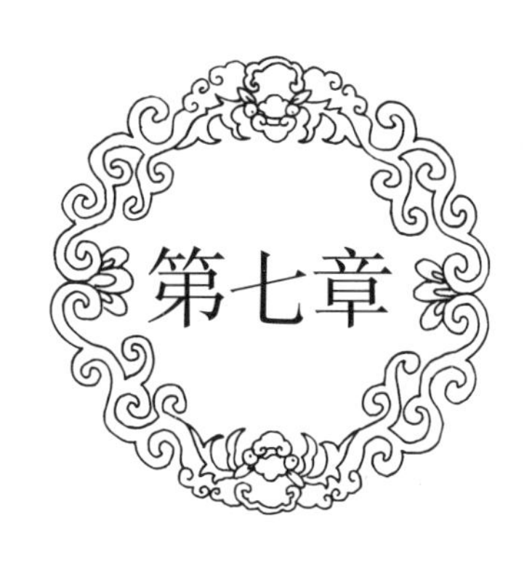

儿科老偏方，让孩子健康成长

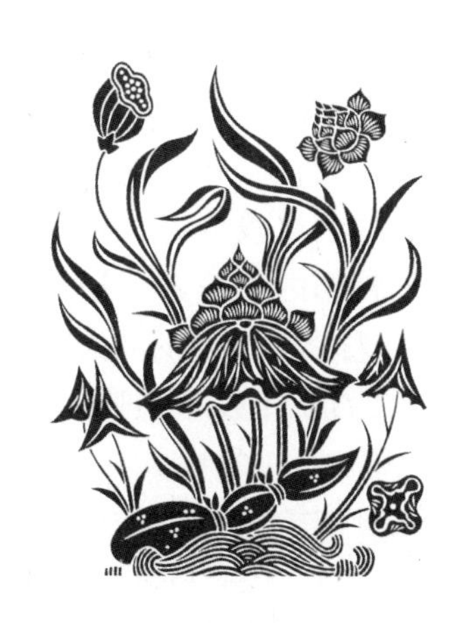

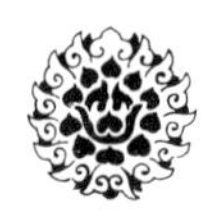

感冒咳嗽

中医取嚏法治疗感冒见效快

在西医看来，人的感冒是由人体上呼吸道感染病毒、细菌等微生物引起的炎症。而中医却不这样认为，中医并不从病毒、细菌的角度立论，而是认为人之所以感冒是由人体感受外界风寒或风热等邪气引起的。

风寒感冒是最常见的一种，当寒气侵入到我们体内时，我们会通过打喷嚏、流鼻涕等方式来排除体内寒气，我们却时常服用药物来抑制身体的这种行为，导致体内的寒气越积越多，最终诱发严重的疾病。

其实，在对付风寒感冒时，有一个非常简单而实用的方法，比吃任何药都管用，而且还可起到预防作用，这就是“取嚏法”，也就是人为地诱发打喷嚏这一排寒气的过程。

只需用平常的卫生纸纵向撕约15厘米，用手搓成两个纸捻，要稍有点硬度；同时插入鼻孔，纸捻尖要贴着鼻内上壁，这样刺激性会较强。如果你已感受风寒，自然就会打喷嚏，喷嚏的多少取决于你感受风寒的程度。打了几个喷嚏后，头会略微出汗，这时风寒已经除去了，你的感冒症状也会得以好转。

林东感冒好几天了一直不见好，公司的同事看他每天鼻涕眼泪的，说话都嗡嗡的听不清到底在说什么，于是都劝他休息几天在家好好养身体。林东当然也想回家静养两天，可是眼看就要到月底了，自己手头的项目还没弄完，哪还有时间休息。有一天，同事小张给林东发了一个网址，说是治感冒很管用的小偏方，让他试试看。林东抱着病急乱投医的想法试了试，让人想不到的是，林东去个洗手间的功夫，感冒竟然好得差不多了。

林东就是用的“取嚏法”，连着打了十几个喷嚏之后，头脑不仅立马清醒了，头疼眼胀的症状也缓解了。

这个方法也适用于儿童，儿童身体敏感，稍微一不注意就很容易受风寒，而“取嚏法”则可及时排除体内寒气，避免感冒之忧。还有些人有过敏症，如鼻敏感或花粉症之类，都是以往处理寒气不当、体内积压过多寒气所导致的，用“取嚏法”同样可以排出体内寒气，然后再根据个人不同体质配些增强免疫力的中成小药，诸如六味地黄丸等，就可以完全去除病根。

此外，通过饮食调节也可以治疗风寒感冒，一般来讲，风寒感冒者不宜多吃鸡鸭鱼肉等荤食，饮食应偏清淡，宜多吃发汗散寒食品，如辣椒、葱、生姜、大蒜、豆腐、鲜生姜加红糖水，等等。

而在日常生活中常用的两样食物对预防和治疗感冒效果极佳：

（1）生姜。生姜性温，味辛，具有散寒发汗、解表祛风作用，适宜风寒感冒者食用。民间常以生姜3片、红糖适量，开水冲泡，俗称生姜红糖茶，频频饮用，汗出即愈。

（2）葱白。葱白性温，味辛，具有调节体温，使汗腺的排汗工作正常的作用，并可减少和预防伤风感冒的发生，适宜风寒型伤风感冒者食用。在民间，初起感冒时，常用葱白连同葱头与豆豉煎水喝。也可用细葱2～3茎，与生姜1片煎水代茶饮。身体虚弱或年老体弱之人，受凉感冒后，最适宜用葱白3～5茎，同大米煮成稀薄粥，频频食用。

加味香苏散帮你驱风寒

有的孩子体质弱，一年四季动不动就感冒、发热、流鼻涕，春天没有及时加衣服，夏天吹一吹空调，秋天空气太干燥，冬天天寒地冻，总之一句话就是一不小心受点凉，感冒就立刻找上门了，甚至家长在平时生活中已经很注意了，但只要周围的人有点风吹草动，孩子还是跑不掉。其实，这主要是体质决定的。一般来说，容易感冒的人的特征是肌肉脆弱、腠理疏松，也就是说皮肤松懈不紧凑。

中医理论认为，凡是肌肉隆起的部位不结实，腠理疏松并且皮肤不致密的，肌肉通常比较脆弱，这样的人容易患感冒。对于这样的感冒，西药往往治标不治本，而一些中成药又总是药性太弱，因此，最好的方法就是煎几剂汤药来吃，多吃几次，一旦有感冒的苗头就吃，就能把体质改变过来，使自身抵抗感冒的能力增强。在此，向大家推荐《医学心语》中所载的加味香苏散，对于这类感冒非常有效。

此方的具体制作方法是：准备紫苏叶5克，陈皮、香附各4克，炙甘草2.5克，荆芥、秦艽、防风、蔓荆子各3克，川芎1.5克，生姜三片。可发汗解表。

此方主要治疗四时感冒，头痛项强、鼻塞流涕、身体疼痛、发热恶寒或恶风、无汗、舌苔薄白、脉浮等症。

中医认为，感冒有很多种，有风寒引起的，有风热引起的，还有风寒、风热夹湿引起的，而加味香苏散所治的主要是四时感受了风寒之邪。由于病症比较轻，所以用药也比较轻，主要是用苏叶、荆芥来解表，在此基础上加秦艽、防风有助于解散肌表所受的风寒，加川芎帮助苏叶、蔓荆子上行而散风，跟川芎合起来治头痛。对于一些身体较弱的老人或者小孩，以及妇女经期的感冒比较适用。

多喝白开水也能治感冒

感冒多喝白开水是人们都知道的常识。而感冒和多喝白开水之间有什么直接的作用，却是很多人都说不清楚的。其实原理很简单，病人感冒发热会使体内水分流失。因为人体发热时新陈代谢加速，排出的二氧化碳增多，呼吸加快导致体内水分丢失也加快。同时，发热时，人体会自动调节体温，也就是说靠皮肤排出大量水分以降低体温，因而会导致体内水分过多丢失，使人体处于严重缺水状态。

我们在生活中也能看到，有的感冒患者发热时可能满头大汗、全身湿透。喝水虽是小事，但在人体缺水的情况下这件小事意义重大。多喝水不仅可以补充体内水分的丢失，还能促进病人身体散热、降温。另外，多喝水才能多排尿，可促进体内的病毒、毒素以及代谢废物尽快排出，使身体内环境处于一种“干净”状态。还有，多喝水可补充身体所丢失的水分，使血液循环保持稳定，使体液代谢保持平衡，以利于病人尽快康复。

乐乐体质不好，总是隔三差五的感冒。尤其在夏天，稍微一着凉，感冒就很难避免。每次一感冒，乐乐便头痛发热，鼻孔还不通气，呼吸跟不上他就闷得发慌只得大口大口地呼吸，弄得一晚上都睡不好觉。乐乐妈妈看在眼里，急在心里，虽然心疼孩子遭这样的罪，但也没什么办法。儿童感冒药、板蓝根、速效感冒丸全吃过，葡萄糖点滴也挂了，但效果就是不明显，医院跑了一趟又一趟，时好时坏的半个月就这么耗着。

后来，乐乐的姥姥来看外孙子，一看以前挺精神的一个孩子，竟然憔悴成那个样子，心里那叫一个心疼。老太太跟女儿说要多住几天带带孩子，好好给孩子调理调理身体。乐乐的妈妈工作忙，把病中孩子交给老太太是一万个放心。就这样，老太太每天早晨起床后，就把乐乐叫起来，空腹喝上一杯白开水，就这样坚持了五天，乐乐的感冒竟然就不药而愈了。

在这里建议家长们，孩子一有感冒的迹象，千万不要马上给孩子吃药，俗话说“是药三分毒”，药吃多了对身体多多少少都是有些危害的。你不妨按这个方法给孩子试试，对孩子来讲也没坏处。

需要注意的是，喝白开水也分时候，冬天趁热喝，夏天晾凉喝，1天喝1杯，坚持天天喝，感冒自然就好了。

有关研究分析，这个单方的保健机理是洗胃排毒。用现在流行的话概括，就是净化人体内部环境，防止内脏中毒。其实身体只要一不舒服，那就说明体内有毒素了，毒素一作怪，健康就会出问题，所以说，要想身体好，排毒是很关键的一步。

另外，感冒期间应该注意饮食搭配，有些食材对治疗感冒也有不错的效果：

喝鸡汤对感冒的治疗就有很好的辅助效果。美国有两家临床医疗中心报导，喝鸡汤能抑制咽喉及呼吸道炎症，对消除感冒引起的鼻塞、流涕、咳嗽、咽喉痛等症状极为有效。因为鸡肉中含有人体所必需的多种氨基酸，营养丰富，能显著增强机体对感冒病毒的抵抗能力，鸡肉中还含有某种特殊的化学物质，具有增强咽部血液循环和鼻腔液分泌的作用，这对保护呼吸道通畅，清除呼吸道病毒，加速感冒痊愈有良好的作用。

另外，在日常饮食中，还可以多吃些萝卜。实践证明，萝卜中的萝卜素对预防、治疗感冒有独特作用。具体做法是把甜脆多汁的萝卜切碎，压出半茶杯汁，再把生姜捣碎，榨出少量姜汁，加入萝卜汁中，然后加白糖或蜂蜜，拌匀后冲入开水当饮料喝，每日三次，连服两天，可以清热、解毒、祛寒，防治感冒。

妙用蒸醋治疗秋季感冒

秋季多雨，天气总是忽冷忽热的，一早一晚的温差也很大，这种气候变化很容易发生呼吸道疾病。由于呼吸道黏膜不断受到干燥的空气刺激，当御寒不当而受凉，防御能力下降，如预防不及时，病原微生物有机可乘，容易引起伤风感冒、扁桃体炎、气管炎和肺炎等疾病。像一些本身抵抗力差的宝宝就容易出现感冒症状，尤其是3～6岁的宝宝，如果家长带孩子外出吃饭，遇到变化不定的天气，没有及时给孩子增添衣服的话，就很容易导致受凉引起上呼吸道感染。

如何应对孩子突发感冒的状况呢？建议家长用蒸醋法进行治疗，当然，这对预防也有很好的效果。醋能促进消化，增进食欲，有防腐杀菌作用。将醋蒸熏对流感病毒有杀灭作用，对甲型链球菌、卡化球菌、肺炎双球菌、白色葡萄球菌、流感杆菌也有较强的抑制作用。

其实，蒸醋治感冒在民间很常用，通常感冒者不管多少人，只要室内能容纳下，就能一次性治愈。如一家人都感冒，坐在室内关闭窗和门，把一碗食醋（约200毫升）放入容器内置于电炉或煤炉上，让它的水蒸气散发于全室，每个人要猛吸醋的水蒸气，15分钟后，涕水不流，鼻塞通畅。食醋熏蒸不仅可以使室内顿时生香，而且醋分子飘散在空气中杀灭室内的感冒病毒，能有效地防治感冒发生。感冒流行期间，每日最好熏蒸食醋1～2次。

另外，食醋滴鼻也是治疗感冒的良方，具体的使用方法是：将食醋以冷开水稀释，配制成5%～10%溶液滴鼻，每日4～6次，每侧鼻孔滴入2～3滴，对治疗感冒及流行性感冒有很好的疗效。尤其是感冒初期，疗效更佳，食醋可杀灭潜伏在鼻咽部的感冒病毒。在感冒流行期间，用食醋滴鼻有可靠的预防作用。

葱姜米粥油在手，感冒溜走

感冒是我们生活中最常见的小病，大家肯定都有这样的经验，感冒以后喝一点姜汤，然后用厚被子把身体捂着，出一身汗，就感觉舒服多了。喝姜汤是中国人用得最多的发汗方法，也可以用姜汤水泡泡脚。不过有人不喜欢姜的味道，觉得刺激性太强，捏着鼻子也灌不下去。那怎么办呢？别着急，还有一个发汗的办法也很好使，那就是喝一碗葱姜米粥油。

什么是粥油呢？粥熬好后，上面浮着一层细腻、黏稠、形如膏油的物质，这就是粥油，也有人叫它米油。通常所说的粥油是由小米或大米熬粥后所得。《本草纲目》中记载小米和大米味甘性平，具有补中益气、健脾和胃的功效。熬粥后，米中很大一部分营养进入汤中，而含营养最丰富的当属粥油，滋补力之强丝毫不亚于人参等名贵的药材，甚至有"粥油赛参汤"的说法。

中医讲小米"和胃温中"，认为小米有清热解渴、健胃除湿、和胃安眠等功效，内热者及脾胃虚弱者更适合食用它，能提高免疫力。所以，家长在熬粥时最好选用小米做原料。

假如家里有人感冒了，又喝不下姜汤，不妨试试把大米、生姜、葱花放在一起熬粥，最后取上层的粥油，趁热喝下，然后盖被子发汗。这样的一碗葱姜米粥油，生姜的刺激性味道被压下了很多，病人服用起来也就不会产生抗拒心理了。而且，葱对治疗伤风感冒，发热无汗，头痛鼻塞有很好的效果。

除此之外，葱姜米粥油也有其他的效果。因为孩子在发热时食欲也会降低，如果机体得不到正常的营养供给，就很难有能量对抗病毒，而葱本身就有蔬菜的清香气，再者它对食欲缺乏，胃口不开者也有很好的辅助疗效。如此一来，既可令孩子开胃又可以治疗感冒，真可谓一举两得的事情了。

不过需要提醒大家注意的是，这个方法只适合普通感冒，不适用于流感患者。因为流感的种类很多，其中有一些是不能喝米汤的。怎样区分流感和普通感冒呢？给病人量量体温，如果病人有感冒症状，但是体温尚属正常，不发热，就可以使用这个方法。但如果发热了，就要忌用。

穴位按摩让感冒去无踪

谁都得过感冒，轻者鼻子不通气，流鼻涕，头痛；重则怕冷，发热，全身没劲儿。感冒的发生主要由于体虚，抗病能力减弱，当天气突然变化时，人体卫外功能不能适应，邪气乘虚由皮毛、口鼻而入，引起一系列肺卫症状。由于发病率高，有可能并发其他疾病，必须引起足够的重视。推拿按摩不仅能预防感冒，还有治疗感冒的功效。

用左手中指在右手掌心，即劳宫穴用力摩擦，直到自己觉得发烫，就把中指按在左边鼻翼的下方，即下迎香穴，反复3～4次。然后再用右手中指在左手劳宫穴摩擦发烫后，按在右边鼻翼的下方，同样次数。

如患重感冒，用上述方法疗效欠佳，可按摩脚心即涌泉穴，两三天即可治愈。这是因为人的脚部经脉密集，两脚的穴位占全身穴位数的1/10。现代医学认为，脚心远离心脏，血液供应少，表面脂肪薄，保温力差，且与上呼吸道，尤其是鼻腔黏膜有着密切的神经联系。所以脚心受了寒暖，就会因反射而引起上呼吸道局部温度降升和抵抗力减弱或增强，对感冒有直接作用。

按摩脚心时可取坐式，左（右）脚置放在右（左）膝上，一手紧贴脚心，推力由轻渐重，持续按摩2~3分钟，两脚交替，重复2~3次。这不仅能治感冒，还可以增强记忆力，使头脑清晰。

另外，预防感冒，还可按摩人中穴和风府穴。

人中穴又称水沟穴，位于鼻唇沟上中1/3交界处，是常用的急救穴；风府穴在枕骨末上隆凹陷处，为风寒入侵的门户，又为治疗感冒或伤寒的要穴。两穴均属督脉弦，督脉主一身之阳。祖国医学的“阳气”就是指人体的正气，包括现代医学的免疫力、抵抗力等。使用本法，可以扶助正气，抵御风寒，起到“正气存内，邪不可干”的作用。

另外，以下两个方法对预防和治疗感冒也颇有效果：

（1）每天早晨洗脸时，捧冷水于鼻孔处，轻轻吸入，旋即喷出，反复3~4次，坚持半个月，对特别容易感冒的患者有很好的预防作用。

（2）糖姜茶合饮：因感冒多为外感风寒之邪，常有头痛、鼻塞、流涕及一身关节酸痛，甚至怕冷、发热等症状。可用红糖、生姜、红茶各适量，煮汤饮，每日1~2次，不仅暖身去寒，而且有良好的防治感冒功能。

巧用推拿法治疗小儿咳嗽

听到孩子咳嗽，父母总是很揪心，又没有什么一吃就灵的特效药，只能看着干心疼。咳嗽是小儿的常见病症，这是因为小儿脏腑娇嫩，所以极易受到外感、内伤等的侵袭而使肺脏受伤，最终导致咳嗽。换句话说，咳嗽也是机体对抗侵入气道的病邪的保护性反应。因此，年轻的父母们不必担心，只要掌握了一套经络推拿法，自己在家就可以治好孩子的咳嗽。

1.外感咳嗽

咳嗽有痰，鼻塞，流涕，恶寒，头痛。若为风寒者，兼见痰、涕清色白，恶寒重而无汗。若为风热者兼见痰、涕黄稠，汗出，口渴，咽痛，发热。治疗应健脾宣肺，止咳化痰。

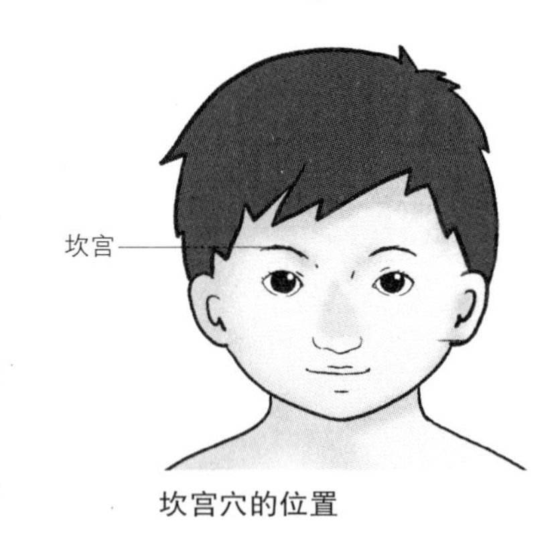

坎宫穴的位置

推拿手法主要有：

（1）推坎宫：眉收至两眉梢成一横线为坎宫穴。操作时，术者用两拇指自眉心向两侧眉梢做分推，30~50次。有疏风解表、醒脑明目的作用，常用于治疗外感发热、头痛等。

（2）下推膻中：膻中穴位于两乳头连线中点，胸骨正中线上，第四肋间隙。操作时，术者用食指、中指自胸骨切迹向下推至剑突50~100次。具有宽胸理气、止咳化痰的功效，适用于治疗呕吐、咳嗽、呃逆、嗳气等疾病。

（3）揉乳根：操作时，术者以拇指螺纹面按揉两侧乳根穴各30~50次。具有宣肺理气、止咳化痰的功效，适用于治疗咳嗽、胸闷、哮喘等疾病。

（4）揉肺俞：肺俞穴位于第三胸椎棘突下，督脉身柱穴旁开1．5寸。操作时，于两侧的肺俞穴上按揉50次左右。具有益气补肺、止咳化痰的功效，能调肺气，补虚损，止咳嗽，适用于一切呼吸系统疾病。

（5）揉丰隆：丰隆穴位于外踝尖上8寸，胫骨前缘外侧，胫腓骨之间。操作时，揉50

次左右。具有和胃气、化痰湿的功效，适用于治疗痰涎壅盛、咳嗽气喘等病症。

若是风寒者可加推三关，风热者可加清天河水，痰多者可加揉小横纹。

2.内伤咳嗽

久咳不愈，身微热，或干咳少痰，或咳嗽痰多，食欲缺乏，神疲乏力，形体消瘦。治疗应健脾养肺，止咳化痰。

推拿手法主要有：

（1）补肺经：肺经穴位于无名指末节螺纹面。操作时，术者以拇指螺纹面旋推患儿此穴100～300次。具有补肺气的功效，适用于治疗虚性咳喘、自汗、盗汗等病症，常与补脾土合用。

（2）运内八卦：内八卦位于手掌面，以掌心为圆心，从圆心至中指根横纹2/3为半径，所作圆周。操作时，术者以拇指顺圆周推动，100～500次。具有宽胸理气、止咳化痰、行滞消食的功效，主要用于治疗痰结咳嗽、乳食内伤等病症。

（3）揉乳根、乳旁：乳旁穴位于乳头外旁开0.2寸。揉两侧此穴30～50次，能宽胸理气、止咳化痰，适用于治疗胸闷、咳嗽、痰鸣、呕吐等病症。

（4）揉中脘：中脘穴位于前正中线，脐上4寸。操作时，患儿仰卧，术者以掌根揉此穴100～200次，具有健脾和胃、消食和中的功效，适用于脾胃升降失调所致诸症，如呃逆、胃痛、腹胀等。

久咳体虚可加用推三关、捏脊，痰吐不利可加用揉丰隆。

为配合经络疗法，父母在孩子的饮食上也要多加注意，多给孩子吃清淡的食物，一切寒凉、甜酸的食物都不要吃。孩子咳嗽时需忌发物，父母不能给其吃鱼、海鲜等，也不能给孩子吃补品。

2种食疗方防治小儿感冒

小儿感冒是由病毒或细菌等引起的鼻、鼻咽、咽部的急性炎症，以发热、咳嗽、流涕为主症。其突出症状是发热，而且常为高热，甚至出现抽风。

如果孩子患了感冒，就应该让他少吃脂肪类和糖类食物，少吃精米和精面粉，多吃粗纤维食品如蔬菜、水果。保证饮食中蛋白质的含量，可以吃瘦肉、鸡肉、鱼肉和各种豆类食品。少吃乌梅、杨梅、青梅等酸涩食品，忌食辛燥、油腻之品。

孩子感冒是很正常的事，一般的感冒不必大惊小怪，可用以下两种食疗方进行调养。当然，如果病情严重，或者高烧不退，则应及早就医。

1.瓜皮茶

材料：西瓜皮1000克，绿茶10克，薄荷15克。

制法：西瓜皮切碎，加水适量，煮沸20分钟后加入茶叶、薄荷，再煮3分钟，滤出汁液当茶饮。

功效：祛暑解表。

适应证：小儿暑湿感冒发热等。

2.葱豉粥

材料：白米50克，葱白6克，豆豉10克。

制法：以常法煮米成粥，熟时加入葱、豆豉。每日1剂，分早晚2次食用。

功效：疏风解表清热。

适应证：风热感冒之发热、头痛、咽痛、眼干赤。

发热

茶叶姜汤泡澡，让宝宝退热

姜汤是民间普遍使用的驱寒退热，防治感冒的办法。炎炎夏日，许多家庭和办公室都开着空调，人们在享受清风凉意的同时，也容易患上感冒。中医学认为，生姜具有发汗解表、温胃止呕、解毒三大功效。处在空调环境中的人们经常喝点姜汤，可有效防治空调引发的感冒症状。

饮用姜汤虽然可以治疗感冒发热，但是对于儿童来说，姜汤的辛辣也是很难忍受的。那有什么办法可以更好地治疗小儿发热呢？

琳琳从小就体弱多病，只要天气稍微一变化，她就很容易感冒发热。作为母亲的李女士也因为这个原因，都快成了医生了。由于孩子身体不好，李女士总是会想尽办法尽量不让孩子一生病就吃药，药吃多了对身体肯定是没有好处的，这个道理很简单。于是，李女士养成了收集老偏方的习惯，只要一听到有人说什么偏方治什么病，她统统都会记下来，以备不时之需。所以，对于儿童感冒发热的治疗，李女士也有自己的一套方法，而且也极为管用。用茶叶姜汤泡澡，就是李女士极力推荐的老偏方。

现在，就为大家介绍一下这个偏方的用法。首先，准备茶叶20克，生姜十片，先将生姜用放入水中，水沸后再小火煮10分钟；然后将茶汤和茶叶一起倒进浴桶，水温不要太高，45度刚好。这个方子见效很快，一般泡一次几乎能痊愈。

《本草纲目》中说："茶苦而寒，阴中之阴，沉也，降也，最能降火。火为百病，火降则上清矣。然火有五次，有虚实。苦少壮胃健之人，心肺脾胃之火多盛，故与茶相宜。"认为茶有清火去疾的功能。而生姜的功效在中医上也有体现，中医认为，生姜能"通神明"，也就是有提神醒脑的作用，可用于解表，主要为发散风寒，多用治感冒轻症，煎汤，加红糖趁热服用，往往能得汗而解，也可用作预防感冒药物。

另外，生姜也有治暑热的功效，夏季因中暑昏厥不省人事时，用姜汁1杯灌下，能使病人很快醒过来。对一般暑热，表现为头昏、心悸及胸闷恶心的病人，每天适当吃点生姜也大有裨益。

孩子发热了，穴位按摩可退热

小儿发热是婴幼儿十分常见的一种症状，许多小儿疾病在一开始时就表现为发热。发热是机体的一种防卫反应，它可使单核吞噬细胞系统吞噬功能、白细胞内酶活力和肝脏解毒功能增强，从而有利于疾病的恢复。因此，对小儿发热不能单纯地着眼于退热，而应该积极寻找小儿发热的原因，治疗原发病。

中医认为，小儿发热的原因主要是由于感受外邪，邪郁卫表，邪正相争所致。治疗小儿外感发热，一般多采用清肺经、揉太阳、清天河水、推脊等推拿方法。

肺经位于无名指末节螺纹面，推拿时采用清法，即由手指末端向指根方向直推，连续

200～300次；太阳穴位于眉梢后凹陷处，推拿时采用揉法，即以双手中指端按揉此穴，连续30～50次；天河水位于上肢前臂正中，推拿时用食指和中指，由腕部直推向肘，连续100～200次；推脊是指用食指和中指在脊柱自上而下作直推，连续100～200次。通过这些手法，可以疏通经络，清热解表，从而达到退热目的。

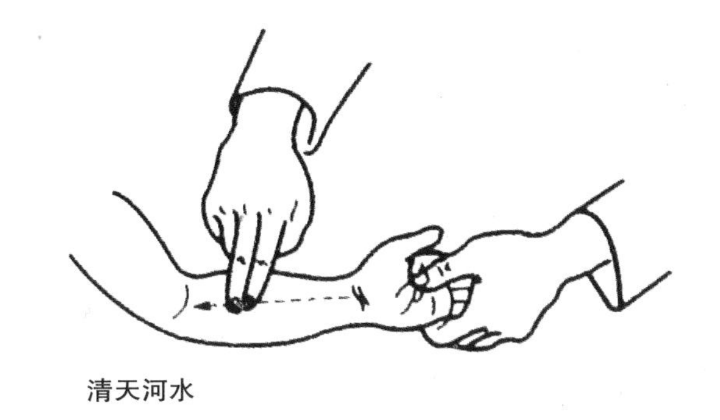
清天河水

对小儿长期低热，中医认为是由于久病伤阴而产生的虚热。治疗可采用揉内劳宫、清天河水、按揉足三里、推涌泉等推拿方法。内劳宫位于手掌心，推拿时采用揉法，连续100～200次；清天河水方法同上；足三里穴位于下肢胫骨前嵴稍外处，推拿时用拇指端在该穴按揉，连续50～100次；涌泉穴位于足掌心前正中，推拿时用拇指向足趾方向直推，连续50～100次。通过这些推拿方法，可以调节脏腑功能，引热下行，清退虚热。

推拿方法简便，患儿没有痛苦，没有任何不良反应，家长可以自己操作。在小儿发热时，建议家长不妨试一试。

适用于儿童的快速退热法

发热可以说是宝宝最常见的体征了，而且，越小的孩子发热越危险。家长总是会担心孩子会烧坏脑子，或者有其他的并发症，总之，孩子一旦发起烧来，家长总会有很多不好的念头。据统计，一般情况下因发热去医院的孩子占儿童门诊量的10%～15%。

在这里建议各位家长，孩子一旦有发热的症状，先别忙着退热，而是要搞清楚孩子发热的原因。发热不是一种疾病，它就像是身体的一个警钟，提醒你身体内部出现异常情况。同时，发热也是身体对付致病微生物的一种防御措施，从某种程度来讲，适当的发热有利于增强人体的抵抗力，有利于病原体的清除。所以如果孩子不是高烧，就不要急于马上退热，否则会掩藏真正的病因。

引起孩子发热的病因有很多，上呼吸道感染、肠胃炎、扁桃腺炎、肺炎及一切传染病都有可能出现发热的症状。另外，一岁以内的小宝宝也可能因泌尿道感染、肠胃病、手足口病而出现发热的情形。许多情况必须经由医师判断，才能知道发热的真正原因。

下面教给大家几招简单的退热法：

（1）多数宝宝发热是因为受凉感冒引起，如果宝宝发热时手脚冷，舌苔白，面色苍白，小便颜色清淡，父母可用生姜红糖水为之祛寒，在水里再加两三段一寸长的葱白，更有利于宝宝发汗。

（2）如果宝宝发热时咽喉肿痛，舌苔黄，小便黄而气味重，说明孩子内热较重，这时不能喝姜糖水，而应喝大量温开水，也可在水中加少量的盐。

另外，还有家庭常用的物理降温方法，一般有酒精擦浴、冰枕降温或温水擦浴三种办法，那么，哪种方法最适合宝宝呢？首先，我们先来了解一下这三种方法的利弊，然后再视情况而定。

从民间的方法使用来看，酒精擦浴是以前人们常用的退热方法，但是现在不提倡给宝宝用这种方法，用酒精擦拭宝宝的身体，会造成孩子皮肤快速舒张及收缩，对宝宝刺激大，另外还有可能造成宝宝酒精中毒。

用冰枕或冰敷额头的方式退热，是许多家长经常采用的。但六个月以内的孩子不宜使用这种方式，因为宝宝易受外在温度影响，使用冰枕会导致温度下降太快，让宝宝难以适应。另外，宝宝发热时全身的温度都升高，局部的冰敷只能有局部降温作用，倒不如用温水擦拭宝宝全身效果好。

温水擦浴就是用37℃左右的温水毛巾擦孩子的四肢和前胸后背。使皮肤的高温（约39℃）逐渐降低，让宝宝觉得比较舒服。这时还可以再用稍凉的毛巾（约25℃）擦拭额头及脸部。需要注意的是：在进行这些降温处理时，如果孩子有手脚发凉、全身发抖、口唇发紫等所谓寒冷反应，要立即停止。

孩子发热，选择用食疗

下面为大家推荐儿道对治小儿发热的食疗方，以供家长参考使用。

（1）热米汤。用煮粥的方式将大米煮烂，然后撇去煮烂的大米，就可以给宝宝吃了，如果宝宝不爱吃，也可以加入少许白糖调味。米汤水分充足，易被消化吸收。

（2）绿豆汤。将绿豆煮烂，取绿豆汤，加入适量冰糖。绿豆具有清热、解毒的作用，既能补充营养，又有利于宝宝体内毒素的排出，可以帮助宝宝退热。

（3）鸡蛋羹。把1～2个鸡蛋打匀，加入适量凉水，然后放入微波炉中大火蒸4分钟，熟后让宝宝食用。鸡蛋羹可以补充蛋白质，并且较容易消化吸收。

（4）鲜水果汁。鲜梨汁具有清热、润肺、止咳的作用，适用于发热伴有咳嗽的宝宝；苹果汁中含有大量的维生素C，既可以补充宝宝体内的营养需要，又可以中和宝宝体内的毒素；西瓜汁具有清热、解暑、利尿的作用，可以促进毒素的排泄。

（5）银花茶。银花10克，煎水加糖饮用。

如果宝宝因为发热而食欲不好，家长不要勉强给他喂食，但要尽量补充水分。在宝宝发热期间，家长尽量不要任意给宝宝增加以前没有吃过的食物，以免引起腹泻。另外，宝宝发热时，应少食多餐，每天进食以6～7次为宜。

俗话说："病由口入"，家长一定要重视孩子的饮食，要明白只有把好饮食关，宝宝的健康才能得到保证。

7种食疗方防治小儿夏季热

当孩子处于半岁到3岁之间的时候，常会出现"夏季热"，就是我们常说的"暑热症"，这是婴幼儿常见的发热性疾病。因为孩子年龄较小，身体发育不完善，体温调节功能较差，一直排汗不畅，散热慢，难以适应夏季酷暑环境。

李时珍在《本草纲目》中记载："蚕茧煮汁饮，止消渴、反胃"；红枣健脾而调和营胃；扁豆健脾又化湿浊，故本方有益气清暑、健脾和中之功。适用于夏季热，且口渴多饮、尿频量多、神倦乏力、纳呆便溏者。这就是蚕茧枣豆茶，其做法是取蚕茧10个，红枣15个，扁豆10克。每日1剂，水煎代茶饮。

除此之外，以下儿种食疗方也非常简单，家长可自行调制。

1.清暑金香茶

材料：金银花6克，香薷3克，杏仁3克，淡竹叶5克，绿茶1克。

制法：沸水冲泡饮用。每日1剂。

功效：清热解毒、祛暑利湿、润肺止咳。

适应证：小儿暑热口渴、烦躁不安等。

2.空心菜荸荠汤

材料：鲜空心菜120克，荸荠7枚，白糖适量。

制法：将空心菜洗净切碎，荸荠洗净，去皮切片，共置锅内，加水煎汤，调入白糖饮服。每日1剂，2～3次分服，连服7日。

功效：清热凉血、生津止渴、利尿。

适应证：小儿夏季热、口渴、尿黄。

3.西瓜汁

材料：西瓜肉适量。

制法：将西瓜肉用洁净纱布绞取其汁，随量饮服。

功效：清热解暑、除烦止渴、利尿。

适应证：暑伤肺胃型小儿夏季热，症见发热持续不退，热势于午后升高，气候愈热，热度愈高，以及口渴引饮、头额热甚、皮肤干燥灼热、无汗或少汗、小便频数而清长、精神烦躁等。

4.蜜饯黄瓜

材料：黄瓜5根，蜂蜜100克。

制法：将黄瓜洗净，剖开去瓤，切成条，放入铝锅内，加水少许，煮沸后即去掉多余的水，加入蜂蜜，调匀后再煮沸即成，随量食用。

功效：清热解毒、润燥除烦。

适应证：暑伤肺胃型小儿夏季热。

5.荷叶红枣粥

材料：鲜荷叶1片（约20克，切碎），红枣5枚。

制法：水煎，代茶服用。

功效：清热除烦，增进食欲。

适应证：小儿夏季热。

6.三汁饮

材料：丝瓜叶、苦瓜叶各2片，鲜荷叶1张。

制法：将丝瓜叶、苦瓜叶、鲜荷叶均切碎，共煎汁，代茶频饮。

功效：清热开胃。

适应证：小儿夏季热。

夜啼

按摩找穴，让宝宝一夜安眠

许多父母可能有过这样的体会，孩子白天好好的，可是一到晚上就烦躁不安，哭闹不止。年轻的父母没有经验，不知道孩子到底是哪儿不舒服，只有干着急，整宿睡不好觉，被孩子弄得疲惫不堪，以致睡眠不足，精神萎靡，脾气也越来越不好。

这样的孩子就是得了夜啼症，一般见于3个月以内的幼小婴儿。中医认为小儿夜啼的发生与心脾有关，多由脾胃虚寒、乳食积滞、心火亢盛、遭受惊吓所致。采用经络推拿法可有效治疗夜啼症，让孩子踏踏实实睡到大天亮，还父母一个安稳的睡眠。

具体操作方法：补脾经、清心经、清肝经各200次；让患儿取仰卧位，家长用掌心顺时针摩腹、揉脐各3分钟；按揉足三里穴1分钟。

在临床上，夜啼的具体病因又分为多种，如脾虚型、心热型、惊恐型、食积型等，当父母们明确了孩子的确切病因后，就可采取更为有针对性的经络疗法。

1.脾虚型

临床表现：夜间啼哭，啼哭声弱，腹痛喜按，四肢欠温，食少便溏，面色青白，唇舌淡白，舌苔薄白。

常用手法：

（1）揉板门300次，推三关50次。

（2）掐揉四横纹10次。

（3）摩中脘穴3分钟。

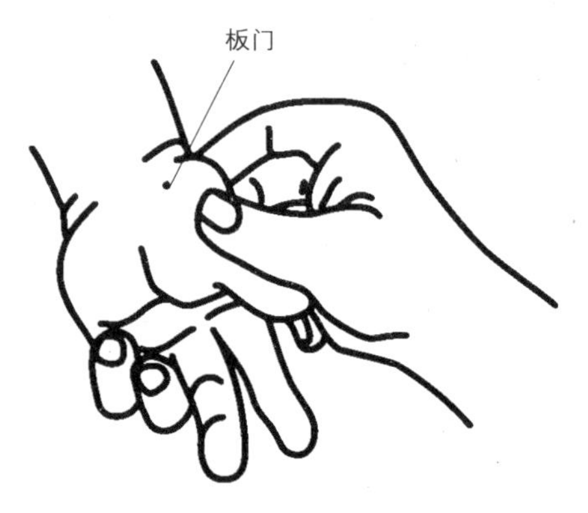

板门穴的位置

2.惊恐型

临床表现：夜间啼哭，声惨而紧，面色泛青，心神不安，时睡时醒，舌苔多无变化。

常用手法：

（1）按揉神门、百会穴各1分钟。

（2）揉小天心100次，掐威灵5次。

（3）掐心经、肝经各50次。

3.食积型

临床表现：夜间啼哭，睡眠不安，厌食吐乳，嗳腐泛酸，腹胀拒按，大便酸臭，舌苔厚腻。

常用手法：

（1）揉板门、运内八卦各100次。

（2）清大肠300次。

（3）揉中脘3分钟。

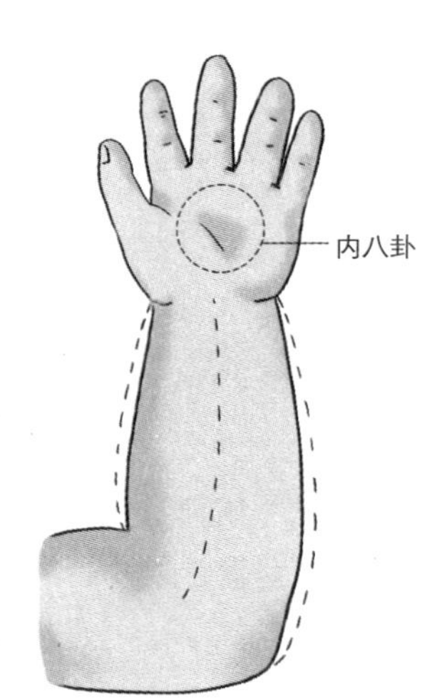

内八卦穴的位置

治疗小儿夜啼，除采用经络疗法外，日常生活调理也非常重要，首先应从生活护理上找原因如饥饿、太热等，其次应排除其他疾病如发热、佝偻病等。还应培养孩子按时睡眠的良好习惯，平时要寒暖适宜，避免小儿受惊。喂养小儿要有时有节，定时定量，以防食积。

有些小儿夜啼不是病理性的，只是由于家长护理不当引起孩子不适，如果家长不改正自己的护理方法，任何药物都是无效的。以下三种情况当引起家长的注意：

（1）生理性哭闹。尿布湿了或者裹得太紧、饥饿、口渴、室内温度不合适、被褥太厚等，都会使小儿感觉不舒服而哭闹。此时，父母只要及时消除不良刺激，孩子很快就会安静入睡。此外，有的孩子夜间要睡觉时就会哭闹不止，这时父母如能耐心哄一哄，孩子很快就会安然入睡。

（2）白天运动不足有的孩子白天运动不足，夜间不肯入睡，哭闹不止。这些孩子白天应增加活动量，孩子累了，晚上就能安静入睡。

（3）午睡时间安排不当。有的孩子早晨起不来，到了午后2~3点才睡午觉，或者午睡时间过早，以至晚上提前入睡，半夜睡醒，没有人陪着玩就哭闹。这些孩子早晨可以早些唤醒，午睡时间作适当调整，使孩子晚上有了睡意，就能安安稳稳地睡到天明。

灯心草治小儿夜啼有特效

夜啼俗称闹夜，是睡眠障碍的一种表现。引起夜啼的原因很多，各年龄阶段有其不同的原因和特点。夜啼虽然不是什么大病，但却困扰着许多父母。有的父母被夜啼宝宝闹得筋疲力尽，整夜不能安稳入睡，甚至三更半夜跑到医院。可往往是父母急得满头大汗，宝宝到医院却高兴地满地跑，不哭了，也不闹了，可回家之后，一沾枕头，就开始哭。

针对孩子夜啼的毛病，很多家长都伤透了脑筋，哄也哄不好，治疗也不奏效，有什么比较有效的方法可以治疗呢？

于丽的儿子刚满1岁，小家伙长得虎头虎脑特别招人喜欢。外人见了，总是夸于丽好福气，生了这么一个可爱的帅小伙。于丽和爱人听了，皱着眉头乐上一乐，仿佛很苦恼的样子。邻居张大妈看出了小两口似乎有心事，就问："怎么？孩子不听话啊，我看你们两个，精神恍惚的，是不是休息不好啊？"于丽听了，就像遇见知音了一样，忙说："可不是，这孩子也不知道怎么回事，一到晚上睡觉的时候就爱哭，有时候睡着睡着就哭开了，怎么哄都没用，起初我俩还以为孩子得了什么病，大半夜地跑去医院，结果到了医院孩子反而不哭不闹了。"张大妈一听，笑着说："原来这么回事啊，我们家那两个大孙子，就是这么吵过来的，小孩都一样，我这里有个偏方，你回家试试看，反正我家的孙子用了是再也没闹过。"于丽按偏方给孩子服了药，这夜啼的毛病还真就治好了。

于丽夫妇采用的偏方是灯心草煎剂。中医讲，灯心草利水通淋；清心降火。主治水肿，小便不利，尿少涩痛，湿热黄疸，心烦不寐，小儿夜啼，口舌生疮等症。《本草衍义补遗》有记载说："治急喉痹，小儿夜啼。"

治疗方法是：取灯芯草15克。加清水煎汤一剂，分两次服用，上午一次，下午一次，连服3～5剂之后，夜啼就能治愈。

此外，还可以采用以下食疗可提高疗效：

（1）竹叶莲心汤：竹叶3克，莲子心3克，加水100毫升，熬成浓汁，加糖调味，分两次喂婴儿，可清心除烦。

（2）桂心粥：粳米50～100克，煮粥，等粥将熟时，加桂心米3克，粥熟后再加红糖适量。每日1～2次，温热食。可温中补阳，驱寒止啼。

（3）莲子百合粥：莲子（去皮心），百合各适量，共炖成糊，加入白砂糖适量即成。每日1～2次，湿热食。可补脾肾，养心安神。

外敷外治，赶走小儿夜啼

小儿夜啼，多见于3个月内的幼小婴儿，是一种难以查明原因的入夜啼哭不安的病状。表现为婴儿时哭时止，或每夜定时啼哭，甚则通宵达旦，但白天如常。其实，啼哭是婴儿一种本能性反应，因为在婴儿时期尚没有语言表达能力，"哭"就是表达要求或痛苦的一种方式。但是夜啼则是一种病症的体现，中医认为，小儿夜啼系心经积热，脾脏虚寒或惊恐所致。

在民间有许多治疗小儿夜啼的偏方，下面为大家介绍几种历来被很多人验证并有很好疗效的方子，或许可以帮助那些为孩子焦心的家长解忧排难。

1.药敷涌泉穴

取吴茱萸、栀子各10克，一起研成细末，鸡蛋一个，去黄，用蛋清将药末调和，压成两个硬币大小的药饼，晚上临睡前用药饼敷在孩子双脚的涌泉穴上，用胶布固定好敷一晚上，等到第二天早上取下来就可以了。这种方法适用于有心经积热引起的小儿夜啼。

2.药贴肚脐

用丁香、肉桂、吴茱萸各等份，一起研成细末，每晚在孩子睡觉之前，取一小撮，用温水调成糊状，敷在孩子的脐眼上，然后用胶布覆盖在上面，每晚换药一次，连用3~5天，就可以治好小儿夜啼。这种方法适用于脾脏虚寒所致的小儿夜啼。

3.热熨法

用干姜、小茴香各等份，研成粗末，放到铁锅里炒热，然后用纱布包裹好药末，趁热给孩子热熨，操作手法是从胃脘熨至小腹，来回熨烫就好。用这个方法的时候需要注意药包的温度控制，温度太高容易烫伤孩子，温度太低则没有功效。药包可以多次反复使用。这种方法适用于脾胃虚寒型夜啼。

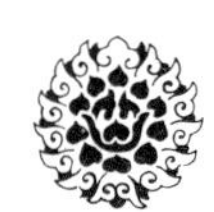

遗尿

遗尿不用慌，肚脐贴上有窍门

幼儿膀胱容量小，黏膜柔嫩，肌肉层及弹力纤维发育不良，储尿功能差，故幼儿年龄越小每日排尿次数越多。膀胱受脊髓和大脑的控制，一般1岁半左右可养成控制排尿的习惯，但由于幼儿中枢神经系统的发育还不完善，他们在摄入大量食物或饮料、过度疲劳、环境变化、精神刺激等影响下，往往会出现遗尿现象。

三四岁的孩子遗尿也很正常，如果到了十多岁，孩子还有遗尿的现象，那就需要引起家长的重视了。尤其是女孩子，这会让她产生心理阴影，从而有种强烈的自卑感。

妞妞今年11岁了，这个年龄段的孩子一般都是活泼爱动的时候，可是妞妞不一样。她常常一个人独处，很少和其他的同学一起玩闹。老师曾找她谈过几次话，希望她能够多参与一些学校的活动，可是妞妞从来不配合。本来妞妞是可以住宿的，她却每天都让父母来接。一次老师家访，谈到了妞妞的问题，当时妞妞的妈妈一脸的为难之色。老师见此情景也不便再多问。老师走了之后，妞妞的妈妈看着站在门口的女儿，流下了眼泪。这件事没过几天，妞妞的小姨来看望他们，见妞妞愁眉不展，便问起了原因。妞妞的妈妈这才把心里话说出来。原来妞妞到现在了都还尿床，因为这个原因，孩子现在变得沉默寡言的。得知这个事情后，妹妹向姐姐推荐了一个老中医。妞妞的妈妈带着妞妞看过一次，这个病从此就好了，妞妞也开始变得开朗起来。

老中医用的这个方子就是肚脐贴药法。配方是补骨脂、五倍子、硫黄各30克，研细，贮瓶备用。使用时，每次取8克，取大葱白切碎，共捣成膏贴于肚脐上，外用塑料布及胶布固定。应睡前敷，第二日醒后揭下。如局部潮红，可向下方移位。要连续贴用3日。治疗期间，晚上适当减少饮水，睡前、睡中最好唤醒小儿排尿。此方一般1剂可愈，重症不过2剂。

敷脐法在中医中是起作用最快的一种方法，即在脐部进行药物贴敷。脐部为神阙穴，有内通脏腑之气，下连元气之根，培元固本温阳的作用。脐在胚胎发育过程中为腹壁的最后闭合处，局部无皮下脂肪，表皮角质层最薄，屏障功能最弱，药物易于由此穿透、弥散；而且脐下两侧布有丰富的血管网，对药物的吸收度、敏感度高，因此，见效也极快。

小儿遗尿了，猪膀胱入药

小儿遗尿症，民间俗称尿床，是指儿童在睡眠中有尿液不自主地排出的一种病症。如果3岁以下小儿尿床或者3岁以上小儿偶尔尿床1次，属正常现象，不必治疗。

八周岁之前的小儿，由于神经系统发育尚未成熟，遗尿者颇众。随着年龄渐长，多数遗尿儿童都可不治而愈。如果小儿遗尿过于频繁，甚者多至入睡便遗尿，或者如果小儿年过十岁，仍有遗尿发生，就要认真对待，否则便会在孩子的心灵上留下阴影，造成自卑。

据《诸病源候论》记载："遗尿者，此由膀胱虚冷，不能约于水故也。"中医认为，肾与膀胱相表里，肾主水，小便者水液之余，膀胱是人体的津液之府。儿童由于肾气不足，下焦虚冷，膀胱气化不固而失约，因此才引发遗尿。这同时也说明治疗遗尿首先要以温补肾阳、固涩下元为原则，可用猪小肚（猪膀胱）加小茴香来进行治疗。常言道："吃什么补什么"。选用猪膀胱来补充膀胱的不足；而小茴香味辛性温，具有温补肾阳、散寒止痛的功效，正对小儿遗尿的病因。将二者搭配使用，可补肾气之不足，增强膀胱括约肌的舒缩功能，而且没有任何毒不良反应。

了解了应用原理，我们再来了解一下此方的具体操作方法：首先，取猪膀胱一个，洗干净备用，用砂锅放入清水，将洗好的猪膀胱放进去，然后加入小茴香20克，用小火炖1个小时后，就可以食用了，最好是既喝汤也吃肉，这样治疗效果会更好。按照这种方法，每日服一剂，一般患儿服7～10天即可痊愈。

对于小儿遗尿的治疗途径有很多，建议家长不要急于给孩子进行药物治疗，可以从以下两个方面入手：

（1）遗尿症的治疗首选非药物治疗，包括心理疏导和习惯培养。父母切不可因孩子频频遗尿而大声呵斥或露出不耐烦情绪，这样只会加重小儿的心理负担，甚至还会让孩子产生自卑心理。家长应对孩子多进行心理减压、多鼓励，为孩子创造一个宽松的环境。孩子遗尿时，父母最好做到"一笑而过"，淡然处之，绝大多数小儿遗尿症是功能性的、暂时的，如各项检查正常，家长大可不必忧心忡忡。

（2）习惯培养。可从晚上限制孩子饮水量入手，夜间睡前少饮水甚至不饮水，并且家长可在夜间每隔2小时定时唤起小儿起床排尿，如夜间10时、12时、凌晨2时等，这样可树立孩子的自信心，并且可训练膀胱功能，达到逐步自行排尿。

治小儿遗尿，七节骨上轻轻推

绝大多数小儿在2岁以后能自行控制排尿，即使是夜晚熟睡之后，也能够醒来告诉妈妈"我要撒尿"。但是，也有一些小儿在夜里不能控制排尿，甚至天天尿床。医学上将5岁或5岁以上小儿出现的夜间尿床，称为遗尿症。虽然随着年龄增长，遗尿症发病率有下降趋势，但1%～3%的人会持续至成人期，且随着年龄增加而症状加重。一般来说，引起遗尿现象的原因有以下三种：

（1）睡眠过深。遗尿的儿童晚上都睡得很深。由于睡得太深，以致大脑不能接受来自膀胱的尿意，因而发生遗尿。

（2）心理因素。亲人突然死亡或受伤、父母吵架或离异、母子长期分离、黑夜恐惧受惊等原因均可导致孩子遗尿。

（3）脾胃虚弱。孩子脾胃虚弱，功能紊乱，导致膀胱气化功能失调，从而引起遗尿。

推拿小儿背部特定部位，以调节机体气血阴阳。小儿遗尿多与肺、脾、肾三脏关系密切，脊柱两侧是足太阳膀胱经循行之处，为肺俞、脾俞、肾俞等俞穴所在，通过推拿对这些经络、穴位进行刺激，可达到调整阴阳，通理经络，畅通血脉之功，推七节骨就是治疗小儿遗尿的很好的方法。

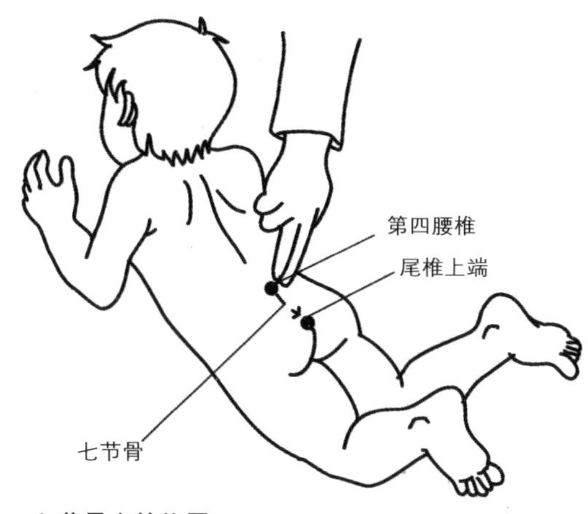

七节骨穴的位置

“七节骨”是小儿特有的穴位，其功能是调节大小便神经，从长强穴至第一骶椎。推拿七节骨可以起到治腹泻、便秘和遗尿的作用。向上推七节骨，有止泻的作用，向下推七节骨，有排泄的作用，家长在推拿前要特别注意。湿热泻、寒湿泻、伤食泻的小儿，家长应下推七节骨，而对于脾虚泻的宝宝则应上推七节骨。每次30～50次，以皮肤潮红为宜。家长在为宝宝推拿时，一定要掌握好力度，注意手法要轻快柔和，忌用盲力、暴力，以防止宝宝皮肤破损。孩子皮肤有破损的情况下不宜进行推拿，且在宝宝进食前后20分钟不宜推拿。

并不是所有的小儿都适合做推拿，如被诊断为胃肠性感冒的小儿就不适合做，只有被诊断为单纯性遗尿的小儿才适宜做。

针对遗尿这种情况，父母可采取以下治疗方法：

（1）帮助孩子建立合理的作息时间不让孩子白天玩得太累，中午睡1～2个小时，晚饭少喝汤水，睡前让孩子小便一次，夜间可叫醒两次，让孩子起来小便。坚持一段时间，形成条件反射，也就养成了习惯。

（2）解除孩子的精神负担。一般来说，孩子3岁以后就开始懂事了，父母应该对孩子进行劝说、安慰，使孩子知道这是暂时性的功能失调，可以治愈，从而解除精神负担，建立治愈的信心。

总之，父母在对待尿床这个问题上不要过多地对孩子斥责、打骂，而应给予体贴和帮助，帮助他逐步学会控制身体，最终解决尿床问题。

2种食疗方防治小儿遗尿

如今，儿童遗尿大部分与饮食有关。饮食中牛奶、人工饮料、巧克力和柑橘类水果摄食过量，是造成儿童遗尿的重要原因。

要改变孩子尿床的情况，还要从饮食上下工夫。应常给孩子吃具有补肾缩尿功效的食物，例如羊肉、虾、雀肉、龟肉、田鸡、鸡肠、茼蒿、山药、芡实、黑豆、银杏、莲子、薏米等。饮食不宜过咸或过甜，忌食生冷，晚餐少食汤粥、饮料。

《本草纲目》中记载了白果可以治疗小儿遗尿，但白果有小毒，不宜儿童食用。另外，《本草纲目》中记载乌梅具有收敛的作用，后世研究出以下两种食疗方防治小儿遗尿。

1.乌梅大枣汤

材料：乌梅5枚，蚕茧壳1个，去核大枣5枚。

制法：上述材料一起洗净，用清水煎服。每天1剂。

功效：补脾益肺。

适应证：肺脾气虚型小儿遗尿。

2.干荔枝肉

材料：干荔枝肉10颗。

制法：直接食用，常吃可见效。

功效：补气和中、健脾止泻。

适应证：小儿遗尿。

腹泻、痢疾

有了椿根皮，拉肚子不用愁

椿根皮治腹泻，在民间有很好的口碑。尤其是在农村，椿树几乎是随处可见，取材方便，治疗效果又好，因此，这个偏方也很受大家的肯定和推广。

椿根皮分为两种，一种是香椿树的根皮，一种是臭椿树的根皮，其中臭椿树的根皮又叫樗白皮。不过，由于二者的主治功能大体相同，因此中医使用中通常不加以区分。

中医认为，椿根皮为清热燥湿的药物，具有收敛固涩作用，故能止带、止泻、止血固经。在临床上用于湿热带下，常与黄檗、白芷、白芍等配合应用；用于湿热痢疾、腹泻等症。

黄英的儿子拉肚子已经两天了，一天能去六七趟洗手间，整个人看上去面色蜡黄，委靡不振。黄英看着儿子的可怜模样，心里也不是滋味，可是买了不少药吃，效果似乎不大，她真不知道怎么办好了。情急之中，她想到了民间的偏方，她从小是在农村长大的，对农村的那些稀奇古怪的老偏方也有些了解。于是，她给自己的母亲打了电话，把儿子的情况说了一遍。母亲急忙说："你别急，你去药店买些椿根皮，回家后用小火焙一焙，然后煮水给孩子喝。"黄英按母亲说的方法做了，儿子喝了一次后，去厕所的次数明显减少了，等到第二天，儿子已经可以正常吃饭，胃口也不错。

其实，椿根皮的临床使用效果是非常好的。椿根皮有收敛的作用，治疗久泻久痢疗效十分显著。一般煎服就可以，取椿根皮6克，加水煎服至一碗，分两次服用。如果是患有慢性痢疾或结肠炎的病人，患者的主要症状显示是持续腹痛，大便频繁，便稀不成形，或有脓血，这类患者可以用椿根皮与香砂六君子汤合用，见效也很快。

关于腹泻，民间还有许多偏方，治疗效果同样也不错，下面给大家介绍几种：

1.鲜桃治腹泻

如果发现孩子有便溏或腹泻初发的症状，可以给孩子吃鲜桃。鲜桃要饭前吃，然后在吃饭的过程中，吃两瓣大蒜。鲜桃有补益气血的功效，可以促进食欲，而大蒜可以起到杀菌，清肠毒的作用，二者合用，能够使腹泻立止或大为减轻。

2.熟吃苹果可治腹泻

酸甜可口的苹果具有收敛的作用，能够止泻，但腹泻的时候可别吃鲜苹果，因为吃新鲜苹果有通便的作用，而有良好止泻作用的应是煮熟的苹果。苹果内含有鞣酸和果胶，鞣酸是肠道收敛剂，它能减少肠道分泌而使大便内水分减少，从而止泻。而果胶则是个"两面派"，未经加热的生果胶有软化大便缓解便秘的作用，煮过的果胶具有收敛、止泻的功效。因此，小儿腹泻初期把洗净的苹果放入碗中隔水蒸软后，去掉果皮给孩子食用，一天可以多吃几次，效果极好。

小儿腹泻食疗偏方：油炒面

由于不健康的饮食习惯，肠胃疾病成为了现代人的常见病症之一。有些人长年累月大便不成形，每日大便次数在3次以上，有的还伴有不同程度的腹部疼痛或不适，这就是慢性腹泻。是消化系统疾病的常见症状，以大便稀薄、次数增加、病程超过2个月为诊断要点。由于慢性腹泻往往拖沓缠绵，治疗起来比较麻烦，成为了肠胃疾病中最顽固的一种。

孩子腹泻一般多是由于肠道感染引起的，在夏季多为细菌感染，在秋末冬初多为轮状病毒感染，大多与小儿肠胃消化功能不足加之喂养不当有关。治病要治本，中医认为，脾胃虚寒是慢性腹泻的主要原因。因此，要彻底治愈还要从驱除脾胃寒气上下手。因此调理脾胃功能可有效治疗孩子腹泻。

小儿腹泻，家长也别犯愁，北方的传统面食就能帮大家解决这个难题。油炒面大家听过吧，油炒面也称油茶面，北方人可能都吃过，在北京，油炒面是春、秋、冬季应时小吃，它质地滑腻，香气浓郁，营养丰富，特别适合老人和儿童食用。而且，油炒面做起来也非常简单。

这里需要提醒您的是，炒面最忌用大火，否则很容易煳，而且还要用铲子不停地挤压面粉，否则很容易形成面疙瘩。等到面粉由白色慢慢地变为麦黄色，这就说明面粉已经炒熟了。此时你会发现整个屋子都充满了淡淡的麦香味。接着要在炒面里放入油，继续搅拌。如果孩子喜欢吃素，只要放入平时炒菜的油就可以了，等炒面和油完全搅拌均匀，就可以把事先准备好的核桃仁和瓜子仁、松子仁、花生仁、黑芝麻一起倒入锅中搅拌均匀，就可以出锅了。等油炒面完全晾凉后再放入红糖，一道香甜可口的老北京风味小吃——油炒面就做好了。

那么，说油炒面治腹泻，有什么科学依据呢？下面就为大家介绍一下油炒面的功效。面粉的原料是大麦，大麦含有淀粉、脂肪、蛋白质、钙、磷、铁、B族维生素和尿素等成分，营养较丰富，保健价值颇高。大麦性凉味甘，功能为健脾和胃，促进消化，除热止渴，宽肠利水，解毒敛疮，主治脾胃虚弱、食积饱满、腹胀胸闷、烦热口渴、小便不利等，亦可治泄泻。

历代本草对大麦的保健功效是充分肯定的。如《唐本草》记载："大麦面平胃，止渴，消食，疗胀。"《食性本草》："大麦补虚劳，壮血脉，益颜色，实五脏，化谷食。久食令人肥白，滑肌肤。为面时，胜小麦，无燥热。"《本草纲目》："（大麦）宽胸下气，凉血，消积进食。"

除了了解治疗慢性腹泻的方法外，还要从日常生活入手，腹泻对于较小的孩子们来说是较伤人的。因此应使孩子养成良好的饮食和生活习惯，如多吃热食，少喝冷饮，少吃反季节水果等，从根本上阻止寒气侵入脾胃。因此妈妈们在喂养和照护方面要注意以下几点：

（1）正值宝宝辅食添加期的妈妈们要注意，辅食要一种一种慢慢加，给宝宝的肠胃留出足够的时间来适应这些新食物。饮食一定要定时定量。

（2）要注意饮食卫生。不给宝宝喂食放置时间较长的奶或其他食物。冰箱里的食物一定要彻底加热后再给宝宝食用。

（3）注意气候变化。尤其是在季节交替的时候，婴幼儿的衣着，应随气温的升降而增减，避免过热，睡觉时要避免腹部和尾骶部的受凉。

（4）合理喂养。坚持母乳喂养可防腹泻，因为母乳含有小儿所需的多种消化酶和抗体；及时添加辅食，添加时品种不宜过多，变换不宜过频；当孩子食欲缺乏时，也不要强制进食。

（5）避免滥用抗生素，以免肠道内菌群失调（抗菌药物会杀死肠道中的正常菌群），导致耐药菌繁殖引起肠炎，加重腹泻。

（6）增强体质。平时应加强锻炼，提高机体抵抗力，这才是预防各种疾病的根本。

山药薏米芡实粥，温补治腹泻

急性腹泻在老百姓看来虽然不是大病，但如症状严重，处理不及时，有可能导致脱水甚至死亡。急性腹泻以急起大便次数增多，粪便清稀为特征，一年四季都有发生，但以夏季和秋季多见。急性腹泻多因感受寒湿、感受湿热和饮食所伤导致，因此寒湿泻、湿热泻、伤食泻的防治要讲究辨证论治。

小儿腹泻，跟体质有很大关系，想要从根本上治疗腹泻，重要手段就是调理体质。想要改善体质，首先要把脾胃调养好。中医说：脾胃为后天之本，气血生化之源。如果脾胃不好，吃下东西不能很好地吸收，或腹泻，或便秘，或不生精微而生痰涎，或不长气血而长赘肉，所谓虚不受补，根本无法改善体质，只能增加脾胃的负担，更不用说补气血了。

所以，治腹泻，温补才是关键。民间常用的食疗方子——山药薏米芡实粥，就是很不错的选择。

山药，性甘平，气阴两补，补气而不壅滞上火，补阴而不助湿滋腻，为培补中气最平和之品，历来就被众医家大加赞誉。《本草纲目》云其："益肾气、健脾胃、止泻痢、化痰涎、润皮毛。"《景岳全书》云："山药能健脾补虚，滋精固肾，治诸虚百损，疗五劳七伤。"《药品化义》云："山药温补而不骤，微香而不燥，循循有调肺之功，治肺虚久嗽，何其稳当。"药用时通常要干燥切片。药店有炒山药和生山药两种，建议用干燥后的生山药较好。

薏米其性微凉，最善利水，不至耗损真阴之气，凡湿盛在下身者，最宜用之。体内有湿气，如积液、水肿、湿疹、脓肿等与体内浊水有关的问题，都可以食用薏米，但脾胃过于虚寒，四肢怕冷较重的人不太适合。薏米的主要功效在于健脾祛湿，所以，本品亦可用于治疗肺热、肺痈、肺痿之症，和山药同用，更是相得益彰，互补缺失。山药、薏米皆清补脾肺之药，然单用山药，久则失于黏腻，单用薏米，久则失于淡渗，唯等分并用乃久服无弊。近代医家曾指出，用两药各50克，每日熬粥，对肝硬化腹水有明显疗效。我们平时就可以将这两种东西熬粥食用，对身体十分有利。

清代医家陈士铎说："芡实止腰膝疼痛，令耳目聪明，久食延龄益寿，视之若平常，用之大有利益，芡实不但止精，而亦能生精也，去脾胃中之湿痰，即生肾中之真水。"所以说芡实是健脾补肾的绝佳首选，可治长期腹泻、遗精滑脱、夜尿频多等症。与山药同用，效果更佳。

另外，山药、薏米、芡实虽都有健脾益胃之神效，但也各有侧重。山药可补五脏，脾、肺、肾兼顾，益气养阴，又兼具涩敛之功。薏米健脾而清肺，利水而益胃，补中有清，以祛湿浊见长。芡实健脾补肾，止泻止遗，最具收敛固脱之能。也可将三药打粉熬粥再加入大枣，以治疗贫血之症，疗效显著。

胡椒煨服，孩子腹泻很快就好

腹泻是消化系统的常见病和多发病，按其发病的快慢可分为急性腹泻和慢性腹泻两种。引发腹泻的原因有很多，其中有一些是因为人们在日常饮食中不注意卫生造成的，还有一些是受感染所致，夏季很多腹泻都与细菌感染有关。尤其是儿童，正值贪玩的年龄，对什么都好奇，什么都想摸一摸，碰一碰，很容易引起细菌感染，导致腹泻。

周末，刘辰带孩子去饭馆吃饭，饭馆里有一个专门提供给孩子娱乐的场地，小家伙一来就进去玩了。等餐点好了，刘辰就叫孩子出来用餐，小家伙玩得一身汗，刘辰也没注意，直接就让孩子用餐了。

孩子一手的细菌吃进肚子，不出问题倒是问题了。果不其然，到了晚上，小家伙就开始拉肚子，一次比一次间隔的时间短。刘辰的爱人一看孩子哇哇大哭的样子，心疼得不得了，她嚷着问刘辰："你到底给孩子吃什么了？"刘辰听了也一头雾水，于是就把这一天的行程给爱人汇报了一遍。爱人一听，问题就出在孩子吃饭前没洗手而且饭后又吃了冰激凌上。

刘辰的爱人也顾不上跟大刘吵嚷，直接进了厨房，没多大工夫，她手中多了一团黑糊糊的东西，刘辰看着爱人把那东西放在了孩子的肚脐眼上，又让自己找来胶布给孩子固定好。刘辰有心想问，但看到爱人一脸的不悦，也不敢问了。刘辰知道是自己犯了错，一宿都没睡好，第二天他着急去看孩子，结果发现孩子已经没事了。

其实刘辰的爱人使用的偏方是民间常用的老方子，就是把胡椒用小火稍微焙一下研成粉末，再加上白芷，当然，一般家庭是没有备用白芷的习惯的，所以直接用胡椒粉也可以。然后把胡椒粉用水调成膏状，放在肚脐上，以装满肚脐眼为度，然后用胶布封脐固定好。为了使效果更好，家长可以用手掌在孩子肚脐部按揉3～4分钟，隔日或隔两天换一次。这个方法适合寒泻、伤食泻、久泻不止、脾虚等症。

胡椒性温，消痰，解毒，主治寒痰食积，脘腹冷痛，反胃，呕吐清水，泄泻，冷痢等症。胡椒有黑、白两种，性温味辛，它所含的胡椒碱、胡椒脂碱、挥发油等对胃寒所致的胃腹冷痛、肠鸣腹泻有很好的缓解作用，并可用于治疗风寒感冒。此外，胡椒还有防腐抑菌的作用，可解鱼虾肉毒，保障胃肠道的健康。

黑胡椒温补脾肾的作用明显。吃用黑胡椒调味的菜肴，可以治疗因脾肾虚寒导致的拉肚子。感冒时，将黑胡椒现磨后泡红糖水口服，可治疗胃寒感冒。黑胡椒富含的维生素，还能有效缓解鼻塞。白胡椒的味道比黑胡椒更辛辣，因此散寒、健胃功能更强。有些人容易肚子痛，是由于肠胃虚寒造成的，可在炖肉时加入人参、白术，再放点白胡椒调味，除了散寒以外，还能起到温补脾胃的作用。而且，在我们日常生活中，拌凉菜时也可以加入一些胡椒粉，可以起到驱寒健胃的效果。

小儿腹泻的复方自愈调理法

腹泻是孩子的常见病之一。一般来说，孩子腹泻多是因受寒凉引起的，如天气变凉时，未及时添加衣服，腹部受冷，吃了过多的寒凉食物，光脚走路，晚上睡觉时没盖好被子等。根据小儿腹泻的不同原因，父母应当采用不同的调理方法：

1.因受寒引起孩子腹泻

首先祛除体外的寒凉，注意给孩子保暖；其次是去掉体内的寒凉，临睡前给孩子泡脚，并按摩脚底的涌泉穴。多给孩子吃性温平的食物。

其实，米汤就是治疗孩子腹泻的不错选择。米汤性平味甘，有养胃生津的作用，喝热米汤，发发汗能祛寒驱邪，治疗孩子腹泻既方便又有效。用于治疗孩子腹泻的米汤有大米汤、糯米汤、玉米汤、小米汤等，给孩子喝的米汤不要太稠也不要太稀，饮用的次数和量也要视腹泻的次数而定，与腹泻次数成正比。

2.饮食不当引起孩子腹泻

孩子发育快，身体需要更多的营养，但孩子的咀嚼功能很弱，消化系统负担较重，加之神经系统调节功能不成熟，所以容易因饮食不当而引起腹泻。如果是这种情况引起的腹泻，父母应该及时给孩子调整饮食，多给孩子吃稀烂软的流食，避免过多固体食物的摄入。

3.细菌感染引起孩子腹泻

这类腹泻多发于夏秋季，常由饮食不洁、病原体侵入所致，也就是俗话说的“病从口入”。对此，父母应定时给孩子的餐具消毒，注重饮食卫生。

腹泻容易造成孩子体内水分丢失，如不及时补充，会造成脱水休克。因此，孩子腹泻时，父母要及时给孩子补充水分，可以在白开水中加少许盐，饮用时坚持少量多次的原则，以免引起孩子呕吐。

此外，父母还可以根据孩子腹泻时的不同症状，给孩子做不同的按摩。

（1）孩子排便次数增多，大便清稀多沫，色淡不臭，伴有肚子痛、咕噜叫的肠鸣时，可以给孩子补脾经300次，补大肠300次，逆时针摩腹2分钟，推上七节骨300次，揉龟尾300次，推三关100次。

（2）如果孩子的腹泻症状反复发作，大便清稀，胃口不佳，父母可以给孩子补脾经300次，补大肠200次，逆时针摩腹2分钟，推上七节骨100次，揉龟尾50次，推三关100次。

推拿捏脊治疗小儿秋季腹泻

每到天气渐凉的时候，患腹泻的孩子就会明显增多。引起小儿腹泻的原因很多，此时腹泻多由轮状病毒引起，其临床多表现为：大便次数较多，每日五六次，甚则十几次，大便呈蛋花汤样便，或水样便，或溏稀便，或夹黏液。中医认为，小儿腹泻是脾胃功能失调或外感时邪所致，这是因为孩子的脾胃很脆弱，承受不住一点侵害，所以很容易腹泻。临床可分为伤食泻、惊吓泻、风寒泻、湿热泻和脾虚泻，小儿秋季腹泻以脾虚泻最为多见。

中医采用推拿捏脊疗法治疗小儿秋季腹泻时，可酌情选用补脾土、揉板门、揉外劳、运内八卦、揉脐、摩腹、按揉足三里等推拿手法，捏脊疗法中运用推拿的推、捻、捏、提、按、抹等手法，配合其他推拿手法与穴位，治疗小儿秋季腹泻有较好的疗效。

具体操作方法：

补脾土：脾土穴在拇指桡侧边缘，医者用左手食、拇指捏住小儿大拇指，用右手指腹循小儿拇指桡侧边缘向掌根方向直推。

揉板门：板门穴在手掌大鱼际平面，医者用右手拇指指腹旋揉小儿手掌大鱼际。

揉外劳：外劳宫穴在小儿手掌背正中，医者用右手食指指腹，按揉小儿手掌背中心的外劳宫穴。

运内八卦：内八卦穴在手掌面，以掌心为圆心，从圆心至中指根横纹约2/3处为半径作圆，内八卦穴为一圆圈。医者用左手捏住小儿手指，用右手拇指在小儿掌心做圆圈运动。

揉脐：脐即肚脐，医者用中指指腹或掌根揉之。

摩腹：腹指小儿腹部，医者用四指指腹或全掌放在小儿腹部做圆周运动。

按揉足三里：足三里穴在膝下三寸外侧一寸，医者用拇指或中指指腹在足三里穴做按揉。

捏脊：捏脊时，主要将手法作用于小儿后背的脊柱及两侧，脊柱属中医督脉，主一身之阳，捏脊可调理阴阳，健脾补肾。操作时，医者以双手食指轻抵脊柱下方长强穴，向上推至脊柱颈部的大椎穴。同时双手拇指交替在脊柱上做按、捏、捻等动作，共捏六遍。第五遍时，在脾俞、胃俞、膈俞做捏提手法。六遍结束后，用两手拇指在小儿的肾俞穴轻抹三下即可。捏脊疗法在每日晨起或上午操作效果最佳。

小儿在腹泻时，要补充液体，父母可用口服补液盐给孩子冲水喝。饮食上要忌一切寒凉、厚味的食物，忌暴饮暴食。父母要依天气变化及时给孩子增减衣物，预防感冒等。要让孩子参加适当的体育活动，以增强体质。

旱莲草治痢疾，传统方剂效果好

痢疾是一种极为常见的肠胃病，患者涵盖所有年龄段的人，尤其以小儿患者最为普遍。孩子肠胃功能薄弱，抵抗能力也偏差，很容易受细菌感染，导致痢疾并发。

下面介绍一种用旱莲草对治细菌性痢疾的方法，即将干旱莲草30克加热开水300毫升，浸泡15分钟后，分成两剂服用。

旱莲草是治疗细菌性痢疾很见效的一种草药。旱莲草性凉，味甘、酸，有抑制细菌的作用，对金黄色葡萄球菌、伤寒杆菌、宋氏痢疾杆菌、绿脓杆菌有抑菌作用。主治肝肾不足，眩晕耳鸣，腰膝酸软，劳淋带浊，咯血，尿血，血痢等症。对治疗细菌性痢疾和阿米巴痢疾都有很好的功效。而且，旱莲草取材很方便，全国各省均产，中药房一般都有这种草药。一般中药书载其性味甘、酸、寒、功能养肝益肾，故现多用于治肝肾阴虚之证。其实《新修本草》首载其药时就记载“主血痢”。

旱莲草是一种非常常见的植物，农村菜园边、水沟边、田头屋角阴湿的地方都有生长，是很容易采到的。民间流传着以单味旱莲草泡水口服治菌痢的方法，其效果之佳绝不逊色于诺氟沙星、磺胺类药及芍药汤等方药，常常只需服用2~3次即可治愈。

为了预防菌痢传播，除注意环境卫生和个人卫生，养成饭前便后洗手的习惯外，在饮食上还应注意下列禁忌：

（1）忌食肉类浓汁及动物内脏。因其含有大量的含氮浸出物，如嘌呤碱和氨基酸等。含氮浸出物具有刺激胃液分泌作用，汁越浓作用越强，加重了消化道负担。而且细菌性痢疾病人肠道有病变，有恶心呕吐等症，消化吸收更差。

（2）忌食粗纤维、胀气食物。如芥菜、芹菜、韭菜等纤维较多的食物，不易消化，易导致局部充血、水肿，炎症不易愈合。而牛奶和糖、豆制品也易引起肠道蠕动增加，导致胀气。

（3）忌食刺激类食物。如煎、炸及腌、熏的大块鱼肉，对肠壁有直接刺激，使肠壁损伤加剧；这些食物又难以消化，胀气发热，停留的时间长，会加重消化道负担。

（4）忌食污染食物。如未经消毒的瓜果蔬菜，这些食物既带菌又易引起中毒，是致病因素，并使病人抵抗力下降。

马齿苋，让痢疾立停

夏季是痢疾的多发季节。由天气热，孩子吃冷饮，吹空调一旦受凉，就很容易得痢疾。痢疾临床表现为腹痛、腹泻、里急后重、排脓血便，伴全身中毒等症状。婴儿对感染反应不强，起病较缓，大便最初多呈消化不良样稀便，病程易迁延。3岁以上患儿起病急，以发热、腹泻、腹痛为主要症状，可发生惊厥、呕吐。

暑假到了，李强跟着爸爸去农村看望爷爷奶奶。从小在大城市里长大的李强到了乡下，对什么都好奇，看到别的孩子用竹竿打枣子吃，他也跟着吃，别的孩子摘桑葚，他也不落后，疯玩了一天回到家里，李强开始闹起了肚子，还夹杂着红血丝，这下可把李强吓坏了，哭着直喊活不了了。奶奶看着李强呼天抢地的样子，笑得合不拢嘴，嘴里叨念着说：“我的小祖宗，咋就活不了了，这对你也是个教训，看你还敢不敢乱吃东西。”老太太说完就去门口的野地里抓了几把野菜回来，洗净了放入锅中加清水煮，等水开了盛出一碗搅凉让李强喝，并说喝完就好了。

李强正难受的很，一听说喝了就能好，不管三七二十一，就一口气喝了下去。当天夜里虽然还有些拉肚子，不过比先前好多了，第二天李强一早一晚又喝了两次，真的就没事了。

其实，马齿苋治痢疾从古时候就有记载了。《开宝本草》：“服之长年不白。治痈疮，杀诸虫。生捣汁服，当利下恶物，去白虫。”《滇南本草》：“益气，清暑热，宽中下气。滑肠，消积带，杀虫，疗疮红肿疼痛。”

马齿苋为马齿苋科植物马齿苋的全草，别名五方草、长命菜、九头狮子草等。马齿苋有很好的抗菌作用，其中的乙醇提取物对大肠杆菌、变形杆菌、痢疾杆菌、伤寒、副伤寒杆菌有高度的抑制作用，对金黄色葡萄球菌、真菌如奥杜盎小芽孢癣菌、结核杆菌也有不同程度的抑制作用。对绿脓杆菌有轻度抑制作用，实验表明，在试管内（1∶4）对痢疾杆菌有杀菌作用。

马齿苋煮水有止痢饮之称，由此可见它的效果很不一般。取马齿苋60克加水煎后内服，每日1剂，分3次饮，一般连用3天，痢疾就能痊愈。此外，还可以做成马齿苋粥或者凉菜，都有治痢疾的功效，具体方法如下：

1.马齿苋粥

材料：鲜马齿苋100克，粳米50克，葱花5克。

做法：将马齿苋去杂洗净，入沸水中焯片刻，捞出洗去黏液，切碎；锅里放油之后烧热，再放入葱花煸香，再投马齿苋，加精盐炒至入味，出锅待用；将粳米淘洗干净，放入锅内，加适量水煮熟，放入马齿克煮熟之后出锅。

功效：本食品清淡鲜香，风味独特，有健脾养胃的功效。适用于肠炎，痢疾，泌尿系统感染，疮痈肿毒等病症。

2.凉拌马齿苋

材料：鲜嫩马齿苋500克，蒜瓣适量。

做法：将马齿苋去根、老茎，洗净后下沸水锅煎透捞出；用清水多次洗净黏液，切段放入盘中；将蒜瓣捣成蒜泥，浇在马齿觅上，倒入酱油，淋上麻油，食时拌匀即成。

功效：此菜碧绿清香，新鲜可口，具有清热止痢的功效。可作为湿热痢疾辅助食疗菜肴。

4种食疗方防治小儿痢疾

夏秋季节是小儿痢疾的高发期，因为这个时节瓜果大量上市，孩子脾胃较弱，很容易在吃上出问题。孩子发生痢疾主要表现为黏液、脓血便，伴有腹痛、里急后重等，可伴有发热、左下腹压痛，慢性痢疾可伴有脱肛。

《本草纲目》中说：“小儿洞痢：柏叶煮汁，代茶饮之。”也就是说，可以用柏叶茶来治疗小儿痢疾。做法是取侧柏叶10克，切碎，加开水适量泡成浓汁，不拘时代茶温服。每日1剂。这种柏叶茶有凉血止血、涩肠止痢的作用。

除了柏叶茶，山楂、苦瓜等对小儿痢疾也有很好的疗效。

1.山楂茶

材料：山楂30克，茶叶6克，白糖、红糖各10克。

制法：将山楂洗净切片，放入锅内，加水煮沸10分钟，加入茶叶再煮二三沸，调入白糖、红糖即成。每日1剂，2～3次分服，连服5日。

功效：清热利湿、抗菌镇痛。

适应证：小儿急性痢疾，症见痢疾初起，发热、便稀黄绿、伴有黏液及脓血、腹痛下坠、恶心呕吐等。

2.苦瓜汁

材料：鲜嫩小苦瓜5根。

制法：将苦瓜洗净切碎，捣烂取汁饮服。每日1剂。

功效：清热解毒。

适应证：小儿赤白痢疾。

3.双豆枣泥

材料：绿豆3粒，巴豆10粒，大枣（去核）2枚。

制法：将绿豆、巴豆研为细末，然后与大枣共捣烂，贴于小儿脐眼下部。每日1次。

功效：清热解毒、止痢。

适应证：小儿痢疾。

盗汗

三法齐用，为小儿盗汗解忧

小儿出现盗汗，家长首先要做的就是及时查明原因，并给予适当的处理。但有的家长出于对孩子的担心，一察觉到孩子的不适症状就急于求医问药，其实，对于生理性盗汗中医一般不主张药物治疗，而是采取相应的措施，祛除生活中导致高热的因素。此如，孩子睡前活动量过大，或饱餐高热量的食物导致夜间出汗，就应该对小儿睡前的活动量和进食量给予控制，这样也有利于睡眠和控制小儿肥胖，有益于小儿的身心健康。有的小儿的夜间大汗，是由于室温过高，或是盖的被子过厚所致。冬季卧室温度以24℃~28℃为宜，被子的厚薄应随气温的变化而增减。一般说来，若家长注意到上述几种容易引起产热增多的诱因，并给予克服，出现盗汗的机会会自然减少。即使小儿偶尔有一两次大盗汗，也不必过分担心，盗汗所丢失的主要是水分和盐分，通过每日的合理饮食是完全可以补充的。

有一个刚刚19个月的宝宝，特别瘦，鼻梁和嘴周围发青。这个宝宝出生时3千克，是自然产，大便每天6~7遍。到了3个半月时吃了婴儿素，稍微好转。7~8个月时诊断出佝偻病，打了两针钙针。现在孩子19个月，黄瘦挑食，晚上盗汗严重，早上醒来的时候身下床单都湿了。家长对孩子的情况很着急，但是又不想再给孩子打钙针了，想用中医调一下。但到底该怎么调治呢？

依据孩子的症状不难判断，这个孩子的病属于阴虚的盗汗。中医有句话，叫做阳虚自汗，阴虚盗汗。盗汗就是在睡觉的时候偷偷出的汗，而不是在醒着的时候“明目张胆”出来的汗。

下面为大家介绍一种三法齐用的调治方：

主要疗法选择以拔罐加艾灸法。一般选取神阙、涌泉、大椎、肺俞、膏肓俞、脾俞。令宝宝俯卧暴露背腰部，取小罐拔于患儿的大椎、肺俞、膏肓俞、脾俞上，留罐各3~5分钟；起罐后把宝宝翻身至仰卧位，取清艾条，温和灸神阙、涌泉穴位处，艾条点燃端与施灸局部皮肤的距离以5~15厘米为佳，以能忍受的温度为度，每穴每次灸15分钟，每日1次，10次为一疗程。神阙、大椎两穴每日采用同样方法艾灸，涌泉、肺俞、膏肓俞、脾俞四对穴左右隔日交替施灸。

其次是药物治疗。药物疗法可选择五倍子9克，肉桂9克，打成粉末，用醋调匀，敷涌泉穴，每天更换1贴。这个方法对于补益孩子的虚证十分有效，而且不会有副作用。

最后可以再辅助以捏脊，揉腹和点按足三里，每天1～2次，则效果会更好。捏脊法为徒手沿着脊椎两旁由下往上捏拿。揉腹和点按足三里以宝宝舒服的方式为宜，不拘方式。

三种疗法联合应用可同时改善挑食和盗汗，从整体出发调节孩子的免疫功能，没有任何的不良反应。

其实，小儿盗汗最大的病因在于缺钙，所以所补钙是很重要的一环。下面介绍几种补钙方法：

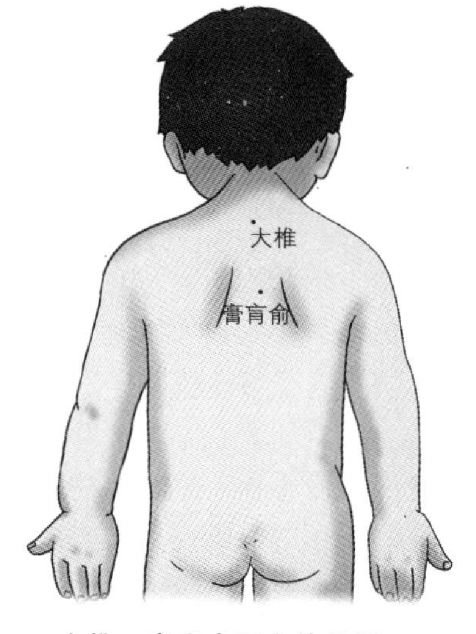

大椎、膏肓俞两穴的位置

（1）可以把小黄鱼制成酥鱼。做法是：把锅烧热，在锅内放入葱、姜铺底，把10厘米左右长的小黄鱼排放在上面，加适量醋用慢火炖烂，甚至可以连鱼头、鱼刺都炖酥。这样，整条鱼就都变成了可以食用的钙剂。

（2）将土豆洗净去皮，切成小块，入锅内加水上火煮20～40分钟，或上笼蒸30分钟，熟后取出，剥去皮，放入碗内用汤匙压制成泥，加入熟牛奶搅拌均匀，即成牛奶土豆泥。此食含有大量蛋白质，碳水化合物，维生素和微量元素，牛奶还含有维生素D，有利于钙的吸收，对宝宝生长发育有益。

（3）也可以适当地补充一些肠道有益菌，因为有益菌能够改善宝宝不完善的肠道系统。

需要提醒的一点是补充AD（鱼肝油）能够帮助钙的吸收，否则补再多的钙也没有用。而且多晒太阳也有助于孩子机体对钙的吸收。

泥鳅鱼做汤，治盗汗不慌

盗汗是中医的一个病症名，是以入睡后汗出异常，醒后汗泄即止为特征的一种病征。众所周知，“盗”有偷盗的意思，这个名词的解释听来颇有一些意思。古代医家用盗贼每天在夜里鬼祟活动，来形容该病症具有每当人们入睡，或刚一闭眼而将入睡之时，汗液像盗贼一样偷偷地泄出来。

盗汗有生理性和病理性之分，尤其是小孩生理性盗汗的发生率很高，有时弄得家长非常紧张，这就需要掌握如何区分生理性盗汗和病理性盗汗。

生理性盗汗：小儿皮肤十分幼嫩，所含水分较多，毛细血管丰富，新陈代谢旺盛，自主神经调节功能尚不健全，活动时容易出汗，若小儿在入睡前活动过多，机体内的各脏器功能代谢活跃，可使机体产热增加，在睡眠时，皮肤血管扩张，汗腺分泌增多，大汗淋漓，以利于散热。其次，睡前进食使胃肠蠕动增强，胃液分泌增多，汗腺的分泌也随之增加，这可造成小儿入睡后出汗较多，尤其在入睡最初2小时之内。此外，若室内温度过高，或被子盖得过厚，或使用电热毯时，均可引起睡眠时出汗。

病理性盗汗：有些小儿入睡后，出汗以上半夜为主，这往往是血钙偏低引起的，低钙容易使交感神经兴奋性增强，好比打开了汗腺的“水龙头”，这种情况在佝偻病患儿中尤其多见。但盗汗并非是佝偻病特有的表现，应根据小儿的喂养情况，室外活动情况等进行综合分析，还要查血钙、血磷及腕骨X线摄片等，以确定小儿是否有活动性佝偻病。

小儿常见的盗汗形式一般都是生理性小儿盗汗以及缺钙引起的盗汗，对于这两种盗汗，建议家长可以用食疗方法来给孩子治疗，泥鳅鱼汤就是一种很好的食疗方。

制作泥鳅鱼汤的方法和我们平时做鱼汤的方法没有什么差别。取泥鳅鱼一条，重量200～250克，用温水洗去鱼体黏液，去头尾、内脏；上锅加用适量的菜油，油热之后放鱼煎至黄色，然后加适量清水，小火慢熬至约有半碗汤，放少许食盐，关火即可，最后给孩子喝汤吃肉。

本方治疗因营养不良、自主神经功能紊乱、缺钙、佝偻病等引起的盗汗，效果非常好。

另外，再给大家推荐几种很有功效的食疗方子，以便大家取材方便之用：

（1）太子参炖排骨汤。用猪排骨1000克，加太子参50克炖汤，对治疗小儿盗汗也很有效。太子参是中药里面用来滋补的常用药，中医讲太子参味甘，性温，用于气虚津伤的肺虚燥咳及心悸不眠、虚热汗多。

（2）核桃芝麻蜜。需要用到的材料有：核桃肉20克，黑芝麻15克（炒香），蜂蜜30克，制作时先将核桃肉、芝麻研细末，然后放入适量的蜂蜜调匀，每日1剂，分2次用开水给孩子送服。从营养方面看，核桃是食疗佳品，具有补血养气、补心健脑的功效，而且最主要的是核桃还能治盗汗，治疗效果显著。

穴位是小儿自带的盗汗药

出汗是人体的正常生理现象，在天气炎热、穿衣过多、饮用热饮、运动奔走之后都会引起出汗量增加，这属于正常现象。感冒生病之后，身体也会出汗，这是在驱赶邪气，帮助身体恢复正常。引起多汗的常见疾病有甲状腺功能亢进、感染、风湿病、低血糖等，我们在治疗前应首先明确有无这些疾病，然后再根据中医理论进行辨证论治。

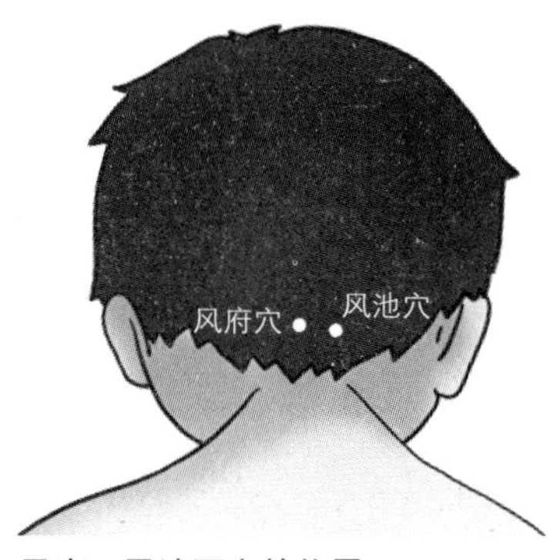

风府、风池两穴的位置

同样是出汗过多，中医又把它分成自汗和盗汗两种。如果什么原因也没有，大白天就不停地出汗，稍微一动，就汗如雨下，中医把这种情况叫做“自汗”。盗汗是晚上睡着以后出汗量多，等醒来了汗就不出了。中医认为，自汗一般是由于气虚引起的。气虚的话，我们身体的第一道防线就失去了防御作用，汗液外泄，所以汗多。盗汗一般是由于阴虚引起的。阴虚则内热，迫使身体里面的津液蒸腾于外，所以就表现出来多汗。

气虚是自汗的常见原因，但不是唯一原因。还有一种引起自汗的原因叫做“营卫不和”，表现出来就是多汗、怕风、周身酸楚、时冷时热，也可能就是半个身体或者身体局部出汗，一般年老体弱的人多见。这种情况在治疗时要调和营卫，主要是取膀胱经和督脉的穴位，比如肺俞、风池、风府、大椎、脾俞这些穴位来按摩。

捏脊法也可以用来治疗自汗。这是因为捏脊法可调节人体的脏腑功能，使阴阳保持平衡，自然也就可以益气、固表、止汗。

如果生病很久了，已经出现了神疲乏力的症状，说明气虚已经很明显了，这时就应该增加一些具有补益作用的穴位，如足三里、三阴交等，促进身体恢复。

盗汗最常见的原因就是阴虚火旺，除盗汗之外，一般还会有心烦失眠、两颧发红、手脚心热、下午潮热、口渴、想喝水、小便黄、大便干等伴随症状。既然是由阴虚火旺引起的，治疗就要以滋阴降火来达到止汗的目的。选取然谷、中府、涌泉、太溪、照海等穴位，每天早晚按摩，按摩时最好令穴位有酸麻胀痛的感觉，或者感觉有气传导的感觉，这样效果会更好。这样的患者平时适合用生地、麦冬、五味子、党参、百合等来泡水喝，代替茶水，频频饮用。

还有一种盗汗的原因也比较常见，那就是身体里的湿热太重了，除了盗汗之外，还可能有面色红赤，烦躁，口苦，小便黄，眼睛巩膜黄，甚至连出汗都是黄的。这时治疗，就要清利湿热。湿热邪气的产生一般和脾胃肝胆有关，所以在按摩时也要选择这儿条经脉上面的穴位，比如阳陵泉、阴陵泉、丰隆、条口、三阴交、内庭等。

不管怎么说，总出汗对人体来说也是一种损伤，所以在治疗多汗的时候可以选择配伍气海、关元、足三里等这些具有补益作用的穴位。

需要注意的是，汗出的时候，我们的毛孔都是张开的，这时很容易感受外邪。所以，自汗和盗汗的患者都应该注意避风寒，以防感冒。如果出了汗，一定要及时把皮肤擦干，以免寒气侵入，造成身体不适。

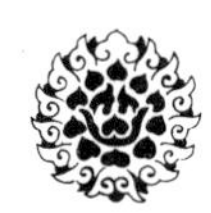

肥胖症

“小胖墩”的专属膳食

如今，很多父母都觉得孩子胖乎乎的比较可爱，认为孩子胖一点没关系，长大以后就会恢复正常，所以对孩子肥胖不但不予以重视，还希望自己的孩子吃得胖胖的。殊不知，等孩子长大成人后，这种肥胖会越来越明显，而且很难控制，不但外形不再可爱了，更要命的是高血压、糖尿病、脂肪肝等病魔会悄悄地在儿童身上埋下隐患。

孩子长得太胖，不仅对身体是一种伤害，对心灵的伤害更大。有的孩子因为年纪太小，不太懂得尊重他人，经常歧视和嘲笑比较胖的孩子。这样一来，比较胖的孩子就会变得自卑和孤僻，时间长了，心理发育肯定会受到严重影响。

小儿肥胖症除环境、遗传、生长发育、疾病等原因外，绝大多数与进食热量过多或营养不平衡有关。很多小孩喜欢进食甜食和油腻的肉类食物及碳酸类饮料等，这样就容易造成能量过剩，使脂肪堆积，从而导致肥胖。

针对孩子肥胖这一问题，家长可以采用食疗方法来改善孩子的肥胖体质，下面为大家介绍几种既可调节体质，减肥功效又不错的食疗配方，家长可以给孩子搭配进行，这对孩子会有很大帮助：

1.山楂冬瓜饼

材料：面粉500克，冬瓜250克，生山楂150克，鸡蛋5枚，蜂蜜适量。

做法：将山楂、冬瓜剁泥；盆内放适量温水，放入酵母搅开，再放入鸡蛋、蜂蜜、面粉搅成浓稠状饧发待用。见面糊鼓起时，加入山楂、冬瓜泥和匀，制成圆饼。平锅加适量油烧热，放入圆饼，煎成金黄色鼓起熟透即可食。

功效：此方中山楂可降血脂、胆固醇、美容、抗衰老。久食防早衰，还能保持皮肤光滑细腻等；冬瓜清热解毒，利水消肿，悦泽、好颜色等，适用于小儿肥胖症，高脂血症。

2.荷叶饮

组成：荷叶、桑白皮各20克。

用法：以水煎服。

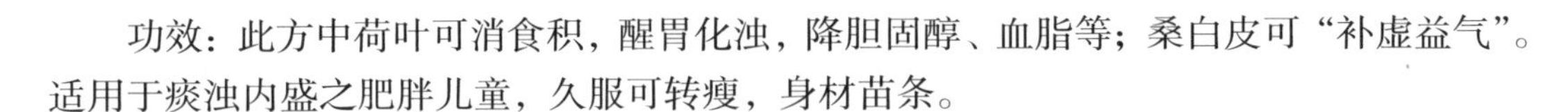

功效：此方中荷叶可消食积，醒胃化浊，降胆固醇、血脂等；桑白皮可“补虚益气”。适用于痰浊内盛之肥胖儿童，久服可转瘦，身材苗条。

3.冬瓜烧香菇

材料：先准备冬瓜250克，水发蘑菇50克，精盐、味精、植物油各适量。

做法：将冬瓜切成小方块，香菇浸泡后切块。锅中加油烧热，倒入冬瓜、香菇及泡香菇水煸炒，加食盐、味精等调味，至熟即可。

功效：此方具有清热健脾，消积轻体的功效。

总之，对于肥胖儿童的饮食，应在保证足够的蛋白质、维生素和无机盐的前提下，适当增加含纤维素的食品，适当控制高热量的食品，尽量做到少吃甜食及油脂食品；晚餐少吃，睡前不吃点心，适当增加活动，睡眠时间不宜过长等。

肺经胃经促消化，没事常拍打

肥胖对孩子的影响是很大的，不论是在心理还是生理方面。肥胖主要是由于能量摄入超过消耗引起脂肪在体内过度堆积的一种代谢性疾病，儿童发生肥胖会对其造成多方面的影响。在近期内，会影响儿童的心理健康，阻碍儿童身体素质的发育和引起心血管疾病、哮喘、Ⅱ型糖尿病、关节异常等一些临床症状；在远期内，肥胖还将影响儿童的受教育程度、经济收入、结婚状况，发展为成人肥胖，增加成年时发生心血管系统疾患的危险和死亡率。所以，解决肥胖问题刻不容缓。

那么，怎么解决肥胖问题呢？

中国有句古话叫“血虚怕冷，气虚怕饿”，胖人的胖多是虚胖，只能用补来解决。血少的人容易发冷，而气虚的人容易饿，总想着吃。针对这种食欲旺盛的情况，最好的方法就是补气。常用十几片黄芪泡水喝，每晚少吃饭，用10颗桂圆，10枚红枣（这个红枣是炒黑的枣，煮水泡上喝），这样便不至于因为晚上吃得少了而会感到饿，同时红枣和桂圆又补了气血。另外，平时要多吃海虾，这也是补气、补肾最好的方法。当把气补足后，就会发现饭量能很好地控制了，不会老觉得饿。坚持一段时间，体重就会逐渐下降。

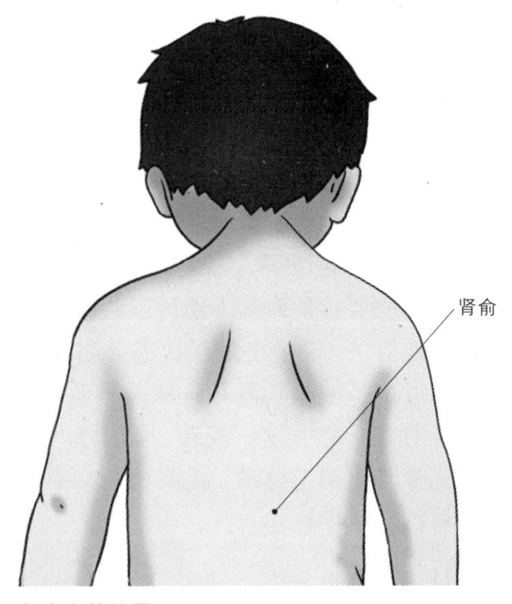

肾俞穴的位置

对于那些吃得少，也不容易饿的胖人来说，发胖是因为血虚，平时要多吃鳝鱼、黑米糊糊、海虾，同时再多吃牛肉，自然就会有劲。气血补足了，肥胖的赘肉自然就消失了。

另外，用按摩的方法也可以减肥，每天早上醒来后将手臂内侧的肺经来回慢慢搓100下，再搓大腿上的胃经和脾经各50下，能有效地促进胃肠道的消化、吸收功能，并能促进排便，及时排出身体内的毒素与废物。中午的时候搓手臂内侧的心经，慢慢来回上下搓100次，然后再在腰部肾俞穴搓100下，因为中午是阳气最旺盛的时候，这时是补肾、强肾的最好时机。晚上临睡前在手臂外侧中间的三焦经上来回搓100下，能有效地缓解全身各个脏器的疲劳，使睡眠质量提高，好的睡眠也是人体补血的关键。

常喝冬瓜汤，瘦身更健康

针对儿童肥胖的现象，中药方剂中有许多偏方可以帮助家长分忧，最简单可行的一个方子就是冬瓜汤。

冬瓜性寒，瓜肉及瓤有利尿、清热、化痰、解渴等功效，亦可治疗水肿、痰喘、暑热、痔疮等症。冬瓜如带皮煮汤喝，可达到消肿利尿，清热解暑作用。冬瓜减肥法自古就被认为是不错的减肥方法，冬瓜与其他瓜果不同的是，不含脂肪，并且含钠量极低，有利尿排湿的功效，冬瓜减肥法可以使人快速瘦下来。

冬瓜具有较高的营养价值。每百克冬瓜肉中含蛋白质0.4克，碳水化合物2.4克，钙20毫克，磷12毫克，铁0.3毫克，还有多种维生素，特别是维生素C的含量较高，每百克即含有16毫克。此外，因含有丙醇二酸，所以对防止人体发胖，增进健康，具有重要作用。

制作冬瓜汤最好选用连皮带子的冬瓜洗净切块，因为冬瓜子偏于利湿，冬瓜去皮利水，故用连皮带子的冬瓜，以求增加减肥效果。做汤时可加些辅料，如陈皮、葱、姜之类，陈皮理气健脾燥湿。葱、姜通阳化饮利水。几味合用，有助于减肥轻身，增进活力，使儿童肥瘦适中，苗条且强壮有力。最后再以食盐、味精调味即可。

另外，清蒸凤尾菇也是不错的减肥食疗方。将凤尾菇去杂洗干净后用手沿菌褶撕开，使菌褶向上，平放在汤盘内。在撕凤尾菇之前，最好下入沸水中烫一下，以起到杀菌消毒作用。在盛凤尾菇的羊盘内菌菇上，加入精盐、味精、香油和少许鸡汤，然后放进蒸锅内清蒸，蒸熟后取出即可食用。

凤尾菇含有较多的蛋白质、氨基酸、维生素等物质，几乎没有脂肪，而且具有补中益气、降血脂降血压、降胆固醇效果，很适用于肥胖病、高血压、高血脂的儿童食用。

拉筋拍打，赘肉不见了

素有“儿童成人病”之称的肥胖症，在我国发病率显著增加，特别在大都市，如北方的某些城市，已经突破20%的比例，严重影响着儿童的健康成长。儿童单纯性肥胖症与长期不合理的饮食和不良的饮食行为密切相关。例如95%的肥胖儿喜食甜食、油炸食品，嗜猪肉、鸡、面食等含高热能的食物。

另外，肥胖儿进食快，一般每餐5～10分钟，且常有睡前吃点心的习惯。快速进餐能促使胃肠蠕动增快，胃、小肠对食物的排空加快，刺激下丘脑腹侧核，继以进食增多。晚餐后儿童活动减少，热能消耗减少，长期摄食过多会造成体内热能蓄积，过剩的热能转变为脂肪在皮下或腹腔内堆积起来，时间一长，肥胖现象就越来越明显了。

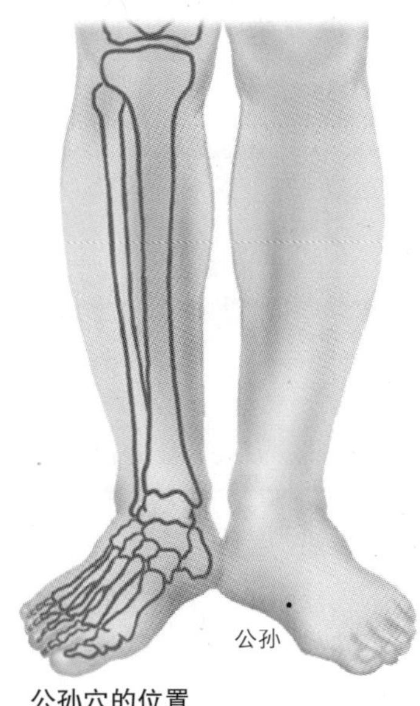

公孙穴的位置

下边就要讲一下关于减肥的三个重要的地方，其实虽然说的是三个重要位置，或者是穴位。但是身体上能起到很好的减肥作用的并不仅仅是这三个，所以最好能学会变通，在进行减肥的时候可以扩展一些有关的地方来加强效果。

第一个就是甲状腺反射区。人体脚上的甲状腺反射区是主要的减肥区域。如果想要调整自己的体重和身材，就一定要选用甲状腺的反射区。因为甲状腺的反射区是调节人体内分泌系统的代表，刺激这里就是调节内分泌，内分泌增多

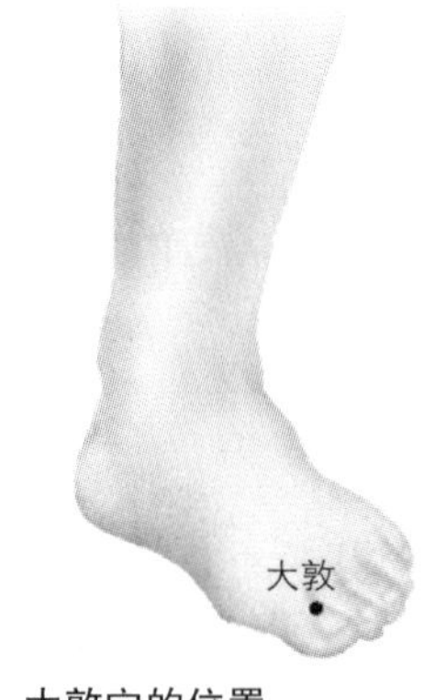

大敦穴的位置

了，热量和脂肪的消耗也会增多，身体的整个新陈代谢和血液运行都开始加快。所以减肥首选的是甲状腺反射区。

第二个就是脚内侧的公孙穴。公孙是脾经上的一个重要穴位，从这里脾经会通向胃经，而且又是奇经八脉的冲脉与脾经相通的地方。所以公孙相当于一个枢纽的作用，联系着脾经、胃经和冲脉。每天晚上泡完脚后用刮痧板等用具沿着足弓，在公孙位置来回的刮压。这就是最佳的减肥方法。它既能让脾胃减少负荷，又能让身体的反应灵敏，热量也就更容易被消耗掉。

最后一个也是脚上的大敦穴。大敦穴是肝经的第一个穴位，那肝脏在中医的理论中是调节人体气机的，也就是气通不通畅是由于肝脏的功能决定的。就好像一个非常生气的人，就会感觉到身体有憋闷的状况，这就不是因为喘不上来气的原因，而是因为体内的气机因为生气出现了阻滞。那对于减肥而言，气机通畅了，血液和新陈代谢才会更加高效。

坚持敲胆经也有助于减肥，所以可以身体侧弯，把腿弯曲，将一条腿搭在另一条腿合适的位置上，拍打大腿和小腿的胆经，这样也能帮助释放腹压，对于腹部比较肥胖的人有不错的效果。

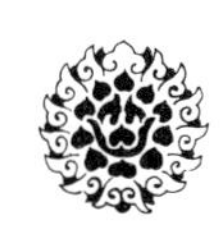

厌食症

改善脾胃功能，捏脊做先锋

纠正儿童厌食，家长应有充分的思想准备，要经过一个过程，有计划地分步实施。家长应弄清孩子厌食的原因，若确实是食欲不佳，应通过变换口味鼓励孩子适当进食，经过一两顿调整后，孩子的胃口会逐渐恢复。若是因孩子的不良习惯所导致的厌食，家长更应有足够的耐心去纠正，就餐时不宜过分催促，更不能责骂。我们知道，胃负责食物的接纳和初步的消化，随后的消化和营养的输送都是脾的任务。所以，当孩子厌食的时候，调节脾的功能才是最根本的解决办法。捏三提一就是调节脾功能的一种行之有效的好方法。

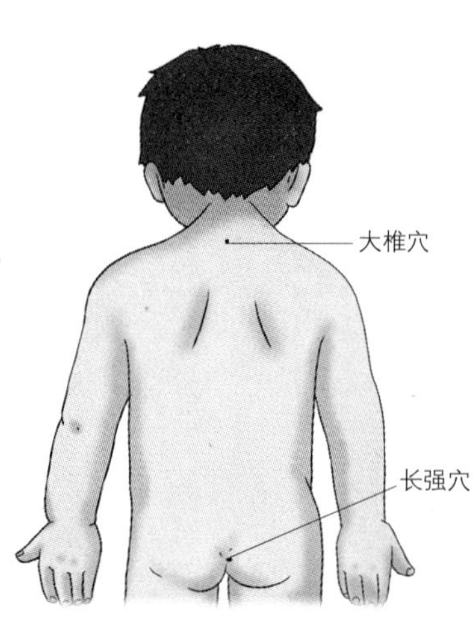

长强穴和大椎穴的位置

“捏三提一”是捏脊的一种，从尾骨开始，用双手的拇、中、食三指捏起脊柱上面的皮肤，边捻动边向上走，至大椎穴止。捏脊时，捏三下，向上提一次，称为“捏三提一”。

“捏三提一”在中医中是很常见的治疗手法。而且家长如果肯多做些了解的话，按摩手法也很容易就能学会。先让孩子俯卧在床上或大人的大腿上，脱去上衣，暴露整个背部。对从未进行过捏脊的孩子，建议家长先按摩孩子背部，使孩子适应一下，肌肉达到放松状态，当孩子感觉舒适时即可进行捏脊。捏脊时沿脊椎两旁二指处，用两手食指和拇指从尾骶骨（长强穴）开始，将皮肤轻轻捏起，然后将皮肤慢慢地向前捏拿。就这样一边捏一边拿，一直推到颈下最高的脊椎部位（即大椎穴）算作一遍。由下而上连续捏拿3～5遍，此才算一次。第二或第三遍时，每捏三下必须将皮肤向斜上方提起一下。如提法得当，可在第二至第五腰椎处听到轻微的响声。推捏最后，再用双手拇指在腰部两侧的肾俞穴（在第二、三腰椎棘突之间旁开1.5寸）上揉按一会儿。此法最好在晨起进行，每日一次。

捏脊可以改善孩子的体质，增强孩子的脾胃功能，加快胃肠蠕动，促进消化吸收，可以很好地纠正孩子厌食。但要注意的是，每天对厌食的孩子做一次"捏三提一"的捏脊法就行了，不宜多做。因为捏脊做多了刺激量太大，就会起反作用。

此外，纠正孩子厌食，父母切忌与孩子讨价还价，不要以送礼物等形式作为交换条件，否则会引起更难纠正的新问题。

按压然谷穴，小儿餐餐都喜欢

有一部分小朋友，比较挑食，长的又瘦又小，让家长很是着急。不管是哪种原因引起的没有食欲，都会对身体造成影响，甚至形成伤害。这是因为，消化系统对我们身体来讲，是主要的能量来源，如果没有足够的营养物质的摄入，身体就无法正常工作。中医讲，脾胃是气血生化之源，说的就是这个道理。打个比方，身体就好比是汽车，食物就好比是汽油，想省油可以理解，但是如果不给油，车肯定是没有办法跑起来的。

食物对我们的生存来讲有着极其重要的意义，可要是一点食欲都没有，怎么办呢？别着急，让然谷穴来帮您解决这个问题。

然谷穴是足少阴肾经上的穴位，在我们的脚内侧，足弓弓背中部的位置，可以摸到一个突起的骨头，这就是舟骨粗隆，在它的下边有个凹陷，这就是然谷穴。

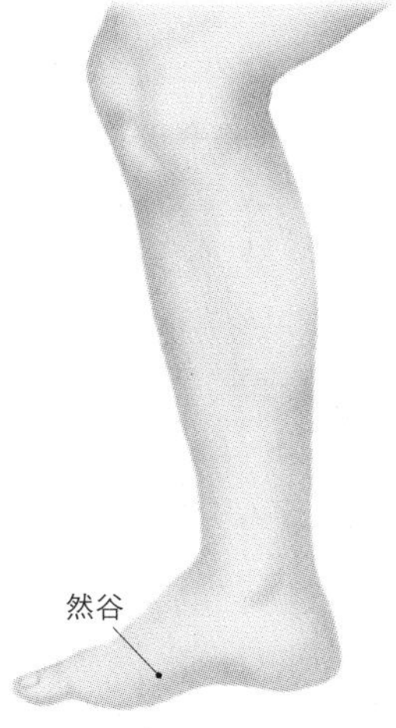

然谷穴的位置

然谷的"然"字原本是"燃"，也就是燃烧的意思；而"谷"字是告诉我们这个穴的位置在足内踝前起的大骨间，就好像是山谷一样，同时也说明这里是精气埋藏很深的地方。也有人说"然谷"就是燃烧谷物的意思。谷物是指我们吃进胃里的食物，通过燃烧进行消化。这样就很容易理解为什么说然谷穴可以增强脾胃功能和促进胃里食物消化了。

要想增进食欲到底应该怎么办呢？首先是找准然谷穴，这很重要。因为只有准确的取穴，才能让穴位发挥作用。找准位置后，用大拇指用力往下按，按下去后马上放松。大拇指按下去的时候，穴位局部会有酸胀的感觉，如果这种感觉同时向小腿延伸，那效果就更好了。按的时候，可以双脚交替进行，也可以同时按摩两侧。每天按摩1次，每次3分钟，只要坚持经常按然谷，一定可以增强脾胃的功能，再也不会有食欲缺乏、消化不良的苦恼了。

您会不会觉得奇怪，为什么肾经上的穴位，却可以治脾胃的病呢？这要从中医的基本理论讲起。《黄帝内经》有句话说："肾者，胃之关也。""关"可以理解为关口、关卡的意思。

在通常情况下，我们吃的这些东西首先要经过胃的消化吸收，然后再通过其他脏腑，运输到全身各处。肾就好像是水液出入的关口，如果这里出了问题，水液就不能排出，都堆积在胃里，或者溢于全身。另一方面，肾是先天之本，人体生命活动都要依靠肾。如果肾不能正常工作，其他脏腑的功能也就受到影响，无法工作。肾对胃有很大影响，因此肾经上的然谷穴可以用来治疗食欲下降。

麦芽糕出场，孩子吃嘛嘛香

夏季炎热，孩子容易出现不爱吃饭的情况，这是厌食的表现。厌食是指小儿长期食欲缺乏，甚至拒食的一种病症。长期厌食可致小儿体重减轻，甚至营养不良，使小儿免疫功能下降等，不但影响生长发育，还会影响小儿身心健康。

夏米是个人见人爱的小女孩，幼儿园里的小朋友都很喜欢和她一起玩。可是，最近一段时间，夏米不知道什么原因，一到吃饭的时候，就没精打采地坐在那里发呆，饭菜也吃不了几口。老师想尽办法想让夏米进食，可是，孩子没食欲，说再多也无济于事，老师对此也没办法，只得告知夏米的妈妈兰女士，请求协助。兰女士得知这件事之后，很自责，觉得自己整天忙于工作，竟忽略了孩子的身体状况。兰女士给夏米买了健胃消食片，还带她去点心店让她自己选些爱吃的东西，可是这些对夏米却不管用。就这样，兰女士对此总是忧心忡忡地，在单位也无法安心工作了。心思细腻的王大姐询问兰女士是不是遇到了什么困难，兰女士就把女儿的事情说了出来。没想到王大姐听了一拍桌子说："你早说啊，这个事儿好办。"王大姐给了兰女士一个小偏方，用了这个偏方之后，夏米的厌食症竟不药而愈了。

王大姐推荐的偏方是麦芽糕。麦芽糕是一种可以用来当做甜点吃的小糕点，具有消食和中，健脾开胃的功效，对孩子厌食有很大帮助。

具体制作方法如下：准备好所需的材料，即麦芽120克，橘皮30克，炒白术30克，神曲60克，米粉150克，白糖适量。然后把麦芽淘洗后晒干，和干橘皮、炒白术、神曲一起放入碾槽内研成粉末，再与白糖、米粉和匀，加入清水调和，切成大小适中的小糕饼，放入碗内，用蒸锅蒸熟就可以了。把制好的麦芽糕放在冰箱里，随食随取。食欲缺乏的儿童每日随意食麦芽糕2~3块，连服5~7天胃口就会大增，对于不思饮食或消化不良、脘腹胀满的孩子很管用。

小儿夏季厌食症，几个偏方就搞定

人一到夏天就食欲大减，这是很正常的事情。但是幼儿在夏季常常会因为厌食而导致营养供给不上，会引发很多棘手的病症。到了夏天，我们会经常看到许多宝宝都会产生一系列生理反应，比如：精神不振、食欲减退。虽然爱子心切的妈妈们焦虑万分，却又束手无策。

此时，应多给孩子吃些有助于促进食欲的食物，下面几种食物，对改善孩子的厌食都有很好的效果：

（1）茴香苗：将小茴香苗洗净切碎，稍加食盐、芝麻油、味精，凉拌当菜吃，每日半小盘。也可将小茴香加少许肉馅包馄饨、饺子或包子，让孩子进食。食量要由少增多，不可过量。小茴香可健胃，理气化滞，食后可消食除满，增进食欲，实为治小儿厌食的美味佳肴。

（2）猕猴桃：又名奇异果，它的维生素C含量在水果中名列前茅，一个猕猴桃能提供一个人一日维生素C需求量的2倍多，故被誉为"维C之王"。猕猴桃还含有丰富的可溶性膳食纤维，对食欲低下、消化不良有很好的治疗功效。

（3）橘皮：橘子皮洗净，切成条状、雪花状、蝴蝶状、小动物状等各式各样小块，加上适量白糖拌匀，置阴凉处一周。小儿用餐时取出少许当菜食之。每日2次。橘皮药名陈皮，是一种理气、消积、化食的良药。

5种食疗方防治小儿厌食症

夏季炎热，孩子容易出现不爱吃饭的情况，这是厌食的表现。厌食是指小儿长期食欲缺乏，甚至拒食的一种病症。长期厌食可致小儿体重减轻，甚至营养不良，使小儿免疫功能下降等，不但影响生长发育，还会影响小儿身心健康。

家长面对这种情况，不要强迫孩子进食或者任其厌食而应该合理搭配饮食，做到荤素、粗细、干稀搭配。饭菜做到细、软、烂。让孩子定时进餐，适当控制孩子吃零食，零食不能排挤正餐，更不能代替正餐。

以下几种办法也能让孩子摆脱厌食的困扰。

1.健脾消积饼

材料：茯苓面、山药面、麦芽面各30克，鸡内金末、黑芝麻末各15克。

制法：将上述材料和匀，加水适量，和成软面，做成薄饼，用文火烙熟黄。每餐适量，每日两餐，经常食用。

功效：健脾消食。

适应证：小儿厌食、脾虚食积症。

2.小儿消食粥

材料：山楂片10克，高粱米50克，奶粉、白糖各适量。

制法：将山楂片和高粱米一起置于铁锅，文火炒焦，取出压碾成粗粉，置于砂锅，加水煮成粥。不满1岁者，每次取10克消食粥，每日3次；2~3岁，每次取20克消食粥；4~5岁，每次取30~40克消食粥食用。调味可加适量的奶粉和白糖。

功效：健脾消食。

适应证：小儿厌食、小儿消化不良。

3.扁豆花汤

材料：扁豆花15~30克，白糖适量。

制法：将扁豆花水煎取汁，调入白糖服用。每日1剂，2次分服。

功效：健脾和胃、消食化湿。

适应证：脾失健运型小儿厌食症。

4.萝卜子神曲汤

材料：炒萝卜子、麦芽各10克，神曲30克。

制法：水煎服。每日1剂，3次分服。

功效：和脾助运。

适应证：脾失健运型小儿厌食症。

5.山楂麦芽茶

材料：山楂、炒麦芽各10克，焦大白、茶叶各4克。

制法：将上述材料一同放入杯中，用沸水冲泡，代茶饮用。每日1剂。

功效：健脾和胃、消食导滞。

适应证：脾胃虚弱型厌食症。

腮腺炎

治疗腮腺炎，马鞭草有特效

流行性腮腺炎，多见于5～10岁的儿童，是一种由病毒引起的急性呼吸道传染病。小儿腮腺炎一年四季均可发生，但以冬春季节最为多见。流行性腮腺炎具有很强的传染性，它主要的传播途径是通过飞沫及病人接触传染。

流行性腮腺炎的临床特征为发热及腮腺非化脓性肿痛，并可侵犯各种腺组织或神经系统及肝、肾、心脏、关节等器官。腮腺炎主要表现为一侧或两侧耳垂下肿大，肿大的腮腺常呈半球形，以耳垂为中心边缘不清，表面发热有角痛，张口或咀嚼时局部感到疼痛。腮腺肿胀在发病1～3天最明显，以后逐渐消退，约2周肿胀完全退尽。在发病初期的3～5天，可有发热、乏力、不愿吃东西等全身症状。一般来说，如果小儿患了腮腺炎，体内产生了抗体，可获得终生免疫。

赵康的儿子上二年级，前几天儿子他们班出现了几例流行性腮腺炎的病患。学校及时给隔离了，并让其他的孩子回家先观察两天。赵康还以为发现的及时，应该不会有什么问题。没想到到了第二天，儿子的两腮就有些红肿，吃饭时，儿子也常说嘴巴痛，赵康立刻意识到，儿子这是被传染了流行性腮腺炎了。赵康唯一想到的办法就是去医院看医生，用抗生药物给孩子治疗。正好岳母也在，一听到赵康要带孩子去医院，便阻止他说："这也不是什么大病，这个年龄得了，以后就省麻烦了，再说遇到小病时不要动辄使用抗生药物，这对孩子身体会有伤害。"岳母说完之后，就让赵康去中药房买一些马鞭草回来。

随后，老太太用马鞭草煮水给外孙子服用，就这样连服了五天后，孩子的腮腺炎就好了。

这一偏方的具体使用方法是：取马鞭草50克，水煎后分2次服用，连服4天，即可治愈。

马鞭草又叫铁马鞭、自马鞭。为马鞭草科多年生草本植物马鞭草的全草或根。我国大部分地区均有分布，具有清热解毒，截疟杀虫，治痢，利水消肿，通经散淤之功效，因此，临床上马鞭草的应用也比较广泛。《中华本草》载马鞭草主治感冒发热、咽喉肿痛、牙龈肿痛、黄疸、痢疾、血淤经闭、痛经、症瘕、水肿、小便不利、疟疾、痈疮肿毒、跌打损伤。

为了促进宝贝尽快痊愈，家长要对宝宝的饮食进行精心调理，才能使宝宝好得更快。建议家长在护理孩子时注意以下几点：

（1）多吃流食、多喝水。多给予流食或半流食，如稀粥、软饭、软面条、水果泥或水果汁等；多饮温开水、淡盐水，保证充足的水分，以促进腮腺炎症的消退。

（2）不可吃酸性食物和饮料。腮腺有炎症时，进食酸性食物时会增加腮腺的分泌，使疼痛加剧。因此，忌进食酸性食物和饮料。

（3）不可吃发物、刺激物、硬物。忌吃鱼、虾、蟹等发物；忌吃辛辣、肥甘厚味等助湿生热的食物；忌吃不易咀嚼碎的食物。

（4）吃有清热解毒作用的食物。有些食物具有清热解毒功能，如绿豆汤、藕粉、白菜汤、萝卜汤等。

中药外敷，治疗腮腺炎不痛苦

流行性腮腺炎患者发病初期常有发热、头痛、咽部发干等感冒症状，主要侵犯腮腺及颌下腺，容易出现脑炎、急性胰腺炎、生殖器官等并发症。目前，对流行性腮腺炎的治疗主要是以抗病毒和对症处理为主。如果家长担心抗生素会对孩子造成不良影响，也可以采用中药外敷，既方便又经济，治疗效果也不错。下面就为大家介绍一下具体的操作方法。

取黄柏、大黄各20克，生南星、雄黄各10克，生川乌、生草乌、冰片各5克，放在一起研成细末，然后取凡士林200克，加热融化后，把药粉和凡士林油一起倒入容器内，搅拌均匀，调成软膏备用。每次使用前将中药膏加热融化，取适量均匀地涂于消毒纱布上，厚约2毫米，范围稍超过肿胀面积，然后用胶布固定，每日换药1次，直至痊愈。

中医学认为，流行性腮腺炎是由感受风湿邪毒所致，其发病机理为：风热上攻，阻遏少阳；胆热犯胃，气血亏滞和亏损，痰淤阻留；邪退正虚，气阴亏耗等。因足少阳之脉起于内眦，绕耳而行，故见耳下腮部漫肿，坚硬作痛。

这个药方中，黄柏清热泻火、解毒医疮、防腐消肿；生南星解毒消肿定痛；雄黄解毒杀虫。这几味药合用共奏解毒逐淤、通络散热、消肿定痛之功效，使局部疼痛消除，进而缓解炎症。

5种食疗方防治腮腺炎

5～9岁的小孩子是腮腺炎的高发人群，10～14岁的孩子和成人也有发病的。腮腺炎就是我们通常说的“痄腮”，俗称“大嘴巴”，发病时患儿双腮疼痛肿胀，几乎不能吃东西，因此常用汤水食疗法。

腮腺炎是一种急性的呼吸道传染病，全年均可发病，但冬天和春天尤其要注意。此病易传染，一般上小学的孩子发病后，会请假在家，与其他学生隔离，避免更多人被传染。

李时珍称红小豆为“心之谷”，他在《本草纲目》中记载了用红小豆治愈痄腮。红小豆有解毒排脓、利水消肿、健脾止泻的功用。可消热毒、散恶血、除烦满、健脾胃。将红小豆研末用醋或蜂蜜调成膏状热敷，可治疗一切疮毒之症。平常多吃些红小豆，可净化血液、解除内脏疲劳。将红小豆20克捣碎研末，用鸡蛋清一个或用醋少许调匀后敷于患处可以治腮腺炎。也可以将马铃薯洗净，去皮捣烂，加入食醋调匀，绞取汁液涂搽患处，干了再搽，不令间断。除此而外，以下几种食疗方也能帮孩子消除腮腺炎带来的痛苦。

1.四味绿豆茶

材料：银花、芦根、鱼腥草、绿豆各30克，白糖适量。

制法：将前三味加水煎汤，去渣，加入绿豆煮熟，调入白糖，代茶饮用。每日1剂。

功效：疏风解表、清热解毒。

适应证：腮腺炎初期。

2.大青叶茶

材料：大青叶15克。

制法：将大青叶研为粗末，放入杯中，用沸水冲泡，代茶饮用。每日1～2剂。

功效：清热去火、凉血解毒。

适应证：腮腺炎中后期。

3.黄花菜汤

材料：黄花菜20克，精盐少许。

制法：按常法煮汤服食。每日1剂。

功效：清热、利尿、消肿。

适应证：腮腺炎。

流行性腮腺炎的复方自愈调理法

流行性腮腺炎，俗称痄腮，是一种急性传染病，全年皆有，冬春尤多，多发于学龄前及学龄期儿童，以发热、耳下腮部漫肿疼痛为主要临床表现。中医认为，此病是由于感受风温邪毒，壅阻少阳经脉，淤而不散，结于腮部所致。

痄腮是急性传染病，发病快，孩子耳下腮部漫肿后，家长应立即取用马勃、白僵蚕、甘草、大黄各2克，黄芩、牛蒡子、玄参各5克，蒲公英、生地黄、板蓝根、连翘各10克，升麻3克。用水煎给孩子服下，每日1剂，分3次服，连服5剂。

另外，想要快些消肿，可煮地龙白糖水外用，方法为：将地龙10克（不用水洗）置锅中，加白糖30克，冰片1克蒸30分钟后，用布浸涂。

值得注意的是，此病忌油腻和不易消化的食物，一旦小孩得了腮腺炎，应隔离至腮腺肿胀完全消退后才可入托或上学，以免传染给其他小孩。

消化不良

消化不良找山楂来帮忙

消化不良是胃肠紊乱的一组症状。一般吃东西过快的人容易发生消化不良，或者食物太油腻、吃得太多，以及精神紧张或抑郁等都会引起消化不良。

如果儿童消化不良，那么可能出现胀气、腹痛、腹胀、恶心、呕吐和饭后烧心，也会有胃灼热或口腔出现酸液、苦味等现象，还可能经常打嗝。从中医的角度来看，小儿的脾本来就常不足，天气变化时节更易因不小心受到湿浊寒邪的“突袭”而出现腹泻。建议家长在日常饮食上可有意识地给小孩搭配些健脾养胃的食物，如用山药、山楂、薏米等来煲汤或煮粥。对于已患病的小儿，在饮食上更应以清淡的流质或半流质食物为主，并鼓励患儿多喝加盐的米汤水，以保持足够的体液防止脱水。

小儿脾常不足，风寒之邪如果直中脾胃或者由于不注意饮食卫生而感受湿浊之邪，就会发生腹泻疾病。从中医的角度来看，小儿发病与否与其脾胃功能密切相关。进入秋冬时节可以适当煲些山楂、麦芽、谷芽、扁豆、山药、鸭肾等调理脾胃的汤水或粥水，或者找中医师望闻问切后，根据患儿偏寒或偏热而添加陈皮、北芪、党参等或麦冬、薏米等煲汤或煲粥，以增强小儿脾胃功能，提高免疫力从而预防因消化不良导致的腹泻疾病。为大家推荐两款食疗方子，对小儿消化不良会有帮助。

1.山楂莲子粥

此方的具体做法是：用山楂50克，莲子20克给宝宝煲粥喝，莲子和粥都要煮得够烂，一起吃下去。对不到1岁的小儿，山楂和莲子要尽量碾碎，也可以把莲子磨成粉，再用米汤调成糊糊来喂养。这款粥有温胃健脾的功效，最适合脾阳不足的小儿。

2.山楂粥

此方的具体做法是：用山楂20克，米适量，煮粥，煮的过程中可以加入三两片薄姜。粥成后加些许糖即可食用。

山楂有开胃消食的功效，特别对消肉食积滞作用更好，很多助消化的药中都采用了山楂。山楂能入脾胃消积滞，散宿血，故治水痢及产妇腹中块痛也。大抵其功长于化饮食，健脾胃，行结气，消淤血，故小儿产妇宜多食之。《本草求真》："山楂，所谓健脾者，因其脾有食积，用此酸咸之味，以为消磨，俾食行而痰消，气破而泄化，谓之为健，止属消导之健矣。"

古医书上的记载，很好地证明了山楂对消化不良所起到的功效。

另外，作为儿童常食用的开胃食品——山楂片，更是体现了这一作用。山楂片含多种维生素、山楂酸、酒石酸、柠檬酸、苹果酸等，还含有黄酮类、内酯、糖类、蛋白质、脂肪和钙、磷、铁等矿物质，所含的解脂酶能促进脂肪类食物的消化。促进胃液分泌和增加胃内酶等功能。中医认为，山楂具有消积化滞、收敛止痢、活血化淤等功效，主治饮食积滞、胸膈脾满、疝气血淤闭经等症。山楂中含有山萜类及黄酮类等药物成分，具有显著的扩张血管及降压作用，有增强心肌、抗心律不齐、调节血脂及胆固醇含量的功能。适应范围：一般人皆可食用。儿童、老年人、消化不良者尤其适合食用。伤风感冒、消化不良、食欲缺乏、儿童软骨缺钙症、儿童缺铁性贫血者可多食山楂片。

鸡肫皮，让你的肠胃动一动

消化不良是很多孩子容易生的病，一般肠胃不好的成人，也是容易发生消化不良的。消化不良一般都会发生在吃得太饱，或是吃的不容易消化，一般都是大鱼大肉的不容易消化，所以人们在东西的时候，要有个节制，不能好吃的就多吃，不好吃的就不吃，这样养成的习惯是不好的，而且还容易导致消化不良、胃炎等疾病。那么，如果真的消化不良了应该怎么办呢？

秦蓓和爱人是同一个村里出来的大学生，大学毕业后两人留京工作。在北京闯荡多年，虽然没有飞黄腾达，但是一家三口的小日子过得也是风生水起，其乐融融。孩子三岁了，秦蓓打算出去工作，毕竟一家人的吃喝拉撒，再者将来孩子用钱的地方也多，趁着现在自己还有能力谋到一份好工作，秦蓓不想放弃。后来两人商量了一番，把孩子交给保姆带，两人也不放心，索性把孩子送到农村先住上一些日子，以后再想其他的办法。

也可能是水土不服的关系，第二天孩子就开始有些不对劲，吃什么吐什么不说，还老哭闹。孩子的奶奶一看孩子的舌头，一层白白的东西，农村讲"吃着食了"，也就是医学上讲的消化不良。农村人跟城里人不一样，小病小灾的自己都能解决了。孩子的奶奶从房梁上取下一串穿好的鸡肫皮，研成粉末之后，兑水给孩子服下，如此两次，孩子就不哭不闹了，吃东西也顺畅起来。

鸡肫皮是雉科动物家鸡的干燥砂囊的角质内壁，又称鸡内金。鸡肫皮含有胃激素和消化酶，可增加胃液和胃酸的分泌量，促进胃蠕动，由于胃激素遇高热易受破坏，以生食为佳，所以农村人一般将鸡肫皮晒干以后留着备用。一般制作方法是将鸡肫皮洗净，晒干，炒焦研成粉，孩子可在饭前1小时用白糖水冲服，每日2次，每次3克。

家长需要注意的是，通常幼儿的消化不良都只是暂时性的，一次两次，可不必大惊小怪，但如果是长时间的反胃，或者随着年龄的增长，调节能力没有相应地增强，仍然频繁地出现问题，则应到医院专门检查消化系统，针对问题尽早地治疗。

消食导滞，理气和中找茯苓

气是人体内的精微物质，是运动不息的，若疾病影响到气的运动，称为气机不畅，使其恢复，就是理气。“中”指中焦，就是脾胃。脾气主升，胃气主降，一升一降，是人体之气运行的枢纽，因此疾病容易引起脾胃的气机不畅。理气和中就是使脾胃之气顺畅，调和脾胃之气。也就是说人的脾胃顺和了，食欲自然也会大增，吃什么都香了。

在中药中，茯苓和陈皮就是理气和中的常用药。古人称茯苓为“四时神药”，因为它功效非常广泛，不分四季，将它与各种药物配伍，不管寒、温、风、湿诸疾，都能发挥其独特功效。茯苓味甘、淡、性平，入药具有利水渗湿、益脾和胃、宁心安神之功用。而且现代医学研究还表明，茯苓有增强机体免疫功能的功效。这对孩子来说是非常有益的，既可治好消化不良，又可提高机体免疫力，真是一举双得。

而且，茯苓在治疗消化不良方面，也是有历史记载的。

相传，有一次慈禧太后得了病，不思饮食，厨师们绞尽脑汁，选来几味健脾开胃的中药，发现其中产于云贵一带的茯苓，味甘性平，且有益脾安神、利水渗湿的功效。于是，以松仁、桃仁、桂花、蜜糖为主要原料，配以适量茯苓粉，再用上等淀粉摊烙成外皮，精工细作制成夹心薄饼。慈禧吃后，很满意。并常以此饼赏赐宫中大臣。因此，茯苓饼更加身价百倍，成了当时宫廷中的名点。后来这种饼传入民间，成为京华风味小吃。

除了茯苓饼，家长还可以自己做些茯苓粥给孩子食用，小儿消化不良最宜食用的就是粥了，易消化，还可以健胃。

下面为大家介绍一道茯苓栗子粥的做法：

材料：取茯苓 15 克，栗子 25 克，大枣 10 个，粳米 100 克。

做法：加水先煮栗子、大枣、粳米；茯苓研末，待米半熟时徐徐加入，搅匀，煮至栗子熟透。可加糖调味食。

功效：本方用茯苓补脾利湿，栗子补脾止泻，大枣益脾胃。用于脾胃虚弱，饮食减少。

来碗陈皮水，消食健脾胃

肠胃不适的患者多是因为消化不良，最常见的表现是胃胀、腹胀、食欲缺乏。还有的消化不良患者表现为拉肚子，腹痛不太明显，伴有嗳气，口腔和肠道排出的气体及大便均有明显的酸腐食物味道，这是因为饮食过度，胃肠一时接受不了，导致胃肠功能紊乱。此时应该进食清淡的饮食，如粥类和清汤面，少吃含动物油较多的食品和煎炸食品。

从医书上来看，陈皮治疗消化不良的功效是最好的，而且针对很多消化不良的症状都有很好的功效。陈皮温能养脾，辛能醒脾，苦能健脾。由于陈皮主行脾胃之气，脾胃地处中焦，中焦之气通行，使三焦之气也随之涌动。三焦为决渎之官，通行水液，与湿相伴；又为藏府之外府，上及心、肺，下及肝、肾。所以陈皮的作用可宽及所有脏腑，遍及全身之湿。从肺而言，则辛散肺气，苦泄肺气，温化寒气，能治痰多咳喘，气壅食停；从心而言，则辛开心气，苦泄心火，温化湿浊，能治胸中烦热，口气哕臭；从肝而言，则辛散肝郁，苦降肝火，温化寒湿，所以它能治肝郁有热，饮停食滞；从肾而言，则辛润肾燥，苦泄肾湿，温和肾气，所以它能治命火不足，饮食不化。

陈皮的苦味物质是以柠檬苷和苦味素为代表的“类柠檬苦素”，这种类柠檬苦素味平和，易溶解于水，有助于食物的消化。陈皮用于烹制菜肴时，其苦味与其他味道相互调和，可形成独具一格的风味。陈皮含有挥发油、橙皮甙、B族维生素、维生素C等成分，它所含的挥发油对胃肠道有温和刺激作用，可促进消化液的分泌，排除肠管内积气，增加食欲。

以上种种，均可证实陈皮为消化不良者首选的好药方。而且，陈皮在食疗中也比较能灵活使用，煮水，代茶，熬粥煮饭都可以。

用生姜3片、大枣3颗，加陈皮1～2片煮汤，或者泡水服用，既可以暖胃，又能调理胃肠功能。

用赤豆和陈皮做成赤豆陈皮饭，也是很不错的选择，先将赤小豆洗净入锅，加水煮至半烂的时候取出；然后把陈皮切丁煮水，再把半熟的赤豆和大米一同放进煮好的陈皮水中，焖饭即可。这个药膳中，选用性平，味甘的赤小豆为君药，以消炎解毒，理气止痛；配以性温，味辛的陈皮为臣药，以芳香化浊，理气止痛，而共同治疗消化不良。

4种食疗方防治小儿消化不良

夏天的时候，孩子常会出现消化不良的现象，主要症状是粪便为绿色，一般伴有发热、腹胀、呕吐、不吃奶及哭叫不安等现象。

《本草纲目》中记载：“鸡子黄，气味俱厚，故能补形，昔人谓其与阿胶同功，正此意也。”又说它“补阴血，解热毒，治下痢”。这里所说的鸡子黄，就是鸡蛋黄。当孩子出现消化不良的时候，大人常用喂孩子鸡蛋黄的办法来治疗。除此之外，山药、山楂等食物对治疗小儿消化不良也有良好的效果。

1.小米山药糊

材料：小米、山药等量，白糖适量。

制法：将小米、山药研为细末，混匀，每次取30～50克，加水煮糊，调入白糖哺喂。每日1～2次。

功效：健脾益胃。

适应证：小儿消化不良、腹泻。

2.鸡内金饼

材料：鸡内金2个，面粉100克，白糖适量。

制法：将鸡内金焙干，研为细末，加面粉、白糖及清水调匀，制成薄饼烙熟后食用。每日1剂。

功效：补脾健胃、消积化淤。

适应证：小儿消化不良、食欲缺乏。

3.山楂麦芽汤

材料：山楂、炒麦芽各9克。

制法：水煎服。每日1剂，2次分服。

功效：和中健胃、消积化滞。

适应证：小儿消化不良。

4.山楂橘皮汤

材料：山楂、橘皮各10克，生姜3片。

制法：水煎服。每日1剂，2次分服。

功效：健脾理气、消积化滞。

适应证：小儿消化不良。

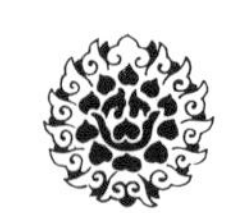

扁桃体炎

扁桃体的护卫兵：虎耳草

孩子的扁桃体通常在1岁时开始发育，4～10岁是发育的高峰期，这个时间段也是孩子扁桃体发炎的高峰期，所以1岁以内的孩子少有扁桃体炎。扁桃体属于淋巴组织，由于孩子的淋巴系统发育旺盛，免疫系统发育不完善，容易受各种病原微生物感染，因此，孩子很容易患扁桃体炎。随着人体淋巴系统发育完善，扁桃体在青春期会逐渐萎缩，发炎的情况也会明显减少。

扁桃体是呼吸道的门户，具有一定的免疫功能，可防止一些疾病的发生。扁桃体也是机体防御的器官，可产生淋巴细胞和抗体，具有抗细菌、抗病毒的免疫防御功能。孩子的扁桃体肥大是正常的生理现象，如果扁桃体肥大没有到影响呼吸和吞咽的地步，也没有产生较重的临床表现，就不应该做切除手术。因为扁桃体切除后，有可能影响局部的免疫反应，降低抗感染的能力。

其实，家长只要在孩子咽喉出现不适感的时候，能够及时发现，就可以将扁桃体的炎症化解掉。金银花就可以帮助家长达到这一目的。

金银花自古被誉为清热解毒的良药。它性甘寒,气芳香，甘寒清热而不伤胃，芳香透达又可祛邪。金银花味甘，性寒，既能宣散风热，还善清解血毒，有清热解毒、疏利咽喉、消暑除烦的作用。

齐齐以前只要一上火扁桃体肯定会发炎，而且每次有炎症，都会引发一些别的并发症，发热、痢疾一块都来凑热闹。自从齐齐的姥姥给了她一个小偏方之后，她的这些症状就很少再出现了，扁桃体发炎也不总来找她麻烦了。

姥姥给她的小秘方就是，只要一察觉到咽喉不舒服，立刻用金银花泡水喝。还别说，这一招还真管用，齐齐只要连喝几天，每次都能把炎症打败。

另外预防扁桃体炎还要注意以下几点：

首先要注意的是天气变换时，要及时给孩子增减衣物，以防止孩子因感冒引起的上呼吸道感染。其次，孩子吃完东西后要提醒他漱口，这样可以保持口腔卫生，避免食物的残留物质刺激孩子的呼吸道。最后，要培养孩子养成多喝水多吃水果、蔬菜的饮食习惯，不要让孩子食用刺激性强的食物，这也是预防慢性扁桃体炎的重要一点。

夏枯草治扁桃体炎有一招

扁桃体一旦成为病灶，细菌在这里繁殖，并产生毒素，随血液进入人体，使人体发生免疫反应，而这种免疫反应是一种异常的过敏状态，可以进一步导致不少重要脏器得病，如急性肾炎、风湿病等，这些并发症的危害远远超过扁桃体炎本身的危害。

李琳一回家，就看到女儿闷闷不乐地坐在沙发上发呆。李琳还以为是女儿埋怨自己回来晚了，刚要道歉，女儿就说话了："学校体检报告出来了，给。"李琳接过体检通知单，报告说女儿的扁桃体腺已达到Ⅲ级。李琳怕女儿有心理负担，立刻笑眯眯地说道："没关系的，前段时间我曾听儿童医院的一位医生讲过，孩子在12岁前都有可能出现扁桃腺肥大情况，这很正常，你别多想了。"女儿听了不但没有放松，反而哭起来，说："才不是呢，我同学扁桃体发炎烧了一个星期，前几天去医院做切除手术了，到现在还在医院躺着呢！"李琳听了，觉得孩子一定是给吓着了，正巧她有个亲戚是个中医，她想中医应该也有治这个病的药方吧，好歹不用动手术啊！于是，第二天李琳就去亲戚家了。亲戚听了李琳的描述，问她孩子是否经常发炎，她说没有，只是孩子一感冒就很容易引发扁桃体炎症。亲戚说："这没什么大事，我给你一个偏方，以我的经验，这个偏方可是很有效的，你可以给孩子用用看。"

后来李琳给女儿用了几次，再有感冒症状时，也不会引发扁桃体炎了。

这个偏方是取夏枯草25克放入锅中，加入两碗清水，再放入一个鸡蛋，文火煎，煎至一碗汤后，喝汤吃蛋就可以了。需要提醒的是，鸡蛋不必打破，整个煮就好。

夏枯草有清火消肿，清痰化脓的功效，对一些炎症有很好的消炎抑菌作用。

家长需要注意的是，扁桃体炎引起的发热会让孩子消耗很多体力，家长要注意给孩子一个可以保持安静及暖和的环境。其次是不要增加喉咙的负担，保持喉咙清爽。还要多吃营养价值高的东西，补充营养。在空气干燥的冬天，尤要照常漱口，预防感冒，而且避免疲劳。

治疗扁桃体炎，巧用鱼腥草

中医认为，急性扁桃体炎多为风热相搏，结于咽喉，气血淤滞而成。所以，治疗急性扁桃体炎，以清热解毒、利咽消肿为主。

蒋楠的孩子经常发热，每次去看医生，都说是急性扁桃体炎。看着孩子发热、哭闹，蒋楠自是心疼得不得了。医院跑的次数多了，蒋楠觉得自己都快被折腾出病来了。医生建议不如把孩子的扁桃体切了，以免大人小孩都跟着遭罪。

蒋楠上网查过，知道扁桃体是一个免疫器官，以前曾有说法认为它在人体中没什么作用。但后来又有说法推翻了前面的论断，认为扁桃体对人体还是有保护作用的。面对医生的建议，蒋楠犹豫了。

其实，在孩子出现喉咙不适等急性扁桃体炎初期，我们可以选用下列食疗方，这不仅能使之缓解症状，还能控制病情的发展。

在临床取得疗效的食疗方子之一，就是鱼腥草粥。鱼腥草有清热解毒、行水消肿、利尿通淋之功。《本草纲目》里明确指出，鱼腥草有散热毒痈肿的作用。现代药理研究也表明，鱼腥草煎剂对肺炎球菌、金黄色葡萄球菌等有明显的抑制作用，故能有效治疗扁桃体炎。

怎样制作鱼腥草粥呢？下面就给大家介绍具体的制作方法：取鱼腥草30克，如果是新鲜的可以加倍，将鱼腥草洗净后放入锅中，加一定量的水泡上5分钟，开火水煎取汁，之后，用鱼腥草汁加大米煮粥就可以了。也可以将鲜鱼腥草择洗干净，切细末，等到粥熬好的时候调入粥中，然后再放点白糖调味，再煮沸就可以食用了。连喝三天鱼腥草粥，就可以治愈扁桃体炎。

此外，石榴的煎汁对扁桃体炎也有疗效。将一个石榴切成适当大小，和400克的水一起煮。沸腾后，再煮30分钟左右，其煎汁可漱口用。石榴最有药效的是它的皮，因此也可只煎阴干后的石榴皮，效果更好。石榴叶也可做药用，效果一样，将手掌大的叶子加400

克的水，用小火煮，煮至半量，除去渣滓，即可当漱口药用。

治扁桃体炎的绝招：胖大海

扁桃体是位于人的腭部的淋巴组织团块，是人体重要的免疫器官。当机体抵抗力下降时，常可导致扁桃体发炎。而急性扁桃体炎未得到及时适当的治疗，则会变成慢性扁桃体炎，使患者稍遇受凉、劳累等，即出现咽痛、发热等扁桃体炎急性发作表现。

扁桃体炎多由溶血性链球菌或葡萄球菌感染所致，可分为急性扁桃体炎和慢性扁桃体炎两种。

急性扁桃体炎是扁桃体的一种非特异性急性炎症，常伴有一定程度的咽喉黏膜及咽淋巴组织的急性炎症。急性者发热、口渴、畏寒，咽部干燥、灼热、疼痛，吞咽困难或疼痛，扁桃体肿大，颌下淋巴结肿大，有压痛。当机体抵抗力因寒冷、潮湿、过度劳累、体质虚弱、有害气体刺激等因素骤然降低时，细菌繁殖就会加强并引发扁桃体炎。

慢性扁桃体炎是扁桃体的慢性炎症，多由急性扁桃体炎反复发作引起，而致扁桃体隐窝及其实质发生慢性炎症病变，也可能发生于某些急性传染病之后。常有扁桃体肥大，可发生呼吸、吞咽、语言等障碍。

5岁的邓佳近来患了扁桃体炎，口干咽痛，大夫说这是明显的扁桃体炎的症状，就建议他喝胖大海茶，并说这个茶对扁桃体炎有很好的治疗效果。邓佳的妈妈随后就开始给邓佳喝胖大海茶。连喝了两天后，不适症状明显减轻了。

方法是取胖大海4～6枚洗干净放入杯子中，然后加适量冰糖调味，最后冲入沸水就可以饮用了。一般连喝三天就会见效。中医认为，胖大海性寒味甘，有两大功能，一是清宣肺气，可以用于风热犯肺所致的急性咽炎、扁桃体炎，比如感冒时身体感到发热，嗓子疼，口干，同时伴有干咳；二是清肠通便，用于上火引起的便秘。

这个方子对孩子的治疗很有用，而且没有任何副作用，家长可以放心使用。

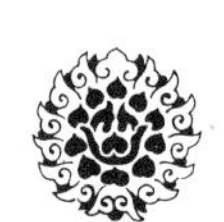

小儿多动症

小儿多动症，穴位按摩可镇静

我们通常所说的多动症，全称叫做小儿多动症及轻微脑功能障碍综合征，简称为儿童多动综合征，指智力正常或基本正常，临床表现为与其智力水平不相称的活动过度，注意力涣散，情绪不稳定和任性、冲动，以及不同程度的学习困难，言语、记忆、运动控制等轻微失调的一种综合性疾病。

中医对小儿多动症的表现概括总结为四点：神不宁、志无恒、情无常、性急躁。通过这四点表现，中医分析认为多动症属于神志异常的范畴，而其实质则是阴阳失调。此症可以分为阴虚阳亢与虚阳浮动两种类型。首先是阴虚阳亢，小儿生机旺盛，有“纯阳”之称，由于迅速生长发育的需要，常感精、血、津液等物质不足。因此，如先天禀赋不足、后天调护不当，或其他病所伤，最易形成阴亏的病理变化。阴亏则不能制阳，阳失制约则出现兴奋不宁、多动不安、烦躁易怒等症状。其次是虚阳浮动，小儿稚阳未充，稚阴未长，阴阳均未充盛。若先天不足，久病久泻，药物攻伐太过，阳气损伤，阳虚不能根于阴则外浮而动。

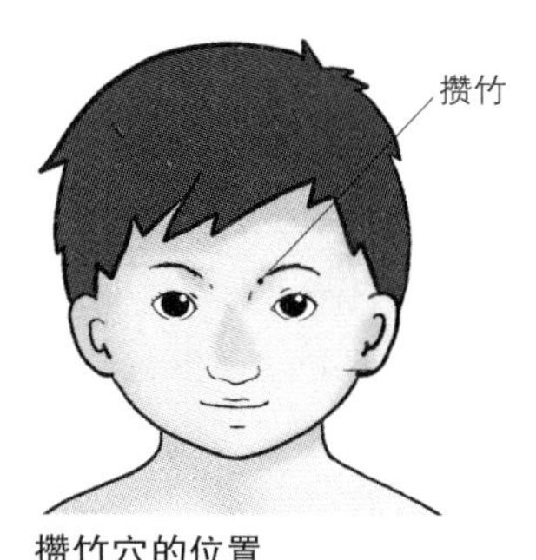

攒竹穴的位置

根据以上辨证原理，中医研究得出治疗儿童多动症，就必须要宁神定智，调和阴阳。在临床上，常取百会、攒竹、心俞、譩譆、通里、照海、大椎、腰奇（经外奇穴，尾骨端直上两寸，骶角之间凹陷中）诸穴。医书注解："百脉之会，贯达全身。头为诸阳之会，百脉之宗，而百会穴则为各经脉气会聚之处。百会穴与脑密切联系，是调节大脑功能的要穴，醒神聪脑；攒竹为足太阳膀胱经穴，有镇静安神之效，为安神要穴；心俞、譩譆合用，功善养心定志；通里与照海合用交通心肾；大椎、腰奇通调督脉，平衡阴阳。"

以上穴位，可根据所在部位选择刺激方法，位于头部的如百会、攒竹，可采用按摩之法；其他部位如背部的大椎、心俞，腿部的照海，手部的通里，皆可采用艾灸疗法。专业中医师可用毫针刺法，手法为平补平泻，每日1次，每次留针30分钟，10次为1疗程。不便留针者，可毫针速刺。当然，对于体质较弱的孩子来说，建议全部采用推拿按摩法，这种方法虽然见效较慢，但是安全可靠，尤其适合家庭保健护理。采用按摩手法，以穴位有热感为度，根据子午流注每天按摩，直到症状彻底消失为止。

像盖大楼一样，地基一定要打牢，但基础好，还不能说大楼就一定是优质工程。如采用了劣质钢材和低标号水泥，可能大楼盖了一半就塌了。

疾病也是这样，选的药物对症疗效也很好，但不一定会按时治愈，尤其是像小儿多动症这种疾病，它是一种大脑功能失调引起的疾病，它的轻重受多种外界因素的影响。因此，多动症的治疗过程中，要十分重视对孩子做好护理工作。具体要注意以下几点：

（1）首先家庭气氛要平和宁静

要给孩子创造一个安静的环境，家庭成员之间要互相尊重，经常地交流，声音要尽量温和一点，别说粗话，别声高气粗，不要相互顶撞，更不要经常逗着孩子哈哈大笑，他本来就整天都很兴奋，话也很多，大人说话他经常插嘴。你可能是为了让孩子高兴，有意逗他发笑，但这势必使他更兴奋、更多动。

（2）要千方百计让孩子睡好觉

睡眠愈好，次日孩子的注意力就会较容易集中起来，无为活动也会减少一点。烦躁、任性、冲动的表现也会减轻。反之，当睡眠不好时，次日的注意力肯定更难集中，活动肯定也会更多，也更容易冲动任性。

另外，晚餐要吃的少一点，尽量别吃肉鱼虾等高蛋白食品。晚餐吃得多，吃得好，不能及时消化，胃就会长时间的处于饱胀的状态，而影响睡眠。中医认为"胃不和则卧不安"就是这个意思。

（3）打理好孩子的饮食

多动症的孩子饮食宜清淡，要少进食高蛋白、高脂肪的食品，这类食品难以消化，容易产生食积郁热，俗称"食火"。有了食火，孩子就会更加烦躁不安，使多动、注意力不集中、冲动任性等症候加重。

要多吃蔬菜，尤其要多吃绿色蔬菜，绿色蔬菜本身就有镇静安神的作用。

推拿外敷进攻，小儿不再多动

小儿多动症是一种以行为障碍为特征的常见的儿童病症。多在7岁前发病。多动症是以活动多为主要表现，婴儿期就有好动，不安宁，喂食困难，哭闹，入睡困难，易醒，双手不停地翻弄所看到的东西等表现。上学后在教室里坐不安稳，比较严重者擅自离开座位在教室内走动，推撞别人，惹是生非，挤眉弄眼，做各种怪动作。注意力不集中，无目的地从一个活动转向另一个活动，一个玩具没玩一分钟就丢下，又去拿别的玩具。课堂上老师警告不要做小动作，病儿尽管点头答应，但转眼就弄起别的东西。即使是有限的作业，也不能坐下来一次完成。

周瑞今年7岁，上小学一年级，每次开家长会的时候，周瑞的父母就很头疼，一想到去学校要面对老师，他们心里就犯愁。当然，这也是有原因的，自家的孩子太淘气，总是在学校惹祸，作家长的想尽办法却制止不了。

在老师和父母眼里，周瑞是一个很不听话的孩子，周瑞的父母为此也没少管教，甚至是打骂他，但是一点效果也没有，孩子依旧我行我素，一天到晚弄得家里是一片狼藉不说，还总在外面惹是生非。

其实多动不是孩子的错。从中医角度上分析，小儿为稚阴稚阳之体，脏腑娇嫩、形气未充，脏腑器官及体格发育尚未成熟，功能还不完善，与成人相比较，处于脏腑未壮、精气未充、经脉未盛、气血不足、神气怯弱的状态。另一方面，由于小儿脏腑的形态结构及功能均未成熟，因此必然往成熟完善的方面发展，即显示出生机旺盛、迅速生长发育的现象，表现在外部就是爱动。所以孩子多动父母不能过多斥责、打骂，而应该以鼓励、教育为主。

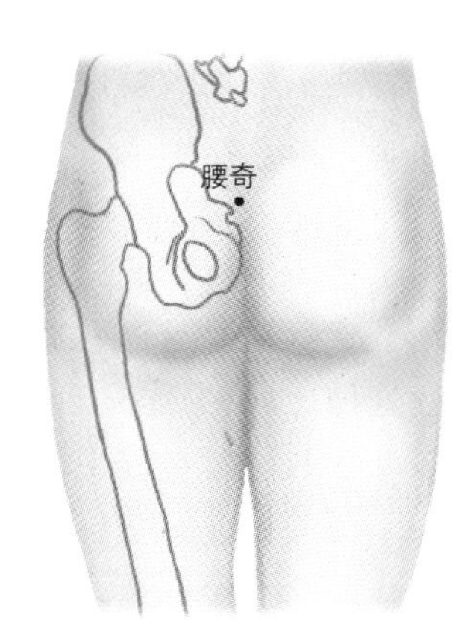

腰奇穴的位置

首先，在孩子能保持安静的时候，一定要给予表扬，关键是要维护孩子的自尊心，激发孩子内在的上进心。

其次，采取动静结合的方法，给孩子创造机会好好玩，引导他从事正常的活动。

孩子多动，和其体内血少也有很大关系。父母应该在孩子睡着的时候，从其腋下往腰间轻推20下，以帮助孩子疏肝理气，降虚火。父母一定要多给孩子吃补血的食物，多吃细碎、容易消化的流食以便更快生血。孩子的血液足了，身体内部各脏器都吃饱了，就不会有燥火了。孩子内部平衡了，外部也就安静平稳了。

还有一个方法对治疗孩子多动效果也不错，那就是用大蒜敷脚心：将一头大蒜剁碎后分两份敷在脚心处，然后用保鲜膜固定住，半小时后取下即可。

另外，细心的家长可能会注意到，孩子吃了某些食品之后会变得特别亢奋，难以入睡，尤其是吃了巧克力、可乐或其他甜食后，会显得精力充沛、情绪高昂、跳来蹦去，显得极度活跃。所以，调整孩子的不良饮食结构，也是改变孩子多动的有效方法。

小儿多动症患者的饮食要以高热量、高蛋白、高卵磷脂食物为主。再者，已经上学的儿童上午课程较多，需要消耗较多的脑力和体力，所以，早餐提供的热量约占到三餐中的三分之一，如果少吃或者只吃米面等淀粉食物，势必会引起儿童体内血糖过低，使大脑热量来源不足，造成孩子头晕疲乏、上课精力不集中，爱做小动作。因此建议家长给孩子多吃些牛奶、鸡蛋、豆制品等食物。此外，还要给孩子多吃一些含锌、铁丰富的食物，以提高孩子的免疫力。最后，也是极为重要的一点，要多给孩子吃果仁食物，这对促进孩子的大脑发育有很大的作用。特别是葵花子，它含有一种能调节脑细胞代谢、改善抑制功能的物质，对帮助孩子思维集中有很大益处。

2种食疗方防治小儿多动症

小儿多动症是以注意力不集中、过分活动、冲动任性、学习困难或伴有行为障碍等为特征的一种综合征。

帮助儿童克服偏食和挑食的习惯，其膳食应粗粮与细粮结合，荤菜与蔬菜、水果搭配，减少儿童的食糖量，橘子、苹果、柿子、杏子等水果不宜多吃。

对于患有多动症的孩子，家长不妨用以下两种食疗方试试。

1.酸枣莲子粥

材料：去心莲子50克，酸枣仁10克，粳米150克，冰糖适量。

制法：将莲子、酸枣用纱布包好入锅中加入粳米共煮粥，熟后将酸枣仁取出弃之，加冰糖适量，分2次服之。每日1次，连服2周以上。

功效：安定心神、清热降火。

适应证：心肾失交、神明不足型多动症。

2.甘麦大枣汤

材料：小麦30克，甘草10克，红枣10枚。

制法：将材料加水煎取汁。每日2次，连服多日。

功效：养血安神、舒肝解郁。

适应证：心脾气虚症。

小儿传染类疾病

4种食疗方防治小儿麻疹

麻疹是一种急性呼吸道传染病，是儿童常见病之一。患上麻疹的孩子往往表现为发热、上呼吸道有炎症、眼结膜炎等，皮肤上会出现红色斑丘疹和颊黏膜上有麻疹黏膜斑及疹退后遗留色素沉着伴糠麸样脱屑。麻疹四季均可能发生，但在冬末春初的时候更容易流行。

据《本草纲目》记载，香菜能“内通心脾，外达四肢”。它具有芳香健胃、祛风解毒的作用，能解表治感冒，利大肠、利尿，还能促进血液循环，因此，可用香菜汤治疗小儿麻疹。具体做法如下。

材料：香菜适量。

制法：将香菜洗净切段，加水煎汤，趁热置患儿鼻旁熏，并同时蘸汤热拭颜面及颈项，可促使麻疹透发。每日1～2次。

功效：祛风通窍。

适应证：小儿麻疹初期、透发不畅、透而复发。

香菜汤适用于麻疹初期，除此之外，还可用以下几种食疗方治疗小儿麻疹。

1.胡萝卜荸荠菜

材料：胡萝卜、荸荠各60克，香菜30克。

制法：将胡萝卜洗净切片，荸荠洗净去皮切片，香菜洗净切段，共置锅内，加水煎汤，代茶饮用。每日1剂。

功效：祛风清热、化滞下气。

适应证：小儿麻疹。

2.四味芦根茶

材料：芦根30克，鲜萝卜120克，葱白7个，青橄榄7枚。

制法：将材料加水煎汤，代茶饮用。每日1剂。

功效：解毒利咽、消肿化痰。

适应证：防治麻疹、白喉、流感。

3.雪梨饮

材料：大甜水梨1个。

制法：将甜水梨洗净，去皮、核，切成薄片，用冰镇矿泉水浸泡半日，频频饮服。每日1剂。

功效：滋养阴液。

适应证：麻疹恢复期。

4种食疗方防治小儿风疹

风疹也是儿童较常见的传染病之一，经过呼吸道飞沫传染，如果孕妇感染了风疹，就可能导致孩子出现先天性畸形。风疹多发生在冬春两季。如果孩子患上了此病，会出现发热、厌食、流涕、打喷嚏、结膜充血、腹泻、呕吐等症状。下面推荐几种《本草纲目》中对付小儿风疹的食疗方。

1.梨皮绿豆汤

材料：梨皮15克，绿豆6克。

制法：水煎服。每日1剂。

功效：清热解毒、透疹。

适应证：邪热内盛所致的小儿风疹。

2.竹笋鲫鱼汤

材料：鲜竹笋60～100克，鲫鱼1条（200克），调料适量。

制法：按常法煮汤服食。每日1剂，有促使速透早愈之功。

功效：补中益气、除热消痰。

适应证：小儿风疹、麻疹或水痘初起、发热口渴、小便不利等。

3.双根香菜汤

材料：鲜芦根、鲜茅根各30克，香菜10克，白砂糖适量。

制法：将鲜芦根、鲜茅根加水煎汤，去渣，加入切碎的香菜，再煮二三沸，调入白砂糖即成。每日1剂。

功效：疏风清热、透疹。

适应证：外感风热所致的小儿风疹。

4.银花竹叶粥

材料：银花30克，淡竹叶10克，粳米50克。

制法：将银花、淡竹叶加水煎取浓汁，兑入已熟的粳米粥内，再煮数沸即成。每日1剂，2次分服，连服3～5日。

功效：清热解毒、透疹。

适应证：邪热内盛所致的小儿风疹，症见高热、口渴、心烦不宁、疹色鲜红、疹点较密、小便黄少等。

4种食疗方防治水痘

水痘是一种急性传染病。呼吸道飞沫或直接接触传染是它的主要传播途径，也可由于接触污染物而间接感染。水痘多发在冬春季节，患者一般为2～10岁的儿童，但得过一次后，终生都不会再得。

李时珍在《本草纲目》中就有介绍："虾子作羹，托痘疮。"鸽蛋能"解痘毒"，"绿豆治痘毒。绿豆消肿治痘之功虽同赤豆，而清热解毒之力过之。"由此可见，如果孩子患了水痘，最好吃绿豆、虾子、鸽蛋等食物。此外，还可以给孩子吃青菜、白菜、苋菜、荠菜、莴笋、马兰头、黄瓜、西瓜、鲫鱼、豆腐、豆浆、木耳、菠菜、茼蒿、番茄等食物。

常用的治疗小儿水痘的方子有以下几种。

1.双花绿豆茶

材料：腊梅花、金银花各15克，绿豆30克。

制法：将腊梅花和金银花加水煎汤，去渣，加入洗净的绿豆煮熟，代茶饮用。每日1剂。

功效：清热利湿、泻火解毒。

适应证：水痘中期。

2.虾汤

材料：鲜虾、调料各适量。

制法：按常法煮汤服食。每日1剂。

功效：滋补强壮、托里解毒。

适应证：小儿水痘、麻疹。

3.黄豆外用方

材料：黄豆、香油各适量。

制法：将黄豆以文火炒熟，研为细末，用香油调匀，涂敷患处。每日2次。

功效：利水消肿、润燥生肌。

适应证：水痘病后生疮。

4.胡萝卜香菜

材料：胡萝卜缨90克，香菜60克。

制法：将上述2味洗净切段，加水煎汤，代茶饮用。每日1剂。

功效：祛风解毒、化滞下气。

适应证：水痘初期，症见疱疹稀疏、浆液透明、红晕色鲜。微痒不痛，伴有发热、头痛、咳嗽、喷嚏、鼻塞等。

7种食疗方防治百日咳

虽然任何年龄段的人都可能发病，但5岁以下的孩子是百日咳威胁的主要人群。百日咳是一种急性的呼吸道传染病，冬春季多见，这种病开始时的症状和感冒差不多，几天以后热退，咳嗽加重，夜间咳嗽更明显。

《本草纲目》中记载了大蒜、胡萝卜可治疗百日咳，但大蒜气味难闻，不适合孩子，可选用胡萝卜。取胡萝卜200克，红枣（连核）13枚，水煎服，每日1剂。除此之外，民间还流传了不少治疗百日咳的方子，以下几种比较常用。

1.冬瓜子仁方

材料：冬瓜子仁、红糖各适量。

制法：将冬瓜子仁捣烂，研为细末，每取15克，酌加红糖，用开水冲服。每日2次。

功效：润肺、化痰、消痈、利水。

适应证：百日咳恢复期。

2.万寿菊汤

材料：万寿菊15朵，红糖适量。

制法：将万寿菊水煎取汁，调入红糖服用。每日1剂。

功效：平肝清热、祛风止咳。

适应证：百日咳之痉咳期，症见咳嗽阵作，咳时面赤发憋、弯腰曲背、涕泪俱出，阵咳以后吸气时有哮鸣，咳甚呕吐有黏痰，或有食物，眼睑可能水肿，甚至眼结膜出血、衄血等。

3.橄榄汤

材料：橄榄20枚，冰糖适量。

制法：水煎服。每日1剂，3次分服。

功效：清热利咽、润肺去痰。

适应证：百日咳之痉咳期。

4.荸荠甘蔗饮

材料：荸荠250克，甘蔗250克，雪梨1只，冰糖少许。

制法：荸荠、甘蔗去皮洗净，绞汁，雪梨洗净去核，切块，与荸荠、甘蔗汁一起隔水蒸，加冰糖调味，熟后吃梨饮汁。

功效：清热生津、凉血解毒。

适应证：适用于初咳期。

5.罗汉果茶

材料：罗汉果1个，生橄榄15枚，冰糖少许。

制法：罗汉果、生橄榄洗净同蒸，熟后去渣，加冰糖调味饮用。

功效：清热解毒，润肺止咳。

适应证：痉咳期。

6.雪梨芹菜饮

材料：雪梨、荸荠、白萝卜、芹菜各200克。

制法：将上述材料洗净绞汁，混合后隔水蒸约10分钟，即可饮用。

功效：清火消炎，活血化淤。

适应证：咳嗽恢复期。

第八章

日常生活老偏方，处处帮你忙

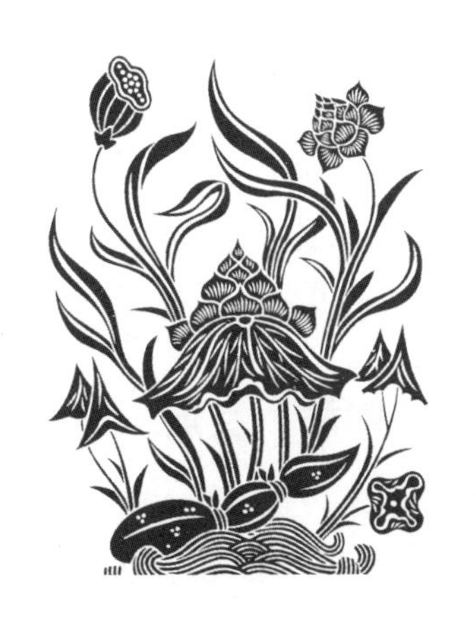

解酒

治酒醉，葛花根起灵效

下面为大家介绍一个解酒的小偏方——葛花根。以酒的输入路线来说，酒精进入人体首先伤的就是胃，酒精会对胃黏膜产生刺激，常喝酒的人，胃病的发病率很高，其次是肝脏，酒中很多有害物质，直接对肝脏产生危害，对血压、心脏、脑细胞也都有影响，对常年喝酒的人的记忆力、反应力都不好。而葛花根的药理作用，恰巧可对酒精的侵入起到及时的防护作用。我们可以从以下两点来了解：

（1）葛花中的皂角苷，异黄酮类具有氧化还原作用，加速酒精氧化，可使乙醇失去毒性，收缩和保护胃肠黏膜，减缓酒精的吸收，阻碍酒精快速大量地进入血液循环。

（2）酒前服用，提前在肝、胃形成保护膜，起到护肝养胃，增大酒量作用；酒中饮用抗醉，酒后饮用解酒，源于葛花中异黄酮类可吸附酒中致醉物质，降低酒精浓度，降低心肌耗氧量，保护心血管，并通过加速排尿、排汗排泄分解，缓解头痛、眩晕、恶心等不舒服状态，减轻醉酒程度。

《滇南本草》等多部药典对葛花根也有记载："治头晕，憎寒，壮热，解酒醒脾，酒痢，饮食不思，胸膈饱胀，发呃，呕吐酸痰，酒毒伤胃，吐血，呕血，消热。"了解了葛花根的药理应用，我们接下来就来掌握具体的操作方法：

（1）取葛花根 20 克，用开水冲泡片刻之后服用即可。

（2）将酸枣、葛花根各 10～15 克，一同煎服，因为酸枣性平，味甘酸，有健脾开胃，消食化滞的作用，与葛花根同服，可以缓解酒精对胃的刺激，还有利尿的效果。

醉了别愁，豆腐、食醋能解酒

酒醉误事，更误人。尽管每一个人都明白这个道理，但是却总有一些推托不掉的应酬，让我们陷入酒醉中。如何能避免酒醉失态呢，下面给大家介绍两个目前生活中普遍在用的解酒小秘方，以供选用。

食醋能解酒，主要是由于酒中的乙醇与食醋中的有机酸，随着消化吸收，在人体的胃肠内相遇而起醋化反应，降低乙醇深度，从而减轻了酒精的毒性。基于这个原理，用食醋搭配食物缓解酒醉，是很奏效的解酒妙方，应酬多的人不妨试试下面的几种方法：

（1）用食醋烧 1 碗酸汤，服下。

（2）食醋 1 小杯（20～25 毫升），徐徐服下。

（3）食醋与白糖浸蘸过的萝卜丝（1 大碗），服食。

（4）食醋与白糖浸渍过的大白菜心（1 大碗），服食。

（5）食醋浸渍过的松花蛋 2 个，服食。

（6）食醋 50 克，红糖 25 克，生姜 3 片，煎水服。

豆腐解酒：饮酒时可以烹制一些豆腐类的菜肴做下酒菜，因为豆腐中的半胱氨酸是一种主要的氨基酸，它能解乙醛毒，食后能使之迅速排出。说到这里，我们有必要对乙醛做一下了解。当人体摄入酒精后，酒精会随血液进入肝脏并大部分分解为“乙醛”。“乙醛”是极其有害的酒精代谢产物，它是酒精对人体器官及其功能损害的直接原因，“乙醛”的毒性主要表现在对肝脏细胞的损伤及对大脑神经的刺激。因此不加保护而长期酗酒会导致脂肪肝、酒精性肝炎，最后导致酒精性肝硬化及脑神经的损伤。这也是建议饮酒者多吃豆腐的重要因素。

解酒固然重要，但预防酒醉更是对自我的一种保护，下面就为大家介绍两个防酒醉的小窍门：

（1）喝酒前要吃点东西垫垫底。因为人们在饮酒尤其是大量饮酒时，常常会产生饱胀感，所以喝完酒后就不想再吃饭了，这是非常有害的。正确的做法是在喝酒前先吃点饼干、糕点及米饭等富含碳水化合物的食物，以减少酒精对胃肠及肝脏的损害，减少脂肪肝的发生。饮酒过程中最佳的佐菜是高蛋白和富含维生素的食物，如新鲜蔬菜、鲜鱼、肉类、豆类、蛋类等。

（2）喝酒的时间最好放在晚上。因为人体肝脏中乙醇脱氢酶的活性有时间规律，中午时活性降低，晚上活性增加。因此，中午喝酒酒精不容易被代谢排掉，此时喝酒比晚上容易醉，对身体的伤害也较大。

酒精中毒别怕，食物偏方能巧解

中国酒文化源远流长，人常说酒能助兴，酒逢知己千杯少，古人更有“劝君更尽一杯酒”，包括我们生活中，亲朋小聚，你来我往的更是离不开酒，如果客人没有喝醉，主人会认为没有尽到地主之谊。其实客人累，主人也累，陪酒的人更累。难怪有人说：“这酒啊，看起来像水，喝到嘴里辣嘴，喝到肚里闹鬼，走起路来绊腿，半夜起来找水，早上醒来后悔！”但是，这酒又不能不喝，我们都知道，酒多伤肝，但是即便知道饮酒不好，很多人还是会抱着就算后悔也要喝下去的想法，频频坐在酒桌上。其实，喝酒也是有技巧的，那如何做到既喝了酒还护了肝呢？法宝就在这里：

法宝一：按理想速度饮酒。理想速度，即不超过肝脏处理能力的饮酒速度。肝脏分解酒精的速度是每小时约10毫升，酒中所含的纯酒精（乙醇）的量，可以通过酒瓶标签上标示的度数计算出来。举个例子，酒度数为16%的250毫升酒，用250毫升 × 0.16 = 40毫升，那么酒精的量就是40毫升。如果一个人花4个小时喝完，那么平均每小时摄入的酒精量是10毫升，刚刚符合肝脏的处理速度。

法宝二：喝水。酒精有改变机体细胞内外水分平衡的作用。通常，体内水分的2/3都在细胞内，但是酒精增加后，细胞内的水分会移动到血管中，所以虽然整个身体的水分不变，但因细胞内的水分减少了，也会觉得干渴。“醒酒水”是缓解酒后不适的方法之一。在满满的一杯水中混入三小撮盐并一口喝下去，会刺激胃使食物易吐出。

法宝三：饮用运动型饮料和果汁。过量饮酒后的第二天早上醒来，嗓子常常感觉很干渴，此时体内残留有酒精和有害物质乙醛，应想办法尽早将其排出体外。含无机盐和糖分的饮料，除了有水分补给作用之外，还有消除体内酒精的作用。运动型饮料和果汁效果就很好，特别是运动型饮料，其成分构成接近人的体液，易被人体吸收，不仅对宿醉有效，饮酒时如果一起喝，也可防止醉得太厉害。

此外，喝含有茶多酚和维生素C的茶，或者用柠檬和蜂蜜做成的蜜汁柠檬水，对于宿醉也很有效。但要注意饮料不要喝冰凉的，而要喝温热的。

法宝四：吃柿子。柿子是富含果糖和维生素C的水果，古时即被用作防止醉酒和消除宿醉的有效食品。甜柿中所含的涩味成分，可以分解酒精；所含的钾有利尿作用。

柿子叶也含有相当于柑橘数十倍的维生素C，其鲜嫩的幼芽可以炸着吃，或者干燥后做柿叶茶喝。

法宝五：多食贝类。以蚬贝为例，它的营养成分中，蛋白质的含量可以与鸡蛋相提并论，而且，由于含有均衡必需的氨基酸，不会对肝脏造成负担，能够促使肝脏恢复功能。

贝类食物通常含有丰富的维生素B_{12}、牛磺酸和糖原；维生素B_{12}和糖原对于促进肝脏的功能也发挥着重要作用；而氨基酸中的牛磺酸与胆汁酸结合后，可以活化肝脏、增加肝脏的解毒作用。

法宝六：喝芦荟汁。芦荟带刺的绿色部分和其内部的胶质中含有多糖体、糖蛋白等物质，能降低酒精分解后产生的有害物质乙醛在血液中的浓度。因此，在饮酒之前，如果喝些芦荟汁，对预防酒后头痛和恶心、脸红等症状很有效。此外，芦荟中的苦味成分芦荟素有健胃作用，可治疗宿醉引起的反胃和恶心等。

法宝七：吃富含蛋白质的食物。

蛋白质和脂肪在胃内停留的时间最长，所以最适合作为下酒菜。为避免摄入过多高蛋白质食物导致发胖，最好选择鱼贝、瘦肉、鸡肉、豆制品、蛋、奶酪等。含有优质蛋白质的牛奶和奶酪等乳制品、鸡蛋、豆腐、扇贝，以及用这些食物制成的汤。

当然，仅有这些还不够，为了尽量减少酒精对胃和肝脏的伤害，减少脂肪肝的发生，酒前的准备工作也很重要。所以建议有应酬在身的人在赴宴之前，在家先吃点东西，让胃里有点东西垫着。那具体吃点什么好呢？一般吃点高蛋白的东西比较好，例如吃两个鸡蛋，喝点牛奶，豆浆等，因为这些高蛋白的食品在胃中可以和酒精结合，发生反应，减少对酒精的吸收，且不会对胃造成负担。

酒多伤身，当药治酒后胃痛

酒是人们熟悉的饮品，喝酒对一些人来说是一种嗜好。但酒有它的益处，亦有它的害处。适量饮酒能行气和血，御寒；过饮则伤神损寿，生疾动火；饮酒无度，会使人视力减退，智力迟钝，记忆力衰退。酒的主要成分是乙醇，多饮能刺激肝脏而升高转氨酶，刺激肺生咳喘甚至吐衄，刺激脾则体困神疲，刺激胃则呕吐伤食，因此切忌过量饮用。

老刘能喝酒在单位是出了名的，由于饮酒过多，老刘得了严重的胃病，身边的朋友总劝他少喝点酒，身子都给糟践坏了。老刘自己心里也明白，再这样喝下去，早晚得出大问题。可是老刘在单位是负责销售的，出差谈生意，交际应酬很多，一到饭桌上喝酒自然是避免不了的。最后弄得只要稍微喝多了一点酒，老刘的胃就会绞痛不已。

偶然的一个机会，他的太太去看望许久未见的老朋友，姐妹情深，一见面什么都聊，老刘的太太自然就抱怨起了应酬拖垮老公身子的事情，朋友一听，立刻给她介绍了个偏方，并说自己的老公以前也是这样，自从用了这个偏方之后，酒醉的现象越来越少，而且胃病也好了许多。老刘的太太一听高兴得不得了，回到家就照着方子给老公熬了些汤药，之后，老刘每天晚上喝上一杯，没多久，胃就不再痛了。

其具体方法是：将干燥的当药50克，加温热的清酒（25度以下）浸泡，浸泡的时间不用太长，随意就行，然后每天晚上喝一杯，治胃疼效果很好。

当药为龙胆科植物，以其全草入药，其味苦，性寒，有清热解毒、健胃、利湿退黄的功效，可以祛除寄生虫，对于胃部不适、腹痛和皮肤疾患等有效。当药味道极苦，即使是用酒重复泡了很多次，喝起来还是极苦。

喝酒之后之所以会胃痛是因为酒精损伤了胃黏膜，胃黏膜相当于胃的保护层，一旦保护层受到破坏，胃疼就在所难免了。所以，建议大家在酒前预备一些保护胃黏膜的食品，可以先吃一些主食，最好是蛋白含量高的食品，如牛奶、面包、豆腐等。饮酒后可以有效地减少酒精对胃黏膜的损伤。

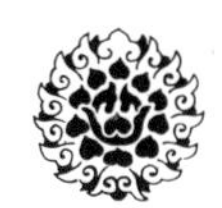

解暑

提防炎夏中暑，可常备山竹

炎热的天气总是会让人“火”气十足，烦躁、焦虑、易激动、失眠等统统找上门来，这就是中医所谓的“上火”，中医认为夏季是一年中阳气最旺的季节，“夏日属火，主心”指的就是夏季天气炎热，高温影响人体内阴阳平衡，人体出汗多，一旦水分摄入少了，人的火气就很大，因此容易情绪焦躁。同时，由于很多人夏天还喜欢吃辛辣的食物，而辛辣食物就容易“生湿生热”。想要避免火大伤身，我们就要从生活细节入手，比如夏季蔬果多，我们可以多吃甘甜爽口的新鲜水果和鲜嫩蔬菜。专家指出，甘蓝菜、花椰菜和西瓜、山楂、苹果、葡萄等富含矿物质，特别是钙、镁、硅的含量高，有宁神、降火的神奇功效，因此在夏季应多吃和常吃这些食品。需要重点推荐的一种清火去热的水果则非山竹莫属。

山竹属寒性，解热功效显著，在东南亚非常受欢迎，对燥火重、皮肤不太好的年轻人有很好的食疗效果。山竹果肉含可溶性固形物16.8%，柠檬酸0.63%，还含有维生素B_1、维生素B_2、维生素C和矿物质，具有降燥、清凉解热的作用，因此，山竹不仅味美，而且还有降火的功效。

夏天解暑还可以用山竹和哈密瓜榨汁来喝，不仅可以起到益智醒脑的效果，还可以改善健忘状况，静心安神。

材料：山竹2个，哈密瓜300克，大豆卵磷脂1匙（约10克）。

做法：山竹去皮去子，哈密瓜去皮去子切小块。两种材料放入果汁机中，加冷开水200毫升及大豆卵磷脂，拌匀即可。

当然，任何东西有利就有弊，山竹虽好，也不能贪嘴，这跟人的体质有很大关系，那么，到底哪些人适合吃哪些人不适合吃呢？

山竹含钾量较高，肾病及心脏病人应少吃；它含糖分较高，肥胖者宜少吃，糖尿病者应忌食。

另外，山竹虽富含纤维素，但它在肠胃中会吸水膨胀，过多食用反而会引起便秘，因此一次不宜食用过量。还要注意的是食用山竹时切勿和西瓜、豆浆、啤酒、白菜、芥菜、苦瓜、冬瓜荷叶汤等寒凉食物同吃，若不慎吃的过量，可用红糖煮姜茶解之。

常喝绿豆汤，清凉解暑不焦躁

药王孙思邈认为绿豆能治寒热、止泻痢、消除利用小便胀满。现今都认为绿豆的功用在于清热解毒、消暑利水，多用之于治疗暑热烦渴、水肿、泻痢、丹毒痈肿。

了解了绿豆汤的妙用，接下来就介绍一下煮绿豆汤的方法，以供大家参考使用：

煮绿豆汤和绿豆粥，砂锅最为理想。方法是先煮沸水，然后放入绿豆，继续小火煮

8～10分钟。煮的过程中应当盖上锅盖，尽量减少与氧气的接触面积。最好把煮沸10分钟左右的汤取出单独饮用，此时的汤颜色碧绿，溶出的物质主要是豆皮中的活性成分，而且氧化程度最低，清热能力最强。取出这些汤之后，再加沸水继续煮，直到把豆粒煮烂食用即可。

其实，绿豆当中的大部分活性成分都存在于绿豆皮里，绿豆皮含有大量的抗氧化成分和抗热解暑成分。绿豆中的活性物质能够抑制多种癌细胞的生长。夏季，民间历来用绿豆汤解暑，这是因为绿豆的药用功效是解暑、利湿、解毒。无论是大人小孩，喝了绿豆汤可以降解体内的暑热，预防中暑。

在这里，需要着重注明的一点是：有些人为了达到让绿豆汤及早煮好的效果，通常会在煮汤的时候加点食用碱，这是很不可取的方法。因为绿豆富含B族维生素，它是绿豆解暑特性的一个重要组成部分，能够弥补出汗时的营养损失，而碱则会严重地破坏多种B族维生素。

如果觉得绿豆汤的口味太单一，没关系，下面还有几种加味绿豆汤的制作方法，简单易操作，大家可以作为日常生活中必备饮料，既解暑消渴，又美味可口。

首先是百合绿豆汤。其最大的特点是入口香甜又能解暑。

它的制作过程是：将绿豆去掉杂质洗净，将百合也剥开洗净，再将绿豆放入锅中，加入500毫升清水烧开，后转用小火煮至绿豆开花，放入百合，继续煮，直到绿豆，百合熟烂时，放入白糖，待糖化开，盛入汤碗即可。

需要注意的是，此汤性寒，素体虚寒者不宜多食或久食，脾胃虚寒泄泻者慎食。

接下来介绍的是薄荷绿豆汤。

它的制作过程是：将绿豆放入清水500毫升煮好。薄荷干也用水冲洗，加水约1大碗，浸泡半小时，然后用大火煮沸冷却，过滤，再与冷却的绿豆汤混合搅匀。

需要注意的是，此汤清凉祛火，解暑醒神，如在汤中加芡实、薏仁、莲子、蜜枣等，则可制成不同风味，又有增强其健脾益气、利湿解毒的功效，清凉祛火，利湿解毒，健脾醒神。

需要注意的是，绿豆含有丰富的维生素A、维生素B_1、维生素B_2，是高蛋白、低脂肪的食物，适当摄入绿豆，可以清凉解毒，除烦热。火气大，心情烦躁者均可饮用。

另外，绿豆与其他食品一起烹调疗效更好，取绿豆100克、金银花30克，加水适量煮10分钟左右即可，喝下清汤暑气全消。

菠萝泥，为酷暑送来一丝清凉

菠萝的原名叫凤梨，为凤梨科草本植物菠萝的成熟果实，原产于巴西，16世纪时传入我国。菠萝果形美观，汁多味甜，有特殊的香味，是深受人们喜爱的水果。菠萝含有大量的果糖、葡萄糖、维生素A、维生素C、B族维生素、磷、柠檬酸和蛋白酶等物。菠萝味甘、微酸，有清热解暑、生津止渴、利小便的功效，可用于伤暑、身热烦渴、消化不良、小便不利、头昏眼花等症。而且在菠萝的果汁中，还含有一种跟胃液相类似的酵素，可以分解蛋白，帮助消化，所以，菠萝也被称为夏令医食兼优的时令佳果。

下面介绍一道美味可口的菠萝泥，其方法很简单，用的材料也没有那么繁琐，也不需要什么技巧，轻轻松松一学就会。

材料：菠萝600克，甜菊适量，麦芽糖200克（也可以用白糖代替）。

做法：菠萝切小块，一半放入果汁机中打成果泥备用；将水放入锅中煮沸，加入甜菊续煮10分钟，至水剩一半量；捞除甜菊，再加入麦芽糖拌煮至溶化；加入菠萝块、菠萝果泥用小火续煮；熬煮时要时常用木勺搅拌，以避免烧焦，且在煮的过程中要经常将浮沫捞除；用小火慢慢煮至汁液变浓稠状即可熄火，装瓶放凉后冷藏保存。

一般像苹果泥由于氧化过快一般都被弃之不用，但菠萝泥氧化很慢，所以，一次可以多做一些，做饭后甜点或者日常点心来食用。如果你觉得加工菠萝泥麻烦，也可以用鲜菠萝汁加入凉开水来饮用，也能够起到清热除烦、生津止渴的功效。

最后提醒大家一点，吃菠萝时应先把菠萝去皮切成片，放在淡盐水里浸泡30分钟，再用凉开水浸洗后食用。这样做可去掉菠萝的涩味，使菠萝吃起来味道更甜，更重要的是盐水可破坏菠萝朊酶对人体的致敏性，预防“菠萝病”的发生。

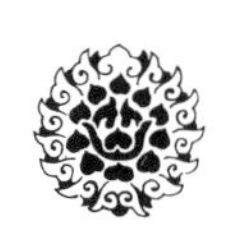

去火

清心去火，一顶荷叶好清凉

“接天莲叶无穷碧，映日荷花别样红”“小荷才露尖尖角，早有蜻蜓立上头”，古诗中随处可见咏荷的诗句。殊不知，这种可供观赏的本草既入诗画，也是一味良药。《本草纲目》中记载：“牙齿疼痛。用荷叶蒂七个，加浓醋一碗，煎成半碗，去渣，熬成膏，时时擦牙，有效。”可见其具有清热祛火的疗效。

荷叶含有莲碱、原荷叶碱和荷叶碱等多种生物碱及维生素C、多糖。中医认为，荷叶味苦，性平，归肝、脾、胃经，有清热解暑、生发清阳、凉血止血的功用，鲜品、干品均可入药，常用于治疗暑热烦渴、暑湿泄泻、脾虚泄泻以及血热引起的各种出血症。而荷叶的祛火功能让它成为当之无愧的养心佳品。

荷叶色青绿，气芬芳，是传统药膳中常用的原料。叶入馔可制作出时令佳肴，如取鲜嫩碧绿的荷叶，用开水略烫后，用来包鸡、包肉，蒸后食用，清香可口可增食欲。荷叶也常用来制作夏季解暑饮料，比如我们常见的荷叶粥，就是炎炎夏日中去火解暑的上好饮品。

荷叶粥的制作方法很简单，具体操作方法如下：

材料：粳米100克，荷叶30克，冰糖20克，白矾2克。

做法：粳米淘洗干净，用冷水浸泡半小时，捞出，沥干水分；荷叶洗净，撕为两半；白矾加少许水溶化；锅内放入粳米和冷水，先用旺火烧沸；然后用小火熬煮20分钟左右；见米粒涨起快熟时，将半张荷叶洒上白矾水（起保护绿色作用），浸入粥内，再将另外半张荷叶盖在粥上；继续用小火熬煮15分钟，去掉荷叶，加冰糖调好味，即可盛起食用。

这款弥漫着荷香的美味粥可作为夏季清凉解暑饮料，或做点心供早晚餐温热食用，也可凉饮。这款粥有清暑利湿、升发清阳、止血、降血压、降血脂的功效，适用于中暑导致的头昏脑涨、胸闷烦渴、小便短赤等。

除了清热去火，荷叶还具有降血压、降血脂、减肥的功效，因此，高血压、高血脂、肥胖症患者，除了经常喝点荷叶粥外，还可以每日单用荷叶9克或鲜荷叶30克左右，煎汤代茶饮，如果再放点山楂、决明子同饮，则有更好的减肥、降脂、降压之效。

另外，取荷叶适量，洗净，加水煮半小时，冷却后用来洗澡，不仅可以防治痱子，而且具有润肤美容的作用。

豆芽去火是高手，千万别小看

豆芽是老百姓餐桌上最普通不过的蔬菜。其品种繁多、营养全面、风味独特、清香脆嫩，深受人们喜爱。豆子发芽后形成了豆芽，因此豆芽又叫“活体蔬菜”。比起发芽前的豆子，豆芽不仅外观发生了改变，营养价值和营养利用率也都大大增加。最典型的是，干豆基本上不含维生素C，但豆芽的维生素C含量却非常丰富，可以保持皮肤弹性，是很好的养颜圣品。

李时珍在《本草纲目》里这样记载：唯此豆芽白美独异，食后清心养身，具有“解酒毒，热毒，利三焦”之功。中医典籍中，更将黄豆芽列为益寿食物的第一名，而绿豆芽则位居第六。

杨女士一到春天就上火，总是咽干疼痛、眼睛干涩、鼻腔火辣、嘴唇干裂、食欲也大减。因为春天气候很干燥，风大雨少，所以很容易因燥热而上火。女儿给杨女士买了一套《本草纲目》，杨女士在家随意翻看时，突然看到草部的绿豆一项，发现纲目上记载着绿豆芽可以“解热毒”，她灵机一动，去市场买了绿豆芽。连着好几天都喝绿豆芽汤，结果发现上火的症状减轻了好多。

小小豆芽怎么有这么大的作用呢？中医认为，豆芽尤其是绿豆芽，在去心火、止血方面有强大的功效。在春季吃豆芽，能帮助五脏从冬藏转向春生，豆芽能清热，有利于肝气疏通、健脾和胃。

经常去菜市场的家庭主妇们会发现，豆芽也有不同的品种。传统的豆芽指黄豆芽，后来市场上出现了绿豆芽、黑豆芽，豌豆芽、蚕豆芽等新品种。虽然豆芽菜均性寒味甘，但功效不同。

绿豆芽容易消化，具有清热解毒、利尿除湿的作用，适合湿热瘀滞、口干口渴、小便赤热、便秘、目赤肿痛等人群食用。黄豆芽健脾养肝，其中维生素B_2含量较高，春季适当吃黄豆芽有助于预防口角发炎。黑豆芽养肾，含有丰富的钙、磷、铁、钾等矿物质及多种维生素，含量比绿豆芽还高。豌豆芽护肝，富含维生素A、钙和磷等营养成分，蚕豆芽健脾，有补铁、钙、锌等功效。

豆芽最好的吃法是和肉末一起氽汤，熟了放盐和味精即可，应尽量保持其清淡爽口的性味。豆芽不能隔夜，买来最好当天吃完，如需保存，可将其装入塑料袋密封好，放入冰箱冷藏，但不能超过两天。

绿豆芽生长到3厘米左右时，营养价值最高，每500克维生素C的含量可以达到180毫克。超过3厘米之后，长得越长，维生素C的含量越低。直到超过10厘米时，每500克只含30～40毫克。因此，豆芽3厘米左右时食用，营养价值最高。另外，豆芽也不是越大越好，又肥又大的多数是以激素和化肥催发的。

如果市面上买不到合适放心的豆芽，建议最好自己发豆芽。步骤如下：

（1）先选豆，清洗时注意将全部漂浮的豆子除去（漂浮的豆子可能是空的或坏的）。

（2）然后用温水把豆子泡上一天一夜。待豆子鼓胀起来，把它们过清水并沥干，放入干净盆中，用湿布盖好。每天最少用清水冲洗种芽3次。

（3）几天之后，当豆芽发到3厘米长时，就可以吃了。

男女老少，清火要对症

这个夏天特别热，老陈头一家人都上火，儿媳给每个人都准备了牛黄解毒丸。结果有人吃了药，情况好转了，而有人还是一如既往。其实上火有不同的情况，男女老少情况各有不同，不能一概而论。要根据不同人的具体情况，对症清火。

1.孩子易发肺火

有些孩子动不动就发热，只要一着凉，体温立刻就会升高，令妈妈们苦恼不已。中医认为，小儿发热多是由于肺卫感受外邪所致。小儿之所以反复受到外邪的侵犯，主要是由于肺卫正气不足，阴阳失衡，可以多吃一些薏仁、木耳、杏仁、梨等润肺食品。

《本草纲目》中记载，梨甘、寒，无毒，可以治咳嗽，清心润肺，清热生津，适合咽干口渴、面赤唇红或燥咳痰稠者饮用。冰糖养阴生津，润肺止咳，对肺燥咳嗽、干咳无痰、咳痰带血都有很好的辅助治疗作用。一般儿童可将雪梨冰糖水当做日常饮品。不过，梨虽好，也不宜多食，因为它性寒，过食容易伤脾胃、助阴湿，故脾虚便溏者慎食。下面就是雪梨冰糖水的具体制法：

材料：雪梨2个，冰糖适量。

制法：雪梨去心切成小块，然后与冰糖同放入锅内，加少量清水，炖30分钟，便可食用。

2.老年易发肾阴虚火

老年人容易肾阴亏虚，从而出现腰膝酸软、心烦、心悸汗出、失眠、入睡困难，同时兼有手足心发热、盗汗、口渴、咽干或口舌糜烂、舌质红，或仅舌尖红、少苔、脉细数，应对症给予滋阴降火的中药，如知柏地黄丸等。饮食上应少吃刺激性及不好消化的食物，如糯米、面团等；多吃清淡滋补阴液之品，如龟板胶、六味地黄口服液等；多食富含B族维生素、维生素C及铁的食物，如动物肝、蛋黄、西红柿、胡萝卜、红薯、橘子等。

3.女性易发心火

妇女在夏天情绪极不稳定，特别是更年期的妇女，如受到情绪刺激，则会烦躁不安，久久不能入睡。这主要是由于心肾阴阳失调而导致心火亢盛，从而出现失眠多梦、胸中烦热、心悸怔忡、面赤口苦、口舌生疮、潮热盗汗、腰膝酸软、小便短赤疼痛、舌尖红、脉数，应对症滋阴降火。《本草纲目》提出了枣仁安神丸、二至丸等用于滋阴降火的方剂。另外，多吃酸枣、红枣、百合或者动物胎盘等，也可以养心肾。

解毒排毒

食物中毒，掘地三尺找地浆水

地浆水是一种传统的中药成分，最早录于《金匮要略》，其中第二十四篇有这样的记载："治食生肉中毒方：掘地深三尺，取其下土三升，以水五升，煮数沸，澄清汁，饮一升即愈。"第二十五篇又云："治食诸菌中毒及蜀椒闭口者，皆用地浆水治。"另外，《本草纲目》也说："地浆解中毒烦闷，解一切鱼肉果菜药物诸菌毒，及虫蜞入腹，中暍卒死者。"可见其有解毒之功。

民间用此方的较多。在农村，每到夏秋季节，农民因食用不洁饮食而中毒吐泻不止的有很多，再加上天热，一些肉类食品一旦保鲜不好就很容易变质，有的人不舍得扔掉，吃了就很容易导致食物中毒。农村不像城里医院多，农民去一趟医院要折腾很远，他们经常采取的方法就是来自民间的小偏方，用地浆水煮绿豆、鲜竹茹等饮用，或以地浆水煎藿香、陈皮等饮用，一般都可治愈。如果中毒严重的人，就先喝点地浆水来止吐，然后再服用藿香正气散类的药物，就能治愈。这个方法在民间很管用，只要治疗及时，就不会导致死亡。

下面就为大家介绍几种食物中毒的类型，这些都可以以地浆水来治疗：

（1）牛乳与菠菜一起食用时；

（2）田螺与玉米一起食用时；

（3）毛蟹与柿子一起食用时；

（4）牛奶和生鱼肉一起食用时；

（5）桑枝与鳝鱼、玉米须与田螺同时煮汤一起食用时。

在生活中，食物中毒的事例并不少见。一旦发生食物中毒，千万不能惊慌失措，应冷静分析发病的原因，针对引起中毒的食物以及服用的时间长短，及时采取如下应急措施：

1.催吐

如果服用时间在1～2小时内，可采用催吐的方法。立即取食盐20克加开水200毫升溶化，冷却后一次喝下，如果不吐，可多喝几次，促进呕吐。亦可用鲜生姜100克捣碎取汁，用200毫升温水冲服。还可用筷子、手指或鹅毛等刺激咽喉，引发呕吐。

2.导泻

如果病人服用食物时间较长，超过2～3小时，而且精神较好，则可服用些泻药，促使中毒食物尽快排出体外。一般用大黄30克一次煎服，老年患者可选用元明粉20克，用开水冲服，即可缓泻。对老年体质较好者，可采用番泻叶15克一次煎服，或用开水冲服，也能达到导泻的目的。

3.解毒

如果是吃了变质的鱼、虾、蟹等引起食物中毒，可取食醋100毫升加水200毫升，稀释后一次服下。此外，还可用紫苏30克、生甘草10克一次煎服。若是误食了变质的饮料或防腐剂，最好的急救方法是用鲜牛奶或其他含蛋白的饮料灌服。

如果经上述急救，症状未见好转，或中毒较重者，应尽快送医院救治。在治疗过程中，要给病人以良好的护理，尽量使其安静，避免精神紧张，注意休息，防止受凉，同时补充足量的淡盐开水。

关于制作地浆水，现代依然采用《金匮要略》中的方法，只不过稍加改变，即掘地一米左右，在黄土层里注入新汲的水，然后搅浑，等澄清后把水取出来即可。

杨梅烧酒，把毒素赶走

生活中，杨梅泡酒很常见，尤其是在南方，往酒坛中放几颗杨梅是很寻常的事情，因为加了杨梅后的酒，喝起来别有一番风味，酒味也更加甘美。

老杨是一名乡村小学教师，有每晚小酌一杯的习惯，为的是活血通气，享受生活的乐趣，所以老杨的家中常备着一些杨梅烧酒。有一次他的学生误食了过期食物，导致轻微中毒。因为是偏远的乡村，如果去医院，山路遥远，老杨怕耽搁的时间太长，会危害到学生的性命。可是不去医院，乡下条件艰苦、闭塞，也找不到好的药物及时救治。

老杨真是急破了头，就在他一筹莫展之时，他看到了橱柜里的杨梅烧酒，脑子一下子就清醒了，他想到曾听老辈人说过，杨梅烧酒有解毒功效。为了使学生减轻痛苦，他让学生饮用了少许杨梅泡酒，老杨想先用这个法子顶一顶，兴许去医院就来得及了，但老杨没想到的是，这两杯烧酒竟然真有奇效，他的学生竟安然无事了。

那么制作杨梅烧酒有什么讲究呢，下面我们就来看一看：

做法：将200克的杨梅，2升的烧酒和500克的砂糖放在广口瓶里浸泡，并密封。两个月后可开启，当有人发生轻微食物中毒时，可拿出来饮用解毒，平时也可作为健身酒饮用。

除了解毒功效外，杨梅烧酒还有其他的保健和防病功用，我们也可以多做一些了解，这样也方便我们在日常生活中的灵活使用。

（1）助消化增食欲。杨梅含有多种有机酸，维生素C的含量也十分丰富，鲜果味酸，食之可增加胃中酸度，消化食物，促进食欲。

（2）祛暑生津止渴。杨梅鲜果能和中消食，生津止渴，是夏季祛暑之良品，可以预防中暑，去痧，解除烦渴。

（3）抑菌止泻消炎。实验研究表明，杨梅对大肠杆菌、痢疾杆菌等细菌有抑制作用，能治痢疾腹痛，对下痢不止者亦有良效。杨梅性味酸涩，具有收敛消炎作用，加之其能够抑菌，故还可治各种泄泻。

食物中毒，快吃空心菜

空心菜又名无心菜，是夏季主要的绿叶蔬菜之一，因其生长于潮湿地带，其茎呈柱形，中空，故得名空心菜。中医认为其性凉、味甘、无毒，入胃、肠二经，能润肠通便、清热凉血、疗疮解毒，适用于痔疮、折伤、虫蛇咬伤及饮食中毒等症。空心菜由纤维素、本质素和果胶等组成。其中含量极为丰富的粗纤维，可刺激胃肠蠕动，促进排便。而果胶能使体内有毒物质加速排泄，木质素能提高巨噬细胞吞食细菌的活力，起到杀菌消炎的作用。

每到周末，陈其就会约着几个好哥们去周边爬野山，一来是锻炼身体，再者也可以沟通沟通感情。平时大家都忙着工作，也就周末有时间聚一下，因此，几个人也很享受这种回归大自然的放松方式。

一次，一伙人刚刚爬到一半，忽然下起雨来，而且越下越大，丝毫没有停下来的意思。迫于无奈，他们只好决定下山。由于山路湿滑，陈其一个不小心滑到了长满野草一个深坑里，正当其他的人伸手要拉他的时候，只听他“嗷”的一声，原来是让蛇给咬了。哥几个这下慌了，几个人用力将他拽出来，背着就是一通跑，好在山下是个村子。他们来到一户老乡家，说明原委之后，一位老人让儿子从厨房中拿出一些空心菜和黄酒来，忙活了片刻，弄出了小半碗绿色的汤水让陈其喝下。然后又把剩下的一些敷在蛇咬过的地方。

等到雨停了，陈其也好了。最后那位老人说：“我这是土方子，一年到头的去山上，难免会碰到这种事，不过这方子土，可功效却不土啊。”

其方法是：取鲜空心菜150克，黄酒20～30毫升，将菜用凉开水洗净、捣烂，置消毒纱布中绞汁，掺黄酒一次冲服。

空心菜的药用价值很高，除了有解毒功效外，它还有以下功用：可洁齿、防龋、除口臭、健美皮肤，堪称美容佳品。因为它是碱性食物，并含有钾、氯等调节水液平衡的元素，所以食后可降低肠道的酸度，预防肠道内的菌群失调，对防癌有益。此外，空心菜中所含的烟酸、维生素C等能降低胆固醇、三酰甘油，具有降脂减肥的功效。

吃烧烤易中毒，喝杯绿茶最舒服

露天烧烤已经成为时下年轻人喜欢的场所，三五好友聚在一起，吃着烧烤，喝着啤酒，谈天说地的，好不惬意。其实，生活中很多人都喜欢吃烧烤，烤羊肉串、烤鱼片等烧烤食品以其鲜而不腻、嫩中带香、风味独特而深受人们的喜爱。但是肉类食品在烧烤、烟熏和腌制过程中会产生一种致癌物质——苯并芘，经常食用这类烧烤食品会给健康带来损害。

一位姓张的女士跟邻居唠嗑时说起自己的老公：

"我老公特别喜欢吃烧烤、油炸的食品，每天下班后，就与几个同事在街边的小吃摊旁吃烤串喝酒，到了晚上吃饭的时候便什么也吃不下去了。你说小摊上的东西多不干净啊，再说人家中医不也老说嘛，少吃些烧烤腌制的食物，也是对身体负责。我说了他几次后，他是收敛了点，但只要逮着机会，他还是会偷着去吃。"

朱丹溪说过，"相火易起……变化莫测，无时不有，煎熬真阴，阴虚则病，阴绝则死。"人类的许多疾病是阴不足所致，而烧烤、油炸食品一般含热量都比较高，摄入过多高热量食物可使相火妄动，火属阳，灭火就要动用人体的阴，难怪乎会阴虚而病了。

以我们爱吃的油炸食品为例，油炸就是脱水的过程，这类食品虽然吃起来口感不错，但是这些脱了水的食物一旦进入我们的身体就像吸血鬼一样吸收我们身体里的水分、津液，所以吃多了会口干舌燥、上火，久而久之就会导致疾病入侵。

烧烤危害虽大，但要每个人都完全戒掉这类食品，似乎不可能，那么该如何解决这两者之间的矛盾呢？

吃完烧烤后喝绿茶。不管是自己还是家人，每次吃完烧烤后喝杯绿茶，便可以防止上火。绿茶有清热解毒，辛凉解表的功效。节日中吃了大鱼大肉，许多人还再用烟酒"火上浇油"，人们俗称的"上火"就随之而来。轻一点会出现口腔异味、大便秘结，重一点就口舌生疮、脸上冒痘，其实这些都是体内毒素累积的结果。喝绿茶能很好地起到解毒清火的作用。

相传，神农尝百草"日遇七十二毒，得茶而解之"，这有强大解毒功效的茶就是绿茶。绿茶最大地保留了鲜叶内的天然物质，其中茶多酚保留了鲜叶的85%以上，叶绿素保留50%左右，维生素损失也较少，是所有茶叶中下火解毒最好的。

《本草纲目》中就记载了这样一个例子：有个人特别爱吃烧鹅，别人都怀疑他会生痈疽，但他却始终未生，原来他每次吃完烧鹅后都喝绿茶，而绿茶能够除炙毒。

所以，如果你忍不住，吃了烧烤油炸类食品，那么一定要记得喝上一杯绿茶。

绿豆配甘草，古老的解毒奇方

中医学对"毒"的认识是非常早的，在《黄帝内经》中就有"寒毒""热毒""湿毒""燥毒"的记载，并提出了"不相染者，正气存内，邪不可干，避其毒气"的见解。之后，随着中医学的发展，中医对"毒"的认识也在不断加深，解毒的方法也更加丰富。下面为大家介绍一款绿豆甘草解毒汤。

甘草有和中缓急、调和诸药、解毒的作用，能解药毒及食物中毒。

绿豆肉平，皮寒，解金石、砒霜、草木一切诸毒。绿豆配以甘草，强强联手，解毒效果更为奏效。

组成：绿豆120克，生甘草15~30克，草石斛30克，丹参30克，连翘30克，白茅根30克，大黄15克或30克（后下）。

用法：上方用冷水浸泡后煎服，煎时以水淹没全药为度，文火煎煮，大剂量频服，一般昼夜各服1剂，必要时可服3~4剂。对于接触性中毒患者，则须清洗皮肤。

主治：多种食物或药物中毒后，见发热、口干舌燥、恶心呕吐，甚则有神志恍惚、小便混浊等症。

功效：解毒益阴，兼顾心肾。

除了药物和食物解毒外，也可以通过运动加速新陈代谢，把毒素排出体外。如果工作忙碌的你，如果实在不能安排大段时间做运动，那就试试下面的简易运动吧！

（1）细嚼慢咽排毒。在吃饭的时候，多咀嚼几次，有排毒的作用。这是因为多咀嚼能分泌较多唾液，中和各种毒性物质，引起良性连锁反应，排出更多毒素。

（2）肠胃蠕动排毒。将手掌根部搓热，先将右手置于胃部正中，顺时针按摩胃腹处。这是由于腹部右侧是升结肠，左边是降结肠，顺时针是依照排泄的流向，帮助肠胃蠕动。然后，右手置于上腹部的右侧，手掌自右向左推，这样可以加快中间横结肠的运动。最后，将右手置于上腹部，轻轻下压，并由上至下从上腹部慢慢推至小腹部。这是顺着乙状结肠的走势，让排泄物轻松排出。

（3）舒经通络排毒。身体坐直，叉开虎口插在腰间，虎口处用力，肌肉处于紧张状态，在腰间上上下下按摩。这个动作可以按摩腰部穴位和神经，起到辅助作用。

用大拇指指腹按住肋骨交会的心窝处，顺着人体中心线从下往上推，一直推到锁骨的中心交会处。这个动作有助于舒缓胸中、胃中聚集的郁结之气。

南瓜多样吃，排清肠毒很容易

清代名医陈修园说："南瓜为补血之妙品。"现代营养学认为，南瓜的营养成分较全，具有很高的营养价值。含有丰富的糖类和淀粉、维生素，如胡萝卜素、维生素B_1、维生素B_2、维生素C、矿物质、人体必需的8种氨基酸和组氨酸、可溶性纤维、叶黄素及铁、锌等元素，这些物质不仅对维护机体的生理功能有重要作用，其中含量较高的铁、钴，更有较强的补血作用。

南瓜还有解毒的功效，南瓜内含有维生素和果胶，果胶有很好的吸附性，能黏结和消除体内细菌毒素和其他有害物质，如重金属中的铅、汞和放射性元素，能起到解毒作用。据《滇南本草》载："南瓜性温，味甘无毒，入脾、胃二经，能润肺益气，化痰排脓，驱虫解毒。"治咳止喘，疗肺痈与便秘，并有利尿、美容等作用。

5岁的乐乐从小就不能吃生冷的食物，像是冰激凌，冷饮什么的，都不行，只要是吃了就会腹泻不止。乐乐的爸爸妈妈为此也大伤脑筋，去医院看了几次，也没有什么效果。后来，乐乐的奶奶退休了，就担起了照顾孙子的任务，她了解了孙子的这个毛病后，给他炖了一段时间的南瓜粥。乐乐也很喜欢吃，而且进食以后也不再拉肚子了。乐乐的父母没有想到一碗简单的南瓜粥竟然解决了他们多年的烦恼，结果一家人都喜欢上了好吃又养人的南瓜粥。

南瓜性温，对胃可起到保护作用，再加上它所含的果胶有解毒之效，排清肠毒也就不是难事了。《本草纲目》记载，南瓜性温味甘，入脾、胃经，具有补中益气、消炎止痛、化痰止咳、解毒杀虫的功能。南瓜可以用于气虚乏力、肋间神经痛、疟疾、痢疾、支气管哮喘、糖尿病等症，还可驱蛔虫、治烫伤、解毒。用南瓜做粥，既可补血又可排毒，而且味道也不错。

随着国内外专家对蔬菜的进一步研究，发现南瓜不仅营养丰富，而且长期食用还具有保健和防病治病的功能。我们可以从以下几种保健功用中了解一二：

（1）保护胃黏膜、帮助消化：南瓜所含果胶还可以保护胃胶道黏膜，免受粗糙食品刺激，促进溃疡愈合，适宜于胃病患者。南瓜所含成分能促进胆汁分泌，加强胃肠蠕动，帮助食物消化。

（2）治糖尿病、降低血糖：南瓜含有丰富的钴，钴能活跃人体的新陈代谢，促进造血功能，并参与人体内维生素B_{12}的合成，是人体胰岛细胞所必需的微量元素，对防治糖尿病、降低血糖有特殊的疗效。

（3）消除致癌物质：南瓜能消除致癌物质亚硝胺的突变作用，有防癌功效，并能帮助肝、肾功能的恢复，增强肝、肾细胞的再生能力。

（4）促进生长发育：南瓜中含有丰富的锌，参与人体内核酸、蛋白质的合成，是肾上腺皮质激素的固有成分，为人体生长发育的重要物质。

脏腑大扫除，断食排毒素

“断食”，单就字面意思就很明白了，断食，中断进食，也就是一段时间内不吃食物。当人或动物在生病或情绪低落痛苦时，往往会降低食欲，这是因为身体不愿意再制造累赘物及酸毒物等病原物质所产生的防御反应，也是生物界自然疗法的一种本能。

断食后，体内多余的脂肪就会转化为热量，以供给包括脑、心脏、肺脏、内分泌、肝脏、造血器官等重要生命脏器使用，而蓄积的废物或有毒物被血液、淋巴液吸收，然后再由肾脏和皮肤排泄出去。

断食进行到半天或一天的时候，身体会先燃烧肝糖；接下来会燃烧体内多余的脂肪以及附着在血管壁上的胆固醇，溶释脂溶性的毒素；最后再燃烧有病的组织、肿瘤、脓肿和疤痕组织等废物蛋白质。因此，断食有清除体内毒素、活化各器官机能、帮助降低血压、减缓衰老和提高免疫力等诸多功能。

由于断食时排毒解毒功能大为增强，会出现许多排毒反应，像恶心、呕吐、头痛、口臭增加、舌苔变厚、分泌物增多、发热、咳嗽、皮肤痒、想睡觉、腹泻等，这些都是正常的排毒反应，只要体内毒素排除干净，身体净化以后，这些排毒反应便会自然消失，感觉到全身轻松，体力、活力大为增强。

一般人在选择断食的方法时，多采用蔬果汁断食、米汤断食等较安全的方法。下面我们列举几种常用的断食法供大家学习：

1.蔬果汁断食法

蔬果汁中丰富的维生素、矿物质、微量元素、酵素，不需要经过消化过程就可以直接被身体吸收，加速细胞的修复。不但不会影响自体溶释的过程，排毒解毒效果快速，而且还能平衡体内的酸碱值，改善酸性体质。可以三餐饮用500毫升的胡萝卜汁加苹果汁，两餐之间再补充红枣、枸杞调制的补气汤和红糖姜汤等补充体力。

2.米汤断食法

米汤不仅味道可口，具有一定的营养，可以避免正规断食引起的全身乏力和精神不安，而且对胃黏膜有一定的保护作用。因此，米汤断食法非常适宜胃肠功能虚弱的人实行。先用糙米熬粥，然后将米渣去掉，即成米汤。或者直接使用糙米粉末，熬熟后，不去渣滓，即为米汤。喝的时候可加入少量食盐或糖。每日三餐。

3.清汤断食法

清汤味道鲜美，具有较丰富的营养。在断食过程中，很少发生强烈的饥饿感，有的甚至可照常坚持工作，好像没有断食一样。具体做法：首先将10克海带和10克干燥的香蕈放入550毫升水煎煮，待汁液充分煎出后，再把海带和香蕈捞出去，仅留清汤汁，再加入酱油20毫升，黑砂糖或蜂蜜30克，在冷却之前全部喝完。一日三餐。断食期间，每日应喝纯水或茶水1～2升，其他食物一概不吃。

一般人在尝试断食的时候，应遵守减食和复食的步骤，也就是断食前要渐渐减少食物的分量，饮食清淡。断食后再慢慢复食，从少量到正常量。不要快速进入断食状态，或断食后立刻大吃大喝，以免损伤肠胃。没有断食经验的人，最好能请教有断食经验的人，了解之后再施行比较安全。不过，断食法排毒法也要因人而异，以下几种人就不适合采用断食排毒的办法清除体内毒素：体重太轻（少于标准体重的25%）者、癌症晚期患者、洗肾病人、糖尿病控制不良者、严重感染者和结核病人。

减肥

手脚动一动，减肥就成功

叶妮是一家公司的企划总监，每天的事情多得做不完。她没时间健身，偶尔走路也只是从这个办公室到那个办公室。整天坐着，使得她的臀部越来越松弛，肚子越来越大，于是整个体形变得像个枣核，中间胖，两边瘦。这下可愁坏了她，做女人怎么可以这样呢？她立志要改变现状。后来经专家传授经验，她抱着试一试的态度坚持了一个星期，没想到，效果还真的不错，尝到甜头的叶妮下定决心不管多忙都要坚持，有了这份毅力的叶妮坚持了三个月后，小蛮腰终于不负所望地出现了。公司的女职员一看叶妮的减肥如此成功，竞相前来取经，叶妮俨然成了减肥学堂的代言人。

叶妮的减肥功臣到底是什么呢？说来你可能不相信，简单一句话：手脚动一动，减肥就成功。

1.用手推推腰

双手合十，指尖向前，掌跟顶住肚脐用力向两侧推，推到腰的两侧时，手背与后腰的命门穴（肚脐跟后腰正对的位置）相对。从命门穴开始，手背向腰两侧推回来。反复推5～10分钟，最好推到腰部发热为止。此动作边看电视的时候都可以做，所以也称为“电视操”。

有很多女性别的地方都还可以，唯独腰上堆积了不少的脂肪，远远望去好像腰上别了一个游泳圈。其实这是因为带脉之气不足，收束不住其他经络了。在人体中，带脉是比较特殊的经络，属于奇经八脉。其他经络都是竖着走的，唯独它横着绕腰走一圈，就好像一个木桶的箍，能起到收束整体经络的作用。夏天多推揉这条经络，可以帮助通畅十二经，消除肠胃积热。

2.远离冷饮

无论再热的天气，也不要喝冰水，不要吃冰糕、冰激凌之类的东西。保持体内温暖、血气畅通才是减肥的根本，而这些寒凉助湿的食物最伤女性身体。膏粱厚味也能助湿，太甜、太酸、太辣、太咸的食物都算是膏粱厚味，食用过多会伤害人体阳气，痰湿过重，肥胖就找上门来了。另外，清晨起床后，建议大家空腹喝一杯约300毫升温热的白开水，要小口地喝，平时喝水也最好小口喝。每餐进食前半小时可喝一杯水，餐后两个半小时后再喝一杯水。下午四五点钟，还可喝杯花茶，花的气味能降低食欲。

3.用擀面杖搓踩脚底

这样做可以起到调节肠胃、减脂瘦身的作用。将一根中等长度的擀面杖放在地上，一只脚站着，另一只脚的中段踩在擀面杖上来回搓动，力度以脚底感觉酸胀为度。反复搓踩，直至脚底发热为止。每只脚大概搓踩5～10分钟，早晚各一次。

此动作是“擀脚底培元法”。肝胆、脾胃、肠道这一类消化系统的反射区都集中在脚底的中段。持续不断地刺激这一区域时，会有效地调节肠胃功能，促进脂肪代谢，从而起到改善消化功能、减脂塑身的效果。

DIY瘦身美酒，做个瘦身达人

酒也能减肥，说出来大家或许不信。酒，在大家印象中是伤身体的东西，但是，大家忽视了食物有坏也有好的道理。其实，酒水只要喝的恰到好处也可增强身体的免疫能力，在平常的日子里，做一些自己调制的“保健酒水”，也是十分有用的。这些增强免疫功能的家庭饮品制备简便，取材容易，下面就教大家几招：

1.香菇甜酒

材料：取香菇50克，蜂蜜200～250克，柠檬3个，白酒1升。

制法：将香菇洗净，柠檬切片，和蜂蜜一起浸入白酒（30～60度）中发酵。若采用干香菇，15天就可饮用；若采用鲜香菇，则10天即成。

功效：香菇酒具有增强免疫和降压、类胆固醇、开胃健脾的功能。

注意事项：柠檬应在第7天时取出，以保持香菇的风味。

2.枸杞酒

材料：取枸杞100～150克（鲜品则需500克），地骨皮20克，蜂蜜100克（如果枸杞子是鲜品，则改用砂糖200克），30～60度白酒1升。

制法：将上药浸泡1～2个月后滤除残杂，即可饮用。

用法：每天临睡前饮用15毫升，效果更佳。

功效：枸杞本身可以使免疫抗体时间延长，具有健肾补肝之功效，对老年人正气虚弱有治疗效果；其根入药而成的地骨皮也是强身益精的重要药物。

3.松竹酒

材料：取松树叶200克，竹叶100克，蜂蜜100克，60度白酒2升。

制法：上述材料浸泡一个月后即可饮用。

功效：松树叶和竹叶都含有丰富的叶绿素和维生素A、维生素C，并具有净化血液的高效功能，对消除疲劳、提起精神和治疗动脉硬化有益处。

注意事项：由于近年发现竹叶中含有抗癌的多糖成分，所以这种酒不仅适用于一般保健，也适用于患肿瘤的病人。只需每日饮用10毫升左右（不能饮酒的人，可用白开水稀释），就能有一定效果。

4.青核桃酒

材料：取青核桃1000克，蜂蜜400克，白酒2升。

制法：用刀叉把核桃的青皮挑破并放入白酒中，浸泡1～2年，这样才能把色、香、味全部酿出。

功效：核桃具有很高的营养价值，可以润肌肤、对神经衰弱和免疫功能低下等有良好功效。

5.金橘酒

材料：取金橘800克，蜂蜜150克，白酒2升。

制法：将金橘去皮并分别浸入酒中。经1个月后即可饮用，但经两个月则最为理想。此时酒色如饴，香味最浓。可把橘瓣捞出，压榨一下，把压出的橘汁再倒回酒中，是极好的佐餐开胃酒。

功效：金橘含有大量维生素C，对促进免疫功能极有补益，具有促进食欲、止咳、祛痰等功效。

山楂汁拌黄瓜，轻松减肥好方法

俗话说，一到秋天就长膘。而进入冬季，人发胖的概率则更大。静美就是这样的体质，一到冬天，她就会不可抑制地胖起来，电视广告里介绍的减肥药她也试过几种，可一旦停药，又会反弹，这让静美的心情受到了严重影响，常常为此愁眉不展。后来，她听从朋友的劝告，不再盲目地进行药物减肥，而改为饮食疗法，她前后试了几个偏方，相比之下，她觉得山楂汁拌黄瓜效果要好。

我们接下来要介绍的这个方子，就是静美用到的减肥秘方——山楂汁拌黄瓜。

药史上记录黄瓜性凉，味甘，入肺、胃、大肠经。可清热利水，解毒消肿，生津止渴，主治身热烦渴，咽喉肿痛，风热眼疾，湿热黄疸，小便不利等病症。

黄瓜有快速减肥的功效，单从黄瓜本身来说，它是好吃又有营养的蔬菜。口感上，黄瓜肉质脆嫩、汁多味甘、芳香可口；营养上，它含有蛋白质、脂肪、糖类、多种维生素、纤维素以及钙、磷、铁、钾、钠、镁等丰富的成分。此外因为黄瓜中所含的丙醇二酸，可抑制糖类物质转变为脂肪。尤其是黄瓜中含有的细纤维素，可以降低血液中胆固醇、三酰甘油的含量，促进肠道蠕动，加速废物排泄，改善人体新陈代谢。新鲜黄瓜中含有的丙醇二酸，还能有效地抑制糖类物质转化为脂肪，因此，常吃黄瓜可以减肥。

其次是山楂，山楂在人们的印象中，仿佛只存在于冰糖葫芦里酸酸甜甜的那个红果子，其实山楂是相当好的减肥食品。中医认为山楂能健脾胃、帮助消化，可刮掉肠胃中的油水，向来都以消脂清肝利口而被中医用来治疗单纯性肥胖。

了解了方子的功用，我们再来看看具体的制作过程：

材料：嫩黄瓜5条，山楂30克，白糖50克。

制法：先将黄瓜去皮、心及两头，洗净切成条状，山楂洗净，放入锅中加水200毫升，煮约15分钟，取其汁液100毫升；再将黄瓜条放入锅中加水煮熟，捞出；山楂汁中放入白糖，在文火上慢熬，待糖溶化，投入已晾干水的黄瓜条拌匀即成。

脾胃虚弱、腹痛腹泻、肺寒咳嗽者应少食用，因为黄瓜性凉，胃寒患者食之易致腹痛泄泻。

这款食疗方子在传统减肥食疗中是功效最好的，而且，山楂汁拌黄瓜，看起来既赏心悦目，吃起来又美味可口，酸酸甜甜的口感，黄瓜的清香清新宜人，不失为一款很受欢迎的可口点心。

神奇魔力屋：魔芋瘦身不痛苦

对于减肥的人群来说，如果有一种食品既能果腹又能清除体内脂肪，同时还能补充人体需要的营养成分，那就再好不过了。其实我们身边就有这样一种魔力食品——魔芋。

魔芋的地下块茎像块马蹄，是主要的食用部分。从营养角度看，魔芋是一种低热能、低蛋白质、低维生素、高膳食纤维的食品，高膳食纤维才是它有效的营养成分。魔芋是目前发现的最优良的可溶性膳食纤维，其中主要的有效成分是葡甘露聚糖，葡甘露聚糖可在食物四周形成一种保护层，抑制肠道对胆固醇和胆汁酸的吸收，延长食物在胃里滞留的时间，还能在肠壁形成保护膜，此外，纤维质还能促进肠的蠕动，清理肠胃，排除毒素。又因它吸水性强，含热量低，在充分满足人们的饮食快感的同时不会增肥，无须刻意节食，便能达到均衡饮食从而达到理想的减肥效果。

江祺是个时尚达人，一向以自己超级曼妙的身材为骄傲，这也成了她被朋友们仰慕的资本。但是再苗条的身材如果碰到了美食也会走样，更何况是天天变着花样吃。现在的她，不但下巴有了婴儿肥，以前的小蛮腰上也多出了两圈肉。

爱美的江祺再也不敢招摇过市了，只得把自己关在家里想对策。无意间她从网上看到了魔芋能减肥的帖子，立马跟了上去，这一跟还真跟出了一个减肥饮食两不误的好方子。就这样，江祺坚持了两个月，既没让胃遭罪，还如愿的减了肥。

其实魔芋减肥的效果很简单，缺点就是时间有点长，但是，比起当下流行的节食减肥和药物减肥的副作用来，魔芋减肥法至少可以让你健康地减肥。现在就给大家介绍一下这个小妙方：

清晨空腹，魔芋粉5～10克，加沸水约200毫升搅拌均匀饮用，一日两次，至少要坚持一个月。

其实，有很多魔芋食品都有很好的减肥效果。魔芋食品具有低热量、低脂肪、高纤维素的特点，是理想的纤维食品。近年来，魔芋食品由于它所具有的奇特的保健和医疗功效而风靡全球，并被称为“魔力食品”，还被世界卫生组织确定为十大保健食品之一。

另外，大家还可以通过调理饮食习惯来达到减肥的效果：

（1）控制食量，切忌不要吃得太饱

控制好食欲的另外一个方法就是每餐不要吃到十分饱，这样更利于养生，也不会把胃口撑大，不会越吃越多。我们每餐吃到七八分饱就好，然后在上午和下午分别增加一次餐点的时间，这样经常有食物吃，会让食欲得到很好的满足。

（2）放慢吃饭的速度，做到细嚼慢咽

吃饭快的人总是不知不觉就吃进去了很多食物，等吃完了过了一会才发现自己又吃多了，而慢慢吃饭的人就会觉得碗里的食物很多，吃了半天都吃不完，很快就感觉饱了，所以细嚼慢咽非常重要。另外就是多增加需要咀嚼，需要细嚼慢咽的食物，这样的食物通常比较有饱腹感。咀嚼的过程，一可帮助我们消化，减轻胃肠负担，二可把很多有毒的东西进行解毒，三是能够提高你的饱足感。

（3）懂得权衡，少吃热量高的食物

吃同样多的东西，饱足感是不一样的。比如一餐吃2900千焦能量，如果你吃的是蛋糕，只是两三小块，你可以很容易就吃下去，而且极快，根本无需怎么咀嚼。而你吃这样的食物通常还会再有吃其他食物的欲望，感觉这只是点心，并不会感觉自己吃饱了，同时不利于健康，非常容易发胖。可是如果你这2900千焦吃的是蔬菜、粗粮杂豆或者是薯类等，估计根本吃不完就已经很饱了，但营养价值却很高，同时非常有利于减肥，利于健康。

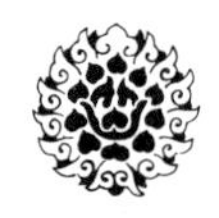

美白去皱

按压四白穴——最简单的美白养颜法

四白穴位于眼球正中央下2厘米处。当你向前平视的时候，沿着瞳孔所在直线向下找，在眼眶下缘稍下方能感觉到一个凹陷，这就是四白穴。

四白穴有“美白穴”“养颜穴”之称，很多人不太相信，养颜美白靠这么一个小小的穴位就能实现吗？你不妨每天坚持用手指按压它，然后轻轻揉3分钟左右，一段时间以后，观察一下脸上的皮肤是不是变得细腻，而且比以前白了？四白穴也可用来治疗色斑，如果再加上指压“人迎”（人迎位于前喉外侧3厘米处，在这里能摸到动脉的搏动），一面吐气一面指压6秒钟，重复30次。天天如此，经过一段时间后，脸部的小皱纹就会消失，皮肤变得更有光泽。这就是经络通畅的神力。

另外，因为四白穴在眼的周围，坚持每天点揉还能很好地预防眼花、眼睛发酸发胀、青光眼、近视等眼病，还可以祛除眼部的皱纹。

四白穴的位置

按摩四白穴时，为增强效果，首先要将双手搓热，然后一边吐气一边用搓热的手掌在眼皮上轻抚，上下左右各6次，再将眼球向左右各转6次。此外，还可以通过全脸按摩祛除眼角皱纹，四白穴和睛明、丝竹空、鱼腰这些穴一起用效果会更好。

祛除鱼尾纹，就从按摩瞳子髎开始

随着年龄的增长，眼角便容易出现一些细小的鱼尾纹，这是因为眼角周围的皮肤细腻娇嫩，皮下脂肪较薄，弹性较差。再加上眼睛是表情器官，睁眼、闭眼、哭、笑时眼角都要活动，故容易出现皱纹，而且一旦出现则较难祛除。面对眼角出现的皱纹，很少有女人不心急的，名贵的化妆品买了不少，可就是难以祛除。其实，只要每天轻柔地按摩瞳子穴就能把小皱纹赶跑。

瞳子位于眼睛外侧1厘米处，是足少阳胆经上的穴位，而且还是手太阳、手足少阳的交会穴，具有平肝息风、明目退翳的功用。经常指压此穴，可以促进眼部血液循环，治疗常见的眼部疾病，并可以祛除眼角皱纹。

具体操作方法：首先，将双手搓热，然后用搓热的手掌在眼皮上轻抚，一边吐气一边轻抚，上下左右各6次；其次，再以同样要领将眼球向左右各转6次，再用手指按压瞳子穴，一面吐气一面按压6秒钟，如此重复6次。

除指压按摩法外，下面再介绍几种祛除鱼尾纹的小食品，让你看起来更年轻。

一根鸡骨：鸡皮及鸡的软骨中含大量的硫酸软骨素，它是弹性纤维中最重要的成分。把吃剩的鸡骨头洗净，和鸡皮放在一起煲汤喝，不仅营养丰富，常喝还能使肌肤细腻，久而久之，鱼尾纹就会减轻了。

一杯啤酒：啤酒的酒精含量少，所含的鞣酸、苦味酸又有刺激食欲、帮助消化及清热的作用。啤酒中还含有大量的B族维生素、糖和蛋白质，这些都是皮肤喜欢的营养成分。适量饮用啤酒（每天中餐、晚餐各饮150～250克），可增强体质，减少面部鱼尾纹。

一块口香糖：每天咀嚼口香糖十几分钟，不但能清洁牙齿，更可使面部鱼尾纹减少，面色红润。因为咀嚼能锻炼面部肌肉，改善面部的血液循环，增强面部细胞的新陈代谢功能，使鱼尾纹逐渐消退。

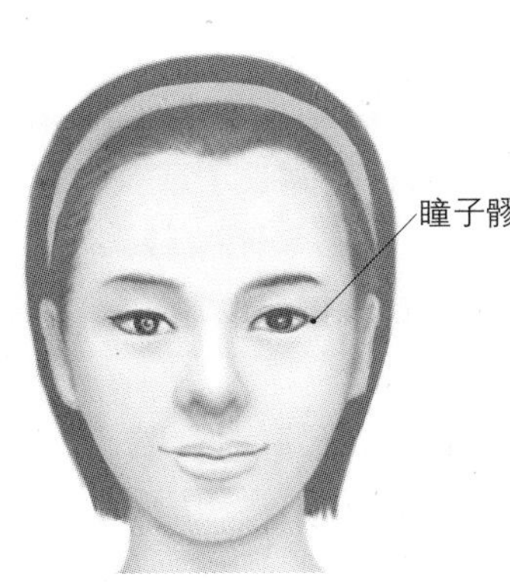

瞳子髎穴的位置

一团米饭：当米饭做好后，挑些柔软温热的米饭揉成团，放在面部轻揉，直到米饭团变得油腻污黑，然后用清水冲洗面部。米饭可以把皮肤毛孔内的油脂、污物吸出，使皮肤呼吸畅通，从而减少鱼尾纹。

另外，多吃富含胶原蛋白的食物，如猪蹄、猪皮、猪肘、鸡皮、鱼头、鱼鳞汤等，能使面部细胞变得丰满，从而减少细纹，令肌肤变得光滑且富有弹性。

列缺可以让皮肤细腻光滑有弹性

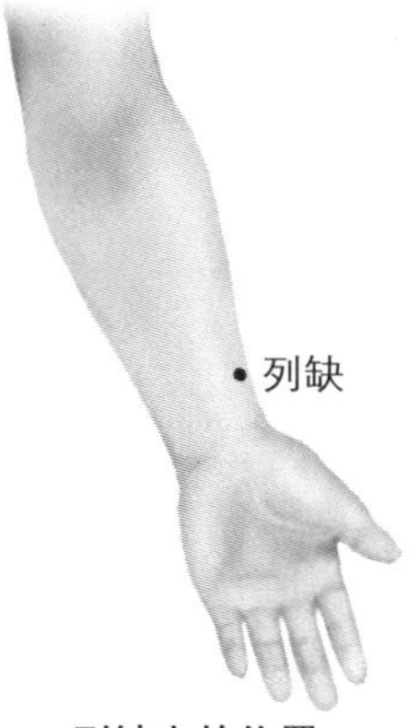

列缺穴的位置

《素问·五脏生成》中这样记载肺的功能："肺之合皮也，其荣毛也。"意思是说，肺管理汗孔的开合。我们知道，皮毛包括皮肤、汗腺、毫毛等组织，为一身之表，依赖肺宣发卫气和津液温养、润泽，是机体抵抗外邪的屏障。肺的生理功能正常，皮肤得养，毫毛有光泽，抵御外邪的能力就强，故其荣在皮毛。如果肺功能不好，汗孔就不能正常开关，体内代谢的垃圾就不能随着汗液排出体外，而是在毛孔处堆积，渐渐的，就把毛孔堵住了，所以会在那儿起小疙瘩。因此，要想消除这些烦人的小疙瘩，就要想办法调理肺的功能，让汗液顺利排出来，这时列缺穴当然是首选的穴位了。

列缺是手太阴肺经上的络穴，又是"八脉交会穴"之一，通于任脉，能同时调节肺经、大肠经和任脉，可以通经络、调肺气。这个穴位也很好找，把两手虎口自然平直交叉，一手食指按在另一手桡骨茎突上，指尖下凹陷中即是。

具体操作方法：每天用食指按压此穴3分钟就可以。时间最好是在凌晨3~5点，当然，如果条件不允许，也可以在上午9~11点脾经旺时来按摩。另外，除了指压法，我们还可以采用艾灸法，或者用热毛巾敷列缺穴，效果也很不错。

除了刺激列缺之外，要想让皮肤柔滑有弹性，我们还可以采用多运动和喝热水的方式达到多出汗的目的，只要汗出来了，小疙瘩也就会慢慢消失了。

缓解疲劳

疲劳别叫苦，多吃馒头多吃醋

预防疲劳综合征，不仅要注意劳逸结合，适当参加体育锻炼，睡眠时间要充足，减轻心理压力，而且最重要的是在饮食上也应多吃些碱性食物和富含维生素C、B族维生素的食物。

食物调节重点可以放在醋和馒头上，醋具有独特的预防和消除疲劳的奇效。正常情况下，人体内环境是维持在一个中性或弱碱性状况中的。当劳动和工作时间长了或是休息不好时，会有大量乳酸产生，人就会产生疲劳感。醋中的醋酸进入人体参与代谢后，有利于乳酸进一步氧化，变为水和二氧化碳，水继续参与机体代谢或变成尿和汗水排出，二氧化碳则由肺呼出体外。

醋还能帮助肝脏排毒、解毒。夏季天气炎热，各种细菌、毒素易在体内聚集，使人容易感染胃肠道疾病。吃凉拌菜或熟菜时加入老陈醋，可以杀灭病菌，避免胃肠道疾病的发生。醋中的氨基酸、醋酸、乳酸、苹果酸等有利于肝脏自身排毒、解毒。所以，在感到疲劳的时候吃点醋，不仅可以增进食欲，还可以排毒、解毒，帮你赶走疲劳。

在写字楼比较集中的区域，大概有90%以上的上班族是以外卖来解决午餐，其中有80%的人选择盒饭，有10%的人是自己带饭的，不过，这些人的主食大多是米饭。其实对于疲劳的上班族来讲，馒头比米饭更适合，人体缺乏维生素B_1会感到乏力，缺乏维生素B_2会感到肌肉运动无力，耐力下降，也容易产生疲劳。而馒头中富含维生素B_1、维生素B_6、维生素B_{12}等B族维生素，是缓解压力、营养神经的天然解毒剂，也是消除疲劳必不可少的营养素，对慢性疲劳综合征的人尤其有益。

钙是天然的压力缓解剂，缺钙的人会精疲力竭、神经高度紧张，工作产生的疲劳无法获得缓解。而发酵的馒头中钙含量比大米中高得多。国外最新研究表明，多食用富含抗氧化物质的食物，对抗疲劳和缓解压力有显著作用。馒头中有比大米中多得多的硒、谷胱苷肽，它们具有抗过氧脂质的作用，可阻断自由基对细胞的损伤，增强人体免疫能力，从而可以缓解心理和生理上的疲劳。

此外，馒头中脂肪和糖类含量比米饭更低，热量也比米饭低，前者只相当于后者的70%，所以爱美、希望保持身材的女士不必担心吃馒头会发胖。

当然除了醋和馒头之外，缓解疲劳的食物还有很多。因为疲劳是由于身体的环境已经出现偏酸的情况造成的，我们可以适当补充一些碱性食物可以帮助消除疲劳。例如：多食水果、蔬菜这类碱性食物能中和酸性环境，降低血液、肌肉的酸度，增加耐受力，消除疲劳。大脑正常工作需用多种维生素，维持人体的生长发育也不可缺少维生素。绿色带叶蔬菜（例如莴苣、野苣、菠菜等）、甜瓜和草莓中叶酸的含量最高。维生素C有助于保持认识活动的有效进行，维生素C含量多的蔬菜和水果有石榴、香芹、甜椒、猕猴桃、草莓和橙子等。所以每天保证要吃1～2个水果和约500克的蔬菜。

一碗长寿粥，缓解疲倦胜仙药

“忙碌着，疲劳着”是当今许多上班族的真实写照，我们似乎永远有忙不完的工作，总是处于疲劳状态。有很多人还不到40岁，就已经身体乏力、反应迟钝、活力降低，对什么事情都提不起精神。与此形成鲜明对比的是这样一位老人，他已经93岁高龄，每天仍然忙个不停，但从来不会感到疲惫。这个人就是国医大师朱良春。

某电视节目曾播放了对朱良春教授的专访，镜头里的朱老精神矍铄、声音洪亮、动作灵敏、谈笑风生，让人很难想象这已是一位耄耋之年的老人。难道他真的有所谓的仙丹妙药不成？其实，仙丹妙药没有，只不过是一碗粥而已，朱老称之为“长寿粥”。

长寿粥的制作方法是：先准备黄芪250克，绿豆50克，薏仁50克，扁豆50克，莲子50克，大枣30克，枸杞10克。然后把黄芪放到砂锅里，加适量水先泡20分钟，然后煮15分钟，把水滗出来，再加一碗水，煮开之后也滗出来，最后把这些水合在一起，用这个水去煮粥。再把绿豆、薏仁、扁豆、莲子、大枣清洗干净，倒进砂锅，再倒进黄芪水，盖上盖，开大火，煮开之后换小火煮40分钟，把洗干净的枸杞倒进去，再煮10分钟即成。

用法：煮出来的粥是五天的量，可一次由五个人分食；也可每天吃一碗，分五天食。另外，如果人数不定，煮粥材料也可按比例增减。

关于长寿粥的来历，我们要从60多年前说起。1938年，朱良春正跟随老师章次公在上海行医，恰逢当地霍乱盛行，求诊者络绎不绝，朱良春每天都要看上百号病人。在这种高强度的工作环境下，他渐感体力不支，总是觉得疲惫，人也逐渐消瘦，后来，朱良春和母亲一起创制出了长寿粥。母亲每天给他做一碗，吃了几个月以后，精神逐渐好转，不再感觉疲劳。后来，朱良春就每天坚持吃，一直吃了60多年。

那么，为什么长寿粥会有如此神奇的功效呢？中医认为心主血脉，主神明，心的功能正常，则气血运行正常，精力充沛，而苦入心，带点苦味的莲子正好能够清心养心。绿豆也是入心经的，有清热解毒的功效。肝藏血，主筋，肝经气血充足则筋得其养，体力强健，而枸杞是入肝经的，是补肝的佳品。脾主运化、升清，是后天之本，承担着人的消化吸收功能，脾失健运就会出现营养不良，而红枣、薏仁、扁豆都是健脾的。肺主气、司呼吸，管人体氧气供应和输送，肺气足了生机才会旺盛，薏仁补肺清热化痰的功效非常好。肾藏精，主骨生髓，肾精不足则脑髓失养，而莲子、薏仁、枸杞都入肾经，对肾有补益的作用。总之，这几样东西合在一起可滋补调和五脏，使正气充足，精力体力旺盛，再加上大补元气的黄芪，的确比灵丹妙药还管用。

解除疲劳，人参糯米更滋养

慢性疲劳综合征，是针对疲劳引起的一种长期疲乏无力、精神委靡、手足酸软、记忆力不集中、工作效率低，却又不能通过卧床休息而缓解的全身不适等一系列综合征而言。在我国的发病率为10%～20%，在广告、公务员、演艺、出租汽车司机等行业中高达50%。慢性疲劳虽不像疾病能瞬间损害人体，但天长日久的啃噬终将耗尽你的健康。这就需要给予身体充足的营养，提供细胞和组织的再生能力，维持肌肉力量和骨骼系统，让身体能够补充到所需要的能源，就能有效祛除慢性疲劳症。

预防和治疗慢性疲劳，尤须注意饮食营养的均衡摄取。慢性疲劳者要尽量少吃那些糖分高、纤维少、含低动物性油脂的食物；而要多进食大量的谷类、复合碳水化合物、深绿色新鲜蔬菜和水果等食物，如米饭、面食、燕麦、芹菜、大蒜、菠菜、葡萄等。同时，也要培养良好的就餐习惯，为就餐营造一个轻松的环境。

在这里给大家推荐一款食补的方子，对缓解疲劳有很好的效果，即人参糯米粥。

材料：人参10克，山药粉、糯米各50克，红糖适量。

做法：先将人参切成薄片，与糯米、山药共同煮粥，待粥熟时加入红糖，趁温食服。每天1次。

功效：人参可以大补元气，对倦怠，食欲不振有很好的治疗效果。山药主治脾胃虚弱，不思饮食，脾胃亏虚等。糯米是一种温和的滋补品，有补虚、补血、健脾暖胃、止汗等作用。适用于脾胃虚寒所致的反胃、食欲减少、泄泻和气虚引起的汗虚、气短无力、妊娠腹坠胀等症。现代科学研究表明，糯米含有蛋白质、脂肪、糖类、钙、磷、铁、B族维生素及淀粉等，为温补强壮品。该粥具有补益元气、抗疲劳、强心等多种作用。

需要注意的是，由于人参是大补的药材，不适合长期食用，可根据自己的体质定期食用，对您的身体健康会有很大帮助。

神经衰弱常失眠，拉拉耳垂就有效

神经衰弱的人一般表现为容易疲劳，烦恼，容易发脾气，很敏感，对光和声音有不适感，经常向别人倾诉，感受到自己摆脱不了，出现睡眠障碍，头部有不适感，肠胃不舒服等。

处在神经衰弱状态的人，十分担心自己的大脑出现问题，生怕大脑累着了，形成一种不良的心理暗示，长期被不良的暗示所影响，自然就萎靡不振了。

神经衰弱患者，一般易于兴奋也易于疲劳，碰到一点点小事，就容易激动，容易兴奋，但兴奋不久就很快疲劳，所以有很多患者非午睡不可，否则下午便支持不住；稍微做一点费力的工作，就感到疲倦不堪；走不了多远的路，就觉得很累。有的患者说话缺乏力气，声音低弱无力，在情绪方面，表现得很不稳定，常常为一点点小事而发脾气，不能自我控制；有时变得较为自私，只想着自己，如果别人对他疏忽了些，或没有按照他的意图办事，就大为不满或大发雷霆，因此常和身边的人闹矛盾。

神经衰弱的人经常表现出焦虑不安、恐惧和烦恼等多种情绪障碍，而且因为久治难愈，所以整天忧虑重重，闷闷不乐，时时考虑自己的病，对自己的病情过分注意，常把自己的病情变化做好记录交给医生看，担心自己得了大病。因而常询问医生自己得的是什么病，能不能治好。

神经衰弱的人在工作中也常常感到苦恼，看着别人工作起来那么有活力，自己却心有余而力不足，更为焦急、恐惧和苦恼。倘若听说自己的同学或同事不幸患病停学或去世的消息，就会马上联想到自己，唯恐自己也会有同样的结局，惶惶不可终日。

治疗神经衰弱，中医常用拉耳垂的方法：先将双手掌相互摩擦发热，再用两手掌同时轻轻揉搓对侧耳郭2～3分钟，然后用两手的拇指和食指屈曲分别揉压对侧耳垂2～3分钟，最后开始向下有节奏地反复牵拉耳垂30～50次，直至耳郭有热胀感为止，这时全身也产生一种轻松、舒适、惬意的感觉。照此法每天锻炼3～5次。

诚然，用拉耳垂的方法治疗神经衰弱，常常可以收到意想不到的效果，但预防神经衰弱还是十分重要的，注意保持良好情绪，才是防治神经衰弱的根本之法。

十全大补汤，疲劳感去无踪

人的身体一旦受到外界强大压力的干扰，就很容易出现疲累，精神不振等现象。有很多上班族对此感受颇深。

小叶最近经常感到浑身没力气，工作打不起精神，也不像以前那么有干劲，注意力总是集中不起来。每天上班、下班，两点一线，就一个感觉："累。"想出去旅游散散心觉得没时间，还花钱，觉得生活没有一点意思。当与朋友诉苦时，想不到朋友们也有同感。这是怎么回事呢？

实际上，这种状态在城市的白领阶层比较多见，虽然他们的工作不像体力劳动者那么辛苦，但心理上总觉得压力更大，因此精神上也更觉疲劳。这种状态就是亚健康状态的一种表现，即慢性疲劳综合征。

疲劳是一种信号，它提醒你，你的机体已经超过正常负荷，应该进行调整和休息。如果你认为自己还可以撑得下去，还是不断为生活拼搏，那么当你发现自己疲劳不堪的时候，再想通过休息来恢复精力就已经不太可能了，必须借助外力才行。

当你患上慢性疲劳征后，要治疗此病，就得先找出病源，而长时间休养可取得最佳疗效，适度运动也对病情有帮助，运动可舒缓压力和减轻疲劳，因为运动可活动筋骨，使平时较少活动的肌肉得以松弛，对于消除局部疲劳有效用。

此外，元代名医朱丹溪还为我们推荐了一个更为有效的方法，那就是十全大补汤。此方是补益气血的著名方剂，对于因为过度劳累而导致的种种疑难疾患，都有很好的疗效。

组成：人参10克，白术15克，茯苓12克，当归10克，熟地12克，川芎10克，炒白芍10克，炙甘草5克，黄芪15克，肉桂9克，生姜3片，大枣5枚。

用法：水煎服。

功效：这几味中药都有温补的功效，饮用此汤有大补元气，补脾益肺，生津止渴，安神益智等功效，可温补气血，主治诸虚不足，五劳七伤，不进饮食；久病虚损，时发潮热，气攻骨脊，拘急疼痛，夜梦遗精，面色萎黄，脚膝无力；一切病后气不如旧，忧愁思虑伤动血气，喘嗽中满，脾肾气弱，五心烦闷等。

如果你嫌煎药麻烦，还可以到药店购买此药的成品"十全大补丸"，疗效也是不错的。

另外，如果服用此药后，感觉不舒服，那就要立即停服，不可再用。如果服药之后身体的病症消失，那就可以停止服用，改为饮食或运动疗法来调理，这样对身体的康复会更安全、更妥当。

肌肉酸痛怎么办？太白穴上按一按

穴位治病是中医里常见的治病方法。常见的比如：牙痛按合谷穴，也就是我们常说的虎口；头痛按太阳穴等。那么肌肉酸痛按什么穴位缓解呢？

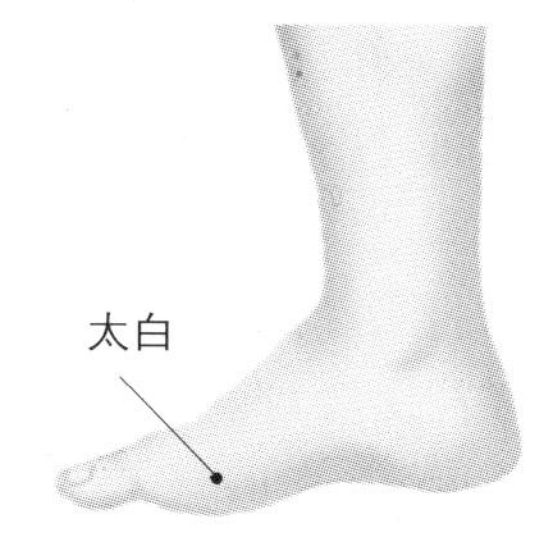

太白穴的位置

很久没有运动，一运动后肌肉酸痛，浑身不舒服，相信很多人都有过类似的经历。这主要是由于突然剧烈的运动导致血液给肌肉供氧不足，使肌肉细胞做无氧呼吸，释放能量，产生乳酸，乳酸堆积越来越多，就会感到肌肉酸疼。大部分人对这种症状并不在意，因为歇上几天后就会自动好转，而有经验的人在剧烈运动后都会做做按摩，这样可以加速血液循环，带走肌肉中的乳酸，肌肉酸痛的感觉就会减轻很多。

此时艾灸太白穴较为有效。太白穴是足太阴脾经的原穴，为健脾要穴。中医认为，脾主肌肉，当人突然运动时，会导致脾气一下子耗费过多，使肌肉内部气亏，而艾灸脾经原穴太白，可以调理疏通经气，迅速消除肌肉酸痛的症状。

具体操作方法：取艾条一段，采用温和的灸法灸两侧太白穴 15 ~ 20 分钟，半小时后酸痛感就可消失。

如果手边没有艾条或者嫌艾条麻烦，用拳头或保健的小锤敲击太白穴也可以，力度要适宜。

太白穴还可以解除身体疲乏，特别是脚上和腿上的疲乏。很多人都有这个体会，逛了一天的街，回到家里，马上就想把鞋子脱下来，用手揉揉捏捏脚趾脚背。其实这是一件很自然的事，却反映出我们身体的本能。在捏脚的过程中就刺激了各个穴位，不仅促进了局部的血液循环，也使全身的血液都流动起来，自然就会解乏了。

此外，太白穴还能治疗各种原因引起的脾虚，如先天脾虚，肝旺脾虚，心脾两虚，脾肺气虚，病后脾虚等等；并有双向调节作用，如揉此穴腹泻可止，便秘可通；另外点揉太白穴还可调控血糖指数，高者可降，低者可升。

腰背酸痛别急，小动作解决大问题

有些上班族的精神状态很不好，天天无精打采，头昏脑涨，食欲不振，还总是失眠，导致工作业绩严重下滑，领导很不满意。去医院检查也查不出什么结果，可就是不舒服，总感觉身心疲惫。其实，这些都是身体处于亚健康状态的临床表现。长期坐在办公桌或电脑前不注重身体的保养，出问题也是很正常的。大家不妨想想看，一坐就是一天，除了必须活动，如吃饭、去洗手间之外，我们的身体都处在僵硬状态，坐久了，颈肩部自然就会发紧、发酸、疼痛，后背肌肉僵硬、酸痛，身体一不舒服，精神状态当然会不好。

这就是患上了所谓的“颈肩综合征”，主要是由于长期伏案工作，肌肉关节软组织得不到锻炼，而且经常一个姿势保持很久，造成部分肌肉长期紧张，得不到应有的休息，而另外一些肌肉又长期休息，得不到锻炼，本来的相互协调变得不协调而造成的。长此下去，不但会耽误工作，还会使身体素质直线下降，所以每个奋战在电脑前的上班族们一定要予以重视，不能无视这些小毛病，否则这些小毛病会酿成“大祸”。

那么怎么治愈颈肩综合征呢？在这里，告诉你一个安全、有效、省时、省钱的妙招，那就是敲手少阳小肠经（又称肩经），它在手臂阳面靠近小指的那条线，再配合一点不需要任何工具的肌肉锻炼，你会发现那些不爽的感觉会马上消失。

首先，沿着手三阳经按揉、推捋和拿捏。因为手三阳经的走向是从手到头，循行的路线经过颈肩部，所以循经按揉拿捏可以很好地疏通这些经的经气，放松沿行的肌肉等软组织，消除肌肉的僵硬感。其次，可以点揉穴位：曲池有通经活络的作用；然后是肩井，按压肩井可以很好地缓解颈肩部的肌肉紧张；点揉天宗能够放松整个肩胛部的紧张感和疲劳感。如果方便的话，最好两个人再相互推一下背部，基本上是沿着足太阳膀胱经的循行路线由一侧从上往下推，然后从对侧从下向上按摩，力量可以由轻到重。注意从上往下推时力量可以加重，从下往上按摩时力量一般不需太大。这样反复操作5分钟左右，就能感觉到整个背部有一种温热感直透到皮下，肌肉紧张造成的酸痛感觉很快就消失了。

但是，还有一点我们要牢记，就是在进行了经络按摩后，一定要努力使自己一天中都能保持挺胸的姿势，以保持肩部的通畅感。在工作的间隙要站起来活动活动，这样既可以缓解颈肩的压力，又可使腹部的气流通畅，对预防胃肠疾病是很有好处的。

懒人伸腰式，赶走肌肉痛

刀不用容易生锈，肌肉不活动，也容易出问题。身体总保持一种姿势，血液循环就会不通畅，气血不通畅了，身体的不适感也就跟着出现了。

王伯伯是个老中医，在他们小区特别有威望。当然，这全得益于他的热心肠。王伯伯居住的小区里，多半都是退休的老头老太太，茶余饭后，总是爱到王伯伯的小诊所里聊聊家常，或者问问关于养生方面的问题。

有一天，小诊所里来了几位居委会的大妈。说是来向王伯伯请教的。陈大妈说："我们这工作一坐就是一整天，老坐着反倒比站着还累，越坐越没精神，一下班就腰酸背疼的。有没有什么招式能让我们不挪地就可以练，还能松松筋骨、缓解疲劳的？"

王伯伯听了一想也是，像居委会的大妈这样长期坐办公室的人，大多数人有职业病，比如颈椎病、肩周炎、腰肌劳损什么的，就是因为他们长期保持一个姿势，经络得不到伸展，气血得不到流通。

于是，王伯伯教给了她们一招"懒人伸腰式"。从这以后，居委会再也没有谁的肩背不舒服过，而且工作效率也提高了。

这个体式是怎么做的呢？其实很简单。每当你感到疲劳了，就把椅子向后挪挪，双腿向前伸直，脚尖向着身体的方向回勾，脚跟蹬地。同时双手十指交叉相扣，手心向天空方向翻转，手臂伸直，尽量充分地向上伸展，找脊椎被拉开的感觉。保持这个姿势呼吸5～10次就可以了。

这个方法虽然简单，但效果绝对不简单。你把腿伸直，脚尖向回钩就可以拉伸到膀胱经，从而加速膀胱经排毒。膀胱经贯穿腰背和腿部，像平时因为久坐而感觉背部沉重、腰部酸痛、小腿酸累等，都与这条经络气血不通有关。把腿伸直，脚尖向回钩就能激发到膀胱经，缓解腰背和腿部的酸累。

双手向上伸展能刺激到体侧的肝胆经。胆经就像一架电梯，能把所有脏腑的阳气提升起来。您一伸展双手，就像按下了胆经这架电梯的"开关"，阳气就送上来了，人自然就会精神饱满、活力十足。

特制茶，让你享受轻松一刻

长期通宵达旦地工作，会使体内产生许多毒素，而且有些毒素会随着血液进入大脑，能迅速引起中枢系统产生“中毒”症状。疲劳，是一种信号，它提醒你，你的身体已经处于危险的边缘，疾病正在靠近你。如果这时你还在拼命地工作，不仅降低工作效率，还会诱发疾病。所以，出现疲劳感就应该进行调整和休息，做到劳逸结合，张弛有度。

中医认为疲劳与肺脾气虚、肾精亏虚的关系最为密切，所以可选用以下补益肺脾、补肾益精的养生方子，进行自我调理，我们也可以称之为“特制茶”。

1.花生豆奶

材料：黄豆40克，花生仁20克，白糖10克。

做法：将黄豆、花生仁淘洗干净，然后用冷水浸泡4～5小时，放入家用豆浆机中，加清水1200毫升磨碎，滤渣取汁。将滤液放入锅中煮沸，加入白糖即成。

用法：早晚分服，当日饮完。

功效：补肺益脾，强壮体魄。适用于疲劳乏力等处于亚健康状态的人，对缓解躯体性疲劳效果显著。

2.牛骨髓油茶

材料：面粉1000克，牛骨髓300克，牛肉干150克，生姜末20克，丁香、大茴香、花椒各4克，味精5克，精盐25克，芝麻、核桃仁、芝麻酱各100克。

做法：将面粉放入锅内，用微火炒至面粉呈微黄色时倒在案板上，晾凉后研成细粉。将芝麻、核桃仁、牛肉干切碎。花椒、大茴香、丁香用锅焙焦，碾成末后备用。将牛骨髓放入锅内烧热，兑入炒好的面粉、芝麻、核桃仁、牛肉干、生姜末、丁香、大茴香、花椒面、精盐、味精，炒匀即成茶粉。

用法：代茶，频频饮服。

功效：补肾益精，健脑益智。适用于亚健康人群，对缓解脑力性疲劳效果显著。

除了用妙方来缓解疲劳外，我们在安排一日三餐时，还要保证品种多样和各品种之间的比例均衡，偏废不得。平时少吃油腻及不易消化的食品，要多食新鲜蔬菜和水果，如绿豆芽、菠菜、油菜、橘子、苹果等，及时补充维生素、无机盐及微量元素。

抽筋

缓解腿抽筋，点压承山穴

生活中，不少人经常会突然出现小腿抽筋现象。抽筋的学名叫肌肉痉挛，是一种肌肉自发的强直性收缩，多发生在小腿和脚趾的肌肉。大家可别小看小腿抽筋，厉害时，还真是让人动弹不得，尤其是半夜抽筋。最让人无法忍受，抽筋严重的人常常会痛醒，好长时间不能止痛，且影响睡眠。

王大爷是个足球迷，一把年纪了，还参加了一个球迷协会。只要一得空，他肯定会召集一帮人踢上一会儿球。他自己也说老胳膊老腿了，跑不动了。可说归说，哪次活动他都不会落下，一跑到球场上，立马就精神起来。也可能是运动量大的原因吧，最近王大爷说他一到半夜小腿就抽筋，疼得他直冒虚汗，还动弹不得。王大爷的苦恼让同是球迷协会会员的李大爷知道了。李大爷是个老中医，也是个热心肠，他教给王大爷一个小妙招。之后没多久，王大爷逢人便夸李大爷，说他是个老神仙。

其实，李大爷不过是让王大爷没事常按按"承山穴"。人站着时，小腿肚子会感到紧张。而承山穴所处位置，正是筋、骨、肉的一个扭结，是最直接受力点。我们平时要承受很多压力，这些压力"压"久了会产生疲劳感。承山穴是一个可帮助我们缓解疲劳的穴位。

承山穴位于人体小腿后面，腓肠肌两肌腹之间的凹陷顶端，左右小腿各一穴。"承"指承接，"山"指山路，其所处位置形如山谷，因而得名。承山穴属于足太阳膀胱经，有疏通经络、散热通积的功效。这个穴位找起来也比较方便，顺着小腿后面往下推，肌肉变薄处或者感觉到一个尖儿的地方就是。在进行点按时小腿会感到酸、胀或者疼，但点完之后效果很好。

具体操作方法如下：当发生小腿抽筋时，患者首先选好椅子取轻松的坐姿，自己或请他人帮忙，以大拇指稍用力点按患腿的承山穴，用力要大，力达肌肤深层，接着按顺、逆时针方向旋转揉按各60圈；然后，大拇指在承山穴的直线上下擦动数下，令局部皮肤有热感；最后，以手掌（虚掌）拍打小腿部位，使小腿部位的肌肉松弛。几分钟甚至几秒钟后，小腿转筋症状即可消失。

治抽筋，偏方里面有妙招

一阵猛赶路之后，接着爬坡度大而有石阶的山路，常会有抽筋的现象。初学攀岩的人，也容易紧张而致抽筋，游泳时也易有抽筋现象。

抽筋的原因，传统观点认为是神经受到刺激，而导致肌肉痉挛。而英国一位名叫艾伦的医生提出，抽筋是由于机体代谢产物聚积在肌肉组织内，妨碍了肌肉的正常收缩所致。他通过研究发现了肌肉痉挛的新机理，同时，提出了钠离子和葡萄糖可以中和肌肉中的代谢产物。这是有道理的，因为运动员在激烈运动时，要出大量的汗，随之会损失大量的钠离子，影响体内电解质的平衡。另一方面，体内的"糖能"迅速而大量地消耗，从而导致抽筋。根据这种推论，预防抽筋，就有了新的更有效的办法。运动员在剧烈运动前，喝点盐水和葡萄糖水，不但能防止抽筋，而且能适时补充体内的"糖能"，并能促进运动成绩的提高，可说是一举两得。这种预防方法简易可行，最适合参加游泳、举重、足球运动的人及重体力劳动者采用。

除了事前应做热身活动以预防外，遇到抽筋时，也可以通过指压法得到缓解：

（1）局部产生轻微的不适，略带僵直痛，便是抽筋的前兆，此时可将手掌微握，适当的敲击患处，使该部位肌肉放松，然后以手指按摩、清揉，促进其血液循环，加强新陈代谢，抽筋也就不治而愈了。

（2）如果情形严重，形成局部痉挛或僵直抽痛时，千万不要强拉，或弯曲其患处，应速以大拇指，慢慢加力，按其压痛点，及压痛点附近的肌肉；接着槌打患部，施行按摩，将其垫高数分钟，抽筋便可得到缓解。

抽筋给大家带来的不便是相当大的，针对这一症状，我们收集了一些预防和缓解抽筋的小妙招，希望能给大家带来更多方便。

（1）腿足部保温法：以热驱寒。在夜间睡觉时，用一热水袋盛上热水，置于足部，使其整夜受热。久之，自然可治好腿抽筋病。

（2）食用鲭鱼罐头：2天吃1个，连吃两个星期可痊愈。

芍药甘草汤，不让小腿再转筋

下面为大家介绍一款芍药甘草汤，对缓解抽筋有良效。腿抽筋是筋脉痉挛，脾主人一身肌肉，肝主筋脉，肌肉和筋脉有了问题，就要找准主因，调和肝脾。芍药性酸，酸味入肝，甘草性甘，甘味入脾，因而这味芍药甘草汤被誉为止痛的良药，并且一点都不苦口。

现代药理学研究也发现，芍药对中枢性疼痛，对中枢及脊髓性反射弧兴奋均有抑制作用；甘草有镇静和对神经末梢的抑制作用，二者合用，则对中枢性及末梢性的肌肉痉挛、疼痛均有治疗作用；芍药甙有镇静、解痉和抗炎作用；甘草成分FM100有镇痛、解痉、抗惊厥及抑制胃液分泌的作用，两者合用有明显协同作用。这也为芍药甘草用于多种痛证的治疗提供了依据。

而且芍药甘草汤非常方便配制，芍药和甘草这两味药在一般的中药店都能买到，取白芍20克，甘草10克，或用开水冲泡，或用温火煮，可当茶水饮用。注意，药方中所提到的芍药、甘草一定要是生白芍、生甘草，不要炙过的，炙过的药性就变了。

这里有个案例，说的就是这个偏方。一位姓杜的先生，今年53岁，他的左边小腿经常抽筋，抽筋的时间大多是在夜晚发作，发作时腿肚聚起一包，腿不能伸直，而且在腿抽筋的同时他的大脚趾也向足心抽筋，让他疼痛难忍，严重时甚至会疼得直冒汗。后来杜先生去看中医，向医生说明病状后，医生诊断为肝血不足，血不养筋，筋脉细急所致。后来医生为他推荐了芍药甘草汤，杜先生服了四剂后，再也没有犯过抽筋的毛病。

其实，只要我们平时多加注意，抽筋的现象是完全可以避免的。想要避免抽筋，就要了解抽筋的病因，引起腿脚抽筋的常见原因大体有以下几种：

（1）睡眠姿势不好，如长时间仰卧，使被子压在脚面，或长时间俯卧，使脚面抵在床铺上，迫使小腿某些肌肉长时间处于绝对放松状态，引起肌肉“被动挛缩”。

（2）疲劳、睡眠、休息不足或休息过多导致局部酸性代谢产物堆积，均可引起肌肉痉挛。如走路或运动时间过长，使下肢过度疲劳或休息睡眠不足，都可使乳酸堆积；睡眠休息过多过长，血液循环减慢，使二氧化碳堆积等。

（3）外界环境的寒冷刺激，如冬季夜里室温较低，睡眠时盖的被子过薄或腿脚露到被外。

静脉曲张

静脉曲张，用三藤饮预防

静脉曲张俗称“炸筋腿”，是静脉系统最常见的疾病，形成的主要原因是由于先天性血管壁膜比较薄弱或长时间维持相同姿势很少改变，血液蓄积下肢，在日积月累的情况下破坏静脉瓣膜而产生静脉压过高，是血管突出皮肤表面的症状。静脉曲张多发生在下肢，其他如阴囊精索、腹腔静脉、胃部食道静脉等也会发生静脉曲张。

张杰今年34岁，从事教育工作已10年。近一两年他常感到下肢沉重，容易疲倦，有时下肢隐隐作痛，他认为可能是劳累的关系，也没在意。谁知从3个月前开始，他发现双侧小腿皮肤上出现一些隐隐约约的青筋，而且站立时间稍长腿上青筋就越来越明显，下课回家还感到双腿肿胀不适，有时还伴有瘙痒感，他不知道自己得了什么怪病。

其实张杰得的不是什么怪病，而是临床上常见的静脉曲张，是一种血管性疾病。尤以中年男性发病率高，特别是教师、售货员、外科医生、交通警察等经常从事长时间站立工作的人，有家族史的人也容易发病，而且身材越高的人，发病率越高。本病主要表现为下肢小腿的静脉明显扩张，隆起、弯曲，似蚯蚓状，静脉显得很粗而凸出，在站立时更明显。患者常感到下肢沉重、紧张、发胀、麻木、容易疲倦、小腿隐痛，踝部和足背往往有水肿出现。

而避免静脉曲张的手段重在预防，中医讲究治未病，也就是没病防病，那么，预防静脉曲张有什么好方法呢？在这里给大家推荐一种中药方——三藤饮。三藤饮的三藤是指鸡血藤、海风藤和络石藤，这三种草药均有养血活血、舒筋活络等功效，对静脉曲张有较好的疗效。

具体说来，要先取鸡血藤、海风藤、络石藤各15克。然后将鸡血藤、海风藤、络石藤用温水洗净，沸水冲泡，盖盖儿焖15分钟，代茶饮。

除了药物预防以外，我们平时的饮食搭配也相当重要。研究表明，食物中缺乏纤维素、长期患有便秘，是诱发该病的重要因素之一。所以，适当多吃蔬菜、水果等高纤维素食品，有利于减少本病发生。许多药食两用品如山楂、芹菜、韭菜、辣椒、葱、黑木耳、黄鳝、蛇肉、当归等，有活血化淤、促进血液循环和舒筋活络等功效，有助于防治静脉曲张。

对付静脉曲张，就用伸筋草炖肉

孕妇静脉曲张是很常见的一种类型，许多孕妇是第一次患上静脉曲张，或发现她们以前的静脉曲张在怀孕后加重了。这是因为随着孕妇子宫的增大，会压迫到她身体右侧的大静脉（下腔静脉），从而增加了对腿部静脉的压力。因为静脉是把血液从四肢输送回心脏的血管，所以腿部静脉的血液在回流过程中，还必须对抗地心引力。

女人怀孕后，由于体内血量的增加，静脉承受的负担也将增大。再加上体内黄体酮（也叫“黄体酮”）水平的增高，其血管壁也会变得松弛。

李梅怀孕之前的皮肤很好，光滑紧致，而且很有弹性。但是就在怀孕三个月后，她发现自己的小腿上隐约地露出青筋，而且这种情况越来越严重，到了后来，竟然还有筋脉隆起的症状。这下可把一向爱美的李梅吓坏了，心里不安的她去医院向医生求救，医生察看了她的症状之后告诉她这是妊娠期出现的静脉曲张。让李梅感到安慰的是医生告诉她在生下宝宝后，静脉曲张会有所好转，特别是如果孕前没有得过静脉曲张的话，恢复的会更快。

其实像李梅这种状况很常见，但是一旦有这种病状出现，患者心里多多少少还是会有负担的，如果既能接受治疗，又不影响胎儿健康，这无疑是孕妇的一大福音。这里我们就给大家推荐一种食疗的方子，效果很好，重点是对大人孩子都没有不良影响。

这个偏方叫做：伸筋草炖肉。

材料：取伸筋草50克，瘦猪肉500克，当归12克，盐、葱、姜等调味品各适量。

做法：将伸筋草洗净，用纱布包好，与瘦猪肉、当归一起，放锅内与调味品共煮，吃肉喝汤。

功效：伸筋草养血活血、舒筋活络；当归补五脏、益中气、补血养血；猪肉补肾养血、滋阴润燥。伸筋草别名牛尾菜、龙须草、牛尾节，用于风寒湿痹，筋脉拘挛疼痛，肢软麻木关节酸痛，屈伸不利。本品辛散、苦燥、温通，能祛风湿，入肝尤善通经络。

此外，再给怀孕妈妈们推荐几个小妙招，帮助你击退静脉曲张。

（1）不要提重物。重物会加重身体对下肢的压力，不利于症状的缓解。

（2）不要穿紧身的衣服。腰带、鞋子都不可过紧，而且最好穿低跟鞋。

（3）不要长时间站或坐，否则，对静脉曲张症状的缓解，也是很不利的。尤其是在孕中期和孕晚期，要减轻工作量并且避免长期一个姿势站立或仰卧。坐时两腿避免交叠，以免阻碍静脉的回流。

（4）远离酒精。饮用含有酒精的饮料和酒水，会加剧静脉曲张的程度。

（5）最好采用左侧卧位。在休息和睡觉的时候，采用左侧卧位有利于下腔静脉的血液循环，减轻静脉曲张的症状。

（6）避免高温。高温易使血管扩张，加重病情。

（7）控制体重。如果超重，会增加身体的负担，使静脉曲张更加严重。

（8）睡觉时，可用毛巾或被子垫在脚下面。这样可以方便血液回流，减少腿部压力。

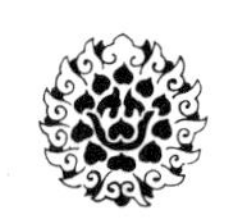

抑郁症

治疗抑郁症，先要疏肝理气

抑郁症是神经症的一种，是一种心境障碍。抑郁症临床症状表现十分复杂，常与焦虑、失眠共存，病情轻重不一，分类繁多。抑郁症患者由于情绪低落、悲观厌世，严重时很容易产生自杀念头。并且，由于患者思维逻辑基本正常，实施自杀的成功率也较高。自杀是抑郁症最危险的症状之一。据研究，抑郁症患者的自杀率比一般人群高20倍。

有专家通过对100例抑郁症患者中医证候的临床流行病学调查研究，结果显示抑郁症患者最常见的症状分别是精神抑郁、神疲、烦躁、面色异常、睡眠质量差等，患者以肝气郁结和肝郁脾虚型最为多见。

由此可见，治疗抑郁症的关键在于疏肝理气。下面我们就来介绍一个老偏方：

组成：柴胡10克，黄芩10克，当归10克，生麦芽60克，甘草10克，白芍30克，蜈蚣2条，荔枝核10克。

用法：将以上药材用水浸泡半小时后，用大火煮开，然后把火拧小之后再煮20分钟，由此得到的药汁可以先放在一边备用。然后，再依照类似方法重新制作一次。和之前备用部分合二为一。可以依照自身病情的需要酌情均分为2份或者3份。每次服用一份，每日服用一次。

功效：柴胡主治寒热往来、疟疾，肝郁气滞，胸肋胀痛；黄芩对暑温胸闷呕吐、肺热咳嗽、血热妄行、高热烦渴、湿热下痢等有良好功效；生麦芽主治健脾和胃，疏肝行气，用于脾虚食少，乳汁郁积；白芍可养血柔肝，缓中止痛，敛阴收汗，主治胸腹胁肋疼痛，泻痢腹痛，自汗盗汗，阴虚发热。本方具有疏肝解郁的功效，常用于治疗胸闷，心烦意乱，性欲低下，血中泌乳素升高。

另外，教大家几个预防抑郁症的小方法：

（1）做到“三个不”：对今天不生气，对昨天不后悔，对明天不担心。遇到困难时不要生气，不要急，保持心理平衡。对过去做错的事不要老是后悔，吸取教训不重犯就可以了。不担心明天的事，不杞人忧天。

（2）要睡好觉。长期失眠可能会导致抑郁症，如有失眠的困扰，要设法解决。

（3）多到户外活动。研究报告指出，适度的户外运动是对抗抑郁症最有效和天然的药物。从事室内工作的人，平时每天要有两小时在室外活动，双休日最好安排两个下午到户外活动。

（4）适当作些保护，避免受刺激，受干扰，如令你伤感的地方不要去，对会惹你生气的人敬而远之，以避免生气；对于不可抗拒的刺激，要提高承受能力。

抑郁症别灰心，人参鱼油可治愈

抑郁症在生理上一般表现为头疼、失眠等症状。目前由于生活节奏较快，抑郁症患者人数有增多之势，但出于各种顾虑，国内许多抑郁症患者不愿意承认自己患有此病。抑郁症可以比喻成“精神上的感冒”，人的一生很有可能得好几次这样的“精神上的感冒”，只要及时用饮食调理，多数患者会减轻或康复。

下面介绍一个简单的小偏方——喝人参茶。人参的种类很多，如高丽参、野山参、西洋参、红参等，具体选哪一种不太重要，只要每次将人参切片，取3克左右泡热水饮用即可，每日服用2～3次。

人参治疗心情烦躁、抑郁等精神症状的功能，在古医书里早就有记载，如《神农本草经》里就记载：“人参能主补五脏，安精神，定魂魄，止惊悸”。只是人参补益五脏的功能太过有名，光芒过于耀眼，掩盖了其他功效，让一般人完全忽略了人参还可以“安精神，定魂魄，止惊悸”。

现代医学研究证实了人参治疗抑郁的功效，并且明确起效的成分是人参所含有的人参皂苷，其治疗抑郁症的原理与抗抑郁药里的三环类抗抑郁药相似，能够降低大脑里引起抑郁感觉的神经物质含量，从而达到治疗效果。虽然用人参来治疗抑郁症的效果要比真正的抗抑郁药差一些，但常吃抗抑郁药总会有这样或那样的副作用，常喝人参茶，就安全得多了。而且现代研究还发现，人参皂苷对脑神经细胞有兴奋作用，对脑缺氧损伤的神经细胞有保护作用，还能促进神经细胞之间的传递，增强学习和记忆能力。有些人吃红参、野山参可能会流鼻血，如果出现这种情况，换服西洋参就可以了。

其实防治抑郁症有很多方法，吃深海鱼油、吃鱼也可以防抑郁。保健药品里的鱼油是从鱼中提炼出来的，老年人坚持服用这种保健品，能降低心脑血管疾病的发生率，延年益寿。调查研究还发现，鱼油对抑郁症有不错的疗效，常吃鱼的人抑郁症发病率也明显低于没有吃鱼习惯的人群。每周只要吃鱼类食物或鱼油胶囊两次以上，就能减轻抑郁状态。

治抑郁，找准穴位反射区

抑郁是一种很普遍的情绪，长期笼罩在抑郁的阴影下无法自拔，就会严重影响到生活质量。下面为大家介绍两个穴位疗法。

1.按摩膻中穴

膻中穴是人体保健的要穴，具有宽胸理气、活血通络、清肺止喘、舒畅心胸等功能。《黄帝内经》认为“气会膻中”，也就是说膻中可调节人体全身的气机。此外，膻中是任脉、足太阴脾经、足少阴肾经、手太阳小肠经、手少阳三焦经的交会穴，也是宗气聚会之处，有阻挡邪气、宣发正气的功效。如果膻中穴不通畅，人就会郁闷，这对身体是不利的。

常按膻中穴有很好的保健作用。心脏不适时，可有呼吸困难、心跳加快、头晕目眩等症状发生，此时按按膻中，可以提高心脏的工作能力，使症状缓解；工作、生活压力大，难免烦躁生闷气，按按膻中可使气机顺畅，烦恼减轻。

2.按压太阳穴

太阳穴是中医里有名的“经外奇穴”，也是最早被各家武术拳谱列为要害部位的“死穴”之一。《少林拳》中记载，太阳穴一经点中，“轻则昏厥，重则殒命”。现代医学证明，打击太阳穴，可使人致死，或造成脑震荡，使人意识丧失。但是经常用适当的力量按压太阳穴却是很好的保健方法。《达摩秘方》中将按揉太阳穴列为“回春法”，认为常用此法可保持大脑青春常在，使人返老还童。当人们长时间用脑后，太阳穴往往会出现重压或胀痛的感觉，这就是大脑疲劳的信号。这时施以按摩，效果会非常显著。

当人们患感冒或头痛的时候，用手摸太阳穴的位置，会明显地感觉到血管的跳动，这就说明在这个穴位下边有静脉血管通过。因此，用指按压这个穴位，可对脑部血液循环产生影响。不光是烦恼，对于头痛、头晕、用脑过度造成的神经性疲劳、三叉神经痛，按压太阳穴都能使症状有所缓解。

按压太阳穴时要两侧一起按，十指分开，两个大拇指顶在穴位上，用指腹、关节均可，顶住之后逐渐加力，以局部有酸胀感为佳。产生这种感觉后，就要减轻力量，或者轻轻揉动，过一会儿再逐渐加力。如此反复，每10次左右可休息一会儿，然后从头做起。

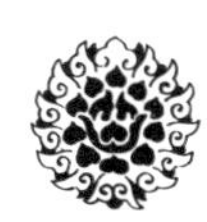

晕车晕船

吃点萝卜泥，预防晕车没问题

晕车对小孩来说，是很痛苦的一件事。小孩子表达能力还不强，身体难受也表达不太明白。一坐车又是晕又是吐的，心情不好也是在所难免的。

东东的身体很虚弱，上学搭乘公共汽车时，常常会晕车。每次坐公车到学校后，无精打采的，上课精力也不集中，常常是恍惚走神。

有一次，东东又晕车了，而且晕得很严重。正巧车上有一位老奶奶，她招呼东东说道：“孩子啊，回家给你妈妈说，吃点萝卜泥可以治晕车。”东东把这句话牢牢记住了，并向老奶奶说了谢谢。回家后，东东把老奶奶的话告诉了妈妈。妈妈听完后，又上网搜了一下萝卜泥的制作方法。有了药方之后，妈妈按照方子上写的制作了萝卜泥，给东东吃了几天后，东东再也没有晕过车。

萝卜为十字花科草本植物萝卜的根，肉质肥厚，形状有长、圆之分，颜色有红有白有绿，我国各地普遍栽培，是秋冬常见蔬菜之一。中医认为，萝卜味甘、辛辣，性凉，有下气消食、润肺止咳痰、生津的作用。民间有“秋天收萝卜，大夫袖了手”的谚语，这话虽然有些夸张，但也确实说明萝卜的药用价值颇大。长期以来，人们对萝卜的治病作用都较为重视。

萝卜含有维生素、磷、铁、硫等营养成分，可以生食，也能熟食，还可以制成腌菜、泡菜等，萝卜内含消化酶，还可以促进消化液的分泌，帮助消化，调节胃液的均衡，因此，对于胃肠衰弱所引起的晕车，特别有效。

脾胃虚寒、易出现腹泻等症的患者应少吃。萝卜有解人参、鹿茸等滋补药品的作用，故服用人参及滋补药品期间忌食。晕车呕吐可以将萝卜做成萝卜泥，或任何一种食用方式都可以，生吃效果更佳。由于萝卜在加热过程中消化酶类会破坏，因此要完整摄取萝卜的营养，最好的办法就是把它制成生萝卜泥。

制作方法是先准备好1个萝卜和50克蜂蜜。然后将萝卜洗净切丝捣烂成泥，拌入蜂蜜，分2次吃完。萝卜泥能够健脾、和中、养胃，止恶心呕吐。

下面再为大家介绍几种既方便携带，又见功效的治晕车、晕船的小妙招：

（1）橘皮：乘车前1小时左右，将新鲜橘皮表面朝外，向内对折，然后对准两鼻孔用两手指挤压，皮中便会喷射出带芳香味的油雾。可吸入10余次，乘车途中也照此法随时吸闻。

（2）风油精：乘车途中，将风油精搽于太阳穴或风池穴。亦可滴两滴风油精于肚脐眼处，并用伤湿止痛膏敷盖。

尽量坐在颠簸幅度最小的地方。乘坐轮船和汽车时最好坐在其中部，而飞机两翼之间的座位最为平稳；最佳姿势是全卧或半卧，头部要躺得舒适；不要看窗外快速移动的物体，如海浪等；不要看书，也不要吸烟，更不要饮酒；注意不能吃得太多。如果行程不太长，最好不吃不喝。若是长途旅行，进餐应少量多次，尽量选择容易消化的食物。

含口食醋，让你坐车不再晕

在乘车时，经受振动、摇晃的刺激，人体内耳迷路不能很好地适应和调节机体的平衡，使交感神经兴奋性增强导致的神经功能紊乱，引起眩晕、呕吐等晕车症状即为晕车。

那么，如何缓解或者避免这种状况发生呢？我们接下来要说的这个小偏方很简单，含口食醋就能治晕车。

食醋为米、麦、高粱或酒等酿成的含有醋酸的液体。烹调时，在某些菜中适加酸醋，既可使其味道更加鲜美，香脆可口，使人食欲大增，用之烧煮鱼虾，还可避腥解毒，又可使菜中的维生素C受到保护。

醋中含有丰富的氨基酸，其中含有人体不能自身合成，必须由食物供给的8种必需氨基酸。醋中的糖类物质也很多，如葡萄糖、果糖、麦芽糖等。醋中的有机酸含量较多，它主要含有醋酸，其次含有乳酸、丙酮酸、甲酸、苹果酸、柠檬酸等。

醋性温，味苦、酸。具有活血化淤、消食化积、解毒之功效。

日本有学者曾分析醋有四大好处：一是防止和消除疲劳；二是降低血压和血清胆固醇，防止动脉硬化；三是具有杀灭或抑制多种细菌及病毒的作用，更可预防肠道传染病和感冒的发生；四是有助于食物中钙、磷、铁等物质的吸收。

食醋可以消除疲劳，促进睡眠，并能减轻晕车、晕船的不适症状。

食醋对皮肤、头发能起到很好的保护作用。中国古代医学就有用醋入药的记载，认为它有生发、美容、降压、减肥的功效。

宜食者：一般人都可食用，凡胃酸缺乏、慢性萎缩性胃炎、泌尿系统结石、癌症、高血压、动脉硬化、蛔虫病腹痛、肝炎、吃鱼虾过敏等患者，均比较适宜食用一些醋。

忌食者：凡患胃溃疡及胃酸过多者均忌食醋，否则会导致胃病加重。服用磺胺类药、碱性药、抗生素、体表发汗的中药的人不宜食用。

需要注意的是，喝醋可促进胃肠道消化，对萎缩性胃炎、胃癌等胃酸缺乏者，有一定益处，但必须把酸度降低，少量、间隔食用。另外，长期喝醋会腐蚀牙齿使之脱钙，应用水稀释后，用吸管吸，喝后用水漱口。

榨菜治晕车，效果不用怀疑

晕车虽然不是什么大事，但是让人心慌想吐的也着实不是好滋味儿，而且，晕车严重的人还会伴有剧烈的头痛。下面为大家推荐一个民间的小妙方，可以解决你的晕车之苦，

在我们的日常生活中，榨菜色香味俱全，是很常见的下菜佐餐。喝粥配榨菜，是很多老百姓的早餐必备品，还有人旅途中也喜欢带上一两包，既爽口开胃，又可解除旅途劳乏。但是却鲜有人知道榨菜可以治晕车，受其惠者甚至称其为“天然乘晕宁”。

老李平时很少会晕车，可就在小区组织老年人旅游时出了状况。准备出发的这天，一大早老李就开始收拾自己要带的物件了。蚊香、创可贴、降压药，还有榨菜和茶叶。老李有个多年的老毛病，早餐必须有榨菜才行，不然吃什么都没有味道。

十几个老头老太太坐上车，有说有笑的好不开心。谁知车子刚行驶了没多久，老李就觉得心慌恶心起来。脸色也变得煞白。同坐的老人问他怎么回事，他说可能许久没有坐过车了，有点晕车。老刘一听，一拍大腿说道：“唉，要是听女儿的话带着几包榨菜就好了。”老李听了犯迷糊了，就问道：“我晕车和你带榨菜有什么关系呢？”“榨菜治晕车呀，怎么，这个老偏方你不知道啊？”老李听了立刻从包里找出榨菜来，嚼了一些后，晕车的症状还真的减轻了许多。

其实，榨菜在古时候也是入药用的。在《本草纲目》中，李时珍称：“榨菜性温，有宣肺化痰之功效，可以利膈顺气。”这也就是它能开胃并缓解晕车时胃部不适症状的主要原因。古代医书《食疗本草》还有记载，称榨菜可以去头风、下气、明目，利九窍，对头晕有缓解作用。晕车主要是人耳朵前庭功能障碍所致，而榨菜能通利九窍，能和谐内耳不平衡的状态，从源头上阻击晕车。此外，榨菜中含有维生素B_1，对神经有安抚作用。因此，平时经常晕车的人，长途旅行时随身带上点榨菜，就能在观赏车程中美景的同时，收获美好的心情和健康的身体，一举多得。

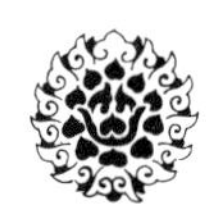

提高免疫力

香菇炖鸡助你提高免疫力

介绍这个偏方之前，先给大家介绍一下中医理论中所提到的“正气”，为什么谈正气呢？因为正气是人身体康健之本，只有正气充沛了，人的抵抗力才会更强。

《内经》认为，疾病能否发生，虽有多方面的原因，但主要是正邪斗争的结果，关键在于人体之气虚与不虚……“正气存内，邪不可干”（《素问遗篇·手法论》），也就是说，在一般情况下，人体正气充沛，抵抗力强，邪气就不易侵犯，人体不会得病。反之，“邪气所凑，其气必虚”（《素问·评热病篇》），正气相对虚弱，不足以抵抗外邪之时，邪气就乘虚而入，侵犯人体而发病。

那么，正气又从何而来呢？《黄帝内经》中说：“真气者，所受于天，与谷气并而充身者也。”正气是由父母之精所化生，由后天水谷精气和自然清气结合而成的阴气与阳气。

父母之精气是先天之本，正气的强弱首先由先天之本所决定。父母身体好，孩子的先天正气就比较充足，身体的抗病能力也会比较强。

正气虽来自父母之精气，但这些先天带来的精气只够维持七天的生命，一个人要想活下去，就要吃东西、呼吸自然之气。因此，人体正气在很大程度上还是要受到后天之本，即水谷精气和自然清气的影响。有的人父母身体不是很好，先天正气没有那么充足，这样的人虽然从小体弱多病，如果他知道自己先天条件不好，注意养生、存正气，也能够健康长寿。

关于如何存正气，方法很多，在后面还会有相关的探讨，这里我们只提几个方面：

1.无论何时都不要“硬熬”

“硬熬”最消耗人体正气。许多人为了工作，即使身体已经很疲劳，还在硬撑。事实上，疲劳是身体需要恢复体力和精力的正常反应，同时也是人体所具有的一种自动控制信号和警告。如果不按警告立即采取措施，就容易损害人体正气，最终积劳成疾，百病缠身。尤其是对于气虚体质的人来说，本身就会经常出现周身乏力、肌肉酸痛、头昏眼花、思维迟钝、精神不振、心悸、心跳、呼吸加快等症状，如果再“硬熬”下去，可能就离“过劳死”不远了。

2.五谷最补正气

在中医理论中，五谷杂粮是最好的补品，它们都是植物的种子。对于植物来说，种子是为一个即将萌发的生命贮备能量，是植物中能量最集中的一部分，也就是植物的精气所在，对人体的正气自然大有补益。那么，应该怎么吃呢？最好是熬粥吃。现在商场里都有专卖五谷杂粮的柜台，到那里多选几种，回来一掺和熬成粥，每天吃一碗，比吃山珍海味更能补正气。

3.气虚的人可以多吃点鸡肉

《本草纲目》中记载了鸡肉的众多疗效，其中提到这样一个方子：“脾胃弱乏，人萎黄瘦。同黄雌鸡肉五两、白面七两，作成馄饨，下五味煮熟，空腹吃。每天一次。”在中医看来，鸡肉可以温中益气、补精填髓、益五脏、补虚损，对于治疗身体虚弱而引起的乏力、头晕等症状，以及由肾精不足所导致的小便频繁、耳聋、精少精冷等症状有一定的功效。不过，值得注意的是，鸡肉中含有丰富的蛋白质，这会加重肾脏的负担，有肾病的人应尽量少吃，尤其是尿毒症患者应该禁食。

这里为大家推荐一款香菇炖鸡。

具体制作方法是：准备肥嫩母鸡1只，水发香菇3朵，料酒50毫升，鸡汤750毫升，丁香5粒。将香菇泡发，洗净撕成小块；将鸡洗净，从背部剖开，再横切3刀，鸡腹向上放入炖钵，铺上香菇，加入调料、鸡汤；钵内放入盛有料酒、丁香的小杯，加盖封严，蒸2小时后取出钵内小杯即成。

功效：增进食欲，滋补强身。

香椿，提升免疫力的香饽饽

民间有句老话，叫作“三月八，吃椿芽儿”。每年农历三月份，正是香椿芽上市的大好季节，无论是超市还是农贸市场，香椿都是很叫卖的一种蔬菜，而且，在民间，香椿可是香饽饽，不仅好吃，而且它的食用价值也非常高。

香椿原产于中国，又名香椿芽。椿芽是椿树在早春枝头上生长出来的带红色的嫩枝芽，因其清香浓郁，故名香椿。《书经》上称香椿为“杶”，《山海经》上称“种”，《唐本草》称“椿”。我国栽培、食用香椿已有几千年的历史。早在汉朝，我们的祖先就食用香椿，从唐代起，它就和荔枝一样成为南北两大贡品，深受皇上及宫廷贵人们的喜爱。在民间，香椿是时令名品，有“树上蔬菜”之称。每年春季谷雨前后，香椿发的嫩芽可做成各种菜肴。它不仅营养丰富，且具有较高的药用价值。香椿叶厚芽嫩，绿叶红边，犹如玛瑙、翡翠，香味浓郁，营养之丰富远高于其他蔬菜。

香椿中含有许多营养成分，所含有的香椿素等挥发性芳香族有机物，可健脾开胃，增加食欲；含有的维生素E和性激素物质，有抗衰老和补阳滋阴的作用，故有“助孕素”的美称。而且，香椿还有治疗疾病的效果，它具有清热利湿、利尿解毒之功效，是辅助治疗肠炎、痢疾、泌尿系统感染的良药。香椿的挥发气味能透过蛔虫的表皮，使蛔虫不能附着在肠壁上而被排出体外，可用治蛔虫病。更重要的一点是香椿含有丰富的维生素C、胡萝卜素等，不但有润滑肌肤的作用，还有增强机体免疫功能，提高人体免疫力的功效。

却是难以说明白，下面就为大家介绍一下几种香椿小吃的保健功效：

（1）煎香椿饼：面粉500克，腌香椿250克，鸡蛋3枚，葱花适量。将香椿切段，面粉调糊，加入鸡蛋、葱花、料酒，和香椿拌匀；平锅放油烧热，舀入一大匙面糊摊薄，煎至两面变黄即成。有健胃理气、滋阴润燥、润肤健美之功，适用于体虚、纳差、头发干黄、四肢倦怠、大便不畅等人食用。

（2）麻油拌香椿：香椿250克，洗净，入沸水焯透，沥水切碎，加入精盐、麻油，拌匀即成。具有清利湿热、宽肠通便之功，可治疗尿黄、便结、咳嗽痰多、脘腹胀满、大便干结等病症。

（3）香椿炒鸡蛋：香椿250克，鸡蛋5枚。将香椿洗净，下沸水稍焯，捞出切碎，鸡蛋磕入碗内搅匀，将油锅烧热，倒入鸡蛋炒成块，放入香椿炒匀，加精盐，炒至蛋熟即成。具滋阴润燥、泽肤健美之功效，可提高人体抗病能力，并治疗虚劳、吐血、目赤肿痛、秃发等。

（4）香椿拌豆腐：豆腐500克，香椿50克。将豆腐切块，放锅中加清水煮沸，沥水，切小丁；将香椿洗净，稍焯，切末，放入碗内，加盐、味精、麻油，拌匀后浇在豆腐上，再拌匀食用。有润肤明目、益气和中、生津润燥之功效，可治疗心烦口渴、胃脘痞满、口舌生疮、目赤等病症。

应提醒注意的是，因鲜香椿中硝酸盐含量较高，在制作食用前应用沸水焯一下后再食用。

体质不好，多吃红螺肉

脾胃不好的人，从外表上就能看出来。比如有的人面色苍白，口唇没有一点光泽；有的人过于消瘦，好像一阵风就能吹倒了；有的人很胖，看似体格庞大，但一点都不结实；还有的人说话有气无力，精神不振，年纪轻轻却未老先衰……此多是由于其脾胃功能受损所致。一般来说，脾胃不好的人体质就会差，体质差，免疫力自然就会下降。

已经退休的刘师傅参加了老年登山俱乐部，隔三差五的和一群老年朋友在近郊爬爬山，钓钓鱼什么的。别看刘师傅一把年纪了，可爬起山来那叫一个快，同行的老人都啧啧称赞他的硬朗身体。要不是刘师傅主动说，谁也想不到年轻时的他竟然是个羸弱书生，当知青那会儿，他扛袋米走不了几步就得歇息半天。好在乡亲们淳朴善良，时常能得到他们的一些照应。刘师傅说那时房东大娘总会用红螺、豌豆和竹荪作为佐餐让他补身子，小半年下来，刘师傅不但身体越发的强壮起来，就算得个小灾小病的，挺一挺就能过去。

一说到这些，刘师傅到现在都感激那位房东大娘。而当时的那个小偏方刘师傅一直牢牢地记在了心里，他不仅推荐给亲朋好友，就是不熟悉的人，他也乐于讲上一讲。具体方法如下：

材料：红螺肉100克，豌豆苗50克，竹荪10克，料酒、精盐、味精、葱段适量。

做法：将红螺肉去杂、洗净后，切成片，放入沸水锅内焯透捞出。竹荪用清水泡软，洗去泥沙杂质，切去两头，再用清水漂洗至白色时捞出，切成小段。豌豆苗去杂洗净待用。锅内放入清水及竹荪、料酒、精盐、螺片，烧煮开后放入豆苗、葱段，再煮一会，加入味精，起锅装碗即成。如果条件允许，常佐餐食用，可治脾胃虚弱及身体羸弱。

红螺肉含有丰富的蛋白质、无机盐以及多种维生素。它性味甘凉，具有清热明目，强胃健脾等作用。而竹荪营养丰富，香味浓郁，滋味鲜美，自古就列为“草八珍”之一，被人们称为“山珍之花”“真菌之花”“菌中皇后”。竹荪具有滋补强壮、益气补脑、宁神健体的功效，可补气养阴，润肺止咳，清热利湿。它能够保护肝脏，对高血压、神经衰弱、肠胃疾病等具有保健作用。两者搭配，不仅味鲜靓，而且营养价值也非常高。此汤含有较高的蛋白质、碳水化合物，以及人体所必需的多种氨基酸。身体羸弱的人常食用红螺肉可增强体质。如果配以竹荪，不仅味道鲜美，而且营养丰富，补益价值很高。以红螺肉、豌豆苗、竹荪配方制成佐餐汤食用，具有养肝明目、滋肾补中的功效，还可治疗脾胃虚弱、神经衰弱。

除此之外，日常生活中，大家也要注意对肠胃的保养，大家可以从以下几个方面入手：

（1）保暖护养：秋凉之后，昼夜温差变化大，要特别注意胃部的保暖，适时增添衣服，夜晚睡觉盖好被褥，以防腹部着凉而引发胃痛或加重旧病。

（2）饮食调养：饮食应以温、软、淡、素、鲜为宜，做到定时定量，少食多餐，使胃中经常有食物和胃酸进行中和，从而防止侵蚀胃黏膜和溃疡面而加重病情。

（3）忌嘴保养：要注意忌嘴，不吃过冷、过烫、过硬、过辣、过黏的食物，更忌暴饮暴食，戒烟禁酒。另外，服药时应注意服用方法，最好饭后服用，以防刺激胃黏膜而导致病情恶化。

（4）平心静养：要讲究心理卫生，保持精神愉快和情绪稳定，避免紧张、焦虑、恼怒等不良情绪的刺激。同时，注意劳逸结合，防止过度疲劳而殃及胃病的康复。

（5）运动健养：肠胃病人要结合自己的体征，加强适度的运动锻炼，提高机体抗病能力，减少疾病的复发，促进身心健康。

（6）吃饭要注意：定时定量，进餐要细嚼慢咽，且心情要放松，饭后略作休息再开始工作。少量多餐可以避免胃涨或胃酸过多，胃酸过多可能会逆留至食道，刺激食道黏膜。

白茯苓，全面提升你的免疫力

“人过四十，阴气减半”，如果人的肝木之气得不到足够的阴精制约，就会渐渐偏离常道在体内妄行，导致头晕、手足摇动等肝风太过的症状出现。而茯苓色白，应坎水之精，所以，茯苓对于中老年人绝对是延年益寿的良药。

白茯苓，是一种常见的中药。为药材茯苓块切去赤茯苓后的白色部分，通常为中药饮片。现代医学研究：茯苓能增强机体免疫功能，茯苓多糖有明显的抗肿瘤及保肝脏作用。茯苓的功效十分多：健脾、安神、镇静、利尿，可以说是能全方位地增强人体的免疫能力，被誉为中药“四君八珍”之一。

茯苓生长在哪里呢？一般的大树枯死或被砍伐后，往往会从枯死的躯干或残留的根上生出新的小枝叶来，中医认为，这是大树未绝的精气要向外生发。如果大树枯死后，上面不长小的枝叶，就意味着附近的土壤下有茯苓，是茯苓吸取了大树的精气，使它没有能力再生发小的枝叶。

茯苓生长在土壤中，而且是在大树根部附近，它的生长位置告诉我们，它能收敛巽木之气，让其趋向收藏。

白茯苓有多种食用方法，最简单的是把茯苓切成块之后煮着吃，另外，可以把茯苓打成粉，在粥快好的时候放进去，这样人体就更容易吸收了。

对于中老年人，茯苓具有补益的功效，但对于正处在生长发育期的儿童与青少年就不太适合了。因为孩子处在发育阶段，生机盎然，正好与肝木的生发之气相抗衡。给未成年人吃茯苓，就等于在扼杀他们的生发之机，给健康带来不利的影响。未成年人只有在生病等非常特殊的情况下，经过医生的准确辨证后才能服用茯苓。作为家长，千万不要在懵懵懂懂中自作主张煎煮茯苓给孩子吃。

裸睡进行时，增强人体免疫力

对大多数人而言，也许穿衣而睡是一种习惯，然而脱衣而眠却是一种意想不到的享受。裸睡是无需任何费用的绿色养生保健方法，科学的裸睡不仅能够提高睡眠质量，还具有令人惊喜的奇特养生功效。

（1）让肌肤呼吸裸睡有种无拘无束的自由快感，有利于增强皮腺和汗腺的分泌，有利于皮肤的排泄和再生。有利于神经的调节，有利于增强适应和免疫能力。

（2）调节神经。人在裸睡时，身体外部自由畅通，对神经系统也自然起到调节作用。这不光是有利于增强人体的适应和免疫能力，同时也有利于消除疲劳，放松肢体。

（3）缓解紧张。裸睡对治疗紧张性疾病的疗效极高，特别是腹部内脏神经系统方面的紧张状态容易得到消除，还能促进血液循环，使慢性便秘、慢性腹泻以及腰痛、头痛等疾病得到较大程度的改善。同时，裸睡对失眠的人也会有一定的安抚作用。

（4）减少疾病。裸睡不但使人轻松、舒适，就连妇科病，如常见的妇女腰痛和生理性月经痛也可以得到缓解。

（5）放松心情。裸睡对治疗紧张性疾病的疗效颇高，尤其是神经系统方面的紧张状态容易得以消除，缓解紧张情绪，使心情轻松愉快。裸睡对失眠、头痛、腹泻等疾病均有所帮助。

当然，我们这里所讲到的裸睡不只是不穿衣服这么简单，在裸睡时，还应当有适当的措施和应该注意的地方。因为裸睡并不是对任何人都适宜或有效，对于那些由于神经病变引起的失眠，裸睡则没有价值，只有正确及时地治疗原发病因才能对改善睡眠有所帮助。所以，请大家记住下面有关裸睡的四大注意事项：

首先，裸睡并不是说简单地脱掉内衣上床睡觉就可以了，同时还要注意睡眠的环境，在居所太小、家人合住或集体生活时是不合适采用的，因为紧张会导致相反的效果。最好是有一个相对隐秘、独立的环境。

其次，居住环境要空气流通、温度适宜、安静舒适，这样可以从思想上放松心情，构筑一个良好的睡眠前提。

再次，一定要注意保暖，调节卧室的温度和湿度，避免受凉和出汗。

最后，床具的软硬度要适中，床褥要干净、蓬松，经常清洗并接受阳光暴晒。

在这里需要强调的是，对于裸睡的作用要有一个正确的认识，它只是我们所采用的健康睡眠的方式之一，并非所有人都应该采用。此外，裸睡时皮肤直接暴露在环境中，灰尘和虫螨会引起皮肤过敏和哮喘的发生，对于有特异性体质的人应该特别小心。

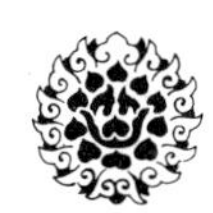

家居消毒

苍术加艾叶，家居消毒保健康

身体一向很好的张女士极少生病，可自从她搬进新房后，身体就开始不舒服，经常感冒、咽喉痛、吐黄痰，半年内去医院看了三次病。医生诊断为上呼吸道感染，每次给她开药治疗，很快都能起效，但总是会复发，这一点就连医生也很费解。

后来医生询问了张女士的生活近况有什么变化。这才了解到她是住进新屋后才出现这些症状的，于是医生怀疑是装修后留下的化学物质所致。但张女士又说新屋装修完后，专门空置半年，等气味都散光了才入住的。

后来，医生又了解到张女士买的房子方位不太好，整天都难见到阳光，通风也不理想。医生说没有阳光、通风不好，屋里容易滋生细菌，住在里面的人难免会经常生病。

张女士听完觉得很有道理，就向医生请教有什么可行的办法。医生向她推荐了苍术加艾叶煮水的办法，对屋子进行消毒，这样就可以杀灭屋内的细菌。张女士回家后采用了这个办法，一个星期熏蒸一次，煮出来的水汽气味芳香，沁人心脾。从此以后，张女士果真再也没有出现过身体不适的症状。

用苍术加艾叶煮水的具体方法是：按家里每平方米1克苍术、1克艾叶的分量计算好药量，然后在电饭锅里加入清水，再将药材浸泡上半个小时，然后关闭要消毒房间的门窗，将电饭锅通电，持续加热。等水汽不断蒸发出来，熏蒸1个小时左右即可。

艾叶、苍术均是常用中药，《名医别录》、《神农本草经》都有记载，所以用这两味药来进行家居空气消毒有着悠久的历史，早在汉代就有“苍术能避一切恶气”的说法。《本草正义》记载：“苍术芳香辟秽，胜四时不正之气，故时疫之病多用之。最能驱除秽浊恶气。”艾叶就更有名了，民间流传有“家有三年艾，郎中不用来”的谚语。

在古代，主要是将这两味药燃烧，用烟熏的方法来消毒，其实，使用煮水熏蒸的方法一样有效。艾叶挥发油中含有桉油精，对于常见的金黄色葡萄球菌、枯草杆菌、甲乙型溶血性链球菌、白喉杆菌、肺炎双球菌均有明显的抑制作用；苍术里则含有桉醇、苍术醇等成分，对结核杆菌、金黄色葡萄球菌、铜绿假单胞菌等也有杀灭作用。

通过张女士的例子，我们可以看出家居消毒的必要性，所以，在日常生活中，我们切不能忽视了这一点，下面有几种简单的消毒方法，大家可以掌握一下：

自然通风：避开污染高峰6～8时及17～19时，在10时及15时左右污染最轻时通风。

空调通风：机械通风，效率高，可靠，可与采暖，降温，驱除有害气体等操作相结合。可增加紫外线消毒灯管，负粒离子发生器等设备消毒空气。

喷雾法：2%过氧乙酸或3%过氧化氢喷雾能达到一定消毒目的，其缺点是保持时间较短，两小时后空气含菌量又将回升。

紫外线照射：保持玻璃清洁，居室采光要好，太阳能直射杀菌，还可采用高强度紫外线空气消毒器消毒。

巧用吸附法，给健康安家

日常生活中，家居消毒是维护家人健康必不可少的防范措施。我们常见的固体吸附剂有焦炭和活性炭等，其中应用最为广泛的是活性炭。活性炭对苯、甲苯、乙醇、汽油、氯乙烯等有害物质都有吸附功能。

如果是刚装修好的房子，你可以买1千克活性炭，然后分成若干份，放入盘碟中，每个房间放两三碟，通常72小时就可以除尽房间中的异味了。也可以准备400克煤灰，用脸盆分装后放入需要除甲醛的室内，一周内可使甲醛含量下降到安全范围内。即使装修完没有异味的家庭也应该进行一番消毒，毕竟有些有害物是无色无味的，我们的居住环境多一分清洁，我们的家人就可以多一分安全。

郑先生去年买了套新房，为了将自己的新房装修得更漂亮，郑先生决定亲自动手，所有主材都由自己去购买，还每天都到工地上去当监工，监工时间每天都长达几小时。

整个装修工程持续了2个多月，郑先生每天出入于各种混杂着难闻气味的材料卖场和灰尘扑扑的新房工地。因为曾经当过篮球运动员，郑先生对自己的身体很自信，2个多月的装修搞下来，他虽然觉得有点累，但并不像别人说的那样夸张。

装修完后，郑先生并没有立即搬到新家里，他还想让新房多散散味再搬进去。但是就在他装修完新房的3个月后，杜先生出现了咳嗽、头晕、乏力和发热等症状。郑先生以为是自己劳累过度引发的感冒，没想到吃了感冒药这症状并未好转，还越来越严重，后来，郑先生到医院一检查才知道这些看起来像是感冒的症状，却是急性呼吸窘迫综合征。医生经过了解，得知郑先生在装修房子的过程中吸入了大量的有害气体，如高浓度氧、二甲苯、乙醇、氯、醛类等有害物质，正是这些有害物质的侵入，危害到了郑先生的健康。

由此可见家居消毒的重要性，在这里提醒大家千万不要小看了新房对自身健康的威胁。

健康的家居环境是身体健康的保证，所以，大家千万不要对家居消毒掉以轻心，下面再为大家介绍一些吸附法，操作起来既简单又方便，而且很实惠，可以帮你轻轻松松消除室内有毒物质。方法如下：

（1）每个房间放上几个菠萝，既可吸收油漆味又可散发菠萝的清香味道、加快清除异味的速度，可以起到两全其美的效果。

（2）将柠檬或柳丁切开，放在房间只要小半块便能达到去除异味的功效。

（3）盛器打满凉水，加入适量食醋放在通风房间，并打开家具门。这样既可适量蒸发水分保护墙顶涂料面，又可吸收消除残留异味。

（4）在卫生间里摆放绿色植物，可以达到调节空气，消除异味的功效。最好在窗口养上一盆绿植，或者放上花瓶，插三五朵花，可以带来清新怡人的感觉。

（5）可以在室内放两盆盐水，油漆味会很快消除。如果是木器家具散发出的油漆味，可以用茶水擦洗几遍，油漆味也会消除得快一些。

老偏方是先人的智慧结晶，花钱不多又有实效，在家就可以自行治疗，非常适合普通老百姓日常应用。家中常备老偏方，可速查速用，关键时刻能发挥大作用。

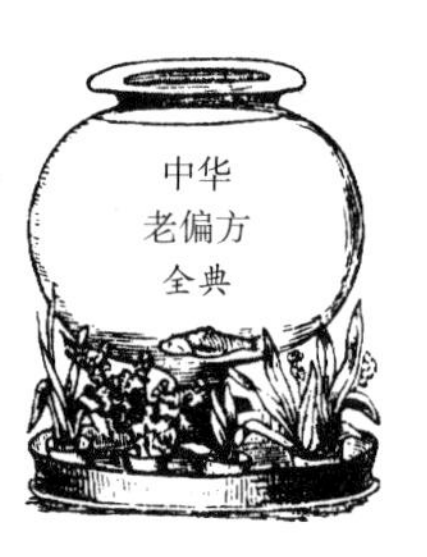
中华
老偏方
全典